Current
principles and clinical practice of

Otolaryngology Head & Neck Surgery

Current principles and clinical practice of

Otolaryngology Head & Neck Surgery

첫째판 1쇄 인쇄 | 2011년 5월 2일
첫째판 1쇄 발행 | 2011년 5월 9일

지 은 이 가톨릭대학교 의과대학 이비인후과 교실
발 행 인 장주연
편집디자인 김혜경
표지디자인 이지선
발 행 처 군자출판사
등 록 제 4-139호(1991. 6. 24)

본 사 (110-717) 서울특별시 종로구 인의동 112-1 동원회관 BD 6층
Tel. (02) 762-9194/5 Fax. (02) 764-0209
대구지점 Tel. (053) 428-2748 Fax. (053) 428-2749
광주지점 Tel. (062) 228-0252 Fax. (062) 228-0251
부산지점 Tel. (051) 893-8989 Fax. (051) 893-8986

www.koonja.co.kr

*파본은 교환하여 드립니다.
*검인은 저자와의 합의 하에 생략합니다.

ISBN 978-89-6278-416-9

정가 30,000원

임상진료지침

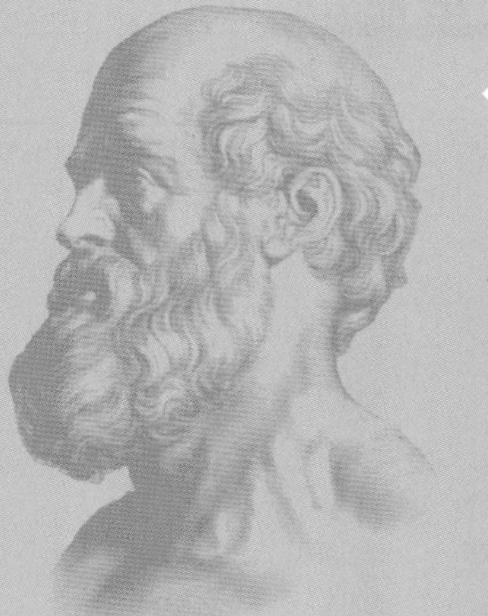

Current
Principles and Clinical Practice of

Otolaryngology Head & Neck Surgery

가톨릭대학교 의과대학 이비인후과학교실

군자출판사

집필진

직위	성명	소속
교수	조승호	여의도성모병원
	박용수	인천성모병원
	여상원	서울성모병원
	김민식	서울성모병원
	박영학	여의도성모병원
	박용진	성빈센트병원
	선동일	서울성모병원
부교수	조진희	여의도성모병원
	장기홍	여의도성모병원
	강준명	성가성모병원
	김병국	성바오로병원
	박소영	성바오로병원
	조광재	의정부성모병원
	노혜일	성빈센트병원
	김수환	서울성모병원
	박경호	서울성모병원
	전범조	의정부성모병원
	전은주	인천성모병원
	박시내	서울성모병원
	김성원	서울성모병원
조교수	이동희	의정부성모병원
	박찬순	성빈센트병원
	이주형	대전성모병원
	주영훈	성가성모병원
	서재현	성가성모병원
	오정훈	성바오로병원
전임강사	김동현	인천성모병원
임상조교수	조정해	성빈센트병원
	김준규	대전성모병원
임상강사	김주환	의정부성모병원
	천병준	대전성모병원
	박준욱	서울성모병원
	김동기	서울성모병원
	황세환	성가성모병원
	김현수	여의도성모병원
	남인철	의정부성모병원
	박홍진	성빈센트병원
	신지현	서울성모병원
	한민아	여의도성모병원
	김정현	성바오로병원
	최 진	대전성모병원
	최지영	성빈센트병원

머리말

Current principles and clinical practice of Otolaryngology Head & Neck Surgery

모든 현대 의학의 발전과 같이 이비인후과 분야도 세분화되면서 발달되어 왔습니다. 현재 교수들이 수련 받던 불과 10년 전과 비교하여도 많은 변화와 발전된 새로운 학문과 술기의 습득이 필요한 시대가 왔습니다. 이러한 이비인후과의 급속한 발전과 새로운 분야의 환자를 돌봐야하는 오늘날의 전공의들에게 반드시 필요한 지참서가 발간된 것을 기쁘게 생각하며 축하드리는 바입니다.

임상 진료 지침서는 가톨릭 중앙의료원의 진료 표준화 방침에 동참하고 새롭게 교육을 받는 전공의들이 수련 받는 병원에 상관없이 공통된 지식을 습득하고 환자를 진료 할 수 있도록 전공의로서 기본 지식 및 술기를 쉽게 익힐 수 있도록 만들었습니다. 이비인후과 임상진료 지침서는 단순히 교과서의 요약본이 아닌 실질적인 처방에 초점을 맞추어 전공의 생활을 하면서 필요하다고 느꼈던 것과 항상 휴대하면서 참고하여야 할 내용을 엮었습니다.

이러한 훌륭한 지참서를 만드는데 많은 노고를 아끼지 않았던 박경호 교수를 비롯한 여러 위원님들과 교수님들에게 진심으로 감사드립니다. 향후 전공의 교육과 환자 진료에 본 지침서가 큰 도움이 될 것을 믿어 의심치 않고 지속적인 관심으로 본 지침서가 계속 보완 수정 및 발전해 나갈 수 있도록 많은 애정과 관심을 부탁합니다.

다시 한번 이비인후과 임상진료 지침서의 발간을 축하하며 본 지침서가 향 후 전공의 교육에 수고를 아끼지 않는 여러 의국원과 교수님들의 마음을 담고 있다고 생각하며 모든 분들에게 감사의 말씀을 전하고 싶습니다.

2011년 3월

이비인후과학교실

주임교수　김민식

차 례

1 두경부 _ 1

2 비 과 _ 191

3 이 과 _ 397

Catholic
University of Korea

가톨릭대학교 임상진료지침

1. 두경부

Otolaryngology Head & Neck Surgery

Catholic University of Korea 임상진료지침

01

Otolaryngology Head & Neck Surgery

경부 종괴의 감별진단

1. 경부의 해부

경부는 하악골 하연과 유양돌기를 잇는 선으로 안면부와 경계를 이루며, 하부는 흉골과 쇄골의 상연과 제 7 경부를 잇는 선으로 흉부와 경계가 된다. 경부에는 갑상선, 악하선, 이하선의 미부, 인두, 후두, 기관, 식도 등 중요한 장기와 함께 척수와 각종 신경, 근육, 혈관과 림프계가 통과하고 있어 대단히 복잡한 부분이다. 임상적으로 크게 전, 측, 후경부의 3부분으로 나누며, 전경부(anterior neck)와 측경부(lateral neck)의 구분은 뚜렷하지 않으나 흉골설골근(sternohyoid muscle) 후연을 경계로 설하부에서 흉골 상연 사이를 전경부, 이보다 측방으로 승모근(trapezius muscle) 전연까지를 측경부, 이보다 후방을 후경부(posterior neck)로 나눈다. 이들 각각의 경부는 다시 세부적인 삼각부(triangle)로 나누어 진다. 경부림프절은 표재성과 심재성 림프절로 나누며, 표재성은 심층근막(deep fasica)의 표층보다 외측에 있는 림프절로써 외경정맥 주위, 이개, 이하선 주변에 다수 존재한다. 심재성은 심층근막의 표층보다 내측에 존재하는 림프절로써 level Ia에서 level VII까지 다시 나눌 수 있다(그림 1-1).

2. 경부 종괴의 종류

표 1-1 경부 종괴의 종류

Neoplastic		Congenital/Development	Inflammatory
Metastatic	Unknown primary	Sebaceous cysts	Lymphadenopathy
	Epidermoid carcinoma	Branchial cleft cysts	Bacterial
		Thyroglossal duct cysts	Viral
	Primary head and neck	Lymphangioma/hemangioma	Granulomatous
	Epidermoid carcinoma	Dermoid cysts	Tuberculous
	Melanoma	Ectopic thyroid tissue	Cat-scratch
		Laryngocele	Fungal
Primary	Adenocarcinoma	Thymic cysts	Sarcoidosis
	Thyroid		Sialadenitis
	Lymphoma		Parotid
	Salivary		Submaxillary
	Lipoma		
	Glomus vagale		
	Carotid body tumor		
	Rhabdomyosarcoma		

3. 경부종괴의 진단

1) 병력

(1) 환자의 연령, 성별, 흡연, 음주 등을 고려한다.

(2) 경부 종물이 촉지된 시점, 종물이 자라는 속도, 고열이나 근육통 같은 전신증상의 유무, 애성, 객혈, 비출혈, 호흡곤란, 인두불쾌감, 연하곤란과 같은 증상이 있는지 알아본다.

(3) 결핵 혹은 악성종양 이환의 가족력을 확인한다.

2) 이학적 검사

(1) 경부종물의 위치를 파악하고 종물을 덮고 있는 피부의 색과 염증성

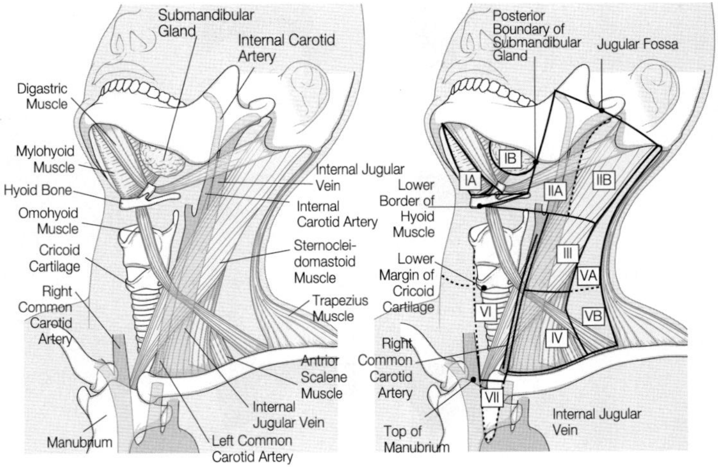

그림 1-1 경부림프절의 구분

소견이 있는지 관찰한다.

(2) 촉진을 통해 종물의 경도, 크기, 주위조직과의 유착, 동통의 유무를 알아본 후 경부의 모든 부위를 촉진하여 다른 종물이 없는지 검사한다(그림 1-2).

(3) 경부종물에 대한 이학적 검사 후 상부호흡소화기도를 철저히 검사해야 한다.

(4) 병력과 이학적 검사에서 염증성 질환이 의심될 때 약물치료의 반응을 알아보는 방법도 좋은 검사방법의 하나라는 사실을 잊지 말아야 한다.

3) 방사선학적 검사

단순방사선검사, 경부초음파검사, CT, MRI, PET CT, SPECT 등이 있다.

(1) 방사선검사

흉부와 경부의 단순방사선검사로 종괴에 의한 기도압박, 경추의 형태,

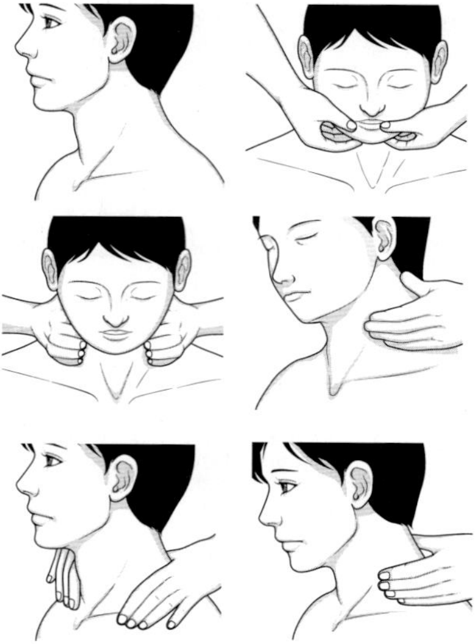

그림 1-2 경부 촉진 방법

폐결핵의 동반, 경부 연부조직의 종창 등을 관찰한다.

(2) 경부초음파검사

비교적 값이 저렴하고 비관혈적인 검사방법으로 cystic mass와 solid mass를 감별하는데 도움을 준다. 또한 종물의 크기가 작거나 경부 깊숙이 위치하여 잘 촉지되지 않는 경우 정확한 종물의 위치에서 sono-guided aspiration cytology를 시행하면 종물의 진단에 도움을 준다.

(3) CT 혹은 MRI

종괴의 감별진단에 있어서 CT는 단일 검사로서 가장 좋은 검사법이다. CT나 MRI는 cystic mass와 solid mass를 감별하고 종물과 주위조직과의 관계를 파악하기 용이하다. 또한 종물과 종물 주위에 염증이 있는지 알 수 있으며 vascular lesion의 감별진단에 도움을 준다.

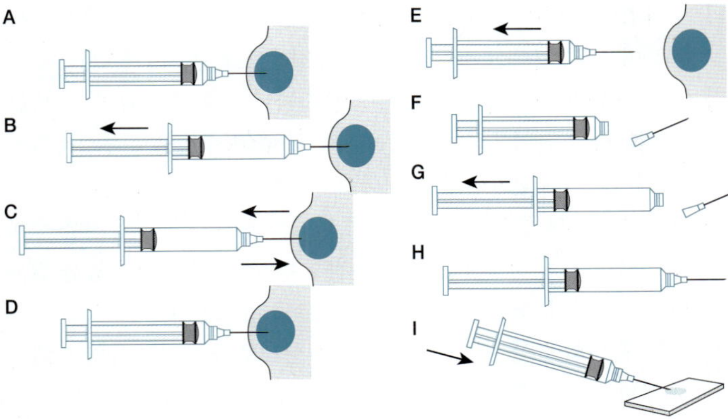

그림 1-3 세침흡인 세포검사 방법

(4) PET CT

미세한 종양조직을 발견하고 종양의 범위, 크기와 종양세포의 대사변화를 관찰하며 치료 후 잔여 종양 혹은 재발을 평가하는데 주로 이용되고 있다. 원인불명 전이성 암에서 기존의 방법으로도 찾지 못한 원발 부위를 발견하는데 도움을 주고 있다.

4) 세침흡인 생검

(1) 경부종물의 진단을 위해 처음으로 시행하는 침습성 진단적 검사법으로 가장 효과적이고 경제적이며 비교적 손쉽게 여러 번 시행할 수 있는 검사법이다. 갑상선 종양, 타액선 종양과 함께 경부종물의 감별진단에 진단적 가치를 매우 높게 알려져 있으며, 경부종물의 경우 림프절염과 악성 림프종의 감별에 어려움이 있는 외에는 많은 예에서 정확한 진단율이 보고되어 있다.

(2) 세침흡인 생검 방법(그림 1-3)

가. 환자의 자세를 적절히 유지한다. 목을 뒤로 젖히거나 배게를 이용하여 경부종물이 위치한 부위를 신전시킴으로써 흡인시 최소한의 피하조직이 포함되도록 고려한다.

나. 주사침의 선택에서 선조직의 흡인검사를 위해서는 23 G 세침을 사용하며, 경부 임파선 전이검사를 위해서는 22 G를 사용한다.

다. 우선 종물의 위치와 깊이를 촉진으로 판단한 후 엄지와 인지 또는 인지와 중지를 이용하여 종물을 단단히 잡고 수직으로 주사바늘을 찌르는데, 이때 환자에게 침을 삼키지 않도록 주의 시킨다.

라. 바늘이 종물의 중앙에 위치하면 주사기를 당겨 음압을 유지한 상태로 바늘을 종물 내에서 여러 차례 전후 왕복시킴으로써 가능한 많은 양의 세포들이 바늘 안으로 흡인되는 것을 유도한다.

마. 흡인 후 바늘을 뺄 때에는 자연스러운 상태로 주사기의 음압을 해제하여 피하층의 세포가 오염되는 것을 방지한다.

바. 주사바늘 내에 위치한 흡인세포를 즉시 slide glass 위에 뿜어낸 후 다른 slide glass를 겹쳐 누르면서 밀어냄으로써 균일하게 도말하고 95% 알코올에 고정하여 H-E 염색, Papanicolaou 염색, Giemsa 염색, PAS 염색, AFB 염색 등을 시행한다.

5) Panendoscopy와 Guided biopsy

세침흡인검사의 결과가 metastatic cancer이면서 상부호흡소화기도와 갑상선, 타액선, 두피와 얼굴의 피부에 병변이 없고, CT나 MRI에서도 원발부위를 발견할 수 없을 때 panendoscopy와 guided biopsy를 시행한다. 일반적으로 nasopharynx의 Rosenmuller fossa, 구개편도, 설근부, 이상와 등에 종양이 submucosal lesion으로 존재하는 경우가 많으므로 이곳에서 guided biopsy를 시행하게 된다.

6) Open biopsy

이학적 검사, FNAB, endoscopy, guided biopsy 등을 통하여 어떠한 진단에도 이르지 못한 경우에는 open biopsy를 다음 단계로 고려한다. 또한 악성 림프종이 의심되거나 3회 이상의 흡인세포 검사상 음성으로 나왔거나, 흡인세포 검사상 암종으로 나왔으나 원발병소가 확인되지 않는 경우 고려할 수 있다

Catholic University of Korea 임상진료지침

02 선천성 경부 종물과 양성 경부 종양

Otolaryngology Head & Neck Surgery

1. 선천성 경부종물

1) 갑상설관낭종(Thyroglossal duct cyst)

(1) 발생

경부에 발생하는 선천성 기형중 가장 흔하다. 태생 8주에서 맹공에서 갑상선까지 갑상설관은 퇴화하여 없어지는데 약 7%정도에서 출생후에 갑상설관이 남아 있다. 대부분 갑상연골, 윤상연골 및 설골의 전방에 위치하게 되지만 설골의 후방 또는 설골을 통하거나 설골내에서 멈추는 경우도 있다.

(2) 증상

약 50% 정도가 10세 이하의 소아에서 발견된다. 대부분 무증상, 무통의 정중 경부종괴로 나타나나 낭에 염증이나 감염이 발생하면 통증이 발생하며 봉소염 또는 농양으로 발전하는 경우도 있다. 이학적 검사상 침을 삼키거나 혀를 내밀면 종괴가 움직이는 것이 특징적이다.

(3) 진단

병력청취, 경부 중앙의 종괴가 침을 삼키거나 혀를 내밀면 상하로 움직이는 것을 확인할수 있다. 갑상선기능검사는 대부분 정상이며 CT검사가 설골과의 관계 및 병변의 범위를 확인하고 수술적 치료계획을 세우는데 도

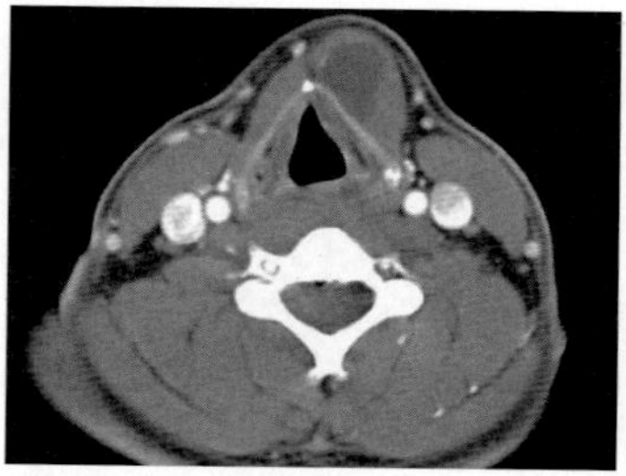

그림 2-1 갑상설관 낭종의 CT 소견

움이 된다(그림 2-1). 세침흡인검사에서는 점액성 액체가 흡인된다. 기능을 하고 있는 유일한 갑상선 조직일수 있으니 다양한 방사선학적 검사를 통해 정상 갑상선의 유무를 수술전 확인하여야 한다.

(4) 치료

갑상설관낭종의 단순적출은 재발의 원인이 되므로 피해야 하며, 낭, 관과 함께 설골의 중심부를 일괄 절제하는 Sistrunk법을 시행한다. 갑상설관낭종의 악성변화는 드물지만 유두상암이 발생할수 있으며 특히 성인에서 발견되는 갑상설관낭종은 악성의 가능성이 있기 때문에 반드시 수술로 제거한다.

2) 기관새열낭종

기관새열낭종은 갑상설관낭종 다음으로 많은 선천성경부종물로 90%이상이 제2 새성기형이다.

(1) 제1새성기형

가. 주행 : 제1형은 외배엽의 외이도 연골부위의 중복이상으로 발생하며 이개의 내측, 하방, 후방에서 안면신경의 외측에 위치하는 낭종으로 나타난다. 낭종은 외이도와 평행하게 주행하며 골성 외이도에서 맹낭을 형성하며 끝난다(그림 2-2). 제2형은 외이도 및 이개의 중복 이상으로 중배엽인 제1과 제2새궁이 성분과 외배엽인 제1새열의

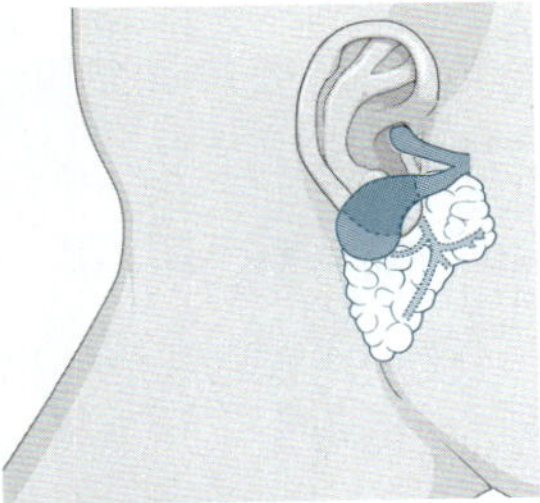

그림 2-2 1형 제 1 새성기형

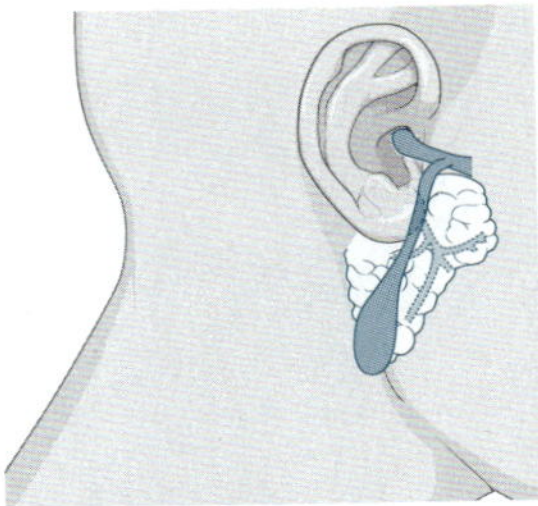

그림 2-3 2형 제 1 새성기형

성분으로 구성되어 있어 피부부속기와 유리연골등이 존재할 수 있다. 하악각의 하부에서 흉쇄유돌근의 전방을 따라 위치하며 안면신경의 내외측에 또는 교차하여 위치할 수 있고 외이도로 개구한다(그림 2-3).

나. 증상 : 제1형은 이개의 부방부위에 낭종 또는 누공의 형태를 보이며 반복적으로 염증과 배출물이 나온다. 제2형은 경부에서 하악의 하연에 평행한 흉쇄유돌근 전방에 누공의 형태로 시작하며 외이도 내하방으로 누공로가 주행하여 외이도바닥에 개구한다.

(2) 제2새성기형

가. 주행 : 가장 흔한 형태의 새성 기형이다. 주공의 경우 피부로의 연결은 흉쇄유돌근 하방 1/3 전방에 있으며, 경동맥 외측 상부로 주행하여 내경동맥과 외경동맥 사이에서 내측으로 들어가며 설인신경 및 설하신경의 상부와 경설골인대의 하부로 주행하여 편도와 부근에서 인두벽으로 연결된다. 낭종은 주로 경동맥삼각에 위치한다(그림 2-4).

나. 증상 : 측경부의 흉쇄유돌근 전내방에서 평탄한 표면의 부드러운 종괴로 만져지며 편도와 부근에서 인두벽으로 연결되므로 상기도 감염시 통증을 동반한 종괴로 발견된다.

(3) 제3새성기형

가. 주행 : 피부와의 연결은 흉쇄유돌근 전방에 있으며 경부 대혈관의

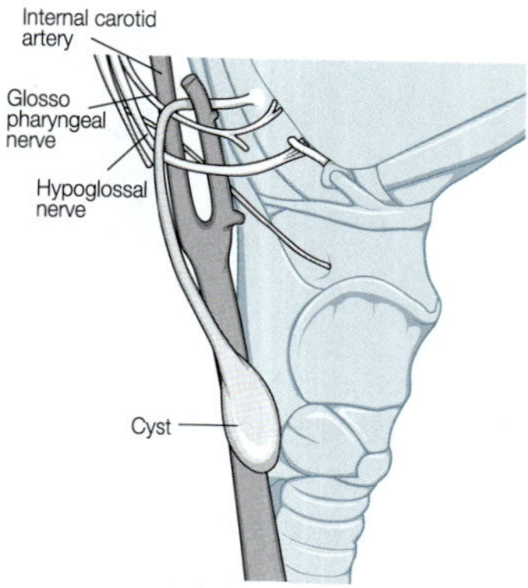

그림 2-4 제 2 새성기형.

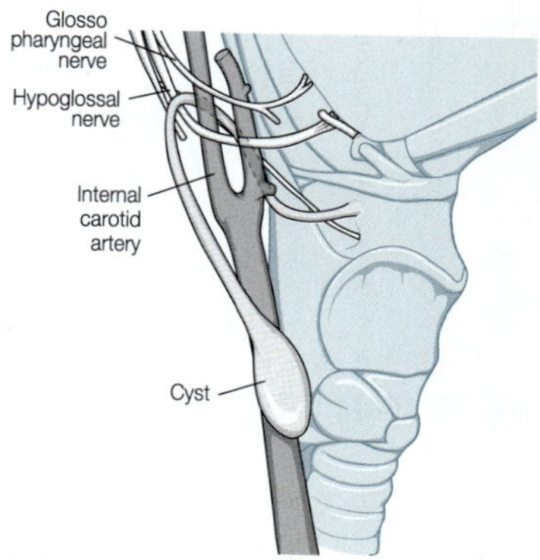

그림 2-5 제 3 새성기형.

후방으로 주행하여 설하신경과 설인신경의 사이를 지나 상후두신경의 내측 분지의 상방에서 갑상설골막을 뚫고 이상와의 상부로 개구한다(그림 2-5).

나. 증상 : 부인두낭종으로 나타날 수 있으며 신생아의 경우 기도폐쇄를 일으킬수 있다.

(4) 제4새성기형

가. 주행 : 누공은 이상와의 첨단에서 시작하여 기관과 반회후두신경의 측방으로 하행한 후 우측에서는 우측 쇄골하동맥의 하방을 돌아 경부로 올라오지만 좌측에서는 대동맥궁의 후방을 따라 하부로 주행하여 대동맥궁을 돌아 총경동맥의 후방을 통하여 경부로 올라온다. 경부로 올라온 누공은 설하신경의 상부까지 올라갔다가 다시 아래로 내려가서 흉쇄유돌근의 전방에서 경부 피부로 연결된다. 갑상선주위공간, 갑상선 또는 경부식도에서 끝나기도 하며 낭의 형태로 존재할때는 후두와 대혈관 사이에 위치하기도 한다(그림 2-6).

나. 증상 : 주로 좌측에 발생하며 구공의 내공이 이상와로 연결되어 있어 분비물이나 음식물에 노출되어 10세 이전에 반복된 좌측 경부의

농양 형태로 나타나며 반복적인 급성 화농성 갑상선염의 형태나 반복적인 인후두농양과 봉소염으로 인해 호흡곤란 연하곤란과 같은 증상을 보이기도 한다.

(5) 진단

누공의 경로에 따라 외이도와 이개후면 편도와 하인두 부위를 포함한 철저한 이학적 검사를 시행해야 한다. 누공로를 확인하기 위해 메틸렌블루 용액을 삼키게 하거나 바륨 식도 조영술을 시행해볼 수 있다. 세침흡인검사에서 상피세포가 발견되면 진단에 도움이 되며 낭종은 노란액체 또는 콜레스테롤산물로 채워져 있다. CT는 가장 좋은 방사선학적 검사로 흉쇄유돌근의 전연을 따라 낭종을 관찰할 수 있다(그림 2-7).

(6) 치료

완전적출이 원칙이나 대부분의 환자에서 절개배액 및 반복되는 감염의 병력이 있어 쉽지는 않다.

3) 유피낭(Dermoid cyst)

피지선이나 모발 같은 외배엽 조직에서 유래하여 정중부에 호발하는 종양으로 구강저나 턱밑의 종괴로 나타나며 이차 감염 없이 낭종 내의 케라틴 조직과 함께 상피조직에 의해 서서히 성장하여 연하장애, 저작, 발음 장애를 일으킨다. 세침흡인검사에서 짙은 크림 같은 액체가 흡인된다. CT검사로 낭의 범위를 알수 있으며 초음파검사에서 낭내에 케라틴조직이 차 있으면 고형으로 나타나고 혈액이나 염증이 있으면 내부반사가 보인다. 치료는 수술적 적출이다.

4) 기형종(Teratoma)

외배엽, 중배엽, 내배엽에서 유래한 조직을 함유하면 유피낭과 달리 정중부 이외의 부위에 나타난다. 유아기 급격히 자라는 딱딱한 경부종괴가 있는 경우 기형종을 의심해보아야 하며 CT에서 종괴내 석회와를 관찰할수 있으며 치료는 수술적 완전 적출이다.

5) 후두실낭종(Laryngocele)

애성, 기침, 기도폐쇄를 유발할수 있으며 CT나 MRI에서 공기로 가득찬 낭종을 확인할수 있다. 치료는 낭종벽과 함께 낭종을 완전제거한다.

6) 선천성혈관병변

(1) 혈관종(Hemangioma)

두경부에 가장 많이 발생하며 영아기에 가장 흔한 종양이다. 대부분 생후 6주 이내에 발생하고 생후 6개월 이내에 95%가 발견되며 출산 후 즉시 발견되는 경우는 드물다. 남아보다 여아에서 흔하고 미숙아에서 호발한다. 생후 1년간 크기가 급격히 증가하다가 이후 서서히 줄어들어 5세경 50%가 7세경 70%가 저절로 사라진다. Doppler초음파를 이용하여 혈관기형과 감별할수 잇으며 MRI가 가장 정확한 진단법이다. 대부분은 자연소실이 되므로 10-12세까지는 특별한 치료없이 경과관찰하는 것이 원칙이다. 초기에 치료를 하는 경우는 혈관종이 너무 큰 경우, 궤양을 유발하는 경우, 외형을 심하게 변형시키는 경우, 눈 주의의 큰 혈관종으로 인해 시야 확보가 어려운 경우, 상기도폐색으로 호흡곤란을 유잘하는 경우 등이다. 최근에는 CO2 레이저로 수술을 시행하며, 약물로는 부신피질호르몬이 종양의 크기를 줄이는데 도움이 된다.

(2) 림프관기형(Lymphangioma, Cystic hygroma)

남녀발생빈도의 차이는 없으며 90%가 2세 이하에서 발견된다. 주로 경부 후삼각부위에 나타나며 부드러운 분엽성 종괴이다. 초음파검사, CT, MRI등으로 얇은 벽으로 구성된 분엽성 낭포로 보이며 그 범위를 측정할 수 있다. 치료는 가능한 종양의 완전적출이나 최근에는 OK-432, 스테로이드, Doxycyclin, Ethibloc, bleomycin등을 이용한 경화치료(Sclerotherapy)를 한다.

7) 흉선낭

흉선이 제3새낭에서 발생하여 흉부로 하강하는 과정에서 흉선관 잔류물이 존재하면 흉선낭이 발생할 수 있다. 대부분 10세 이전에 경부 전방에 서서히 증가하는 종괴의 형태로 발견되며 Valsalva법 등 흉곽내압을 증가시키면 종괴를 확인할 수 있다. CT, MRI등이 진단에 도움이 되며 치료는 수술적 적출술 이며 병리조직검사에서 Hassall 소체를 확인하면 확진할 수 있다.

8) 흉쇄유돌근 종양

선천성 사경으로도 불리며 출생 시에는 뚜렷하지 않다가 생후 1-8주후에 확연한 종괴로 나타난다. 분만외상, 근육의 허혈등과 연관이 있는 것으로 보고 있으며 대부분 성장함에 따라 약 80% 환아에서 종괴가 없어진다.

2. 양성 경부 종양

1) 경동맥소체 부신경절종(Paraganglioma, carotoid body tumor)

부신경절종은 자율신경계의 부신외 부신경절에서 발생하는 신경내분비 종양이다. 부신경절 조직은 대동맥궁과 상하 후두부신경절, 경동맥소체, 미주신경구, 경정맥구 등에 분포하고 있어 이들 어느곳에서나 부신경절종이 발생할수 있다. 약 1-3%에서 카테콜아민을 분비하는 기능성 부신경절종이 있을 수 있으며, 10-15%에서는 가족력이 있고, 약 5%정도에서 악성으로 나타나기도 한다.

경동맥소체는 경동맥분지부에 존재하는 화학수용체로 카테콜아민을 분비하여 호흡수, 맥박수, 혈압을 조절하는 역할을 한다. 전체 두경부 부신경절종의 65%를 차지하며 30-40대에 빈발하고 성별에 따른 차이는 없으며 8%에서 가족력이 있다. 주증상은 경동맥 삼각부에서 서서히 자라는 무통성 종괴로 커지면서 연하곤란, 애성, Horner증후군 등 신경압박 증상을 나타낼수 있다. 촉진 시 경동맥 분지에서 박동성 종괴로 나타나며 진단은 MRA, 경동맥혈관조영술로 가능하며 특징적으로 내경동맥과 외경동맥사이가 벌어져 보이는 lyre 소견이 특징적으로 나타난다. MRI에서는 T1저신호 T2고신호강도를 보이며 조영증강하였을 때 빠른 혈류분포로 인해 신호소실(signal void)영상이 얻어지면서 종양 내 깨알을 부린 것 같은 양상(salt-pepper appearance)을 보인다. 수술적 치료가 원칙이며 필요하다면 술 전 혈관조영술을 통해 색전술을 시행할 수 있다.

2) 신경원성 종양

(1) 신경초종

부인두공간에서 가장 흔한 종양으로 미주신경, 경부신경총, 상완신경총, 교감신경 등에서 발생한다. 대부분은 증상이 없으나 크기가 커짐에 따라 통증이나 신경마비 증상을 보일수 있고, 내부에 낭성변성과 종양내 출혈이 있을 경우 크기과 커질수 있다. MRI에서는 T1저신호, T2고신호강도를 보이며 현저한 조영증강이 나타나 부신경절종과 감별해야 하며 혈류초음파검사가 도움이 될수 있다. 치료는 신경에 손상을 주지 않고 종양을 절제하는 것이 원칙으로 최근에는 주로 피막내종양적출술(intra-capsular enucleation)을 시행하고 재발은 거의 없는 것으로 알려져 있다.

(2) 신경섬유종

신경초종과 달리 신경막에 둘러싸여 있지 않고 대개 무증상이며 상염색체 우성유전의 von Recklinghausen병의 경우 다발성 신경섬유종이 발생한다. 4-16%에서 악성으로 변화된다.

3) 지방종

양성종양으로 대부분 피하조직에서 발견되며 절제후 거의 재발하지 않는다. 지방육종과 감별을 해야 한다.

Catholic University of Korea 임상진료지침

03 Otolaryngology Head & Neck Surgery

심경부 감염

심경부 감염(Deep neck infection)은 항생제의 발달로 빈도가 많이 감소하였으나 적절히 치료하지 않을 경우 기도 폐쇄 및 패혈증으로 사망할 수 있는 질환이므로 두경부 영역에서 중요한 질환 중 하나이다.

1. 원인

심경부 감염의 원인의 대부분은 치성 감염, 인두 감염이 차지한다. 특히 하악의 치성 감염으로 악하부 및 이하부의 염증이 발생하며 인두 감염의 대부분은 편도선염 때문이다. 이와 같은 치성 감염, 편도선염이 심경부 감염으로 악화되는 위험인자로는 당뇨병이 가장 흔하다. 그 외 면역 억제 상태 즉, HIV 감염, 항암치료, 만성신부전, 간질환, 스테로이드를 포함한 만성 면역 억제제 사용이 이에 해당된다.

2. 균주(Microbiology)

주로 구인두나 치성 감염을 일으키는 균이 심경부 감염의 원인이며 보통 여러 균의 복합 검출이 빈번하다. 자주 동정되는 균은 Streptococcus viridans, Klebsiella pneumoniae, Staphylococcus aureus 이며 혐기성 균으로는 Peptostreptococcus, Bacteroides fragilis, Fusobacterium 등이다. 당뇨병 환자에서는 특히 Klebsiella pneumonia가 가장 빈번히 동정되는 균으로

알려져 있다.

3. 경부의 근막

4. 임상 양상

고열, 오한, 경부 종창, 목소리 변화, 경부 근육강직 및 사경, 개구장애, 연하통 및 연하장애, 호흡 곤란 등이 나타날 수 있으며 심한 경우에는 패혈증 증상이 초기에 올 수 있다. 이환된 심경부 공간별로 초기 증상이 차이가 날 수 있다.

5. 응급실로 내원한 심경부 환자에 대한 초기 접근 방법

1) 문진

증상의 시작 시기와 기간, 치료력에 대해 자세히 문진한다. 특히 기저질환과 현재 복용하고 있는 약물에 대해 조사한다. 원인을 알기 위해서 최근 치과 치료력(발치력), 경부외상, 침술 시술여부를 문진을 통해 확인한다.

2) 이학적 검사

(1) 입안 검사

충치 여부 및 구강 상태를 확인한다. 하악골의 골수염이나 입안 누공으로 고름이 배농되는 것도 확인하는 것이 필요하다.

(2) 인두 검사

입안을 통해 편도선의 염증 상태를 확인하는데 양측이 비대칭일 경우에는 편도 주위 농양에 의한 심경부 감염이 원인임을 판단 할 수 있다. 이 경우 가장 점막이 가장 돌출되어 있는 부위에 시험적 세침흡인을 실시하여 농양여부를 확인한다.

표 3-1 경부 근막의 분류

<table>
<tr><td colspan="3">표재성근막(superficial fascia)</td></tr>
<tr><td rowspan="5">심재성근막(deep fascia)</td><td>천층(superficial layer)</td><td></td></tr>
<tr><td rowspan="2">중층(middle layer)</td><td>근육부(muscular division)</td></tr>
<tr><td>장기부(visceral division)</td></tr>
<tr><td rowspan="2">심층(deep layer)</td><td>척추전부(prevertebral division)</td></tr>
<tr><td>익상부(alar division)</td></tr>
</table>

(3) 경부 검사

경부를 촉진하여 가장 동통을 호소하는 부위를 알아본다. 또한 피부의 발적이나 경화여부를 확인하고 특히 전흉부의 홍반이 있는지를 파악한다. 만성질환 환자 특히 만성신부전 환자인 경우 경부 검사시에 이학적 검사에 비해 CT에서 염증이 심한 괴사성 근막염이 있으므로 주의가 필요하다.

(4) 후두내시경 검사

연성후두내시경을 이용하여 비강, 비인두벽, 구인두벽의 종창 여부를 확인하고 설기저부가 후상방으로 밀려 기도 폐쇄를 유발하는지를 확인한다. 편측 부인두 공간의 염증이 심하면 편측 인두벽이 인두내로 밀려 들어와서 기도가 막힐 수 있고 또한 이로 인하여 편측의 성대 운동성이 저하를 보이거나 후두의 부종으로 기도가 좁아질 수 있으므로 이를 반드시 확인한다.

3) 검사실 소견

모든 환자에서 다음과 같은 검사를 실시한다.

CBC, full BC, urinalysis, ESR/CRP, HIV, VDRL, coagulation test, ECG

열이 동반되었을 때는 혈액 배양 검사를 하고 농양이 흡인될 경우에는 농양에 대한 Gram stain과 배양 검사를 항생제를 투여하기 전에 동시에 실시한다.

4) 영상의학적 검사

첫 검사로 neck AP & lateral view를 촬영하고 이 때 chest PA 도 같이 확

인하여 이미 진행되었을 가능성이 있는 심폐 합병증에 대한 평가를 한다. 이후 경부 CT를 촬영하여 심경부 감염의 범위와 정도를 파악하도록 한다. 그러나 경부 감염이 있는 환자 특히 괴사성 근막염이 동반되어 있는 환자는 당뇨, 고혈압과 같은 기저 질환 및 최근 경부 통증으로 탈수가 심해 혈액 검사에서 크리아티닌 수치가 상승되어 있는 경우가 있으므로 촬영 전 확인이 필요하며 경우에 따라 신장 내과와 협진을 하거나 경부 MRI를 촬영하도록한다.

5) 응급실 처치

말초정맥을 통해 수액(Hartman solution, 40 mL/hr)을 주입하고 비강 캐뉼라로 산소(4 L/min)를 투여한다. 활력 징후를 2시간에 1회 측정하고 만일 초기 측정한 활력징후가 불안정하면 산소농도, 심전도 감시 장치를 부착한다. 혈액 배양이 끝나면 경험적 항생제(ceftriaxone 1 g bid, clindamycin 300 mg tid)를 정맥으로 투여한다. 통증을 심하게 호소할 경우에는 NSAID계열보다는 비마약성 진통제(tramadol)을 투여하여 열이 마스킹되는 것을 방지한다.

6. 경부의 공간별 임상 양상 및 처치

1) 부인두공간(parapharyngeal space)

두개저부터 설골까지의 역피라미드형 공간이며 주로 인후염, 편도선염, 이하선염으로부터 전파된다. 환자는 흉쇄유돌근의 측전부 주위의 홍반을 동반한 경화로 나타날 수 있으며 목의 회전과 굴전에 어려움을 느낀다. 조영증강 CT를 통해 봉와직염과 농양을 감별하여 확실한 농양 형성이 되지 않을 경우에는 48시간 경험적 항생제를 투여하여 임상 경과를 관찰한다. 만일 확실한 농양이 형성되어 있으면서 항생제 사용에도 불구하고 증상이 악화될 경우에는 외부 경부 접근을 통해 배농하도록 한다.

2) 악하 및 설하공간(submandibulr and sublingual space)

(1) 악하공간

설하공간과 측인두공간과 연결되어 있어 인접한 공간으로 염증이 파급되기 쉽다. 대부분 치성 감염, 특히 하악의 제 2, 3 대구치가 원인인 경우가 많으며 환자는 악하부위의 동통을 동반한 종창을 호소한다. 세침흡인으로 농양 형성 여부를 확인하고 농양이 배액될 경우에는 세균배양 및 그람염색을 시행한다. 농양이 형성되어 있을 경우에는 하악지보다 3 cm 아래에서 수평 피부절개를 통해 접근하여 배액할 수 있다.

(2) Ludwig angina

대부분이 구강 위생불량으로 치성 감염에 의해 발생되며 당뇨와 같은 면역 억제 상태인 경우가 대부분이다. 임상적으로 염증이 구강내에서 발생하여 양측의 악설골근 위(설하공간), 아래(악하공간) 구획을 침범하면서 급속히 퍼지는 경화성 봉와직염으로 정의하지만, 이후 근막염으로 발전하고 더 진행하면 농양을 형성하게 된다. 이로 인하여 상부 기도의 급속한 부종이 발생되어 질식으로 환자가 위험한 상태에 빠지므로 기도 확보가 다른 심경부 감염에서 보다 특히 중요하다. 구강으로 삽관이 대부분 실패하므로 환자가 깨어있는 상태에서 굴곡형 후두경하 비기관 삽입술(fiberoptic nasotracheal intubation)이 가장 좋은 방법이지만 실패할 경우에는 즉시 기관지 절개술을 시행해야 한다. 합병증으로는 종격동염, 하악의 골수염, 농흉, 흉막 삼출이 발생할 수 있고 적극적인 기도 확보, 광범위 항생제 투여, 충분한 수술적 처치로도 사망률은 10% 내외로 보고되고 있다.

3) 후인두공간(retropharygeal space)

두개저부터 종격동까지 연결되어 있으며 보통 일측으로 염증이 생긴다. 소아에서는 주로 상기도염, 즉, 비부비동염, 인두염이 원인이 되며 성인에서는 후인두의 외상이나 부인두공간으로부터 염증이 파급될 때 발생된다. 소아는 경부 통증, 고열, 침흘림, 호흡곤란을 호소할 수 있다. CT를 통해 진단이 가능하며 주위 공간의 염증 파급여부도 같이 평가해야한다. 기도 폐쇄가 가장 심각한 합병증이며 증상이 관찰되면 즉시 수술을 통해 배농해야 하는 데 수술시 두부를 낮게하여 농양의 흡인을 방지할 수 있는 Trendelenburg 자세를 취해야 한다.

4) 위험공간(danger space)

익근막(alar fascia)과 척추전근막(prevertebral fascia) 사이의 공간을 말하며 두개저부터 후종격동의 횡경막까지 이어져 있다.이 공간을 통해 종격동 합병증인 종격동염, 농흉, 패혈증이 발생할 가능성이 높기 때문에 위험공간으로 지칭한다.

5) 저작공간(masticator space) 및 측두공간(temporal space)

대부분 상악의 대구치 감염으로부터 시작되고 개구장애, 하악지 주위의 심한 통증, 상악부위의 종창을 주로 호소한다. 배농을 할 때는 농양이 구후삼각 주위에 있을 경우에는 구강내로 접근이 가능하나 그 외에는 하악의 하연을 따라 저작 공간으로 접근한다. 측두공간에 농양이 있을 때는 광대활(zygomatic arch)의 상연을 따라 피부 절개를 가하고 접근할 수 있다.

6) 편도주위공간(peritonsillar space)

7) 이하공간(parotid space)

이하선관의 폐쇄나 화농성 림프절염으로 발생하며 이하선을 싸고 있는 근막이 얇고 성겨서 주위 공간으로 파급될 수 있다. 이하선 부위의 심한 동통을 호소하며 CT에서 농양 형성이 광범위하면서 고열이 지속될 경우에는 이하선 적출술 접근법으로 배농할 수 있다.

8) 전내장공간(anterior visceral space)

식도와 설골하근(infrahyoid muscles)사이에 위치하며 갑상선, 기관, 식도가 포함된다. 갑상연골에서 아래로 내려가 대동맥궁과 심막을 덮고 있는 상종격동까지 연결된다. 이 공간의 염증은 종격동염의 합병증을 쉽게 유발하므로 조기에 절개 배농이 필요하다.

9) 경동맥공간(carotid space)

Lincoln's highway로 알려져 있으며 두 개저부터 종격동까지 이어져 있어 경부 감염이 전파되는 공간이 된다. 고열, 편측 경부 종창, Horner 증후군, 성대마비와 같은 증상이 나타날 수 있다. 외부 접근을 통한 배농을 해야한다.

7. 치료

1) general management

(1) 기도 유지(airway management)

가. 기관내삽관이 가장 신속하게 기도를 확보할 수 있지만 개구장애가 심하거나 특히 Ludwig's angina 환자일 경우 설기저부의 심한 부종으로 후두 확인이 안 될 경우는 불가능하다. 또한 인두벽에 농양이 형성되어 있으면 삽관 중 파열되어 고름이 흡인될 수 있다.

나. 기관내삽관이 불가능할 경우에는 국소 마취하에 기관절개술이 가장 안전하지만 수술에 따른 합병증이 있다. 또한 감염이 pretracheal space 나 anterior visceral space를 침범하였을 경우에는 기관절개술로 인해 경부감염이 종격동으로 전파될 수 있으므로 피해야 한다.

다. 초응급일 경우에는 윤상갑상막절개술을 통해 기도를 확보하고 술후 48시간내에 일반적인 기관절개술을 시행하여 기도 확보를 변경해야 한다.

라. 개구장애가 심한 환자일 경우에는 fiberoptic nasotracheal intubation을 시도할 수 있다.

마. 철저한 기도관리는 수술 후 적어도 48시간까지는 유지해야 한다.

(2) 경험적 항생제

가. amoxicillin with clavulanic acid(Augmentin) + clindamycin or metronidazole

나. cefoxitin, cefuroxime, imipenem, or meropenem + clindamycin or metronidazole

(3) 보존적 치료

가. 소아의 후인두 농양이나 성인의 부인두강 농양은 상대적으로 항생제 등의 보존적 치료에 반응을 잘하지만 당뇨가 있는 환자의 경우에는 내과적 치료 뿐만아니라 수술적 처치가 동시에 이루어져야 한다.

나. 스테로이드는 기도 부종, 염증을 줄일 수 있고 봉와직염에서 농양형성으로 진행되는 것을 최소화하여 수술적 처치가 필요한 것을 줄일 수 있다.

2) 입원의 적응증

(1) 고령

(2) 기저 질환 : 당뇨, 뇌혈관질환, 만성신부전

(3) 호흡 곤란

3) 수술의 적응증

(1) 기도폐색

(2) 활력 징후가 불안정한 경우

(3) 확실한 농양이 형성되어 있거나 CT에서 가스가 형성되어 있는 괴사성 근막염

(4) 정맥용 항생제 주입 후 48시간 후에 증상이 호전이 없을 경우

(5) 패혈증

4) 수술전 준비

(1) 대부분의 경우 전신 마취가 필요하므로 기도 유지와 관련하여 마취과와 반드시 미리 상의한다.

(2) 일반적인 전신 마취에 필요한 혈액 검사 및 chest PA, ECG를 확인한다.

(3) 수술과 관련하여 대량 출혈, 신경 마비(안면마비, 목소리 변화, 혀 마비, 어깨운동장애, Horner 증후군 등), 재수술 가능성, 경부 감각 저하, 연하장애, 기도 폐쇄, 심폐 합병증 등에 대해 사전동의가 필요하다.

(4) 수술 후 중환자실에서 관찰하는 것을 원칙으로 한다.

(5) Skin preparation을 하며 필요한 경우 사진 촬영을 하여 기록으로 남긴다.

5) 수술

(1) 경부 접근 : 구강을 통해 완전히 배농할 수 없는 전내장공간, 악하공간, 부인두공간, 전척추공간, 경동맥공간에 대해서 유용하다.

(2) 광범위한 괴사 조직 제거가 필요한 경우는 수술 후 창상부위를 개방시킨다.

(3) 경부에서 종격동으로 내려가는 감염이 기관분기부(carina)보다 상방일 경우는 흉부 접근법 없이 경부 접근법으로 배농이 가능할 수 있다.

(4) 구강내 접근 : 소아의 후인두 농양일 경우 사용할 수 있다. 세침흡인으로 농양 부위를 확인한 후 절개를 하도록 한다.

6) 최소 침습술

초음파 유도하 세침 배농술 및 카테터 유치술로 수술 없이 치료가 가능하나 적응증은 제한적이다.

8. 합병증

1) 하행성 괴사성 종격동염(descending necrotizing mediastinitis, DNM) : 전내장공간, 경동맥공간, 후인두공간을 침범한 경부 감염이 주로 종격동염을 일으킬 수 있다. 종격동염이 발생하면 치사율이 40%로 보고되며 환자가 호소하는 증상이 호흡곤란, 흉부통증이고 흉부 단순촬영에서 종격동이 넓어진 것이 확인될 때는 종격동염이 발생된 것

을 고려하여 즉시 흉부 CT를 촬영해야 한다.

2) 내경정맥 혈전증(Lemierre syndrome)

3) 패혈증

4) 심폐합병증

5) 사망

6) 피부 괴사

Catholic University of Korea 임상진료지침

04 Otolaryngology Head & Neck Surgery

경부 절제술

1. 경부림프절의 해부학적 분류

Level Ⅰ은 이하삼각(submental triangle) 및 악하삼각(submandibular triangle)에 분포하는 림프절군이고, Level Ⅱ에서 Ⅳ까지는 내경 정맥의 뇌기저부와 쇄골의 범위까지 위, 아래로 분포하는 림프절군이며, Level Ⅴ에는 Virchow's node라 불리는 scalene군과 상 쇄골위 림프절 군이 포함된 림프절군이다. 마지막으로 Level Ⅵ는 전경 림프절로써 전후두 림프절(prelaryngeal lymph node), 전기관 림프절(pretracheal lymph node) 및, 측기관 림프절(paratracheal lymph node)등을 함유한다. 최근에는 이들 level을 더욱 세분화하여 A와 B로 각각 표시하기도 하는데 level Ⅰ은 이복근의 전가지를 기준으로, level Ⅱ는 부신경을 기준으로, level Ⅴ은 견갑설골근을 기준으로 각각 A, B로 세분한다(표 4-1).

2. 경부 림프절 전이의 진단

현재 술전에 이용되는 경부 전이 유무를 판단하는 검사 방법은 촉진, 초음파, 컴퓨터 단층촬영, 자기공명영상 및 PET CT등이 있다.

1) 촉진 : 가장 간편히 외래에서 시행할 수 있는 방법이나. 시행자의 숙련도, 환자의 신체적 상태 및 전 치료의 유무에 따라 영향을 많이 받고, 민감도 및 특이도가 높지 않으며 (60~70%), 위 음성율이 51%까지

표 4-1 경부 림프절 level

Level	Boundaries			
	Superior	Inferior	Medial	Lateral
I a. Submental	Symphysis of mandible	Hyoid bone	Ant.belly of contralateral digastric muscle	Ant. belly of ipsilateral digastric muscle
I b. Submandibular	Body of mandible	Post. belly of digastric muscle	Ant. belly of digastric muscle	Stylohyoid muscle
II. a. Upper jugular	skull base	Horizontal plane by hyoid bone	Post. belly of digastric muscle	Vertical plane by SAN
II b. Upper jugular	Skullbase	Horizontal plane by hyoid bone	Vertical plane by SAN	Ant. border of TM
III. Mid jugular	Horizontal plane of hyoid bone	Horizontal plane of cricoid cartilage	Lateral border of SHM	Lateral border of SCM
IV. Lower jugular	Horizontal plane of cricoid cartilage	Clavicle	Lateral border of SHM	Lateral border of SCM
V a. Posterior triangle	Apex of the convergence of SCM and TM	Horizontal plane of cricoid cartilage	Lateral border of SCM	Ant. border of TM
V b. Posterior triangle	Horizontal plane of cricoid cartilage	Clavicle	Lateral border of SCM	Ant. border of TM
VI. Central or anterior	Hyoid bone	Suprasternal	CCA	CCA

Ant.: anterior, post; posterior, SCM : Sternocleidomastoid muscle, TM: trapezius muscle, CCA : common carotid artery, SHM : sternohyoid muscle, SAN : spinal accessory nerve

이른다.

2) CT 또는 MRI : 위 음성율이 90%, 민감도가 대략 80% 정도에 이르고, 원발 부위와 경부 전이의 병기를 동시에 평가할 수 있는 장점은 물론, 특히 경동맥을 포함한 기타 림프절 주변의 중요 구조와의 관계를 통해 치료 방침의 결정에 도움을 주기 때문에 가장 널리 사용되지만, 림프절의 조영 증가 또는 장 · 단경 비율과 같은 전이를 의심할 수 있는

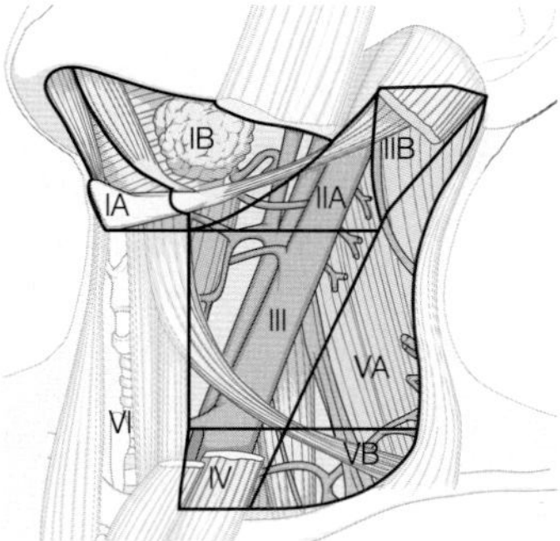

그림 4-1 경부 림프절 level

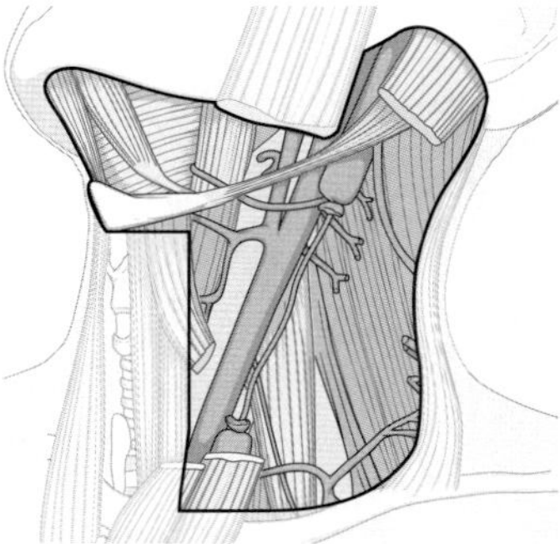

그림 4-2 근치적 경부 절제술

다른 형태학적 양성인자들을 참고하더라도 최소 림프절 크기가 5 mm 이상이어야만 탐지가 가능하다는 단점이 있다.

3) 초음파 검사 : 미세 흡인검사를 동반하여 민감도가 약 95%, 특이도가 약 98%로 다른 여타의 검사에 비해 우월하나 숙련된 병리 의사가 요구되고, CT나 MRI처럼 전이 림프절과 주위구조와의 해부학적 연관 관계를 알기는 어렵다.

4) PET CT : 90% 이상의 민감도 및 정확한 해부학적 위치를 파악 할 수 있는 큰 장점이 있으나, 아직까지 고가의 검사비로 인해 모든 환자에게 일차 검사로써 일률적으로 적용하기에는 무리가 따른다.

3. 경부 절제술의 분류

근치적 경부 절제술, 변형적 근치 경부 절제술, 선택적 경부 절제술, 확장형 경부 절제술 등 크게 4가지로 나뉜다.

1) 근치적 경부 절제술

근치적 경부 절제술의 정의는 부신경, 흉쇄유돌근, 내경정맥, 악하선을 함께 포함하여 일측 경부 level I에서 V까지의 모든 경부 림프절을 제거하는

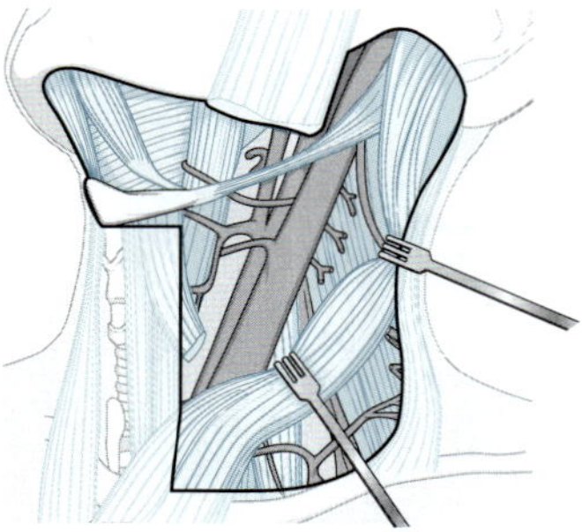

그림 4-3 변형적 근치 경부 절제술

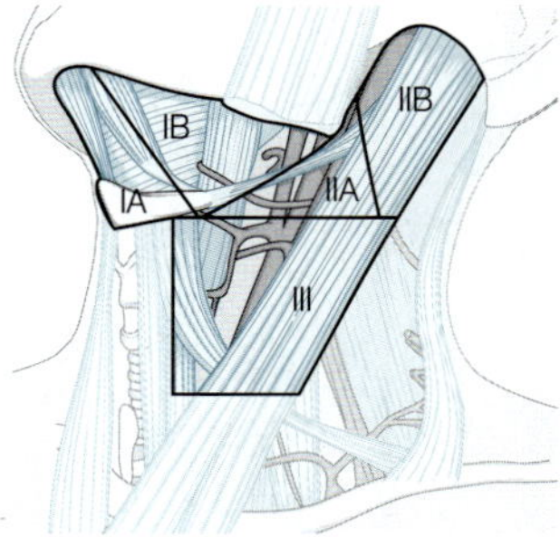

그림 4-4 상견갑골 경부 절제술

술식으로 경계는 위로 하악골의 하변, 아래로 쇄골, 내측으로 설골, 흉골설골근 및 반대측 이복근의 전가지, 그리고 외측으로는 승모근의 전연이다.

2) 변형적 근치 경부 절제술

근치적 경부 절제술에서 통상적으로 제거되는 부신경, 흉쇄유돌근, 내경정맥과 같은 비림프절 구조를 하나이상 보존하는 경우의 술식이다. 세 가지 형식중 환자의 술 후 삶의 질과 가장 관련이 많은 구조물은 부신경이며, 제 1 형식이 근치적 경부 절제술과 비슷한 종양학적 치료 성적을 보고하였다.

3) 선택적 경부 절제술

근치적 경부 절제술에서 제거되는 경부 level Ⅰ에서 Ⅴ중 일부의 경부 림프절군만을 선택적으로 제거하는 경부 절제술로써 일반적으로 임상적 경부 병기가 N0인 환자 중 잠재전이의 가능성이 높은 경부의 정확한 병기 결정 및 치료적 개념으로 시행되나, 최근에는 부분적으로 임상적 병기가 N+인 경우에 있어서도 술 후 방사선 치료와 동반하여 전이 림프절이 존재하는 위치에 따라 확장, 실시되기도 한다

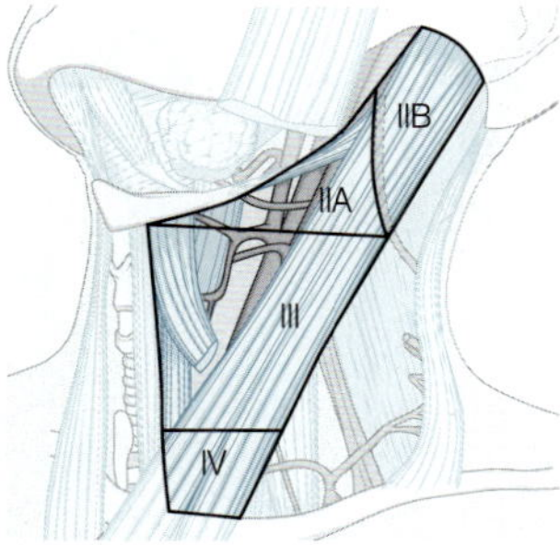

그림 4-5 외측 경부 절제술

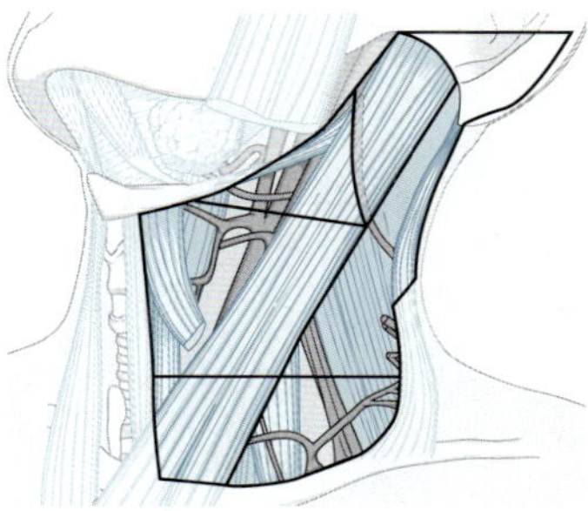

그림 4-6 후외측 경부 절제술

(1) 상견갑설골 경부 절제술

원발부위가 구강암이며 N0인 경부에 시행하는 술식으로 경부 level Ⅰ, Ⅱ, 그리고 Ⅲ을 제거한다. 특히 구강설암의 경우 비교적 높은 빈도의 도약 전도를 이유로 level Ⅳ도 경부 절제술에 포함하여 실시하는 확장형 상견갑설골 경부 절제술이 시행되기도 한다.

(2) 외측 경부 절제술

원발부위가 진성대를 제외한 후두암이나 하인두암의 N0 경부에서 시행되는 술식이다. 조기 병기라 할지라도 높은 경부 전이율 및 반대측 경부 전이율로 일반적으로 양측으로 경부 절제술을 시행하며, 하인두암과 성문아래로 진행된 후두암의 경우에는 level Ⅵ까지 이 술식에 포함시켜 시행하기도 한다.

(3) 후외측 경부 절제술

후두피(posterior scalp) 및 후경부에 발생하는 피부암 N0경부의 예방적 치료로서 시행된다. Level Ⅱ, Ⅲ, Ⅳ, Ⅴ와 함께 후이개 림프절(postauricular lymph node)및 후두하 림프절(suboccipital lymph node)를 제거한다.

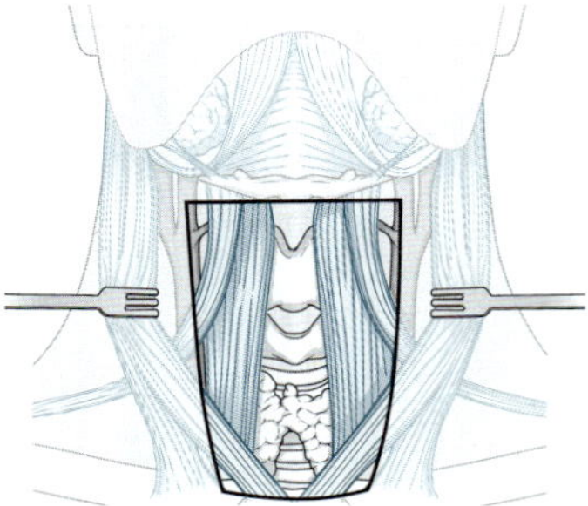

그림 4-7 중심 경부 절제술

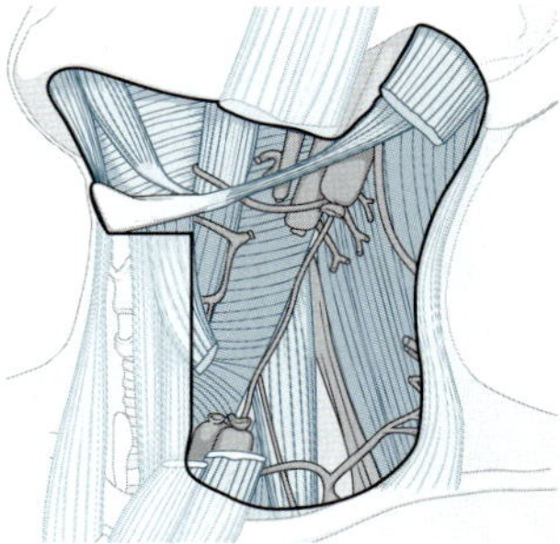

그림 4-8 확장형 경부 절제술

(4) 중심 경부 절제술

원발 병소가 갑상선, 경부 기관(cervical trachea), 경부 식도(cervical esophagus) 및 성문하 침범을 보이는 후두와 하인두에서 발생한 악성종양일 때 시행되는 술식으로 종격동까지 진행된 경우 위 술식을 확장해서 상종격동 림프절 절제술도 같이 시행할 수 있다.

4) 확장형 경부 절제술

근치적 경부 절제술로 제거되는 통상의 구조 이외의 근육, 신경, 혈관 및 림프절등을 추가적으로 제거하는 술식을 말한다. 주로 제거되는 구조로써 근육으로는 이복근의 후가지 및 경상설골근, 신경으로는 설하신경 및 미주 신경, 혈관으로는 내 · 외 경동맥, 림프절로는 후인두 림프절, 측인두 림프절, 전후두 림프절, 측안면 림프절(perifacial lymph node)및 상종격동 림프절(superior mediastinal lymph node) 등이 있다.

4. 경부 절제술 술식 - 선택적 경부 절제술 (I-III)

1) 전신마취하에 환자를 supine postion으로 위치하고 neck을 extension 한 뒤 안면 하부부터 nipple line까지 painting 및 draping을

한다.

2) #15 blade를 이용하여 skin, subcutaneous tissue와 platysma m.에 incision을 가한다. Allison forceps과 two prong skin hooks을 이용하여 dissection에 수직방향으로 skin flap을 retraction하면서 위쪽으로는 mandibular ramus, 앞쪽으로는 strap mm., 아래로는 clavicle, 뒤쪽으로는 trapezius m.의 ant. border를 exposure시킨다.
3) submadibular gland를 덮고 있는 deep cervical fascia의 supf. layer를 incision하여 facial n.의 marginal mandibular branch를 확인한다. incision을 가한 fascia를 위로 젖히고 ant. facial v.보다 supf.하게 지나가는 n.의 whole course를 확인하고 보존한다. prevascular and retrovascular lymph node를 제거하고, 이 과정에서 facial a. and v.을 division, ligation을 시행한다.
4) mandible의 inf. border와 submandibular gland 사이의 loose connective tissue를 제거하여 mylohyoid m.을 exposure시키고, submandibular triangle과 submental triangle의 fibrofatty tissue를 digastric m.의 ant. belly와 mylohyoid m.에서부터 dissection을 시행한다
5) mylohyoid m.의 post. edge에서 lingual n.와 submandibular ganglion을 확인 후 division을 시행한다. submandibular gland duct를 확인하고 division and ligation을 시행하고, gland를 후하방으로 젖혀 facial a.의 proximal portion을 확인 후 division and suture-ligation을 시행한다.
6) SCM m.을 둘러싸고 있는 fascia를 incision을 가하여 m.로부터 dissection하고, fascia를 mosquito hemostat으로 retraction하면서 m.과 fascia를 electrocautery나 sharp dissection하여 위로는 digastric m. region에서부터 아래로는 omohyoid m. level까지 진행한다.
7) digastric m.의 post. belly를 sup.로 traction하면서 C1의 transverse

process를 palpation하여, digastric m.의 post. belly의 just medial portion에 위치하는 carotid sheath를 확인 후, occipital a.를 확인하여 ligation한다. specimen을 아래쪽으로 traction하면서 level III의 lymph node의 dissection을 시행하였으며, 이 과정에서 spinal accessory nerve를 보존한다.

8) suction drain을 넣고 #3-0 vicryl을 이용하여subcutaneous suture를 시행하고 피부는 #4 black silk 를 이용하여 봉합한다.
9) 이후 wound를 소독하고 dressing한 후 수술을 마치고 압박붕대를 감아준다.

5. 합병증

상처부위 합병증으로 공기 누출, 절개 부위 괴사, 감염, 출혈, 유미루 등이 발생할 수 있다. 혈관 합병증으로 내경정맥 손상, 경동맥 파열 등이 발생할 수 있으며, 신경 합병증으로 삼차신경, 안면신경, 미주신경, 부신경, 설하신경, 교감신경, 횡격신경의 손상이 발생할 수 있다.

Catholic University of Korea 임상진료지침

05 Otolaryngology Head & Neck Surgery

두경부 수술의 합병증

모든 수술에는 신체의 결손이 불가피하며 기능장애가 발생할 수 있고 수술에 따른 합병증이 생길 수 있다. 그러나 가능하면 합병증이 생기지 않도록 예방하는 것이 필요하고 가능한 최소화해야 하며 합병증이 생겼을 때 적절히 대처할 수 있어야 한다. 또한 사전에 예상될 수 있는 합병증에 대해 충분히 환자와 가족들에게 설명하고 이해시켜야 한다.

1. 수술 전 평가

수술의 합병증은 수술이 종류, 절개 방법, 수술자의 경험, 수술시간 등의 수술적인 요인에 의해 영향을 받지만 환자의 전신상태와 영양상태, 당뇨병의 유무, 흡연과 음주 유무, 심혈관계나 호흡기 이상 유무, 간 기능이나 혈액응고 장애가 있는지 등 환자의 요인과도 밀접한 관계가 있으므로 환자의 과거력 대한 병력 청취와 수술 전 평가가 매우 중요하다. 혈색소는 최소 10 g/dL 이상, 혈소판 수는 100.000 /IU 이상 유지하는 것이 바람직하며 BT, PT, PTT 등을 확인해야한다. 일반적으로 BT가 10분 이상이면 수술을 재고해야 한다. 수술 전 아스피린 등의 항응고제를 복용하고 있을 경우 담당의와 상의 하에 투약을 중단하는 것이 좋으며 warfarin을 사용 중인 환자는 heparin으로 교체하는 것이 필요하다. 당뇨병이 있거나 수술 전 검사에서 당뇨가 진단된 경우 수술 전 혈당치를 조절하는 것이 수술 후 창상감염이나

상처치유에 중요하며 고혈압 등의 심혈관계 이상이나 호흡기 이상도 수술 전 충분히 평가하고 치료해야 수술 중 혹은 수술 후 합병증을 줄일 수 있다.

2. 창상 합병증

1) 창상 감염

경부청소술을 단독으로 시행할 경우 창상감염의 위험은 크지 않지만 구강, 인후두, 하인두 등의 원발부위와 함께 경부청소술을 시행할 경우 창상감염의 위험이 증가하므로 수술 전 예방적 항생제의 투여가 필요하다. 수술 후 열이 나거나 혈액검사에서 백혈구 수치가 증가하는 경우, 봉합부위에 발적, 종창, 통증 등이 생긴 경우 등의 소견이 보일 경우 창상감염을 의심해야 한다. 만약 감염이 의심될 경우 세균에 대한 배양검사를 통해 감수성이 있는 항생제로 바꾸는 것이 필요하다.

2) 피부 피판의 괴사

부적절한 피부절개, 피판의 과도한 긴장, 수술 전 방사선 조사, 감염, 혈종 등에 의해 발생할 수 있으며 대부분 보존적 치료로 충분하나 피부이식이나 국소피판이 필요한 경우도 발생 할 수 있다.

3) 혈종과 장액종

창상감염을 일으키는 중요한 요인으로 수술중 적절한 지혈과 배액관의 삽입이 중요하며 수술 후 발생했을 경우 천자와 배액을 통해 치료해야 한다.

3. 누공

1) 구인두피부누공(Oropharyngeal cutaneous fistula)

수술 후 1-6주 사이에 주로 발생하며 배액관을 통해 나오는 분비물의 양상이 혼탁하거나 타액이 유출될 경우, 썩는 냄새 등이 날 경우 임상적으로 의심을 해야 하며 methylene blue를 삼키게 하여 확인한다. 누공이 의심될 경우 음식의 경구 섭취를 중단 후 비영양관 튜브를 삽입해야 하며 누공이 1 cm 이하로 작은 경우 압박드레싱, 벽흡인기(wall suction)로 타액의 흐름 변경하고 괴사된 조직을 제거하면서 자연회복이나 일차봉합으로 치료할 수 있으나 1 cm 이상의 누공이거나 수술 전 방사선 치료를 받은 경우에는 인공 인두노공을 만들어주어 염증이 소실되면 재 봉합을 시도하거나 피판을 사용하여 막아주어야 한다.

2) 유미누공

좌측이 더 손상받기 쉬우며 수술 중 의심이 될 경우 머리를 낮추는 체위(trendelenburg position)후 지속적인 양압환기를 시켜 우윳빛 하얀 액체가 노출되는 부위를 확인하여 봉합결찰(suture ligation)을 시행해야 한다. 수술 후 배액관을 통해 우윳빛 하얀 액체가 배출되거나 쇄골상부에 피부발적과 수양성, 우윳빛 액체가 고이면 지방에 대한 화학적 분석을 시행하여 트리글라이세라이드(triglyceride)가 100 mg/dl 이상이거나 칼로마이크론(chylomicron)이 4%을 초과하게 되면 진단이 가능하다. 보존적 치료로 두부거상, 절대안정, 금식, 비영양관을 혹은 총비경구영양법을 통해 지방은 미디윰 체인 트리글라이세라이드(medium chain triglyceride)만 포함되게 하여 영양을 공급한다. 그러나 하루 누출양이 1500cc이상 혹은 4~5일 동안 하루에 500 cc이상의 유미누출이 되는 경우 수술적 치료를 해야 한다.

3) 타액누공

남아 있는 이하선을 피부피판이 완전히 덮지 못해 발행하는 드문 합병증으로 압박드레싱으로 치료한다.

4) 기도식도누공

기관절개, 기관캐눌러, 비위과 등의 의해 발생할 수 있으며 기도와 식도 사이를 분리하여 일차봉합하거나 중간에 근피판이나 진피피한을 삽입하고 봉합한다.

4. 혈관합병증

1) 수술 전 예방조치

출혈성 질환에 대한 병력을 철저히 문진해야 하고 빈혈, 혈소판 감소, 출혈시간 및 응고시간의 지연 등에 대해 자세히 검사하고 교정해야 한다. 출혈이 많은 수술의 경우에는 수혈 가능성을 대비하여 혈액도 준비해야 한다.

2) 수술 중 출혈

해부학 교과서에서 이름이 거명되는 모든 혈관을 확인하여 결찰해야 하며 작은 혈관은 3-0 견사(silk)를 사용하여 결찰하고 주요혈관은 2-0 견사를 사용하여 결찰한다. 내경정맥과 경동맥은 2-0 견사를 사용하여 결찰과 함께 봉합결찰도 함께 시행한다. 수술 종료 시 출혈 부위를 주의 깊게 살피고 최대한 지혈해야 하며 접근이 어려운 경우 surgicel 등을 사용하여 지혈한다.

3) 즉시성 수술 후 출혈

5분 이내에 500 cc 이상의 출혈이 있다면 응급상황으로 수술실로 들어가 출혈혈관을 찾아 결찰한다. 이런 경우는 대게 외경동맥, 이의 분지인 상갑상동맥과 다른 분지들 및 갑상경동맥간들이 있고 정맥으로는 내경정맥, 익돌정맥, 외경정맥, 안면정맥 등이 원인이 된다.

4) 지연성 출혈

창상감염, 누공형성, 방사선 괴사, 잔류종양 등의 원인으로 수술 후 1~6주에 발생하며 경동맥 파열이 가장 치명적인 경우이다. 수술 후 경동맥이 파열되었을 경우 출혈부위를 찾으려 하지 말고 출혈부위를 손가락 혹은 패드 등을 사용하여 누르면서 기관 튜브의 기낭을 팽창시키고 즉시 수혈 및 수액 공급을 하면서 수술실로 옮겨 처치하도록 한다.

5) 경동맥 반사

수술중 경동맥팽대의 압박은 서맥과 저혈압을 유발하므로 주의해야 하며 미리 1% lidocaine을 경동맥팽대 부위의 외막하면(subadventitial plane)에 주사하면 이를 예방할 수 있다.

6) 기타

그 밖에 심부정맥혈전증이나 공기 색전증 등이 드물게 발생할 수 있다.

5. 신경합병증

두경부 영역은 뇌로부터 많은 감각과 운동을 담당하는 신경들이 내려오는 영역이므로 신경합병증을 예방하기 위해서는 무엇보다도 정확한 해부학적인 지식을 가지고 수술 중 하나 하나 확인해가는 것이 중요하다. 흔히 뇌신경 중 삼차신경, 안면신경, 설인신경, 미주신경, 척수부신경, 설하신경, 횡격막신경 등과 경부신경이 손상받기 쉽다.

6. 두경부재건의 합병증

먼저 수술 전에 환자의 영양 상태와 전신질환, 고령, 흡연, 방사선 조사의 기왕력 등을 면밀히 조사하여 피판의 생존을 떨어뜨릴 수 있는 요인 중 교정할 수 있는 부분은 교정을 해야 한다. 수술 중에서는 절개단면을 경사지게 하지 말고 , 피부관통혈관을 최대한 보존하며 근육으로부터 피부의 전단(shearing)을 피하고 습도와 온도를 적당히 유지하며 피판경의 긴장이나 꼬임, 압박이 없도록 해야 한다. 수술 후 피판 감시도 매우 중요한데 먼저 피판의 색깔을 살펴봐야 한다. 만약 색깔이 창백하다면 동맥에 문제가 있어 혈액공급이 충분하지 않는 것이고 반대로 청보라색으로 보인다면 정맥혈이 순환되지 않는 것으로 판단해야 한다. 다음으로 진피 출혈 검사가 있는데 주사침으로 피판의 진피와 표피의 혈관층을 찌른 후 출혈이 3초 이상으로 지연되면 동맥 부전으로 1초 미만으로 즉시 출혈 시는 정맥부전 볼 수 있다. 객관적이고 비침습적인 검사방법으로는 초음파 돌플러를 사용하는 방법이 있는데 경부에는 많은 혈관이 지나가기 때문에 수술

중 피판경의 위치를 표시해두어야 수술 후 초음파를 이용한 감시가 용이하다.

7. 수분과 전해질 이상

특히 수술 시간이 길어진 경우 I/O를 계산하여 환자의 수분 양을 조절해야 한다. 이 경우 마취 중에 발행하는 불감손실(insensible loss)을 고려해야 한다. 수술 후 칼륨이나 나트륨, 칼슘 등을 측정하여 정상치보다 의미있게 떨어진다면 보충해주어야 한다.

8. 호흡기 합병증

수술 시간이 길어질 경우 수술 후 무기폐는 비교적 흔하며 수술 후 발열의 원인이 될 수 있다. 조기에 보행을 시키고 기관내 캐눌러로 석션(suction)을 잘해야 하며 등을 적절히 잘 두들겨 주어 객담의 배출을 용이하게 한다. 드물게 기흉의 가능성도 있으며 크기가 작을 경우 보조적 치료를 크기가 클 경우에 흉부외과에 협진하여 흉관을 삽입해야 한다.

9. 기타 합병증

경부절제술 후 근육의 부적절한 조화로 인해 쇄골이 골절될 수 있으며 수술 후 외상성 골화에 의해 화골성 근염(myositis ossificans)이 발생할 수 있다. 양측 경부절제술을 시행하면서 양측 내경정맥을 결찰한 경우 실명이 드물게 발생할 수 있으므로 이를 예방하기 위해서는 3~4주 간격으로 부수적인 순환이 이루어지는 시점에서 단계적으로 시행해야 한다. 갑상선 기능저하증이나 신경종 등이 발생할 수도 있다.

| 참고 문헌 |

Cummings CW, Flint PW, Hacker LA, et all, Cummings Otolaryngology

Head & Neck Surgery. 4thed. Mosby Year Book, 2005
대한이비인후과학회편 이비인후과학 개정판

Catholic University of Korea 임상진료지침

06 타액선 질환 및 종양

Otolaryngology Head & Neck Surgery

1. 감염성 타액선 질환

1) 타액선의 원발성 감염

(1) 급성 화농성 타액선염

가. 원인 : 주로 수술 후에 발생하여 외과적 이하선염이라하고 수술환자의 약 0.002-0.04%에서 발생하고 50-60세 전후에 호발하며 전신이 쇠약한 고령자에 잘 나타난다. 원인은 탈수, 약물사용, 지속적인 금식으로 구강위생의 유지가 어려워지면서 구강내 세균이 증식하고 이것이 구강으로 타액선으로 역행하며 발생한다.

나. 증상 : 국소 증상으로는 급격한 동통, 부종, 이환된 타액선의 경화등이 있고, 전신 증상으로는 발열, 오한, 전신 쇠약감 등을 호소한다.

다. 진단 : 혈액검사에서 중성구증다증이 있고, 항생제 투여 전에 균배양과 항생제 감수성 검사를 해야한다. 3-4일간의 보존적 치료에도 반응하지 않는 환자에서는 전산화단층촬영이나 초음파검사를 하여 농양의 형성 유무를 확인해야 한다.

라. 치료 : 적절한 항생제의 투여와 전해질 보충, 구강위생을 철저히 하고 타액분비 촉진제를 투여한다. 항생제는 통상 2-3일내에 반응이 보이나, 증상 소실 후 7일까지 사용해야한다. 국소적으로 진통제및

온열요법, 마사지도 효과가 있다. 스테로이드는 염증과정을 억제하고 타액의 배출을 돕는다.

마. 합병증 : 농양 형성, 안면신경마비, 골수염, 경정맥의 혈전정맥염, 패혈증, 기도폐쇄등이 올 수 있으나 발병률을 매우 낮다.

(2) 신생아 화농성 이하선염

드물지만, 조산아, 남아에서 약간 흔한 편이며 대부분 구강으로 침입한다. 증상으로는 발열, 식욕부진, 보챔, 체중증가 부전, 피부발적등이 있으며 경험적인 항생제 사용으로 치료한다.

(3) 소아의 재발성 이하선염

이하선의 주기적인 종창과 동통이 주증상이며 유아에서 16세 사이에 호발하고 남아에 흔하다. 대개 유행성 이하선염의 과거력이 있다. 탈수, 타석증, 타액관 협착, 자가면역 질환, 선천성 타액관 확장증의 선행요인이 있으며 1년에 1-5회 정도의 증상이 발생하고 수일에서 2주까지 지속된다. 대부분 사춘기 때 치유된다.

(4) 만성 타액선염

가. 원인 : 반복되는 타액선의 동통과 염증, 실질의 변성과 섬유화가 일어나고 반복될 수록 타액관의 미만성 확장과 다발성의 협착이 발생하며 이하선에 가장 흔히 발생한다.

나. 증상 : 자발통, 압통, 식사시 통증이 유발되며, 개구장애가 있을 수 있으며 농성의 타액이 분비된다. 급성기는 약 3-10일 정도 지속되고 수주에서 수개월정도의 무증상기을 거치다 다시 재발하는 경우가 많다.

다. 치료 : 항생제 및 보존적 요법으로 치료에 실패하면 외과적인 절제가 가장 효과적이다.

2. 바이러스성 타액선 질환

1) 유행성 이하선염(mumps)

(1) 역학 : Paramyxovirus에 의한 이하선염으로 이하선 종창의 가장 흔한 원인으로 85%가 15세 이하에서 발생하며 타액, 비루, 소변을 통해 감염된다.

(2) 증상 : 75%에서 양측에서 발생하며 1-2주의 잠복기를 가진 뒤 1-2일간 가벼운 발열과 오한, 두통등의 전신증상을 나타낸다. 식사할 때 더 악화되며 대개는 1주간 지속되다가 서서히 회복된다.

(3) 진단 : 대부분 임상증상으로 쉽게 진단할 수 있으나. 혈청학적으로 mumps S, V 항원이나 혈구응집항원(hemagglutinatiion antigen)에 대한 항체가 나오면 진단할 수 있다.

(4) 치료 : 보존적 치료를 하면서 지켜보면 되고 소아는 10일 이내, 성인은 2주이내 치유된다. 드물게 돌발성 난청, 췌장염, 뇌막염, 고환염 등이 발생한다.

2) HIV 와 동반된 타액선염

타액선에 Kaposi' s sarcoma, lymphoma등을 일으키기도 한다. 점진적인 무통성의 종창, 파동성(fluctuate)의 낭이 생기기도 하고 조직검사상 미만성의 림프절 침윤이 관찰된다. 치료로는 철저한 구강위생관리와 타액분비촉진제(sialogogue), 스테로이드를 사용할 수 있다.

3. 타석증

1) 원인 : 50대 이상의 남자에서 호발하며 80%는 악하선에 19%는 이하선에서 1-2%에서는 설하선 및 소타액선에서 발생한다. 타석증이 악하선에 호발하는 이유는 악하선의 타액이 더 알칼리성이며 점도가 높고 칼슘염과 인산염이 많이 포함되어 있으며 해부학적으로는 타액관의 길이가 더 길고 구경이 크며, 중력에 반하여 각이 져있고 원위부

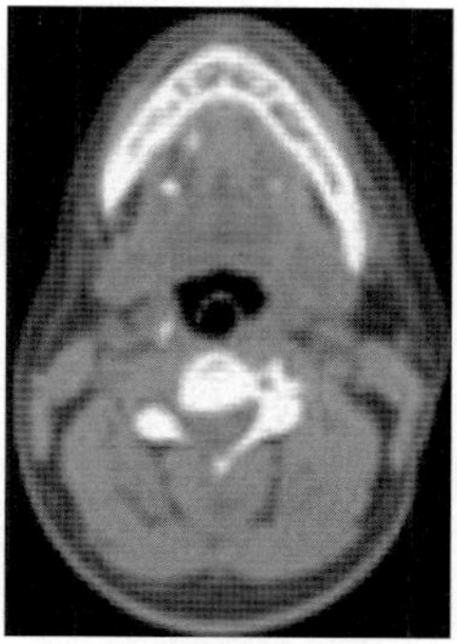

그림 6-1 타석증의 컴퓨터 단층촬영 소견

가 수직형태여서 타석이 더 잘 생기는 환경이다.

2) 증상 : 전형적으로 식후 동통 및 반복적인 종창이 특징적인 증상이다.

3) 진단 : 환자의 병력과 시진, 이학적 검사와 구강저의 단순촬영, 타액선 조영술, 컴퓨터단층촬영으로 쉽게 진단할 수 있다(그림 6-1).

4) 치료 : 충분한 수분 섭취와 종창 부위의 온열 마사지, 타액분비촉진제(레몬 등)를 쓰면 좋아질 수 있고 염증이 모두 가라앉고 난 뒤에 경구강을 통한 타석 제거술로 타석을 제거하면 치유된다.

4. 쇼그렌 증후군(Sjögrens syndrome)

1) 원인 : 병리조직학적으로 특징적인 림프구 침윤, 여러 가지 자가면역 항체의 존재, 림프구 핵의 추출물에 대한 침강소(precipitatin)의 증명 등으로 진단할 수 있다.

2) 증상(표 6-1)

3) 진단 : 안구건조증, 구강건조증, 류마티스성 질환 또는 림프증식 질환 등의 세 가지 중에 두 가지가 있으면 진단할 수 있다. 필요시에는 타액선 조영술 및 CT, MRI가 진단에 도움이 된다.

4)치료(표 6-1)

5. 타액선 종양의 증상 및 진단

1) 타액선 종양의 임상양상

대부분의 타액선 종양은 서서히 자라는 무통성의 종괴로 국한적이며, 경계가 명백하고, 표면은 평활 또는 결절상을 나타내며 가동성이 있다. 통증을 호소하는 경우 대부분 염증성 질환이나 주변 염증에 의한림프절 비대가 원인이나 악성 종양에서도 통증을 유발할 수 있으므로 주의해야한다. 안면신경마비가 발생한 경우, 동측 혀의 마비 혹은 감각이상이 있는 경우, 통증을 동반하는 경우, 종괴의 크기가 갑자기 증가하는 경우, 종괴가 주위 구조물이나 피부에 고정된 경우, 주위 피부가 괴사된 경우, 종외 주위에 림프절이 촉지되는 경우에는 악성 종양을 의심해야 한다.

2) 타액선 종양의 진단법

표 6-1 쇼그렌 증후군의 증상

구강건조증	언어와 저작장애, 충치, 미각장애, 건조한 구강점막, 구강 진균증
이하선 비대	만성 염증으로 인한 이하선 비대 및 압통
안구 증상	안구 이물감, 건성 각결막염
비강 증상	건성비염, 가피형성, 후각장애
피부 증상	하지의 자반증, 두드러기, 소양증, 다형홍반, 피부건조증
전신 증상	레이노드(Raynaud) 현상, 후두염, 갑상선 비대, 당뇨병, 재발성 췌장염, 괴사성 혈관염, 비종대

표 6-2 쇼그렌 증후군의 치료

건성 각결막염	건조한 조건에 노출을 피함. 소프트 렌즈 착용
구강 위생	식후 구강 청결, 설탕이 든 음식 피함
각막 궤양	안구보호용 연고, 붕산연고(boric acid ointment)
타액분비촉진제	
NSAID	
전신적 스테로이드	* 이뇨제, 고혈압제, 항우울제는 금기

(1) 세침흡인검사 : 타액선 종양의 술전 진단방법 중 가장 진단적 의의가 높은 방법으로서, 86-98%의 정확도를 가지고 있는 검사 방법이다.
(2) 영상진단 : CT나 MRI, 초음파 촬영, 타액선 조영술등을 시행 할 수 있다. 모든 타액선 종양에서 CT와 MRI를 시행할 필요는 없으나 악성 종양이 의심될 경우 술전 종양의 정확한 위치 확인을 위해 시행할 수 있다.

6. 타액선 양성 종양

1) 다형선종

다형선종(pleomorphic adenoma, mixed tumor)은 가장 흔한 양성 타액선 종양으로, 모든 타액선 종양의 65%를 차지한다. 20-40대 여성에서 호발하며 대부분 안면신경 바깥의 이하선 부위에서 수년간에 걸쳐 서서히 자라는 무통성 종괴로 나타난다. 전형적인 다형선종은 크기가 2-4cm 정도이고 경계가 명확하며 가동성이 있다. 10% 내외에서 악성 변화를 할 수 있는데 대개 10-20년의 기간이 걸린다. 악성 변형의 위험성은 종양의 유병기간에 따라 증가하므로 다형선종이 의심되면 후에 악성으로 변하는 것을 피하기 위해 조기에 수술을 하는 것이 좋다. 일단 악성으로 변화가 일어나면 종양의 성장속도가 빨라지면서 예후는 나빠진다.

2) Warthin 종양

다형선종에 이어 두 번째로 흔한 양성 종양인 Warthin 종양(Warthin' s tumor, adenolymphoma)은 거의 대부분 이하선에 생기고, 특히 이하선 하부에 많이 생긴다. 50-60대 남자에서 호발하고 흡연이 유발요인으로 생각되는 종양이다. 증상 없이 천천히 자라고, 이하부나 이개(auricle) 전면에서 촉지되며 10%는 양측성으로 발생하고, 10-35%는 다발성으로 존재한다. CT에서 전체가 낭성으로 보이거나 대부분 고형의 조영증강된 형태 또는 혼합된 형태를 보이기도 한다. 세침흡인세포검사에서 종양 내에서 점액성의 갈색 액체가 흡인되면 진단에 도움이 된다. 치료는 수술적 제거가 원칙이다.

3) 기저세포선종(Basal cell adenoma)

60세 이상의 고령에서 호발하고, 전체 타액선 종양 중 1-3%를 차지한다. 이하선과 윗입술의 소타액선이 가장 호발하는 부위이며, 악하선에 발생하는 경우는 드물다. 경계가 분명하며, 매우 느리게 성장하고 주위 조직으로의 침습은 드물다. 수술적 절제로 완치가 가능하며 재발은 거의 없다.

7. 타액선의 악성 종양

1) 점액표피양암종(Mucoepidermoid carcinoma)

가장 흔한 타액선 암종으로, 대부분 이하선에 생기며, 악하선과 설하선에서도 흔한 악성 종양이다. 조직학적으로 점액분비세포와 상피세포로 구성되며, 이세포들의 분포에 따라 저악성도, 중등악성도, 고악성도로 구분한다. 고악성도 종양인 경우 25%에서 안면신경마비가 나타나며 50%에서 림프절 전이가 나타난다. 수술적 치료가 원칙이며 고악성도인 경우 방사선치료를 병행하여야 한다.

2) 선양낭성암종(Adenoid cystic carcinoma)

타액선 암종 중에 두 번째로 흔하며, 악하선 및 소타액선에서는 점액표피양암종보다 발생율이 더 높다. 대부분 서서히 자라지만 국소적으로 침윤성이 있으며 재발률이 높고 신경을 따라 퍼지는 경향이 있어서 초기 증상으로 안면신경마비나 삼차신경마비 및 통증을 호소하는 경우도 있다. 수술 후에도 신경주위 림프관에 침범이 있으면 방사선 치료가 원칙이다.

3) 선방세포암종(Acinic cell carcinoma)

주로 이하선에 생기며 여성에게 흔하고 전체 타액선 종양의 1%정도를 차지한다. 3%정도에서 양측성으로 발생하고 소아에서는 점액표피양암종 다음으로 흔한 질환이다. 예후가 좋아서 수술적인 치료로 완치가 가능하다.

4) 선암종(Adenocaarcinoma)

소타액선에 가장 흔히 발생하고 그 다음으로 이하선에 발생한다. 남녀 발생비는 비슷하며 일반적으로 촉지성 종괴로 발현된다. 타액선에 발생하는 선암종은 재발과 전이가 흔한 편이다.

5) 기타 타액선 암종

악성 혼합종(malignant mixed tumor), 타액관 암종(salivary duct carcinoma), 전이암(metastatic tumor), 편평세포암종, 미분화암종, 림프종 등이 있다.

8. 타액선의 수술적 치료

1) 이하선 절제술

(1) 이하선 천엽 절제술(superficial parotidectomy) : 전신마취하에 시행되며 수술 중 안면신경을 자극하여 안면근육의 운동을 관찰하기 위해 마취 후에 근육이완제의 사용은 가급적 피해야 한다. 피부 절개는 이주 전방에서부터 시작하여 귓불을 돌아 이개후방 부위에서 곡선을 그리며 피부 주름을 따라 경부의 피부절개로 연장하는 방법(modified Blare incision)이 주로 쓰인다(그림 6-2). 피판을 박리하면서 종물이 드러나면 이하선을 외이도의 연골과 흉쇄유돌근의 전연으로부터 분리한다. 안면신경의 줄기를 찾으면 그 분지들을 따라 외측의 이하선 천엽조직에 절개를 가하면서 박리를 진행하고 종물를 제거한다. 만약 종물이 안면신경에 유착되어 있다면 신경에 손상을 주지 않도록 최대한 주의하여 분리하는데, 악성 종양을 제외하고는 가능한한 안면신경은 보존해야 한다.

(2) 이하선 전 절제술(total parotidectomy) : 종물이 이하선 심엽을 침범

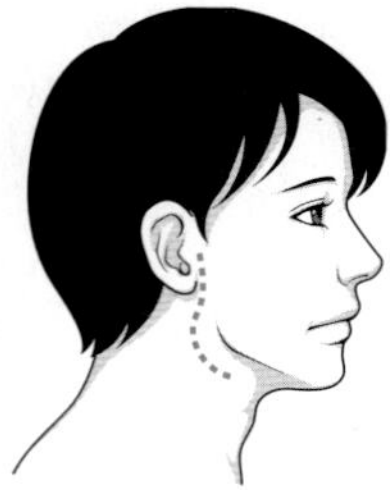

그림 6-2 Modified Blare incision

한 경우이거나, 악성 종양, 재발한 다형선종, 드물게 반복적으로 발생하는 만성 이하선염의 경우 시행한다.

(3) 합병증 : 가장 중요한 합병증은 안면신경마비로 20-60%에서 일시적인 마비가 일어나고 영구적인 마비는 2-5%정도에서 발생한다. 일시적인 경우에는 대개 3-4주내에 회복되며 6개월까지는 추적관찰 할 수 있다. 또 Frey 증후군이라는 합병증이 있는데 이는 음식물 섭취시 이하선 부위의 피부에서 땀이 나는 현상으로 부교감신경이 피하층의 땀샘과 잘못된 신경지배를 형성하여 발생하는 합병증이다.

2) 악하선 절제술

(1) 수술방법 : 앙와위(supine position)을 취한 환자의 머리를 수술 부위 반대편으로 돌리고 어깨받침을 하여 환측 악하부위를 신전시킨다. 악하선의 하연에 피부 주름을 따라 평행으로 가한 후 피부, 피하층, 활경근 순으로 절개하여 악하선의 하방 부위에 도달한다. 이때 안면신경의 하악 분지를 확인하고 손상되지 않도록 주의한다. 악하선을 덮고 있는 근막을 절개하여 악하선을 노출 시킨 뒤 악하선을 후방으로 당기면서 연조직을 박리하고 안면 동맥과 정맥등을 확인하고 필요시 결찰을 한다. 설신경을 확인하고 보존한 뒤 악하선관의 최대한 원위부에서 결찰을 시행하며 악하선을 절제한다.

(2) 합병증 : 가장 흔한 합병증은 안면신경의 하악분지의 손상이다. 대

표 6-3 이하선절제술의 합병증

초기 합병증	장기 합병증
안면신경마비	Frey 증후군
출혈 또는 혈종	주위 피부의 지각감퇴
감염	종양의 재발
피판괴사	미용적인 문제
개구장애(trismus)	대이개신경(greater auricular nerve)의 신경종
타액루 또는 타액선류	
장액종	

부분 일시적인 경우지만 약 7%에서 영구적인 마비가 올 수 있다. 수술 후 급성 출혈로 인한 혈종이 생기면 기도 폐색의 위험성이 있기 때문에 즉시 재수술을 시행하여 지혈하여야 한다.

Catholic University of Korea 임상진료지침

07 Otolaryngology Head & Neck Surgery

부인두공간 종양

1. 부인두공간의 해부

부인두공간은 잠재적 공간으로 측두골을 기저부로 하고 설골의 대각을 첨부로 하는 역피라미드 모양이다. 후벽은 척추와 주위 근육이 경계를 이루며, 외벽은 내익돌근, 하악지와 이하선의 심엽을 덮고 있는 근막으로 형성된다. 하연은 이복근의 후근과 설골의 대각이 자리하며 내측면은 상인두수축근과 구개범장근의 근막이 경계를 이룬다(그림 7-1).

경상돌기와 이에 부착되어 구개범장근까지 연결된 근막은 부인두공간을 경상전공간과 경상후공간으로 나누게 되며, 각각의 구조물에는 다음과 같은 구조물이 존재한다(그림 7-2)

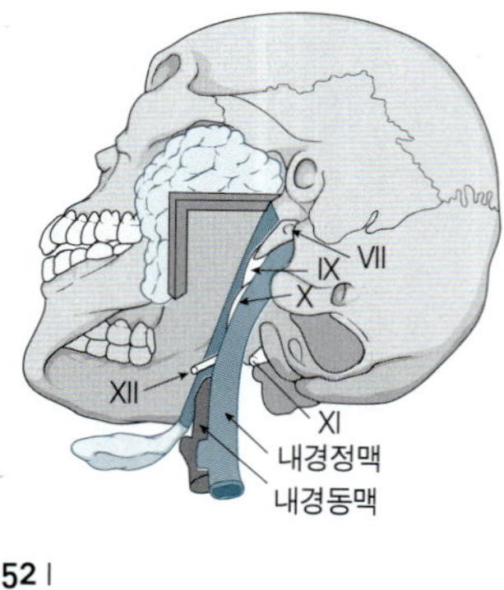

그림 7-1 부인두 공간의 삼각주체. 측두골을 기저부로 하고 설골의 대각 greater hom을 첨단부로 하는 역피라미드 inverted pyramid 모양의 잠재적 공간.

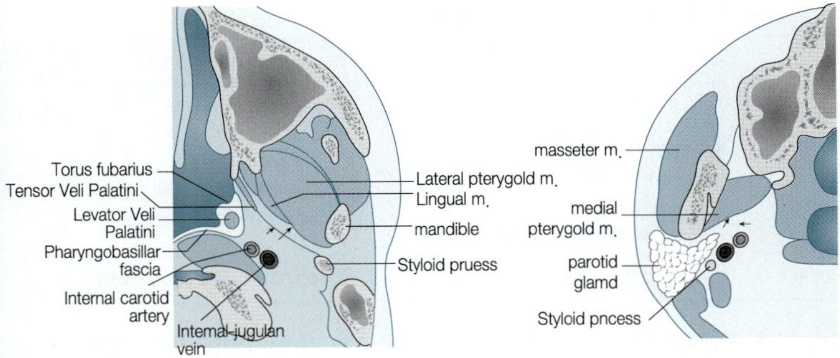

그림 7-2 Left. Axial section of the parapharyngeal space at the level of the nasopharynx. l=fasia layer from the tensor veli palatini to the styloid process. 2=medial pterygoid fascia. **Right.** Lower section of the parapharyngeal space. The parotid gland is seen protruding into the prestyloid compartment. l=tensor veli palatin fascia. 2=medial pterygoid fascia.

표 7-1 Boundaries of Parapharyngeal space

superior	skull base
inferior	greater cornu of the hyoid bone, submandibular gland fascia
lateral	ascending ramus of the mandible, pterygoid muscle
posterolateral	parotid fascia, posterior belly of digastric muscle
medial	superior pharyngeal constrictor, tonsillar fossa
anterior	interpterygoid and buccinator fascia, pterygoid mandibular raphe, tail of submandibular gland
posterior	vertebral column, paravertebral muscle

부인두공간에서 경상돌기에서 하악지까지 연결되는 근막을 경돌하악인대라고 하며 이 인대와 두개저 그리고 하악지 사이에 경상하악터널이 형성된다. 이하선 심엽에서 발생하는 종양은 이 터널의 내측 또는 외측에서 시작되었는지에 따라 두가지 형태로 나타나는데, 내측에서 발생한 경우에는 부인두공간을 침범하여 연구개를 내측으로 밀면서 둥근 모양을 나타내

표 7-2 Contents of Parapharyngeal space

	prestyloid compartment	poststyloid compartment
vessels	internal maxillary artery ascending pharyngeal artery	internal carotid artery internal jugular vein
nerves	inferior alveolar nerve lingual nerve auriculotemporal nerve	Cranial nerve IX,X,XI,XII cervical sympathetic chain
others	parotid gland deep lobe	lymph nodes, Glomus system

며, 외측에서 발생한 경우에는 터널의 내측으로 종양이 자라면서 아령 모양을 보인다. 부인두공간의 병변의 수술시 이 인대를 절개하면 수술 시야가 좋아진다.

2. 부인두공간 종양의 역학과 종류

전체 두경부종양의 1% 이하로 발생하며, 약 80%가 양성이다. 조직학적으로는 타액선 기원 종양이 40-50%, 신경원성 종양이 23-40%로 대부분을 차지한다.

1) 종양의 종류

(1)이하선 종양

(2)신경원성 종양(신경초종, 신경섬유종)

(3)부신경절종

(4)경동맥소체 종양

3. 임상양상

부인두공간 종양은 크기가 커지더라도 임상적으로 별 증상을 나타내지 않는 경우가 많다. 가장 흔한 증상은 연하장애, 동통, 인두 이물감이며 드물게 개구장애 등이 나타날 수 있다. 이학적 검사상 인두의 후측벽의 변형이나 전벽이나 편도의 종창, 상방으로 종양이 자라는 경우 연구개와 비인두의 종창을 유발하며 편측 이관폐액 증상을 나타낼 수 있으며, 하방으로 자라는 경우 하악각 부이에서 종양이 만져질 수도 있다.

뇌신경 마비는 부신경절종과 악성종양의 경우 나타날 수 있으며 주로 제 9,10,11 뇌신경이 주로 침범되며 이중 미주신경이 가장 흔하다. 경부 교감신경절을 침범하는 경우에는 Horner 증후군이 나타날 수도 있다.

4. 진단

부인두공간에 종양이 있을 때는 진단시 다음과 같은 사항을 유념해야 한다.

첫째 종양의 기원이 경상전공간인지 경상후공간인지 고려해야하며, 둘째 부인두공간의 병변이 뇌기저부나 두개내로 전파되었는지 여부를 판단하여 수술의 종류를 결정해야 한다. 셋째, 봉양의 혈관발달 정도를 확인해야 하며 필요시에는 수술 전 혈관조영술을 통해 색전술을 시행해야 한다. 넷째 종양의 악성가능성을 항상 고려해야 한다.

1) 병리, 이학적 검사

양수촉진을 시행하면 부신경절종의 경우 전후방향으로는 유동성이 있으나 상하방향으로는 고정되어 있는 특징이 있다. 이하선종양의 경우 인두측벽과 귀 앞에서 종양이 동시에 관찰된다.

2) 방사선 검사

(1) CT : 종양의 기원이 경상전공간인지 경상후공간인지를 구분하는 데 도움을 준다. 만일 경상전공간의 종양이라면 대부분 타액선 기원이므로 더 이상의 영상진단은 필요 없으나, 경상후공간의 종양의 경우 MRI, 혈관조영술등의 검사가 필요하다. 종양과 이하선 심엽사이의 지방면의 소실여부에 따라 종양이 이하선 심엽기원인지 소타액선 종양인지 구분할수 있다.

(2) MRI: 종양이 경상후 공간에 위치하거나 혈관성 종양이 의심될 때 뇌

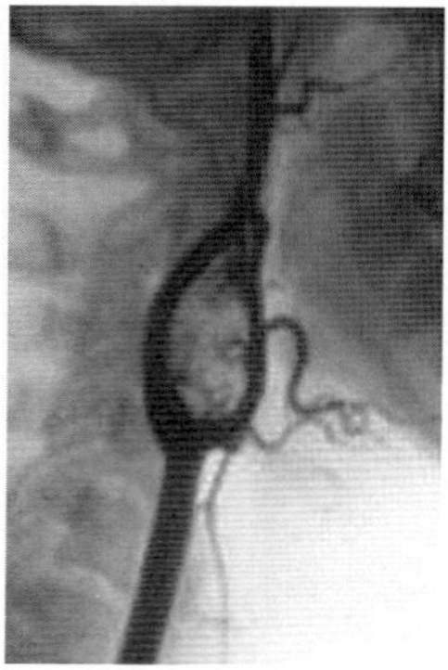

그림 7-3 Lyre sign

기저부 침윤이 의심될 때 시행한다. CT에 비해 연조직과 혈관에 대한 영상이 좋고 뇌 기저부의 침범 여부 판별이 용이하다. 특히 2 cm 이상의 부신경절종의 경우 종양내의 신호소실(signal void)현상으로 특징적인 깨알이 뿌려진듯한 영상(salt-pepper appearance)이 나타난다.

(3) 혈관조영술: 혈관성 종양이 의심되는 경우와 모든 경상후 공간 종양에서 촬영한다. 필요시 영양혈관을 확인하여 수술전 색전술을 시행할 수 있으며 경동맥 절제가 예상되는 환자에서는 풍선폐색검사(balloon occlusion test)를 같이 시행하기도 한다. 부신경절종이 의심되는 경우 양측성으로 발생하는 경우가 있으므로 양측 경동맥조영술이 필요하다.

경동맥소체 종양의 경우 경동맥 분기부를 전후방향으로 벌리는 모양을 띄는 lyre sign이 특징적으로 나타난다(그림 7-3).

3) 수술 전 조직검사

구강내 절개 생검은 피해야 하는데 그 이유는 전위된 혈관으로 인해 예기치 않은 심한 출혈이 일어날 수 있고, 종양세포가 구인두점막을 오염시켜 후일 인두를 부분 절제해야 할 수도 있기 때문이다.

5. 치료

부인두공간 종양의 치료원칙은 신경 또는 혈관손상 등을 최소화하면서 종양을 절제하는 것이다.

1) 수술전 색전술

혈관성 종양에서 혈관조영술상 명확한 영양혈관이 보일 때에는 수술시 출혈을 줄이기 위해수술 하루 전에 색전술을 시행한다.

2) 수술적 치료

종양의 크기, 위치, 대혈관과의 관계, 악성종양의 의심정도에 따라 수술적 접근 방법이 달라진다.

(1) 경구접근법(tansoral approach) : 일반적으로 출혈, 신경손상, 종양전파의 가능성, 불충분한 절제 등의 위험때무에 잘 시행하지 않는다. 크기가 작고, 혈관이 발달하지 않은 경상전공간 종양에서 선택적으로 시행할 수 있다.

(2) 경부접근법 : 가장 흔히 사용하는 접근법으로 일반적으로 하악각에

Surgical approaches of Parapharyngeal space
transoral approach
transoral-cervical approach
transparotid approach
cervical approach with or without mandibulotomy
cerivical-parotid approach
cervical-pharyngeal approach with or without mandibulotomy
infratemporal fossa approach
subtemporal preauricular infratemporal fossa approach

서 두손가락정도 아래 설골 높이에 수평으로 피부절개를 넣는다. 흉쇄유돌근과 경동맥초을 뒤쪽으로 하악을 앞쪽으로 견인하게 되면 부인두공간이 노출되며, 경상돌기와 경상하악인대를 절개하고 하악골을 전방탈구 시키면 수술시야를 더 넓힐 수 있다. 더 넓은 시야를 얻기 위해, 이복근, 경돌설골근, 경돌설근 등의 근육을 설골 부위에서 절개하기도 한다.

(3) 경이하선접근법 : 이하선 심엽의 종양의 경우 대개 경부접근법과 병합하여 시행하며, 이하선 천엽절제술을 시행한후 안면신경을 확인하여 박리하고 심엽의 종양을 제거한다.

(4) 그 외 측두하와 접근법, 경부경유양동접근법, 경구개접근법, 상악골 스윙접근법, 경하악 경익돌 접근법 등도 있다.

3)합병증

(1) 미주신경마비: 음성변화, 흡인, 연하장애, 위장관기능장애

(2) 안면신경마비

(3) 연구개마비: 인두부전증

(4) 첫저작증후군(1st bite syndrome): 경부 교감신경 손상

(5) 혈관손상: 내경동맥

(6) 창상감염, 뇌막염, 기도폐쇄, 기도흡인, 인두누공, 혈종, 삼출성중이염

Catholic University of Korea 임상진료지침

08

Otolaryngology Head & Neck Surgery

갑상선 질환

1. 갑상선의 수술적 해부

갑상선은 약 30 g 정도이며 기관전막으로 싸여져 있다. 후방부에서는 막이 두꺼워지면서 윤상연골 및 기관연골에 Ligament of Berry에 의해 단단히 붙게 된다.

1) 혈관분포 : 상갑상동맥은 외경동맥의 첫 번째 분지이며 갑상선의 상극부위에서 전분지와 후분지로 나뉜다. 하갑상동맥은 갑상경동맥간(thyrocervical trunk)에서 분지하여 척추전막의 뒤로 올라와서 이 막을 뚫고 나와 기관식도구로 들어오면서 반회후두신경을 수직으로 가로지른다.

2) 반회후두신경 : 기관식도구를 따라 주행하지만 특히 우측은 외측으로 약 1 cm 정도 떨어져 주행한다.

3) 상후두신경 : Nodose ganglion에서 나와 약 1.5 cm 하방에서 내분지와 외분지로 갈라진다.

4) 부갑상선 : 암갈색으로 타원형이며 약 80%정도에서 상하, 좌우, 4개 존재한다. 상부갑상선은 반회후두신경과 하갑상동맥이 교차하는 부위의 1 cm 위를 중심으로 직경 2 cm의 원안에 일정하게 존재하며 반회후두신경을 기준으로 후외측에 위치한다. 반면에 하부 갑상선은 위치가 일정하지 않으며 반회후두신경을 기준으로 전방에 위치한다.

2. 갑상선 결절의 검사

1) 병력 청취

두경부 방사선 조사 기왕력, 갑상선암의 가족력, 급격한 크기 증가 및 목소리변화 등은 암을 시사하는 소견이다.

2) 신체검사

성대마비, 동측 경부 림프절이 촉지되는 경우, 결절이 주위 조직에 고정되어 있을 때는 암을 의심할 수 있다.

3) 갑상선 기능검사

갑상선 결절이 발견되면 혈청 TSH를 포함한 갑상선 검사를 시행한다. TSH가 정상 범위 보다 낮으면 갑상선 스캔을 시행하여 자율기능성 결절(toxic nodule) 여부를 확인한다. TSH가 증가되어 있는 경우는 하시모토 갑상선염 등과 같은 질환에 대해 추가 검사가 필요하다.

4) 갑상선 초음파 및 미세침흡인검사(FNAC)

초음파검사상 악성을 시사하는 소견은 앞뒤가 긴 모양(taller than wide), 침상(spiculated) 혹은 불규칙한 경계, 고형 성분의 현저한 저에코, 미세 및 거대 석회화, 경부림프절 종대가 동반되는 경우 등이다. 초음파 유도하 FNAC는 갑상선 결절의 평가에 있어서 가장 좋은 평가 방법이다. FNAC의 결과는 ①non-diagnostic, ②benign, ③atypia of undetermined significance or follicular lesion of undetermined significance, ④follicular neoplasm, ⑤suspicious for malignancy, ⑥malignat 와 같이 6가지로 분류할 수 있다. 비진단적으로 결과가 나왔을 때는 다시 FNAC를 시행해야 하지만 반복적인 FNAC에도 비진단적 낭성 결절은 주의 깊은 추적 관찰을 하고 고형 결절인 경우는 수술을 고려한다. 양성인 경우에는 일상적인 치료 및 추가 검사는 필요하지 않다. 비정형인 경우에 악성 위험도는 15% 미만이므로 즉각적인 수술보다는 FNAC를 다시하도록 한다. 여포성 종양이나

Hurthle 세포종양인 경우에는 엽절제술을 하여 조직학적 확진이 필요하다. 악성 의심일 경우에 악성 위험도는 60-75%이며 초음파 소견을 같이 고려하여 엽절제술 혹은 전절제술을 시행한다. FNAC가 치료 방향을 결정하는데 가장 중요한 수단이지만 약 5% 정도의 위음성률이 있음을 보이므로 추적관찰시에 주의가 필요하다. 또한 모든 결절에 대해 첫 FNAC 후 6-18개월 이후에 추가 초음파 검사가 필요하며 크기가 증가할 경우에는 FNAC를 다시 시행해야 한다.

5) CT, MRI

주로 흉골아래로 종양이 내려가거나, 기관식도 침범이 의심되는 경우, 주위 림프절이 커져 있는 경우 적응증이 된다. 그러나 CT의 경우 조영제로 때문에 방사선 요오드 치료가 예상된 환자에서는 최소한 3 개월전에 촬영은 금해야 한다.

3. 임산부의 갑상선 결절

갑상선 스캔이 임산부에서 금기인 것 외에는 그 외 다른 진단적 접근은 임신이 아닐 때와 같다. 임산부에서 FNAC 결과가 악성으로 나온 경우 수술이 권고되나 시기는 임신주수와 태아 상태를 고려해서 결정해야 한다. 진단 후 1년 이내의 치료 지연은 예후에 영향을 미치지 않으므로 분만 후 수술을 시행하는 것이 바람직하지만 진행된 암일 경우에는 임신 중기에 수술을 시행할 수 있다.

4. 갑상선암의 종류

1) 유두상암

(1) 갑상선암의 90% 이상을 차지한다.

(2) 원격전이는 더물지만 경부 림프절 전이는 30%-80%로 빈번하다.

(3) 1cm 미만일 경우는 미세암으로 분류하여 치료 범위를 결정할 때 다

른 위험인자와 같이 고려하여야 한다..

2) 여포상암

(1) 전체 갑상선암 중 5% 미만을 차지하며 폐, 뼈, 뇌로 원격 전이를 할 수 있다.

(2) 세침흡인검사에서 여포상암과 여포상 선종과 구별은 힘들다. 또한 수술 시 동결절편도 감별이 어렵기 때문에 최종 수술 절제조직의 병리 검사 후 확진이 가능하다.

(3) 치료는 대부분 갑상선 전절제술과 수술 후 방사성 요오드 치료를 한다.

3) 수질암

(1) 다른 분화성암과 달리 부여포(parafollicular cell) 또는 칼시토닌 분비세포(C cell)에서 발생한다.

(2) 대부분의 환자는 산발형으로 나타나지만 일부의 환자들은 상염색체 우성의 유전을 보인다.

(3) 진단을 위해 RET 유전자 검사가 필요할 수 있으며 수술 후 재발 여부는 혈청 calcitonin, CEA를 측정할 수 있다.

(4) 갑상선전절제술과 중앙림프절 절제술이 기본 수술범위이며 주변 림프절 전이가 있을 경우에는 포괄적 경부 림프절 청소술이 필요하다.

4) 역형성암

(1) 평균 생존률이 3-6개월에 불과한 가장 예후가 불량한 고형암이며 전체 갑상선암 중 약 1.7%를 차지한다.

(2) 병합요법이 추천되지만 모든 치료에도 불구하고 생존률에 영향을 줄 수 있는 치료는 없기 때문에 적극적인 치료여부의 결정은 환자와 가족들에게 충분한 설명과 동의하에 이루어져야 한다.

5. 갑상선암의 병기

(표 8-1) 갑상선암의 AJCC(6th edition, 2002)에 따른 병기

표 8-1 분화성 갑상선암의 병기

	원발종양(T)
T1	원발종양 크기가 2 cm 이하이며 갑상선외 침입이 없음
T2	원발종양 크기가 2 cm보다 크거나 4 cm 이하
T3	원발종양 크기가 4 cm보다 크거나 현미경적 갑상선외 침입(주변 근육 및 연부조직)이 있는 경우
T4a	원발종양의 크기에 상관없이 피하 연부 조직, 후두, 기관, 식도 또는 반회후두신경 침범시
T4b	전척추근막을 침범하거나 경동맥/종격동 혈관을 둘러싸고 있는 경우
TX	원발 종양을 평가할 수 없을 경우
	국소 림프절(N)
N0	림프절전이가 없는 경우
N1a	Level VI 림프절전이(기관전, 기관주위, 전후두/Delphian 림프절)
N1b	일측성, 양측성, 반대측 림프절 전이, 상종격동 림프절 전이
	원격전이(M)
M0	원격전이가 없는 경우
M1	원격전이가 있는 경우
MX	원격전이 여부를 알 수 없는 경우

45세 미만			
Stage I	Any T	Any N	M0
Stage II	Any T	Any N	M1
45세 이상			
Stage I	T1	N0	M0
Stage II	T2	N0	M0
Stage III	T3	N0	M0
	T1-T3	N1a	M0
Stage IVA	T4a	N0, N1a	M0
	T1-T4a	N1b	M0

Stage IVB	T4b	Any N	M0
Stage IVC	Any T	Any N	M1

표 8-2 갑상선 수질암의 병기(모든 연령에 해당)

Stage I	T1	N0	M0
Stage II	T2, T3	N0	M0
Stage III	T1-T3	N1a	M0
Stage IVA	T4a	N0, N1a	M0
	T1-T4a	N1b	M0
Stage IVB	T4b	Any N	M0
Stage IVC	Any T	Any N	M1

표 8-3 갑상선 역형성암의 병기

Stage IVA	T4a	Any N	M0
Stage IVB	T4b	Any N	M0
Stage IVC	Any T	Any N	M1

6. 분화성 갑상선암에 대한 수술

갑상선 수술의 목적은 확진을 위해서, 갑상선암의 완전 제거, 병기결정, 방사성 요오드 치료의 준비 등이다. 완전한 수술적 절제가 치료성과의 가장 중요한 관건이 된다.

1) 갑상선 절제술

수술은 갑상선엽절제술(lobectomy), 갑상선근절제술(near total thyroidectomy, 반회후두신경이 후두로 들어가는 지점(laryngeal entry point) 부위에 약 1 g의 갑상선 조직만을 남기는 경우), 갑상선전절제술로 구분할 수 있다. 수술의 합병증을 고려할 때 ①단일병소, ②1 cm 미만, ③갑상선 내에 국한, ④경부 림프절 전이가 없는 경우 갑상선엽절제술을 고려할 수 있다. 그러나 ①45세이상, ②경부 방사선 조사력, ③주위 림프절로의 전이, ④갑상선암의 가족력이 있는 경우에는 갑상선전절제술이 권장된다.

2) 림프절 절제술

갑상선유두암에서는 잠재전이(occult metastasis)가 높으며 특히 중앙 림프절에 주로 발생하게 되는데 림프절 재발의 위험도를 낮추고 생존률을 향상시키기 위해 적어도 같은 쪽의 중앙 림프절 절제술을 해야한다. 양측 중앙 림프절 절제술은 수술시 확실한 경부림프절 전이가 있는 경우에만 시행해야 합병증을 줄일 수 있다. 측경부 림프절(level II-V)은 수술 전 전 초음파 및 FNAC에서 확인이 되는 경우 기능적 광범위 구역 절제술(MRND except level I)을 시행하는 것이 재발율과 사망률을 낮출 수 있으므로 시행해야 하지만 예방적 림프절 절제술은 권고되지 않는다.

7. 수술 후 합병증

1) 혈종 : 수술 후 환자는 점점 악화되는 호흡곤란을 호소한다. 전경부의 종창이 진행되면서 피하점상 출혈이 확인이 되면 즉시 창상부위를 개방한다. 이후 기관지 삽관술을 진행하고 후두 종창으로 삽관이 실패할 경우에는 창상부위를 통해 기관지 절개술을 실시하고 수술방으로 환자를 이동한다. 전신마취하에 혈종을 모두 제거하고 생리 식염수로 세척한 후 출혈부위를 확인하여 지혈한다. 이 후 24시간 중환자실에서 관찰한다.

2) 상후두신경 손상 : 고음 장애를 호소하며 증상이 지속되면 음성 치료를 고려한다.

3) 반회후두신경 손상 : 쉰목소리를 호소하며 후두 내시경을 통해 쉽게 확인이 가능하다. 양측 성대마비는 주로 호흡곤란을 호소하기 때문에 기도 확보가 첫 번째이나 일측 성대마비는 거의 호흡 곤란을 호소

하지 않는다. 영구적인 일측성대마비인 경우에는 이물 주입술이나 제1형 갑상성형술이 필요하지만 일시적 마비일 경우에는 3-6개월간 음성 치료를 하면서 기다려 볼 수 있다.

4) 저칼슘혈증 : 손발의 저림감을 호소하며 경구칼슘(calcium carbonate)을 일차적으로 보충하고 증상이 지속될 때는 정맥용으로 칼슘(calcium gluconate)을 주입한다. 정맥으로 주입시에는 수액에 혼합하여 1시간에 걸쳐 천천히 주입해야 심장 합병증을 예방할 수 있다.

8. 방사성 요오드 치료

갑상선전절제술 후 방사성요오드 치료는 잔여 갑상선 조직을 완전히 제거하여 국소적 재발 위험을 줄이고 전이병소를 파괴하여 생존률을 높이고 추적 관찰시 재발을 용이하게 발견하기 위해서이다.

1) 치료의 적응증

(1) 원격전이, 육안적으로 갑상선 주위조직으로 종양 침윤, 원발 종양의 크기가 4 cm을 초과 할 경우

(2) 림프절 전이가 있거나 환자의 나이, 종양의 크기, 조직형을 고려할 때 중등도 이상의 위험군 환자

(3) 종양의 크기가 1 cm 미만이나 병소가 여러 개이거나 중등도 이상의 위험군인 환자

2) 방사선요오드 투여 전 갑상선호르몬 중단방법

혈청 TSH가 30 mU/L 이상이 되어야 종양의 방사성요오드 섭취가 증가한다. 갑상선 호르몬 중단 방법에는 최소 3주간 LT4를 중단하거나 4주간 LT4를 LT3로 변경한 후 2주간 LT3를 중단하는 방법이 있다.

3) 치료 전 전신스캔 촬영

최근에는 치료전 전신스캔 결과가 향후 치료 결정 여부에 영향을 미치

는 것이 적고 I-131 에 의한 기절효과(stunning)을 고려하여 전신스캔을 시행하는 않는 경향이 증가하고 있다. I-131 스캔의 대치 방법으로 I-123 이 사용되고 있다.

4) 재조합 인간 갑상선자극호르몬(rhTSH, Thyrogen®)

갑상선기능저하 상태를 견디지 못하거나 TSH가 충분히 상승될 수 없는 환자에서 rhTSH 투여로 TSH 농도를 적정 수준으로 올릴 수 있다.

5) 치료전 저요오드 식이

저요오드식이(50 ug/day)가 모든 환자에서 권장되며 기간은 보통 1-2주 정도이다. 보통 해산물, 천일염, 유제품 등을 피해야 한다.

6) 치료 후 전신스캔

일반적으로 방사성요오드 치료 후 2-10일 사이에 시행하며 치료 후 전신 스캔에서 10-26%의 전이 병소가 추가로 발견될 수 있으며 주로 경부, 폐, 종격동이다.

9. 수술 후 추적 관찰

1) serum thyroglobulin (Tg) 측정

갑상선전절제술과 방사성요오드로 잔여 갑상선을 제거한 경우 혈청 Tg 농도는 갑상선암을 발견하는데 있어 민감도와 특이도가 높다. 추적 관찰에서 Tg 농도를 6-12개월 간격으로 측정한다. Tg 농도가 시간 경과에 따라 증가하는 경우에는 재발을 강력히 의미할 수 있다. 갑상선호르몬 중지 후 또는 rhTSH 투여후 측정한 Tg 농도가 잔여 갑상선암 발견에 있어 가장 예민한 검사법이다. 특히 Tg을 측정할 때는 반드시 antiTg antibody를 함께 측정해서 항 Tg 항체가 없음을 확인해야 한다.

2) 방사성요오드 전신스캔

방사성요오드 치료 후 첫 번째 전신스캔을 시행한 저위험군 환자에서

Tg이 측정되지 않고 경부 초음파가 음성이라면 전신 스캔을 일상적으로 시행하지 않는다. 중등로 위험군 이상에서는 6-12개월 후에 전신 스캔을 시행한다.

3) 경부초음파검사

수술 후에 갑상선부위와 경부 림프절 구획을 평가하기 위해 초음파 검사를 6-12개월에 시행하며 이후 환자의 재발 위험성과 혈청 Tg 농도에 따라 매년 시행할 수 있다.

4) F-18 FDG PET 스캔

혈청 Tg가 양성이나 방사성요오드 스캔에서 음성 환자들의 병소를 찾기 위해 실시할 수 있다.

10. 갑상선 전적출술이 예정된 환자의 입원 시 처치

1) 수술 전 처치

(1) 환자 동의서 : 저칼슘증, 성대마비(목소리변화), 호흡곤란(양측 성대마비, 혈종, 부종 등), 기관지 절개술, 절개부위 반흔, 창상부위 감염

(2) 성대마비가 있는 경우는 후두내시경을 통해 확인 및 기록을 하며 음성 검사를 실시한다.

(3) 측경부 림프절 절제술이 예정되어 있지 않으면 특별히 skin preparation은 필요없다.

(4) 수술방으로 환자 이동 전 예방적 항생제(W-CZXV 1 g IV)를 투여한다.

2) 수술 후 처치

(1) 병실로 환자가 오면 vital sign을 측정하고 호흡 곤란 여부를 확인한다. 상체를 30도 거상 시킨다.

(2) 즉시 혈액 샘플링을 하여 Ca, P, Mg, Albumin, parathyroid

hormone(PTH)을 측정한다. 혈액 샘플링은 다음 날에도 같이 측정 후 변동 여부를 비교하여 추가적인 칼슘보충 여부를 판단한다.

(3) 대부분의 환자에서 수술 후 오심 및 구토, 통증이 수반되므로 예방적으로 항구토제, 진통제를 정맥을 통해 투여한다.(MCPA 1A IV, TMDA 1A IV)

(4) 저칼슘증의 합병증을 예방하기 위해 경구용 칼슘과 비타민 D 제재를 통상적으로 처방한다.(CACBT 6T #3 - 식전 30분 복용, V-DC 2T #1 - 아침 식후 복용) 을 처방한다. 이 후 환자 상태와 검사실 소견에 따라 칼슘제재를 증감한다. 만일 칼슘치가 7.0 미만이면서 손발의 저린 느낌을 호소할 때는 calcium gluconate 1 g을 100 mL(NS1) 에 섞어 1시간에 걸쳐 천천히 투여한다.

(5) 환자가 안정된 후 후두 내시경을 통해 후두 부종, 성대마비여부, 후두 혈종 상태를 확인하고 특히 혈종이 보이면서 진행될 경우는 재수술을 고려한다.

(6) 갑상선 호르몬인 LT4(H-T4 2T #2)를 계속 투여하고 환자의 나이 및 체중, 갑상선 기능 검사 결과에 따라 증감할 수 있다.

(7) 정맥용 항생제를 수술 후 1회 더 투여하며 그 외 진통제, 진해제를 같이 처방하도록 한다.

(8) 수술후 1병일 째 창상부위를 개방하여 피부의 점상 출혈 여부 등을 확인하고 습식 드레싱을 하며 배액관을 통해 나온 양을 측정하고 색깔을 매일 확인하도록 한다.

(9) 배액이 15 cc 미만이 되면 제거한 후 퇴원을 하고 피부봉합사가 남아 있을 경우에는 술후 6-7일 사이에 발사할 수 있도록 외래 예약을 한다. 퇴원시 항생제(W-CFDT 3T#3), 진통제(NMSD 2T#2), 진해제(ACE2 3T#3), 위보호제(EUPAT 3T #3), 갑상선 호르몬제(H-T4 2T#2), 칼슘제제(CACBT 6T#3)가 포함될 수 있도록 처방한다.

Catholic University of Korea 임상진료지침

09

Otolaryngology Head & Neck Surgery

후두의 양성 질환

1. 후두의 선천성 질환

1) 신생아, 영유아 후두의 특징

후두개 끝이 연구개와 닿아 있으며, 제 2경추체 높이에 위치하고, 오메가 또는 U자 모양이다. 풍부한 피열후두개주름이 좁은 후두관을 막을 수 있으며, 점막연골막이 느슨하게 연결되어 있어 쉽게 부종이 발생하여 기도폐쇄의 위험이 크다. 성인의 기도에서 가장 좁은 부위는 성문부위지만 소아에서는 성문하부의 윤상연골궁 부위가 제일 좁다.

2) 후두연화증

선천성 후두질환 중 가장 흔한 질환으로 다양한 정도의 호흡곤란과 흡기성 천명이 나타나며 아직까지 명확한 원인은 밝혀져 있지 않다. 상기도 폐쇄의 원인은 피열후두개주름과 설상연골의 내측 함몰, 후두개 자체의 과신전, 피열연골의 전내측 함몰, 후두개의 후하측 이동, 짧은 피열후두개주름, 후두개의 과도한 급경사 등이며 이들이 복합적으로 작용한다.

(1) 증상 : 남아에서 2배 정도 많다. 고음의 불규칙한 흡기성 천명을 나타내며 이 증상은 활동 상태, 흥분 상태, 울 때, 수유 중, 앙와위, 상기도 감염이 있을 때 악화되고, 복와위나 목을 신전시킬 때 완화된다. 울음소리와 성장 및 발육은 정상이다. 출생 첫 수일이나 수주가 지

난 후부터 증상이 나타나고, 생후 8개월까지 악화되며 9~12개월경 에 변화가 없다가 그 이후 완화되기 시작한다.

(2) 진단 : 후두 내시경 검사가 제일 중요하며, 기타 기형의 동반 여부를 알기 위해 측경부 연조직 방사선 검사를 시행한다. 후두 내시경 검사 결과 길고 좁고 접혀져 있으며 양측 변연이 서로 가깝게 근접해 있는 오메가 모양의 후두개와 길고 가늘며 이완된 피열후두개주름과 피열연골을 볼 수 있고, 흡기 시 후두 상부 조직이 기도 내로 함몰되는 경향을 볼 수 있다.

(3) 치료 : 대부분에서 12~24개월 이내에 자연적으로 호전되기 때문에 호흡, 구강 섭취, 성장 장애 발생 유무를 확인하며 경과 관찰한다. 간혹 중증인 경우 수술적 치료가 필요할 수 있는데, 안정 시 호흡곤란 또는 심한 노력성 호흡곤란, 수유장애, 발육장애, 수면무호흡 또는 폐쇄성 저환기, 치료되지 않는 위식도 역류질환, 폐쇄성 호흡곤란으로 인한 기도 삽관의 병력, 노력성 저산소증, 노력성 고이산화탄소증, 수면다원검사의 이상 소견 중 3가지 이상이 있는 경우 등이다. 수술적 치료로는 기관절개술, 내시경을 이용한 후두개성형술, 성문상부 성형술, 피열후두개성형술 등이 있다. 최근에는 레이저를 이용한 다양한 술식이 소개되고 있다.

3) 성대마비

두 번째로 흔한 선천성 후두질환이며 편측 성대마비는 왼쪽에서 2배 흔하게 발생한다.

(1) 원인 : 출생 시 외상에 의한 경우는 일측성 혹은 양측성으로 발생할 수 있고, 대부분 6개월 이내에 자연 호전된다. 양측 성대마비의 경우 중추신경계, 호흡기계, 심혈관계, 소화기계 등의 기형과 동반되는 경우가 많다.

(2) 증상 : 일측 마비인 경우 천명, 약하고 헐떡이는 울음소리, 흡인, 수유 시 청색증, 질식 등이며, 양측성인 경우 심한 천명, 무호흡, 청색

증, 흡인성 폐렴 등이다.

(3) 진단 : 직접 후두경 검사 혹은 가는 굴곡형 후두경 검사로 확진한다.

(4) 치료 : 일측 성대마비는 우선 자연회복을 기다린 후에 회복되지 않으면 성대 내전 수술을 고려해볼 수 있다. 양측 성대마비는 기관절개술 등 기도확보를 위한 처치를 먼저 시행하여야 하며, 후두에 대한 수술은 적어도 4세 이상에서 고려하며, 성대절개술, 피열연골절제술 등을 사용한다.

4) 성문하 협착증

세 번째로 흔한 선천성 후두질환이며 신생아에서 기관절개술을 가장 많이 필요로 하는 질환이다. 신생아에서 직경이 4 mm 이하이거나 미숙아에서 3 mm 이하일 때 진단할 수 있다. 조직학적으로 막성형과 연골형으로 나눌 수 있으며, 막성형은 비후된 점막선 조직이나 섬유성 결체 조직의 증가로 발생하며, 연골형은 윤상연골의 비후나 기형으로 발생한다.

(1) 증상 : 남아에서 2배 정도 많으며 생후 첫 수주나 수개월 이후에 증상이 나타난다. 흡기와 호기 시의 천명이 가장 흔한 증상이며, 상기도 감염이 있으면 심해진다.

(2) 진단 : 직접 후두경 혹은 굴곡형 후두경 검사로 확진한다. 직접 직경을 측정하는 것이 아니라 기관지경이나 기도삽관 튜브의 외경으로 크기를 측정하는 것이 중요하다.

(3) 치료 : 대부분의 경우 성장하면서 후두강이 넓어지기 때문에 적극적인 치료는 필요하지 않다. 심한 협착이 있어 기도폐쇄 증상이 심할 때는 기관절개술이 필요하다. 기관절개술 후 수개월이나 수년 뒤 반복적인 내시경 검사로 확인한 후 발관해야 하며 발관 전후에 스테로이드와 항생제를 사용한다. 대부분의 경우 3~4세경 발관이 가능하다.

5) 후두격막

후두강의 형성부전으로 발생하는 드문 질환이다. 다른 선천성 기형으로 기관식도누공을 동반하는 경우가 많다. 성문부에 가장 많이 발생하여 성대 전연합부에서 발생한다.

(1) 증상 : 대부분 출생 당시 증상을 나타내며 후두의 폐쇄 정도에 따라 증상의 정도가 달라진다. 증상이 심할수록 선천성 성문하 협착증과 동반되는 경우가 많다.

(2) 진단 : 직접 후두경 검사로 확진하며, 격막이 확인되면 다른 상기도 이상의 동반 여부를 확인해야 한다.

(3) 치료 : 유아기 때 특별한 증상이 없으면 특별한 치료가 필요 없으나 후두감염이나 외상 등으로 호흡곤란이 있으면 기관삽관술이나 기관 절개술을 시행하며, 후두 내 절개술, 반복적 확장법, 격막 절개 후 keel 삽입, 후두 내 피판술, 레이저수술 등의 방법이 있다.

6) 선천성 후두열

발생과정에서 외측 후두기관구의 내측 융합이 중단되어 후두 후벽에 결손이 남은 것으로 신생아 수유곤란과 호흡곤란을 유발하는 매우 드문 질환이다. 기관식도누공, 후두연화증, 구순구개열 등의 다른 선천성 기형이 흔히 동반된다.

(1) 증상 : 수유 시 흡인, 청색증이 흔하다.

(2) 진단 : 후두 내시경 검사로는 후두열의 가장자리가 연조직에 의해 가려져 진단이 힘들 수 있으므로, 전신마취 하 직접 후두경, 기관지경, 식도경 검사가 필요하다

(3) 치료 : 경증인 경우에는 식이요법과 보존적 치료로 호전될 수 있으나 결손이 심한 경우에는 수술적 처치가 필요하다.

2. 후두의 양성 점막 질환

1) 성대결절

(1) 원인 : 지속적인 음성남용이나 무리한 발성으로 생기며 6~7세경의 남자 어린이 혹은 30대 초반의 여자, 가수, 교수, 구개열이 있는 어린

이에 많다.

(2) 임상양상 : 음성남용이나 상기도 감염 후 자주 재발하는 애성이 주 증상이며, 지연발성, 고음에서의 분열 혹은 부드럽지 못한 소리, 이중음성 등이 발생한다. 양측성이고 미세혈관 확장이 동반되기도 한다.

(3) 진단 : 성대의 중간지점에 넓은 기저부를 가진 하얗고 두꺼워진 성대점막을 관찰 할 수 있다. 성대낭과의 감별이 중요하며, 성대낭은 주로 편측성이며 스트로보스코피상 성대진동이 중단되는 특징이 있다.

(4) 치료 : 충분한 가습과 성대안정, 음성치료, 인후두역류 질환 치료와 같은 보존적 치료가 원칙이다. 수술적 치료는 최소 3개월 이상 보존적 치료를 받아도 음성장애가 남으면 수술을 시행한다. 소아의 성대결절은 술 후 재발이 잦고, 후두의 크기가 작아 병소를 정확히 제거하기 어렵고, 대부분 자연 소멸되며, 술 후 음성 휴식에 대한 협조가 곤란하기 때문에 수술을 시행하지 않는다.

2) 성대폴립

(1) 원인 : 성인 후두질환 중 가장 흔하며 주로 편측성으로 생긴다. 과격한 발성과 흡연이 주원인이고 그 외에 항응고제의 장기간 사용, 음주, 위산역류에 의한 만성적인 후두자극, 갑상선 기능 저하 등도 원인이다.

(2) 임상양상 : 갑자기 발생하는 애성이 주증상이며 발병 직후 수일간은 발성이 곤란한 경우가 많다.

(3) 치료 :대부분의 경우에 수술적 치료가 필요하다. 후두 미세수술 시에 정상점막과 점막 하 조직을 최대한 보존하는 것이 필수적이다.

3) Reinke 부종

(1) 원인 : 음성의 과다사용, 흡연이 주원인이며, 갑상선 기능저하증, 인후두역류 질환, 후비루의 자극 등으로 Reinke 공간 내에 림프액의 저류, 정맥 울혈이 생겨서 발생한다.

(2) 임상양상 : 장기간의 흡연력이 있고, 음성을 많이 사용하는 중년의

흡연 여성에서 호발하며 지속적인 애성, 저음역의 목소리가 주증상이다. 대부분 양측성, 좌우 대칭형이다.

(3) 치료 : 보존적 치료로 금연, 성대안정, 음성 치료를 시행하며 이에 반응이 없거나 호흡곤란 증세가 있으면 후두 미세수술을 시행한다. 미세피판법을 이용하여 부종을 제거하며 성대 유리연의 점막을 최대한 보존한다.

4) 성대 낭

(1) 원인 : 조직학적으로 유표피종과 저류낭으로 분류하며, 저류낭이 더 흔하다.

(2) 임상양상 : 유표피종 환자는 과도한 음성 사용의 과거력이 있고 발성의 특성도 성대 결절 환자와 비슷하다. 후두 스트로보스코피 상 점막 파동의 전달이 낭 상부의 점막에서 단절되는 소견으로 결절과 감별한다.

(3) 치료 : 수술이 근본적인 치료이다. 수술은 미세피판법을 주로 시행하며, 정상 성대점막과 고유층을 보존하고, 낭 전체를 적출하는 것이 중요하다. 술 후 점막의 유착과 강직을 방지하기 위해 술 후 수일간의 성대안정을 권유하는 것이 좋다.

5) 성대구증

(1) 원인 : 선천적 가설과 후천적 가설이 대립하고 있으며, 과도한 음성 사용자에게 호발하고 중년기 이후에 음성 장애가 나타나는 점에 근거하여 후천적이라는 가설이 우세하다.

(2) 임상양상 : 과도한 애성, 고음과 고성 발성장애가 주 증상이며 음성 장애를 극복하기 위한 성대근의 보상작용으로 성대결절 및 폴립 등이 발생할 수 있다. 후두 스트로보스코피에서 고주파수 음역에서 파동이 정지되는 부위가 관찰된다. 성대의 내연이 궁상으로 휘어져 성문 폐쇄부전을 보이며, 발성시 성문이 방추형으로 열려 있고 성대 내연의 진동 운동이 감소하며 가성대가 과도하게 내전되는 소견을 보

인다.

(3) 치료 : 음성 치료가 어느 정도 도움을 주나 한계가 있다. 수술방법으로는 여러 물질을 성대 내에 주입하거나 제 1형 갑상성형술 , 성대구 절제술 등이 있다.

6) 성대위축증

(1) 원인 : 과기능성 음성의 지속적 사용, 상기도염 후의 성대근 위축, 노인성 근육 위축 등으로 성대의 표면구조는 정상이나 성대근의 위축으로 발성시 성대접촉이 원활하지 못해 생긴다.

(2) 증상 : 기식성 애성, 노력성 애성을 보이고 보상작용으로 후두 주변 근육의 지속적인 긴장으로 음성피로, 이물감, 발성통 등의 증상이 생길 수 있다.

(3) 치료 : 후두의 과기능 상태를 해결하기 위해 후두 부위의 이완을 유도하는 음성치료가 효과적이며, 수술은 효과가 만족스럽지 못하다.

7) 접촉성 궤양과 육아종

(1) 원인 : 지나치게 낮은 톤으로 음성을 과도하게 사용하거나 만성적인 기침, 습관적인 헛기침, 인후두 역류질환 등으로 피열연골의 성대돌기가 과도하게 내전되어 점막 손상 후 발생한다.

(2) 증상 : 직업적으로 행정적 지위가 높은 40~50대의 남자에서 흔하다. 증상은 애성, 인두 이물감 등이다.

(3) 진단 : 후두 내시경 검사에서 피열연골의 성대돌기 부위에 궤양이나 육아종 소견을 볼 수 있다.

(4) 치료 : 헛기침이나 지나친 저음 발성을 자제하며, 인후두 역류질환 치료 등의 보존적 치료를 시도해보고 치료에 효과가 없는 경우 레이저를 이용한 절제술을 시행할 수 있다.

8) 삽관 육아종

(1) 원인 : 기관 내 삽관 및 발관에 의한 손상, 오랜 삽관으로 인한 성대

피열연골부의 점막이나 연골막에 손상이 가해진 후 치유과정에서 육아조직이 증식하여 생긴다. 또한 인후두역류가 동반되면 발생률이 증가하게 된다.

(2) 임상양상 : 편측성이 많고 주로 우측에 발생하며 여성에서 호발하며 소아에서는 드물다. 성대의 막양부는 침범하지 않으므로 음성은 비교적 정상이며 이물감을 호소할 수 있다. 후두경 검사에서 편측성으로 피열연골의 성대돌기에 육아종성 종괴를 확인하여 진단한다.

(3) 치료 : 저절로 떨어지는 특성이 있으므로 보존적 치료를 시도하는 것이 원칙이다. 이에는 성대안정, 음성치료, 금연, 국소 스테로이드 분무와 항생제 투여, 인후두 역류 치료 등이 있다. 이에 반응이 없으면 레이저를 이용한 후두 미세수술로 제거할 수 있으며, 수술 전후에 스테로이드를 투여하면 재발을 예방할 수 있다.

3. 후두의 양성 종양

1) 후두낭

중년 남자에게 빈발하며 점액을 분비하는 선조직이 풍부한 성문상부에 가장 호발하는데 후두개의 설측면이 가장 흔하다. 폐쇄성 호흡곤란 외에 다양한 증상을 나타낼 수 있다.

2) 후두 기낭(laryngocele)

흡연하거나 트럼펫 등의 악기 연주자에서 경성문압의 증가로 발생하는 것으로 알려져 있으며 갑상연골 내에 국한된 형태, 갑상설골막을 통해 탈출하여 경부로 진행한 형태, 갑상연골 내외측으로 위치하는 형태로 나눈다. 대개 수술적 치료가 필요하며 직접 후두경을 통해 낭의 흡인이나 내시경 조대술을 시행한다. 경부로 진행된 경우는 경부 접근법으로 제거한다.

3) 소낭낭(saccular cyst)

입구가 막혀있고 선상 분비물을 내포한 낭의 형태로 후두내로 성장하는 전방형과 가성대 및 피열후두개주름으로 성장하는 측방형으로 나눈다. 신생아에서 출생 시 심각한 호흡곤란과 흡기성 천명의 증상을 나타낸다. 치료는 내시경적 절제술이다.

4) 후두 유두종

후두에서 발생하는 가장 흔한 양성 종양으로 병변의 위치, 다발성, 높은 재발률과 치료의 어려움 때문에 임상적으로 악성의 성격을 갖는다. 발생 연령에 따라 소아형과 성인형으로 분류한다.

(1) 원인과 병리기전 : 사람유두종 바이러스(HPV) 6과 11이 주 원인이다. 소아형 유두종은 성문상부나 성문부에 생기고 다발성이며 재발이 흔하다. 성인형은 주로 단발성으로 나타난다. 세포의 비정형성이 있는 경우, 방사선치료를 받았거나 흡연자인 경우 악성으로 전환될 수 있다.

(2) 임상양상 : 성인보다 소아에서 더 흔하며, 소아형의 경우 대부분 5세 이하에 발생하며 다발성으로 발생하고 성장 속도가 빨라 기도폐쇄를 일으킨다. 자주 재발하지만 저절로 퇴화하는 경향이 있다. 성인형의 경우 소아에 비하여 단발성이고 크지 않아 애성을 호소하는 경우가 많다.

(3) 진단 : 후두 내시경검사로 성문부와 성문상부의 유두종을 확인하여 진단하며, 조직검사가 필요할 수 있다.

(4) 치료 : 수술이 주된 치료이며, 레이저를 이용한 후두 미세수술을 시행한다. 하지만 아직 성공적인 치료법은 없는 상태로 인터페론, cidofovir, methotrexate, 광역학적 치료 등이 시도되기도 한다. 수술 후 성인형의 40%, 소아형의 80%에서 재발하며 소아형의 경우 재발률은 높으나 사춘기에 저절로 치유되는 경우가 많다.

5) 후두 혈관종

소아에서 가장 흔한 후두 종양으로 소아형의 경우 모세혈관종이고 무경성이며 미만성이고 편평하여 주위와의 경계가 명확하지 않으며 주로 성문하부에 생기고 주 증상은 천명이다.

(1) 원인과 병리기전 : 선천성으로 발생하는 것으로 알려져 있으며 대개 성문하부 점막에 발생하여 생후 6~12개월에 크기가 증가한다.

(2) 임상양상 : 생후 8주경에 시작되고 6개월 이내에 나타나며 생후 12개월까지 증상이 악화되다가 3~4세에 자연 소실된다. 여자에서 2배 정도 호발하며 종괴의 크기, 위치에 따라 다양한 증상을 나타낸다.

(3) 진단 : 후두 내시경 상 한쪽 성문하부에 국한되어 있는 무경성의 종괴가 검푸른 색을 띠고 주위 조직과 경계가 명확하지 않으면 진단할 수 있다. 출혈의 위험성 때문에 조직검사는 시행하지 않는다.

(4) 치료 : 유소아의 경한 혈관종은 자연소실을 기다리며, 기도폐쇄가 심한 경우 기관절개술로 증상을 호전시킨 후 3~4세까지 기다려 본다. 치료방법으로는 경화제 주입요법, 혈관 색전술, 냉동수술, 스테로이드 요법, 수술적 제거 등이 있으며 그 중 레이저를 이용한 내시경적 제거술은 수술 후 성문하 협착과 출혈이 드물고 효과적인 치료성적을 보여 선호되는 술식이다.

4. 후두 감염과 염증성 질환

1) 소아의 후두질환

(1) 바이러스성 후두염

후두염중 가장 흔하며, rhinovirus, parainfluenza virus, adenovirus, respiratory syncytial virus 등이 있다. 증상은 발열, 발성장애, 기침, 비염 등이다. 후두 내시경 검사 상 후두의 발적, 부종, 분비물 증가를 관찰할 수 있다. 수액공급과 해열제와 소염제를 투여한다.

(2) 백일해

Bordetella pertussis 균에 의해 발생하며, 주로 6개월 이하의 소아에 흔하다. 돌발성 기침을 할 수 있으나 특별한 증상은 없다. 고식적 치료와 객담을 제거해 주며, erythromycin을 예방적으로 사용할 수 있다.

(3) 크루프

목이 쉬거나 목소리가 변하고, 흡기 시 소리가 나며, 개가 짖는 듯한 기침(barking cough), 호흡곤란, 흉벽 함몰 등의 증상을 일으키는 증후군이다.

가. 경련성 크루프 : 1~3세에 호발하며 알레르기, 감염 등과 관련이 있을 것으로 생각되며 흔히 가성 크루프, 성문 하 알레르기성 부종으로 불리기도 한다. 한밤중에 돌발적으로 발생하며, 급성 병색을 보이지만 심한 기도폐쇄는 드물다. 내시경으로 성문하부의 부종과 창백한 빛깔을 관찰하여 진단한다. 에피네프린을 분무해주면 금방 증상이 호전되며 가습기로 더운 증기를 쐬어주면 도움이 된다.

나. 감염성 크루프 : 급성 후두기관염이라고도 하며 I형 parainfluenza virus가 가장 흔하다. 3세 이하의 남아에 흔하고 가을과 겨울에 흔하다. 초기엔 발열을 동반한 상기도 감염 증상을 호소한 후 며칠 뒤부터 짖는 듯한 기침과 흡기성 천명을 호소하며 밤에 악화된다. 진단은 증상과 측경부 연조직 방사선검사 상 성문하부가 좁아져 보이는 탑상 징후(steeple sign)를 확인한다. 치료는 수액요법, 습도조절, 산소 공급이며, 증상이 지속될 경우 에피네프린을 분무하고 스테로이드를 투여한다. 심한 경우 기관삽관술이나 기관절개술이 필요하다. 이차 감염이 의심되면 항생제를 투여한다.

다. 세균성 기관염 : 6세 이하에 흔히 발생하며 바이러스성 상기도 감염 후 고열과 기도폐쇄를 특징으로 하는 질환으로 원인균은 Staphylococcus aureus와 Haemophilus influenzae이다. 내시경 검사 상 윤상연골 아래쪽에서 농을 관찰할 수 있다. 기도확보가 가장 중요하며 광범위 항생제를 사용하고 습도유지, 수액공급 등을 한다. 필요할 경우 기관지경으로 농을 제거한다.

라. 급성 후두개염 : B형 Haemophilus influenzae가 주된 원인균으로 주로 3세 이상의 소아에 발생하며 성인에 비해 소아에서 기도폐쇄 증

상이 심하다. 부종은 후두개의 설측면과 가성대, 피열후두개주름, 피열연골에 주로 발생한다. 증상으로는 연하통, 발성장애, 호흡곤란, 흡기 시 천명, muffled voice 등을 보인다. 환자는 앉아 있으려 하며 연하통으로 침을 삼키지 못해 흘린다. 증상은 급성으로 악화되어 4~5시간 이내에 기도폐쇄가 나타날 수 있다. 문진과 신체검사 소견으로 진단하며, 후두 내시경검사에서 빨갛게 발적된 후두개를 관찰할 수 있으며, 기관삽관이나 기관절개를 준비하지 않고 후두를 건드리면 안된다. 치료는 기도 확보가 우선이며 2세대나 3세대 세팔로스포린계 항생제를 사용하며 부종을 완화시킬 목적으로 스테로이드를 사용할 수 있다. 기관삽관술이나 기관절개술의 시기를 판단하는 것이 중요한데, 환자의 증상이 차츰 심해지고 맥박수와 호흡수가 빨라지며, 흉벽함몰이 심해지면 시행한다.

2) 성인의 후두염

성인의 후두염은 기도폐쇄 보다는 목소리 변화 같은 경한 증상을 보인다.

(1) 감염성 후두염

성인 후두염 중 가장 흔하며 rhinovirus가 가장 흔한 원인이며 그 외에 습도 부족, 흡연, 음성남용도 관련이 있다. 후두 내시경 상 진성대 부위의 종창과 발적을 확인할 수 있다. 대개 보존적 요법으로 대부분 좋아지나 고열이나 다른 세균 감염의 증거가 있으면 항생제를 투여한다.

(2) 급성 성문상부염

18~40세의 남성에서 흔하게 발생하며 B형 Haemophilus influenzae가 가장 흔한 원인균이다. muffled voice, 연하통, 심할 경우 기도폐쇄의 증상을 보인다. 지속적인 후두 내시경 검사를 통해 후두개를 관찰해야 하며, 기도폐쇄 가능성이 의심되면 기관삽관술이나 기관절개술을 고려한다. 측경부 연조직 방사선검사는 성인에서 유용한 검사로 후두개나 상부 후두의 종창으로 'thumb print' 소견을 관찰할 수 있다. 치료는 보존적 치료와 함께

항생제 정맥 투여가 필요하며 부종의 완화를 위해 스테로이드를 사용할 수 있다. 치료에도 불구하고 호흡곤란이 심해지면 기관절개술 또는 기관삽관술을 시행하지만 소아에서보다 빈도는 낮다. 드문 합병증으로 streptococcus, staphylococcus에 의한 감염 후 후두 농양이 발생할 수 있다. 후두개의 설측면에 많이 생기며 내시경 검사와 CT가 진단에 도움이 된다. 기도폐쇄가 급속히 진행할 수 있으므로 절개배농을 고려한다.

(3) 방선균증

그람 양성균인 Actinomyces israeli가 주 원인균이다. 대개 불량한 구강 위생을 가진 환자의 치아를 통해 감염되며 후두에만 침범하는 경우는 방사선 치료 후나 수술 후인 경우가 대부분이다. 생검 조직이나 분비물에서 유황과립이나 균주를 발견하여 진단하며 3주 이상 페니실린을 투여하여 치료한다.

(4) 진균감염

주로 소모성 질환, 당뇨병, 장기간의 스테로이드 사용자과 같은 면역억제상태에 발생하며, 이런 환자에서 치료에 반응하지 않는 후두염이 있으면 반드시 감별해야 하는 질환이다. 대표적인 질환은 분아균증, 칸디다증, 아스페르길루스증 등이며 심한 경우 항진균제인 amphotericin B를 투여한다.

3) 비감염성 후두염

(1) 방사선 후두염

방사선 치료 후 발생하며 발성장애, 연하장애, 통증, 인후두 이물감 등을 호소하며, 후두에 가피와 삼출액이 동반된 발적, 종창 소견을 보인다. 충분한 습도와 수분섭취, 경우에 따라 스테로이드와 항생제를 사용한다.

(2) 혈관부종

안지오텐신 전환효소 억제제, 곤충에 의한 교상, 식품첨가물, 감염, 교원성 질환 등의 원인으로 인한 전신적인 혈관확장과 혈관 투과성의 증가를 특징으로 하는 염증성 반응으로 후두를 침범하면 생명에 지장을 초래할 수 있다. 안면, 구강, 구인두, 후두를 침범하며, 증상이 급격히 진행되고 소양감을 동반하며 후두를 침범하면 발성 장애를 일으킨다. 신속히 산소를 공급하고 에피네프린, 스테로이드, 항히스타민제, 아미노필린을 투여하고 기도폐쇄가 진행되면 기관삽관술이나 기관절개술을 시행한다.

(3) 만성 육아종성 후두염

대표적인 질환으로 후두 결핵이 있다. 소아에서 드물고 주로 장기간의 흡연력과 음주력을 가진 노인, 남성에게 호발한다. 기존의 폐결핵 없이 발생하는 원발성과 폐결핵에 속발하여 발생하는 속발성으로 나눌 수 있다. 증상으로는 애성이 가장 흔하며, 연하통, 연하곤란, 만성 기침, 체중감소, 야간 발한, 객혈 등이다. 흔히 침범되는 부위는 진성대, 후두개, 가성대, 피열후두개주름, 피열연골부위, 성문 하 영역 등이다. 후두 검사 상 국소적인 발적과 부종, 육아종, 궤양이 관찰된다. 확진을 위해 객담 도말과 배양 검사로 결핵균을 동정하거나 조직검사를 통해 확진할 수 있다. 치료는 항결핵제를 9~12개월간 투약하며 성대안정을 시킨다. 진행되어 기도폐쇄가 동반되면 기관절개술을 시행한다.

Catholic University of Korea 임상진료지침

10

Otolaryngology Head & Neck Surgery

음성장애 및 음성수술

1. 음성장애의 분류

음성장애는 크게 기질적 장애와 기능적 장애로 나눌 수 있다. 기질적 장애는 성대점막 질환이나 신경학적 질환, 염증성 질환 등 해부학적, 생리학적으로 뚜렷한 원인이 있는 경우를 말하며 기능적 장애는 해부학적 생리학적으로 정상후두를 가지고 있으면서 명확한 기전을 설명할 수 없는 음성장애로서 근육긴장성 발성장애, 변성장애, 변환장애 등이 여기에 속한다.

2. 음성검사

병적 음성의 진단과 치료에 이용할 수 있는 검사로는 공기역학검사, 성대진동검사, 음향분석, 청각심리검사, 신경생리검사 등이 있다.

3. 성대점막 질환

1) 성대결절

지속적인 음성의 오용이나 과용에 의해 발생하며 상피와 점막고유층 천층에 국한된 비후가 나타난다. 대개 양측성으로 발생하며 막성 성대 중간부위의 성대 유리연에 호발한다. 일반적으로 음성치료를 먼저 시도하게 되며 음성치료에도 호전이 없는 경우 수술적 치료를 하게 된다.

2) 성대폴립

성대결절과 마찬가지로 무리한 발성이 원인이 되며 대개 일측성으로 병변내 출혈, 유리화변성, 교원질 섬유과 세포가 침착된 조직 소견을 관찰할 수 있다.

3) Reinke 부종

막성 성대가 전장에 걸쳐서 부어 있는 양상으로 대개 양측성이지만 비대칭적이며 고유층의 천층에 생긴 부종이 병리조직학적 소견이다.

4) 상피증식성

상피증식증(epithelial hyperplasia,keratosis)는 후두에 매우 다양한 전암성 병변이 발생하는 질환이다.

5) 성대낭종

낭종의 내용물과 점막의 상태에 따라 저류낭종(mucosal retension cyst)과 표피양낭(epidermoid cyst)로 분류되는데 저류낭종은 점액 분비선의 폐쇄로 점액이 저류되어 발생하며 표피양낭종은 선천성으로 상피하층에 파묻힌 상피세포의 잔여물이거나 혹은 파묻힌 상피세포 위에 외상으로 손상된 점막이 재생하는 과정에서 발생한다는 설이 있다.

6) 성대구증

성대의 유리연을 따라 평행하게 나 있는 홈이다. 가장 치료하기 힘든 음성 질환중 하나이다. 성대구의 발생 원인은 선천적, 후천적 가설이 대립되고 있다.

7) 성대위축증

표면구조는 정상이지만 성대근의 위축으로 발성시 성대접촉이 완전하지 못한 것이다. 흔히 기식성 애성, 노력성 애성을 호소하며 보상작용으로 가성대가 수축할 수 있다.

두의 신경성 질환

8) 육아종

삽관육아종, 접촉성 육아종, 위식도역류로 인한 육아종 등의 세가지 유형으로 피열연골의 성대돌기나 성문후부의 연골부위, 외측벽에 생긴다.

4. 성대마비

1) 편측성 후두신경마비

원인으로는 갑상선 수술, 경부 외상, 신경성 질환, 악성 종양의 침범, 원인 미상 등이 있다. 편측의 성대가 움직이지 않는 환자를 만나며 그 원인을 먼저 찾아보는 것이 매우 중요하다. 내시경을 비롯한 이비인후과적인 모든 검사, 흉부 방사선 검사, 식도위조영술, 두 개저에서 종격동을 포함하는 전산화단층촬영, 갑상선동위원소 검사, 글루코즈 내성검사, 혈액검사 등을 모두 시행해야한다. 신경의 손상이 완전하지 않거나 원인미상의 성대 마비의 경우 약 60% 이상에서 발행 후 1년 내에 목소리가 회복되거나 보상되므로 최소한 6개월은 기다려야 한다. 회복 가능성이 없거나 직업적 이유로 조속히 음성회복이 필요한 경우, 흡인과 기침이 문제가 되는 경우는 그 이전이라도 수술적 치료가 필요하다. 치료는 언어치료를 포함하여 갑상연골 성형술, 성대내 이물주입술, 피열연골 내전술, 선택적 신경재생술 등이 있다.

2) 양측성 후두신경마비

원인으로 갑상선 수술이 가장 많고 원인 미상, 장기간 기관삽관, 두경부 외상, 신경성 질환과 악성 종양 등이 있다. 후두폐쇄로 호흡곤란을 일으켜 응급으로 기관절개술이 필요한 경우도 있으나 마비된 성대의 위치에 따라 증상이 심하지 않은 경우도 있다. 그러나 평소에 기도가 잘 유지 된다고 하더라도 심한 상기도 감염, 알레르기성 질환 등에 의해 기도폐쇄가 일어날 수 있으므로 주의해야 한다. 치료는 기관절개술, 성대측방고정술, 피열연골고정술, 레이져피열연골절제술, 점막하성대절제술, 긴경근육각이식술

(nerve-muscle pedicle graft) 등이 있다.

5. 연축성 발성장애

후두에 국한된 근긴장 이상으로 후두 근육의 불수의적 수축으로 인해 초래되는 발성장애이다. 내전형(90%)과 외전형(10%)이 있으며 음성의 단절과 함께 지어 짜는 듯한 목소리가 특징적이다. 치료로는 정신요법, 언어치료, 근이완제, 항콜린제 등의 치료가 있으나 botulinum 독소 주입 치료가 현재까지 가장 효과적이다.

6. 기능성 음성장애

근육긴장성 음성장애, 변성장애, 전환장애 등이 여기에 속한다. 기능성 발성장애의 임상양상을 살펴보면 갑자기 발생하는 경우가 많아 환자는 자기 목소리가 나빠진 날을 기억하는 경우가 많다. 여성에 호발하면서 정의상 성대점막의 병변은 관찰되지 않아야 한다. 물론 기능성 발성장애에 의해 목소리를 오용할 경우 이차적으로 성대점막의 병변이 생길 수 도 있으므로 이를 감별해야 한다. 가까운 사람의 죽음이나 절망적 체험, 충격이나 사고 등의 스트레스등과 관련이 있을 수 있으며 단기간의 음성치료에 매우 반응이 좋다.

7. 음성 수술

음성수술의 적응이 되는 질환은 크게 성대 점막의 병변, 성대 긴장도의 이상, 성문 폐쇄부전 등이다. 음성을 개선하기 위한 수술법으로 크게 후두미세수술, 후두내 주입술, 후두골격수술과 후두신경재지배술 등이 있다.

1) 음성미세수술(Phonomicrosurgery)

모든 비수술적 방법을 사용한 후에도 성대 기능의 장애가 남아 있을 경우 시행하는 것이 바람직하며 수술 전 NSAIDs나 다른 항응고약물은 복용을 중지해야 하며 과도한 음성의 남용과 오용은 피해야 한다. 수술 전 반드시 음성치료를 한두번 시행해야 수술 후 좋은 결과를 얻을 수 있다. 수술 후 일정기간동안 음성을 사용할 수 없음을 환자에게 설명하고 이를 고려하여 수술 시기를 정하는 것이 바람직하다. 때로는 환자가 수술에 대한 과도한 기대감을 갖는 경우가 있는데 수술 후 음성이 좋아 지지 않거나 드물게는 나빠질 수 있음을 환자에게 충분히 설명해야 한다. 수술을 시행시에 가능한 많은 상피와 고유층(lamina propria)를 보존하면서 병변을 제거하는 것이 가장 중요한 원칙이다. 기관 내 삽관튜브는 가능한 작은 것으로 하는 것이 좋으며 환자의 자세는 목은 굴절, 머리는 신전을 해야 하며 어깨에 베개를 넣는 것은 좋지 않다. 치아 보호기(dental and alveolar ridge protector)를 삽입하고 후두경을 넣는데 후두경의 위치는 성대의 병변의 위치와 수술방법에 따라 달라지나 성대 병변의 직상부까지 넣는 것이 좋다. 수술 후 금언의 기간은 수술자에 따라 달라지나 본원에서는 약 7 일간 되도록 금언을 하고 그 후 약 2 주간 과도한 음성 사용을 삼가도록 교육한다. 수술 후 물을 많이 마시고 인후두역류가 있을 경우 이를 같이 치료하는 것이 수술 후 음성 호전에 도움이 된다. 수술 후 환자에게 주의 사항을 설명하는 것이 매우 중요한데 다음은 실제 본원에서 수술후 환자에게 설명하는 내용이다(표 10-1).

2) 후두내 주입술(Laryngeal injection)

성문폐쇄부전 환자에서 적응되는 음성수술이다. 일측성대마비가 대표적인 적응증이며 성대위축증, 성대반흔, 성대구증 등에 시행할 수 있다. 병변측 성대의 내측 유리연을 충분히 정중위로 내전시켜 발성시 성문의 틈이 생기지 않도록 한다. 흔히 성대전방의 경미한 폐쇄부전에 좋은 결과를 얻을 수 있다. 성대주입방법은 경구주입, 경피주입으로 나눌 수 있고 경피주입은 다시 경윤상갑상막주입, 경연골주입, 경갑상설골막주입으로 나눌 수 있다. 성대주입의 시기는 그 목적에 따라 달라진다. 예를 들면 갑상선 수술 뒤 발생한 성대마비환자가 직업상 이유로 조기에 정상적인 발성이 필요하

표 10-1 후두미세수술 후 주의 사항

1. 안정

- 최소 일주일간은 절대 소리를 내셔서는 안됩니다.
- 일주일 후 말씀을 시작하시되 하루에 10분 정도로 제한하시고 하루에 2배수로 늘여 가시기 바랍니다.
- 큰 소리를 지르시거나 노래를 하는 것을 수술 후 세 달까지 삼가시기 바랍니다.

2. 수분섭취

- 물을 하루 8컵 이상 드시기 바랍니다.
- 한꺼번에 드시지 마시고 소량씩 수차례 나눠서 드십시오.

3. 카페인 음료, 탄산음료 섭취 금지

카페인 음료는 체내 수분을 빠져나가게 하여 성대를 마르게 하여 점막에 손상을 줄 수 있으며, 탄산음료는 카페인 성분과 함께 위산을 역류시켜 성대 주변 조직을 붓게 하므로 삼가시기 바랍니다.

4. 음주, 흡연 금지

음주와 흡연은 절대 삼가셔야 합니다.

5. 기침이나 헛기침 금지

기침 시에는 성대가 강하게 접촉하여 수술 부위를 자극할 수 있으니 이물감을 느끼시거나 가래가 나오는 경우에도 기침하지 마시고 대신 물을 드시기 바랍니다.

6. 운동 중 발성 금지

목이나 어깨에 무리가 가는 운동이나 무거운 물건을 들 때 소리를 내시면 안됩니다.

7. 속삭임 금지

많은 환자분이 속삭이는 것은 괜찮은 것이라고 오해하시는데 속삭이는 것이 성대에 더욱 무리를 줄 수 있습니다. 수술 후 일주일간은 일체 소리를 내지 마시고 일주일후에도 속삭이는 것보다는 작은 소리로 말씀하시는 것이 좋습니다.

다면 수술 직후 시행하는 것이 바람직하며 성대를 침범한 악성종양의 치료 후에 남아 있는 성대마비의 경우 암의 완치 판정 후에 성대주입을 하는 것이 바람직하다. 성대주입의 위치에 대해서는 많은 수술 후 가장 문제가 될 수 있는 부분은 호흡곤란이며 시술 후 정상적으로 이물감을 호소하는데 이물을 뱉어내기 위해 억지로 기침을 하는 행동은 금하도록 환자에게 설명해야 한다. 수술 후 금언 기간에 대해서는 수술자에 따라 틀리지만 본원에서는 얇은 바늘을 사용하여 저압력으로 주입한 경우에는 하루정도 무리한 발성을 삼가는 정도로 교육하고 있다.

3) 후두골격수술(laryngoplatic phonosurgery)

Issiki에 의해 제1형부터 4형까지 분류되는데 1형은 성대의 내측 전위, 2형은 외측전위, 3형은 이완(전후 길이의 단축) 그리고 제4형은 성대의 긴장(전후 길이의 연장)으로 분류된다. 수술 전 후두압박검사를 통해 손쉽게 수술에 대한 결과를 예측해볼 수 있다. 갑상연골의 중간부위에 엄지와 검지로 양측 연골판을 내측으로 밀면서 환자에게 "에" 발성을 하게 하여 가장 만족할 만한 음성이 나올 때 까지 위치를 바꾸어가면서 반복한다. 후두외측압박검사로 음성이 호전되는 경우 성문 틈이 주된 병변임을 의미하며 제1형 갑상성형술과 피열연골내전술로 좋은 효과를 볼 수 있다. 윤상갑상연골간격단축검사는 검지를 상갑상절흔에 대고 엄지는 윤상연골의 중앙 아래에 위치시킨 후 환자에게 "에" 발성을 하게 하면서 갑상연골과 윤상연골을 접근시키는 검사로 음성의 음조가 높아진다면 제4형 갑상성형술이 효과적일 것으로 추정할 수 있다. 후두전후압박검사는 환자에게 "에" 발성을 시켜 갑상연골의 앞쪽을 직접 압박하여 성대를 이완시키는 방법으로 환자의 음성이 호전되면 제 3형갑상성형술이 적응이 된다.

4) 후두신경재지배술(reinnervation of the larynx)

기계적으로 마비된 성대를 내측 전위시켜주는 후두내 주입술이나 갑상성형술 등으로는 근육의 부피와 장력이 대칭이 되도록 해결하지 못하여 고안해낸 수술 방법으로 신경근유경피판문합술(neuromuscular pedicular transfer), 반회후두신경 문합술, 설하신경고리-반회후두신경문합술 등이 있다.

Catholic University of Korea 임상진료지침

11 Otolaryngology Head & Neck Surgery

후두의 악성 종양

1. 후두암의 병태

1) 발생빈도

두경부 영역에서 갑상선암 다음으로 발생빈도가 높으며 전체 악성 종양의 약 2~5%를 차지하며, 유병률은 인구 10만 명당 남자는 5.84명, 여자는 0.65명이며 전체적으로는 3.26명이다. 성문암과 성문상부암이 대부분을 차지하며, 성문하부암은 매우 드물다.

2) 원인

흡연과 음주가 대표적인 위험인자이며, 그 외에 사람유두종바이러스(human papilloma virus; HPV)가 중요한 원인으로 대두되고 있고, 최근의 연구에 따르면 이 바이러스가 검출될 경우 좋은 예후와 관련이 있다고 한다. 그 외에 석면, 니켈 화합물, 유리솜 등 작업장의 화학발암물질이나 대기오염 등도 관련이 있으며, 입증되지는 않았으나 위식도역류도 위험인자로 생각된다.

3) 병리학적 소견

편평세포암종이 95% 이상을 차지하며, 사마귀상암종(verrucous carcinoma)이 약 1~2%를 차지한다. 이외에 드물지만 육종이 발생할 수 있으며 주로 섬유육종이 많고 횡문근육종, 평활근육종, 연골육종, 혈관육종,

신경원성 육종 등이 있다. 선암종(adenocarcinoma)은 0.1%를 차지한다.

4) 해부학적 분류

성문부와 성문상부, 성문하부로 나눌 수 있으며 그 발생부위에 따라 임상적으로 다른 특징을 나타낸다. 성문부는 성대의 자유연에서 1 cm 아래까지이며 편평상피세포로 되어 있으며, 후두암이 잘 발생하는 부위이다. 성문상부는 후두실부터 위쪽으로 후두개의 자유연까지를 말하며, 성문하부는 성대자유연 1 cm 하부로부터 윤상연골의 하연까지를 말하며 이 부위의 암은 진행된 후에 발견되는 경우가 많아 예후가 불량하며 양측 경부로 전이를 일으키는 경우가 많다. 경성문암은 위의 세 영역 중 둘 이상에 걸쳐 있는 경우를 말한다.

5) 후두암의 경부전이

경부림프절 전이 유무는 후두암의 예후를 좌우하는 가장 큰 인자이다. 성문부에는 심부림프관이 거의 분포하지 않아 경부 전이율이 매우 낮으나, 성문상부와 하부에는 림프관이 풍부하게 분포해 있어서 주로 경정맥을 따라서 분포하는 심경부림프절로 전이를 일으키게 된다. 성문상부는 림프관 전이가 양측성으로 잘 생기며, 주로 상심경림프절로 들어가며, 후두실의 림프관은 중심경림프절과 하심경림프절로 들어간다. 성문하부의 림프관은 두 가지 경로가 있는데, 하나는 중심경림프절로 들어가는 경로이고 다른 하나는 쇄골 하, 기관주위, 기관식도 림프절로 들어가는 경로이다.

6) 병기

표 11-1) 후두암의 T 병기 (AJCC, 6th edition, 2002)

2. 후두암의 진단

1) 증상

(1) 애성 : 후두암의 가장 중요한 증상으로, 40세 이상의 남자에서 특별

표 11-1 후두암의 T 병기 (AJCC, 6th edition, 2002)

Tis	상피내암
성문상부	
T1	성대는 정상적으로 움직이며 성문상부 하나의 소구역에 국한된 종양
T2	1개 이상의 인접한 성문상부 소구역 점막을 침범하거나, 성문을 침범하거나, 혹은 성문상부 밖의 부위(예 : 설기저부의 점막, ,후두개곡,이상와의 내측벽 등)를 침범하면서 성대의 고정이 없는 종양
T3	성대가 고정되어 있으면서 후두 내에 국한된 종양 그리고/혹은 후윤상연골부, 후두개전공간, 성대주위공간을 침범하거나 갑상연골의 경미한 미란을 동반한 종양
T4a	갑상연골의 전 층을 침범했거나 후두 밖의 조직(예 : 기관, 혀의 심부 외근, 피대군, 갑상선, 식도 등의 경부 연조직)까지 침범한 종양
T4b	척추전공간을 침범하거나, 경동맥을 둘러싸거나, 혹은 종격동 구조물을 침범한 종양
성문	
T1	성대는 정상적으로 움직이며 성문에 국한된 종양(전/후연합부를 침범한 종양도 포함됨)
T1a	일측 성대에만 국한된 경우
T1b	양측 성대를 침범한 경우
T2	성문상부 혹은 성문하부까지 확대된 성문암으로 성대의 움직임에 장애가 동반된 경우
T3	성대가 고정되어 있으며 후두 내에 국한된 종양 혹은 성대주위공간을 침범하거나, 갑상연골의 경미한 미란을 동반한 종양
T4a	갑상연골의 전 층을 침범했거나 후두 밖의 조직(예 : 기관, 혀의 심부 외근, 피대근, 갑상선, 식도 등의 경부 연조직)까지 침범한 종양
T4b	척추전공간을 침범하거나, 경동맥을 둘러싸거나, 혹은 종격동 구조물을 침범한 종양
성문하부	
T1	성문하부에 국한된 종양
T2	성대의 움직임은 정상 또는 장애가 동반되어 있으며 성대를 침범한 종양
T3	성대고정을 동반하며 후두 내에 국한된 종양
T4a	윤상연골 혹은 갑상연골을 침범하거나, 후두 밖의 조직(예 : 기관, 혀의 심부 외근, 피대근, 갑상선, 식도 등의 경부 연조직)까지 침범한 종양
T4b	척추전공간을 침범하거나, 경동맥을 둘러싸거나, 혹은 종격동 구조물을 침범한 종양

한 원인 없이 애성이 2주 이상 지속되는 경우에는 후두의 자세한 진찰이 필수적이다.

(2) 호흡곤란과 천명 : 이는 주로 진행된 후두암의 증상이며, 큰 성문상부암에서는 흡기성 천명이 나타나고 성문하부암에서는 호기성 천명이 나타난다. 그리고 성문암에서는 흡기와 호기 모두에서 천명이 나타날 수 있다.

(3) 동통 : 특히 성문상부암에서 볼 수 있으며 그 정도가 매우 다양하다.

(4) 연하곤란 : 성문상부암과 하인두암의 특징 중 하나이다. 심한 연하곤란은 매우 진행된 암의 증상으로서, 후두 밖으로 퍼져나간 경우에만 볼 수 있다.

(5) 기타 증상 : 기침, 각혈, 구취 등이 나타날 수 있으나 흔하지 않으며, 체중감소, 경부종물, 압통 등이 있을 수 있다.

2) 진단방법과 소견

(1) 후두의 진찰

굴곡형 내시경과 후두원시경을 이용하여 후두를 자세히 관찰 할 수 있다. 후두암의 확진은 조직검사로써만 가능한데, 종양이 크고 성문상부에 위치한 경우에는 생검겸자 통로가 있는 굴곡형 내시경을 이용하거나 후두원시경을 보면서 구부러진 생검겸자를 이용해서 조직을 채취할 수 있다. 그러나 대부분의 후두암은 전신마취 하에서 현수후두경검사를 시행하여 수술현미경하에서 후두를 확대 관찰하면서 조직을 채취하는 것이 가장 확실하다.

(2) 경부진찰

초진 시에 경부림프절의 전이 여부를 확인하여야 하며, 후두부위를 촉진하여 가동성의 유무, 윤상갑상막에 돌출된 곳의 여부, 갑상연골의 확장 등을 확인한다.

(3) 방사선검사

가. 단순 방사선 촬영 : 큰 도움이 되지 않는다.

나. 전산화단층촬영(CT)과 자기공명영상(MRI) : CT는 조직 내로 침투해 들어간 정도를 파악하는데 효과적이며, 하부를 관찰하기 어려운 경우나 갑상연골 침범 유무, 후두개전공간으로의 파급 여부 등을 알고자 할 때 시행하는 것이 좋다. MRI는 후두개전공간이나 성문주위공간으로의 점막 하 침범을 평가하는 데에 도움이 된다.

다. 양전자방출단층촬영(PET) : 일차적 진단의 목적보다는 원발 전이의 유무 및 첫 치료 후 재발이 의심될 때 도움이 된다. 이 경우 수술이나 화학방사선 요법 후 2~3개월이 지난 다음에 검사를 시행해야 정확도를 높일 수 있다.

3. 조기후두암의 치료

조기후두암을 정의하는 기준은 없으나 일반적으로 경부전이가 없는 T1, T2의 병변을 조기후두암이라고 하며 완치율은 90~95%로 보고되고 있다. 치료법으로는 방사선치료, 수술적 치료가 있으며, 수술적 치료방법으로는 레이저를 이용한 내시경수술, 갑상연골절개에 의한 성대절제술, 수평 및 수직 후두부분절제술 등의 방법이 있다. T1 성문암에서는 수술과 방사선 치료의 성적이 거의 같다. T2 병변의 치료법을 결정하는데 있어 가장 중요한 인자는 성대가동성인데, 성대의 가동성이 떨어지거나 성문하부로의 침범이 있으면 수술의 경과가 더 좋다.

1) 내시경적 수술

적응증은 진성대에 국한된 가동성의 작은 병변이 가장 이상적이지만 레이저 수술 기법의 발달로 점차 그 적응증이 확대되어 전연합부, 성문상부, 성문하부를 침범한 경우에 시행되기도 한다.

(1) 레이저 수술 : 레이저 수술의 장점은 주변조직의 손상을 최소화하면

표 11-2 내시경 하 성대절제술의 분류(유럽후두학회)

I형	상피 하 성대절제술
II형	인대 하 성대절제술
III형	경근육 성대절제술
IV형	완전 성대절제술
	확장 성대절제술
Va형	반대측 성대
Vb형	피열연골
Vc형	가성대
Vd형	성문 하

서 섬세하게 수술할 수 있고, 술 후 부종이 적으며, 익숙해지면 수술이 비교적 간단하고, 입원기간이 짧고 이환율과 부작용이 적으며, 반복적으로 시행할 수 있고, 다른 치료의 가능성을 배제하지 않으며 재발암을 발견하기 용이하다는 점 등이 있다. 수술 중 종괴가 큰 경우에는 종양의 가운데를 레이저로 절제하고 들어가면서 탄화양상으로 종양과 정상 조직을 구분할 수 있어 절제 범위를 결정할 수 있다. 성문암의 경우 유럽후두학회의 절제 분류가 많이 이용된다(표 11-2).

레이저 절제 후 조직검사 결과에서 경계부위에 암이 존재할 경우에는 1개월 간격으로 외래 검진을 시행하고 재발이 의심될 경우 조직검사를 겸한 내시경적 레이저 절제술을 시행한다. 재발한 병변이 레이저 수술로 제거할 수 없을 만큼 진행된 경우에는 방사선치료나 개방적 수술이 필요하다. 레이저 수술은 T1 병변에서는 국소치료율이 방사선치료와 비슷하고, T2 병변에서는 방사선치료보다 결과가 우수하다.

(2) 성대박리술과 성대절제술 : 상피내암종과 미세침습암에서 후두미세수술용 겸자와 가위를 이용하여 병변을 벗겨내거나 잘라내는 수술방법으로 혈관이 적은 성문부의 얇은 병변에서의 치료목적으로 이

용할 수 있다.

2) 개방적 수술

수술방법으로는 후두절개술을 통한 성대절제술, 전외측후두부분절제술, 수직후두부분절제술 등이 있다. 수술방법을 선택할 때 가장 중요하게 고려해야 할 점은 생존율의 저하 없이 최대한의 후두기능을 유지해야 한다는 것이다. 개방적 수술은 넓은 부위를 침범한 T1 성문암의 치료에 효과적이다. 주된 적응증은 크고 침윤성인 성대막양부의 종양으로 전연합부를 침윤하여 내시경적 접근이 불가능한 경우, 환자가 수술을 원하는 경우이다. 종양은 피열연골에서 반대쪽 성대의 앞 1/3에 걸쳐 있더라도 반대측 피열연골, 성문하부 그리고 가성대는 침범하지 않아야 한다. 수술 변연의 잔류 병변 여부가 생존과 재발을 결정하는 가장 중요한 요소이며, 변연부에 병변이 남아 있으면 방사선 치료를 해야 한다.

3) 방사선치료

방사선치료는 조기후두암의 경우에는 치료성적이 좋고 음성을 보전할 수 있기 때문에 수술과 함께 일차 치료방법으로 선호되고 있다. 방사선 치료는 종양에 의한 성대 고정이 없고 병변이 성문부에 국한된 경우에 선호된다. 그러나 노년층과 전신상태가 좋지 않은 환자에서는 긴 치료기간이 문제가 될 수 있고, 성대의 후 1/3과 피열부에 병변이 있을 경우 반응이 좋지 않다. 피폭량은 5~6주에 걸쳐 5600~6500 cGy 정도이며, 대표적인 합병증으로는 구강건조증, 방사선괴사, 이차암의 가능성 등이 있고, 치료 후 성대 부종이 유발되어 재발 여부를 정확히 평가하기 어렵다는 문제점도 갖고 있다.

4. 진행암의 치료

1) 보존적 수술

(1) 환자의 선택

보존적 수술을 위하여 고려해야 할 전신적 요인은 심기능, 폐기능, 대사성 질환, 방사선치료 유무와 환자의 연령 등을 들 수 있다. 연령은 절대적 금기사항으로는 볼 수 없으며, 만성 알콜 중독증, 만성 질환을 앓은 경우 장애요인이 될 수 있다. 또한 술 후 오연 등으로 폐렴과 같은 폐질환이 발생할 가능성이 많으므로 폐기능이 50~75% 미만인 경우에는 보존적 수술을 피하는 것이 좋다.

(2) 성문상부암의 보존적 수술

성문상부암은 조기 증상 발현이 없어 발견 시기가 늦고, 림프절 전이가 많기 때문에 성문암보다 재발율이 높고 예후가 나쁘다. 성문상부암의 T1, T2 병변에서는 경부 림프절 전이가 50% 정도에서 보이며 반대측 림프절 전이도 빈번하므로 동측 또는 양측 경부절제술을 같이 시행하여야 한다.

가. 적응증 : 후두개 혹은 가성대에 발생한 T1, T2 병변에서 시행되며, 암의 전파 정도에 따라 피열후두개주름, 이상와 전방과 측방을 침범한 일부 병변과 후두개곡과 설기저부로 진행된 일부 병변에 서 시행한다. 수술을 시행할 수 없는 경우는 ①윤상연골이나 갑상연골을 침범하였거나 양측 피열연골을 침범한 경우, ②성대고정이 있거나 성대 막양부 혹은 전연합부를 침범한 경우, ③이상와 첨부 혹은 후윤상연골 부위로 전파된 경우, ④유곽유두 후방을 1 cm 이상 침범한 설기저부암 등이다.

나. 술 후 환자 관리와 합병증 : 오연, 기도폐쇄, 상처감염, 누공형성, 흡인성 폐렴, 연하장애 등이 있다. 이 중 오연이 가장 많은 합병증으로 술중 후두를 설기저부 위로 거상하는 데 실패하는 것이 가장 흔한 원인이다. 수술 후 환자는 7~10일간 비위관으로 음식을 공급받고, 이후 성문상부연하 훈련을 받도록 한다. 장기간 오연이 있으면 투시영화조영술 또는 변형바륨연하 검사를 시행하여 오연의 정도를 확인한다.

(3) 성문암의 보존적 수술

가. 수직후두부분절제술 : 암이 일측 성대를 침범한 경우 정상적인 성대를 보존하면서 병변이 있는 부위를 제거하는 수술이다. 적응증은 전연합부를 침범한 성문암, 피열연골의 전방 또는 상방을 침범하거나 성대돌기를 침범한 성문암, 성문하부 2~3 mm 이내로 파급된 성문암이다. 수술의 금기사항은 전연합부를 넘어 반대측 성대 1/3 이상을 침범한 경우, 성문하부로 전방 10 mm, 후방 5 mm 이상 진행된 경우, 양측 피열연골, 윤상피열관절 및 피열연골 간 병변, 갑상연골을 침범한 경우, 성대고정이 있거나, 중등도 이상의 경성문암 등이다.

나. 확대 수직후두부분절제술 : 전외측후두부분절제술의 변형으로 기본적인 절제범위에서 피열연골을 절제하거나, 성대 막양부에서 성문하로 5 mm 이상 침범한 경우, 피열연골 부위에 성문 하 침범이 심하거나, 성대운동의 장애가 있는 경우에 윤상연골 상부를 부분적으로 절제하는 술식이다.

다. 전연합 후두부분절제술 : 주로 전연합부에 국한된 병변으로 양측 진성대 1/2이하를 침범한 경우에 시행한다.

라. 상윤상 후두부분절제술 : 이 술식은 수평후두부분절제술을 확대 변형한 방법으로 성문암이나 성문상부암에서 성문주위공간과 후두개전공간, 갑상연골, 후두개연골을 포함한 종양의 일괴 제거가 가능하며, 피열연골의 운동성을 보존하여 생리적 연하와 발성이 가능하고 윤상연골을 남길 수 있어 영구기관절개구 없이도 기도유지가 가능하다.

① 수술대상 : 성문암에서의 적응은 양측성대의 병변인 T1b 성문암이나 전연합부까지 종양이 침범된 경우, 일측 성대의 T1 성문암이 전연합부에 침범된 경우, T1 성문암과 함께 성대의 여러 부위에 이형성증이 있는 경우, 일측 혹은 양측을 침범한 T2 성문암으로 성대 움직임에 제한이 있는 경우, T3 성문암에서 동측 피열연

골의 움직임에 제한이 없고 후두개전공간 내 종양 침윤이 없는 경우이다. 금기증으로는 성문암이 후두실이나 전연합부에서 발생하여 후두개전공간 내로 종양침윤이 의심되는 경우, 동측 피열연골이 고정된 경우, 성문 하로의 종양침윤이 전방에서 10 mm 이상, 후방에서 5 mm 이상 있는 경우, 술 전 검사에서 호흡기 질환이나 폐기능에 장애가 있는 경우 등이며, 70세 이상일 때는 주의를 요한다. 성문상부암이나 일부 경성문암에서의 적응증은 T1, T2 성문상부암이 후두실, 설골하부 후두개연골, 가성대의 후방 1/3까지 침범된 경우, T1, T2 성문상부암이 성문부나 전연합부로 침윤된 경우나 성대운동에 제한이 있는 경우, T3 경성문암에서 성대운동에 제한이 있는 경우, 갑상연골을 침범한 T4 성문상부암이나 경성문암에서 일부 선택된 경우이다. 이 술식의 금기는 성문 하로 종양이 전방에서 10 mm 이상, 후방에서 5 mm 이상 침범되어 윤상연골에 종양침윤이 의심되는 경우, 피열연골의 움직임이 고정된 경우, 술전검사에서 후두개전공간에 종양이 심하게 침윤된 경우, 성문상부암이나 경성문암이 인두벽, 후두개곡, 설근부, 후윤상연골부나 피열간부에 침윤된 경우, 윤상연골에 종양침윤이 있는 경우 등이다.

② 술후 환자관리 : 비위관을 통한 영양공급과 적절한 수분과 항생제를 투여하며, 가능한 한 조기에 기관절개 튜브를 제거하는 것이 좋다. 술 후 10~14일째부터 연하훈련을 실시한다.

③ 합병증 : 후두협착, 오연, 폐렴, 감염, 폐전색증, 육아조직 증식, 누공형성과 후두부전 등이 있다.

2) 후두전적출술

적응증은 종양이 진행되어 연골을 파괴하고 후두 외로 파급된 경우, 후연합부를 침범하였거나 양측 피열연골을 침범한 경우, 환상의 점막 하 종양, 성문하부로 1 cm 이상 침범하여 보존적 수술이 불가능한 경우, 보존적 수술이 실패한 경우 등이다. 술 후 초기의 합병증으로 혈종, 감염, 인두피부누공, 상처 벌어짐 등이 발생할 수 있으며, 술 후 지연성 합병증으로 기관공 협착, 인두식도 협착, 만성 인두피부누공 등이 발생할 수 있다. 이 중 가장 심각한 합병증은 인두피부누공으로 술 전 영양상태가 좋지 않거나 수술절제연이 양성인 환자에서 발생하기 쉽다. 대개 술 후 1~6주에 발생하며, methylene blue 연하검사를 시행하여 확진할 수 있다. 치료는 구강을 통한 음식물의 경구투여를 중지하고 항생제를 투여하며, 자주 드레싱을 시행한다.

Catholic University of Korea 임상진료지침

12

Otolaryngology Head & Neck Surgery

비인두 종양

[비인두의 양성 종양]

반전성 유두종(inverted papilloma), 편평 유두종(squamous papilloma), 이소성 뇌하수체 선종(ectopic pituitary adenoma), 원기 침색조직에서 유래한 종양(salivary gland anlage tumor), 두개인두종(craniopharyngioma), 척삭종(chordoma), Thornwalt cyst

[비인두의 악성 종양]

- 술, 담배가 아닌 바이러스(EBV)가 원인 인자로 주목
- 종류 : (WHO 1997)

  1형 : 각화 편평세포암종

  2형 : 비각화 편평세포암종

  3형 : 미분화암종

1. 임상증상

1) 주로 경부 종괴를 주소로 내원한다

   이충만감(성인에서 일측에 반복되는 장액성 중이염이 있는 경우 반드시 비내시경을 시행한다)

2)제 5,6,7,9,11,12 번 뇌신경 증상이 있을 수 있다.

2. 진단(Cancer study)

1) 비내시경하 조직 생검
   (1) 주로 측벽에 위치하는 불규칙적 표면의 종괴가 Rosenmuller fossa에 존재
   (2) 2-3차례 충분한 양을 생검한다.
   (3) 전산화 단층촬영이나 자기공명촬영 이후에 시행할 것
2) 초음파 세침흡인검사(FNAB) : 경부 림프절 비대가 있는 경우 초음파 유도하에 시행한다.
3) 전산화단층촬영(CT) : 경부 및 인두후 림프절로의 전이 확인, 골침범 확인에 유리
4) 자기공명촬영(MR) : 연부조직 침범확인에 유리
5) PET CT : 전신 전이 여부 확인
6) VCA의 IgA, EA의 IgG - WHO 2,3형에서만 유용
   ADCC tilter : 높을수록 예후가 좋다.

3. 치료

1) 방사선 치료 : 주치료이며 수술로써 접근하기 어렵고 방사선 치료에 비교적 잘 반응
2) 항암제 치료 : 전신전이율이 높아서 방사선치료 전이나 후에 시행
3) 수술 : 해부학적 구조상 접근하기 어려워 재발한 비인두암으로 뇌신경마비나 두개내 침범이 없고 전신전이가 없는 경우에만 제한적으로 시행한다.

4. 예후

불량한 예후인자 : WHO 1형, 진행된 병기, 두개내 침범, 두개저 침범, 뇌신경 침범, 하경부림프절 전이, 증상의 수, 낮은 ADCC 역치, 치료 시작까지의 기간

Catholic University of Korea 임상진료지침

13

Otolaryngology Head & Neck Surgery

구강과 구인두의 양성 질환

1. 궤양성 병변

1) 재발성 아프타성 구내염

(1) 원인 : 비외상성 궤양 중 가장 많은 질환인 이 질환은 전 인구의 20-40%에서 발생하며 동양인에서 발생빈도가 높으며 20대에 호발하고 여성에서 많다. 원인은 아직 밝혀져 있지 않으나 다음과 같은 요인이 관여하며 1/3에서 가족력을 발견할 수 있다(표 13-1).

(2) 증상 : 구강, 구인두 점막에 통증을 동반하는 얕은 궤양을 보인다. 대개 입술, 볼, 혀의 측하부, 구강저, 연구개, 편도궁 점막에 통증성 발적이 나타난 후 24시간 이내 궤양이 발생한다. 전구기(predromal stage)에는 무증상이 대부분이며, 전궤양기(preulcerative stage)에는 구강 점막에 반점 또는 통증과 권태감, 식욕부진이 있을 수 있다. 궤양기(ulcerative stage)는 1-16일간 지속되며, 심한 통증과 연하장애, 언어장애가 동반되며, 회복기(healing stage)를 거쳐 치유된다. 궤양의 크기 및 양상에 따라 소아프타성 구내염, 대아프타성 구내염, 포진형 구내염으로 나뉜다.

(3) 진단 : 조직 생검에서 단지 비특이성 궤양 소견만을 보이기 때문에 이학적 검사 및 병력으로 진단한다. 감별진단으로는 헤르페스 바이러스 감염, Behcet 증후군, 외상성 궤양, 암종성 궤양등이 있다.

표 13-1 재발성 아프타성 구내염에 관여하는 요인들

바이러스 감염 : herpes simplex virus(HSV), cytomehalovirus(CMV), varicella zoster virus(VZV), Epstein-Barr virus(EBV)
세균 감염 : Streptococcus sanguis type 2A
영양장애
면역장애
스트레스
외상
유전적 요인
호르몬장애
알레르기
전신질환

(4) 치료 : 원인은 알지 못하므로 대증요법으로 치료한다. 궤양부위에 10% lidocaine 구강 분무액을 도포하고 구강을 청결히 하고 chlorhexidine(0.12%) 가글액으로 가글한다. 국소 스테로이드 연고를 사용하거나 증상이 심한 경우 전신 스테로이드(prednisolone, 20-40 mg/d)를 사용하거나 궤양 주위에 triamcinolone 주사제를 국소 주입하기도 한다.

2) Behcet 증후군

만성, 재발성, 특발성, 전신 질환으로, 1937년 터키의 피부과 의사인 Behcet가 반복적인 구강 궤양, 외음부 궤양과 전방 축농성 홍채염이 특징인 증례를 보고하면서 알려졌다.

(1) 증상 : 주 증상으로는 구강 점막의 아프타성 궤양, 홍채염, 포도막염, 생식기 궤양등이 있으며, 부증상으로 결절설 홍반양 발진 같은 피부질환, 관절염, 소화기 증상, 비뇨기계 증상, 혈관염, 호흡기계, 중추신경계 증상이 동반된다.

(2) 진단 : 주 증상에서 두 가지 이상 보이면 진단할 수 있다.

(3) 치료 : 구강 병변은 아프타성 구내염의 치료와 동일하다. 다른 증상의 치료는 스테로이드를 사용하고 심한 경우에는 cyclosporine, FH506, azatioprine, cyclophosphamide등의 면역 억제제를 사용한다.

2. 수포성 병변

1) 천포창

천포창(pemphigus)은 상피세포간 접합물의 변성으로 인해 극세포분리로 피부나 점막의 상피 내에 수포가 형성되는 질환군의 명칭이다. 10만명당 0.1-0.5명으로 발생한다.

(1) 임상양상에 따른 분류

가. 심상성 천포창 : 수개월에 걸쳐 서서히 진행하여 주로 구개, 협점막, 혀, 치은 등에 돌발성으로 대수포가 발생한 후 압력이나 외상에 의해 쉽게 파열되어 회색 위막과 출혈성의 미란과 궤양을 형성한다.

나. 증식성 천포창 : 심상성 천포창의 아형으로 수포가 파열된 후 미란 부위가 곧 과증식하여 육아조직으로 변하거나 농포를 형성하기도 하고, 유두상으로 증식할 수 있다. 그 밖에 낙엽상 천포창, 홍반성 천포창등이 있다.

(2) 치료

스테로이드제(prednisolone 1mg/kg)를 전신정으로 일정기간 대량 투여하며 증상에 따라 감량한다. 장기간 스테로이드제 사용으로 인한 사망률이 5% 정도 되므로 면밀히 관찰한다. 면역억제제 투여 및 혈장교환술을 시행할 수 있다.

2) 포진성 치은구내염

포진성 치은구내염(herpetic gingivostomatitis)는 단순포진 바이러스(HSV-1)에 의해 발생하며 급성 전염성 소수포를 형성하는 구내염으로 전인구의 60%이상에서 감염력이 있을 정도로 흔하다.

(1) 임상양상

대부분 소아와 청소년층에 호발하며, 수일간의 발열, 동통, 식욕감퇴, 국소 림프절 종창등의 전구증상이 있고, 치은의 작열감, 발적, 종창이 심해진다. 전구증상 발현 1-2일 후부터 여러개의 작은 수포가 형성되고 쉽게 파열되어 융합되면 황백색의 위막으로 덮인 아프타성 궤양을 형성한다. 병변은 1-2주 이내에 반흔 없이 치유된다. 드문 합병증으로 발진, 뇌수막염, 파종성 내장 단순포진(disseminated visceral herpes simplex)등이 있다.

(2) 치료

구강을 청결히 하고 충분한 수분 섭취, 구강 가글, 해열제, 진통제등의 보존적 치료를 한다. 또한 이차 감염을 막기 위해 항생제 치료를 병용한다. 항바이러스 제제로는 국소 치료용인 5% acyclovir 연고와 전신 치료용인 acyclovir(100-200 mg, 1일 5회), famcyclovir, valacyclovir등이 있다.

(3) 구순포진

가. 증상 및 양상 : 구강내 단순포진 바이러스 감염의 재발률은 16-45% 정도이며 피부점막이행부, 경구개, 치은 같은 고정부 점막에 호발한다. 수시간 동안 얼얼함, 불편감등의 전구증상이 나타나며 직경 3 mm 이하의 수포가 다발성으로 나타난 뒤 몇 시간 뒤 파괴되어 궤양을 형성한다. 대개 2주 이내 치유된다.

나. 치료 : 고식적인 치료와 이차 감염 예방이 목적이다. docosanol 이나 penciclovir 크림을 바르고 acyclovir(100-200 mg, 1일 5회), famcyclovir, valacyclovir등의 항바이러스제를 사용한다.

(4) 대상포진

가. 증상 : 수두 대상포진(varicella zoster)은 바이러스가 잠복해 있다가 악성 종양, 외상, 약물, 방사선 치료, 고농도 스테로이드 치료등의 경우와 같이 면역능력이 저하되었을때 말초의 신경분포 범위에 일치하여 띠 모양의 수포를 형성하는 경우를 말한다.

나. 치료 : 면역기능이 떨어지지 않는한 특별한 치료는 필요없으나 통증 완화와 이차 감염의 방지 목적으로 대상포진과 같은 치료를 한다.

(5) 수족구병

가. 증상 : 수족구병은 주로 소아에서 Coxasackievirus A군에 감염되어 피부의 특정 부위(손, 발, 둔부)와 구강내 구개, 혀, 협점막에 수포가 형성되는 전염성 피부점막 질환이다. 발열, 권태감, 코감기, 설사 등과 함께 복통, 두통, 경부림프절 비대가 함께 나타난다.

나. 치료 : 특별한 치료는 필요하지 않고, 스테로이드 연고는 피한다. 경과는 양호하며 대개 1주일 전후에 자연 치유된다.

3. 홍반과 미란성 병변

1) 다형홍반

(1) 원인 : 확실하지 않으나 Epstein-Barr virus, chronoc hepatitis C, HSV-1, parvovirus B19에 의한 재발성 바이러스 감염, 광과민성, sulfonamide등 약물이 중 유발요인이라고 생각되고 있으며, 그 외에 식품에 의한 알레르기 과민반응, 임신, 여성의 생리, 방사선 치료 등도 유발요인으로 생각된다.

(2) 증상 : 두통, 관절통, 오한, 구토 등의 전구증상으로 시작하여 급성으로 경과하고, 3 mm 이내의 부정성 홍반이 점막에 다발성으로 발생한다. 구강 내에서는 입술, 협점막, 혀등에 흔하나 잇몸에는 나타나지 않는다. 수일 내에 수포를 형성하고 파열되어 미란과 궤양을 형성하며, 황백색 또는 섬유성 위막으로 덮이게 되며 쉽게 출혈하고 구순에 가피를 형성한다.

(3) 치료 : 원인을 찾아 치료하는게 중요하며, 불필요한 약제의 투여를 중지하고 수액을 충분히 공급하며 영양관리를 해준다. 대개 2-3주 이내에 자연 소실되어 치료가 필요 없으나 심할 때에는 6주이상 지

속되기도 한다. 예방적 항생제와 스테로이드 연고를 사용한다.

2) 방사선 점막염

정상적인 구강 점막이 이온화된 방사선에 손상을 받아 발생하는 방사선 점막염은 방사선의 조사량, 노출률, 종류, 조사범위, 구강 위생상태 등과 관련이 있으나 대개 방사선조사 후 2주째 나타나기 시작한다. 치료는 보존적 치료를 한다.

3) 적색반(erythroplakia)

임상적으로 선홍색을 띠는 벨벳상의 구강 점막 병변이며 조직학적으로는 전암성 병변이다. 60-70대 호발하고 남성에게 잘 생긴다. 반드시 조직검사를 시행하여 악성 병변으로의 이행 여부를 확인해야 한다.

4. 백반성 병변

1) 백반증

(1) 원인 : 백반증(leukoplakia)은 점막에 생기는 백색 또는 회백색의 각화성 병변으로 적색반보다 발병률이 6배 정도 더 높다. 국소적 요인으로는 날카로운 치아나 보철물, 의치등의 기계적 자극과 흡연, 알코올등이 있다. 40세 이상의 고령자에서 호발하며, 여성보다 남성에게서 2배 더 발생한다.

(2) 증상 : 병변의 크기는 다양하며, 경계가 불분명한 미만성 형태를 보이기도 하지만 비교적 경계가 분명하고 약간 융기되어 표면이 평활하거나, 유두상 혹은 과립상을 보이는 국소성 형태로 나타나기도 한다. 진단은 임상양상을 보고 내리는데, 뚜렷한 자극 원인이나 유발요인을 제거한 후에도 병변이 치유되지 않는 경우에는 경과 관찰과 함께 반복적인 조직검사를 시행할 수 있다.

(3) 치료 : 치료는 원인을 제거하고 경과 관찰을 하는 것이 우선이며 조직검사에서 악성이 의심되면 외과적 절제를 시행한다.

2) 편평태선(lichen planus)

(1) 증상 : 피부의 편평태선이 구강 편평태선환자의 20-60%에서 동반되며 사지의 굴곡면에 소양감을 동반하는 보라색의 작은 구진으로 나타난다. 전형적인 구강 편평태선은 양측 협점막에 발생하며 각화구진이 나타나고 이어서 폭 1-2mm의 가는 백색 선이 가지를 치고 있는 그물망상의 병변이 발생한다.

(2) 진단 : 피부병소가 없는 경우에는 절개 생검을 하여 진단한다.

(3) 치료 : 증상이 없으면 특별한 치료는 없다. 미란성 병변에는 보존적 치료를 한다.

5. 색소침착성 병변

원인 질환의 치료 및 절제법, 탈색법, 점막표층 동결법등이 있고 증상이 없으면 추적관찰한다.

6. 종창성 병변

1) 구각미란증

피부와 점막에 홈, 미란, 궤양이 생겨 만성적인 경과를 보이는 것이 특징으로 소아 또는 중년이상의 여성에서 많이 볼 수 있다. 당뇨병, 철결핍성 빈혈, 악성 빈혈, 항생제 및 스테로이드의 장기 투여, 비타민 B군 결핍등이 있다. 치료는 원인 질환을 치료하면서 보존적 치료를 한다.

2) 균열설

혀의 발육부전 중 가장 흔한 것으로 설배부 표면에 균열상의 홈을 많이 가지고 있어 균열설(fissured tongue)이라고 한다. 정상인의 10%에서 발생할 만큼 흔한 구강내 병변으로 소아에는 없으나 나이가 들면서 혀 등쪽이 균열되어 나타난다. 자작증상은 없으나 이차 감염이 되면 동통이나 미각이상을 호소하는 경우가 있고 일부 환자에서 혀의 작열감이 나타나나 적절

표 13-2 구강 점막의 색소침착성 질환

특발성-멜라닌 세포성	주근깨 모반 흑색종
증후군과 관련	Peutz-Jegher 증후군 Laugier-Hunziker 증후군 McCune-Albright 증후군 신경섬유종증 Cushing 증후군 Addison 병
약물 관련	Minocycline Clofazine Chloroquine, antimalarials Azidothymidine Chlorpromazine Heavy metal-containing drugs Quinidine Cyclophosphamide
외인적	아말감 문신 외상성 착색

한치료법은 없어 자극성 음식을 피하는 등의 보조치료를 한다. 특별한 치료는 필요하지 않으며 깊은 홈부분이 불결해지지 않도록 유의한다.

3) 정중능형설염

정중능형설염(median rhomboid glossitis)은 만성 위축성 칸디다증으로 인하여 발생하는 것으로 알려져 있다. 병소는 혀의 중심부, 유곽유두(circumvallate papillae)가 배열된 V자 부위의 전방에, 유두가 결여되어 평활하고 광택이 있는 적색의 난원형 혹은 능형의 종물로 나타난다. 치료는 증상이 없는 한 치료할 필요는 없다. 칸디다증이 동반되면 항진균 치료를 한다.

4) 구강 칸디다증

(1) 원인 : 구강에 발생한 칸디다 감염으로 표재성 칸디다증의 일종이

다. Candida albicans는 원래 구강 내에 존재하는 병원성이 약한 균으로 건강인에게는 칸디다증이 생기는 경우가 거의 없으나 조절되지 않는 당뇨병이나 면역저하와 같은 전신 질환, 항암제 투여 등과 같은 상황에서 구강내 정상 균주가 달라져 기회감염이 일어날 수 있고, 구강 건조증, 흡연, 국소 스테로이드제 투여, 방사선 점막염, 의치 등과 같은 이물에 의한 국소 원인들에 의해서도 발생할 수 있다.

(2) 증상 및 진단 : 급성으로 감염되면 구개, 잇몸 등에 통증, 작열감을 동반하는 발적이나 특징적인 백색의 부드러운 표재성 균집락을 보이는 아구창이 나타날 수 있다. 진단은 임상양상으로 쉽게 진단할 수 있다.

(3) 치료 : 광범위 항생제를 장기 복용하여 발생하였다면 투약을 중단하고 좀더 효과적인 항생제를 선택해서 사용해야 한다. 치료로는 항진균제인 국소 nystatin 현탁액(500,000-600,000 U, 1일 4회, 5회), nystatin 구강 정제(Mycostatin pastilles, 200,000-400,000 U, 1일 4회), Clotrimazole 구강정제(10 mg, 1일 5회)등을 쓰며, 심한 경우 Fluconazole을 전신 투여하기도 한다.

5) Sjogren 증후군

외분비선(exocrine gland)과 관련되 자가면역 질환으로 구강건조증과 침샘이상과 관련된 가장 흔한 내과적 질환이다. 건조성 각결막염, 구강건조증, 다발성 관절염이 주 증상이며 40대 전후의 여성에 많다. 증상으로는 구강건조증을 일으켜 혀의 표면이 현저하게 건조해지고 설유두가 위축되어 편평해져 균열과 궤양을 형성한다. 치료는 전신적 병변에 대하여 각각의 치료를 실시하며 구강 병변에 대해서는 구강내 수분을 유지하고 청결에 주의하며 최타액제(sialogogue)를 투여한다.

7. 종양성 병변

1) 상피성 낭

상피성 낭중 유표피낭은 피부 부속기관을 포함하지 않은 상피로만 구성된 낭을 말하고, 유피낭은 태생기에 상피조직이 점막하층으로 말려 들어가 생겨난 것으로 피부 부속기관을 포함한 낭을 말한다. 치료는 경구강으로 수술적 제거를 한다.

2) 비순낭

비순낭은 비루관 상피세포의 잔류조직에서 유래된 낭으로 비전정, 비구순구(nasoladial fold), 상악의 치은협이행부(mucobuccal fold)등에 자주 생기고 75%가 여성에서 생긴다. 완전 절제술을 시행하면 재발은 없다.

3) 섬유종

구강에 발생하는 섬유종은 만성 자극에 의해 발생하는 것으로 30대 후반에 많으며 남녀비는 유사하다. 치료는 수술적 제거를 한다.

4) 혈관종

혈관종은 두경부의 여러 곳에 다발성으로 나타나는 선천성 질환으로 혈관종 환자의 약 14%에서 구강내 병변이 발견된다. 출생 시 또는 유아기에 발견되며 호발 부위는 혀과 구강저이다. 청색, 자색 또는 적색을 띠며 경계가 불명확하다. 압박을 가하면 소실되고 kqfur이 제거되면 신속하게 핼액으로 채워진다. 문진으로 발생기기를 확인하고, 발육속도, 색조를 관찰하며, 시험천자로 혈액을 흡인한 경우 용이하게 질단할수 있다. 치료는 소아에서는 나이가 들면서 자연 소실되나 크기가 크고 출혈이 잦으면 냉동수술법이나 레이저 또는 전기소작법으로 치료한다. Interferon-a-2a, 스테로이드를 쓰면 증상이 좋아질 수 있다.

5) 그 밖의 종양성 병변

정맥확장증, 각화극세포종, 횡문근종과 평활근종, 설갑상선, 지방종, 낭성 림프관종, 신경성 종양, 유두종, 화농성 육아종, 다형선종, 저류낭, 설하낭등이 있다. 치료는 수술적 제거이다.

Catholic University of Korea 임상진료지침

14 Otolaryngology Head & Neck Surgery

편도 질환

1. 편도의 해부

1) Waldeyer' s ring의 구성 : Lingual tonsil, Palatine tonsil, Adenoid, Pharyngeal tonsil

2) 구개편도의 혈액공급(그림 14-1)

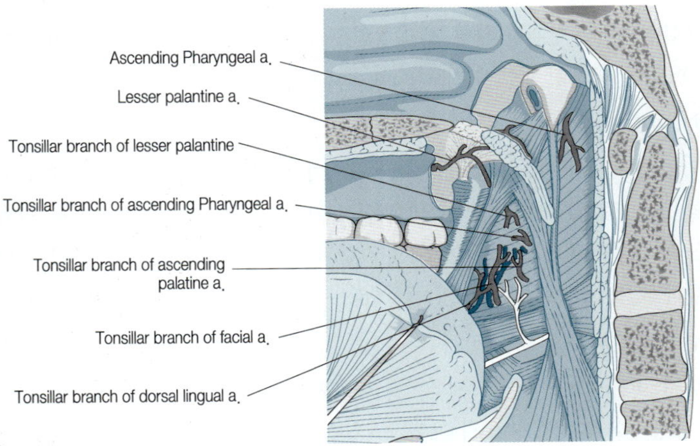

그림 14-1 편도선의 혈액 공급

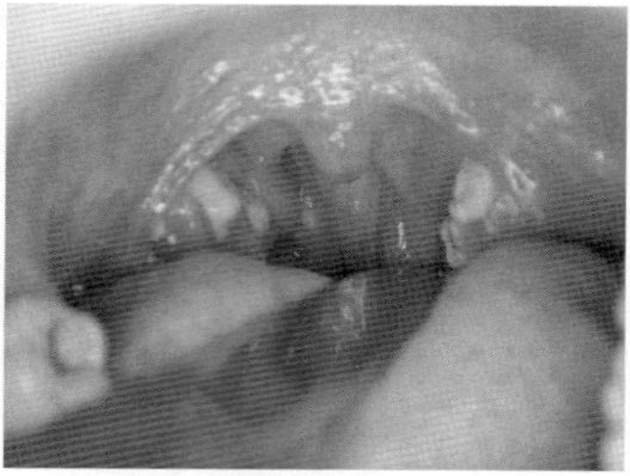

그림 14-2 급성 편도선염의 임상 소견

2. 비종양성 편도질환

1) 급성 편도염

주 원인균은 β-용혈성연쇄상구균, 포도상구균, 폐렴구균, Haemophilus 등이며 환자들은 인후건조감, 권태감, 발열, 인후충만감, 연하통, 연하곤란, 이통, 두통, 사지통증, 요통, 경부림프절병증, 오한등의 증상을 호소한다. 구강내 홍반성의 비대한 편도, 노란 삼출액이 편도의 표면이나 편도음와를 부분적으로 덮고 있는 것을 확인할 수 있다(그림 14-2). 치료는 충분한 수분섭취, 휴식, 청결한 위생, 생리식염수 구강세척등의 보존적 치료와 함께 10일간의 충분한 항생제 치료(Penicillin, Cephalosporin)를 시행한다.

2) 전염성단핵구증

80-95%에서 EBV(Epstein-Barr virus)가 원인균이다. 젊은 성인에서 고열, 크고 종창된 잿빛의 편도, 경부림프절병증, 간비장비대, 전신피로, 연하곤란, 연하통등의 증상이 있으며 일반적인 급성편도염에 비해 증상이 더 심하고 오래갈 경우 전염성단핵구증의 가능성을 염두해 두어야 한다.

(1) 검사소견

가. 10%이상의 비정형림프구를 통반한 50% 이상의 림프구 증가증

나. 간효소 수치의 증가

다. 혈청 이종친화성 항체(heterophil antibody) 양성: Mono-spot검사

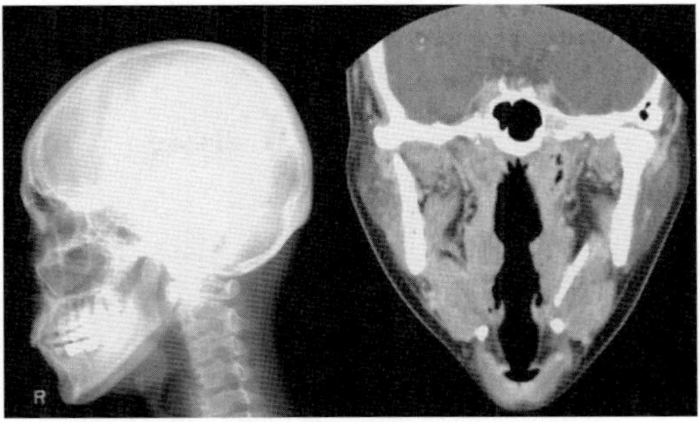

그림 14-3 이상경상돌기증의 CT 소견

라. EBV 검사: EBV viral capsid antigen,

(2) 치료

휴식, 수분공급 등의 보존적 치료와 항생제 요법을 시행하며 상기도 폐쇄시 비인두기도(nasopharyngeal airway)삽입 및 단기간 스테로이드 요법, 편도절제술이나 기관절개술을 고려하도록 한다.

3) 편도결석

편도결석은 편도와 내에 상피조직파편이 축적되어 발생하며 편도와의 개구부가 막히게 되어 건락성의 희거나 노란물질로 나타나며 심한 냄새가 나는 특징이 있고 환자들은 구취, 인후통등으로 내원하게 된다. 치료는 편도음와의 화학적 소작술, 레이저 소작술 등을 시행해볼수 있으나 근본적으로는 편도절제술을 시행해야 한다.

4) 이상경상돌기증(Eagle 증후군)

정상 성인에서 경상돌기의 길이는 2.5-3cm정도 되는데 3cm이상으로 경상돌기가 길어지거나 경상설골인대의 골화로 인해 편도와의 국한된 인후통을 유발한다. 호발연령은 30-50대 성인으로 통증은 두부 회전, 혀의 움직임, 연하나 저작시 유발 또는 악화되며 만성편도염으로 오인해 편도절제술 수술을 받고 난후 지속되는 통증으로 내원하여 발견되기도 한다. 편도

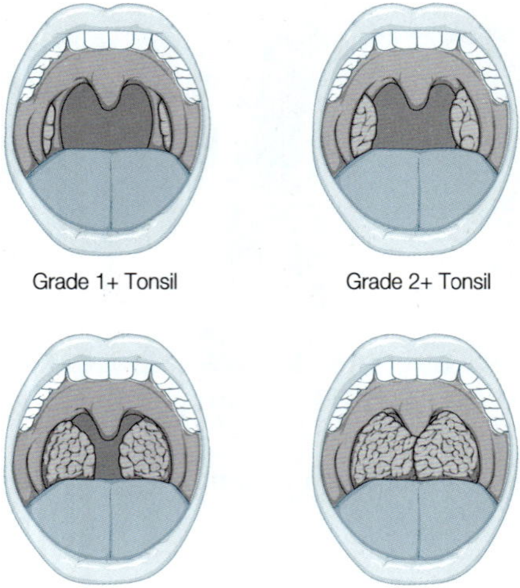

그림 14-4 구개편도 비대증의 등급

와 촉진을 해보면 길어진 경상돌기가 딱딱하게 촉진되고 그 외 방사선학적 검사로 진단할 수 있다(그림 14-3). 보존적 치료에도 효과가 없을 경우 경상돌기를 수술적으로 제거한다.

5) 구개편도와 아데노이드 비대증

편도와 아데노이드는 출생시 크기가 매우 작으나 1-4세까지 면역작용이 증가하면서 점차 커지다가 그 이후에는 서서히 퇴화하게 된다.

(1) 이학적 검사 : 구개편도의 비대 정도는 0-IV등급까지 나뉘어지는데, 편도가 편도와에 국한되어 있는 경우를 0, 기도폐쇄의 정도가 25% 미만이면 I, 25-50% 는 II, 50-75%는 III, 75%이상 기도를 막고 있는 경우 IV로 기록한다(그림 14-4).

구개열 또는 점막하 구개열이 있는 환자의 경우 아데노이드절제술 후 구개인두부전증이 생길 가능성이 높다. 구강내 구개수열(bifid uvula)이 관찰될 경우 반드시 경구개의 후방부를 촉진하여 점막하 구개열이 있는지 확인해야 한다.

(2) 경부측면단순촬영(Neck lateral-adenoid view) : 아데노이드-비인두비(adenoid-nasopharyngeal ratio)

6) 편도염의 합병증

(1) 화농성 합병증: 편도주위농양, 부인두농양, 인두후농양

(2) 비화농성 합병증: 성홍열, 급성 류마티스 열, 연쇄상구균성 사구체신염, IgA신병증 등

7) 편도와 아데노이드 수술의 적응증

8) 수술 후 관리

(1) 수술 후 출혈을 조기에 발견하기 위해서 엎드리거나 옆으로 누운 자세를 취하게 한다.

(2) 수술당일 식사는 유동식(Liquid diet)을 주고 다음날부터는 연질식

표 14-1 아데노이드 절제술의 적응증

감염	• 재발성/만성 아데노이드염 • 화농성 아데노이드염 • 다음 질환을 동반하는 아데노이드 비대 • 만성 삼출성 중이염, 재발성 급성 중이염, 고막 천공이 있는 만성 중이염, 만성 이루, 만성 부비동염
폐쇄	• 만성 비폐색과 구호흡을 동반하는 아데노이드 비대 • 수면 무호흡 또는 수면장애 • 다음 질환을 동반하는 아데노이드 비대 • 폐성심, 성장장애, 연하장애, 발성장애 • 두개안면발달이상 • 이상교합 • 언어장애
기타	• 종양이 의심되는 경우 • 만성부비동염과 연관된 아데노이드비대

표 14-2 편도절제술의 적응증

감염	• 재발성 급성 편도염 • 다음질환을 동반하는 재발성 급성 편도염 • 재발성 연쇄상구균성 편도염을 동반하는 심장판막질환 • 재발성 열성 경련 • 다음 질환을 동반하면서 내과적 치료에 반응하지 않는 만성 편도염 • 편도염, 구취, 지속적 인후통, 압통성 경부림프절염 • 내과적 치료에 반응하지 않는 연쇄상구균 보균상태 • 편도주위 농양 • 경부 림프절 농양을 동반한 편도염 • 내과적 치료에 반을하지 않는 심각한 폐쇄성 편도비대를 동반한 단핵구증
폐쇄	• 심한 코골이와 만성 구호흡 • 폐쇄성 수면무호흡 또는 수면장애 • 다음 질환을 동반한 편도 아데노이드 비대 • 폐성심, 성장장애, 연하장애, 발성장애 • 두개안면발달이상 • 이상교합 • 언어장애 • 기타 • 종양이 의심되는 경우, 일측성 편도비대

(Soft diet)으로 바꾼다.

(3) 항생제, 진통제 처방하고 탄툼 가글 등을 이용해 구강을 청결히 유지한다.

(4) 음식물이 수술부위를 자극해 출혈이 발생할 수 있다는 사실을 환자와 보호자에게 주지시키고 구강이나 비강으로 선혈이 관찰될 경우 반드시 병원에 내원할 것을 교육한다.

9) 편도, 아데노이드 수술의 합병증

(1) 출혈

수술중 출혈, 24시간 이내 발생하는 즉각성 출혈, 24시간 이후 발생하는

표 14-3 수술의 합병증

출혈
기도폐쇄
폐부종
구개인두부전증
비인강협착증
경추합병증: 제1,2경추 부분탈구
탈수
사경
기타 : 치아손상, 설인두와 후인두 신경의 마비, 악하선부터 편도와에 이르는 침샘누공, 종격동기종.

지연성 출혈로 분류할 수 있다. 생명을 위협하는 출혈은 대부분 술 후 24시간 이내에 발생한다. 수술중 출혈은 혈액응고장애나 큰 동맥의 손상과 관련이 있다. 혈액응고장애를 가진 환자에서는 과거력과 이학적 검사, 적절한 수술 전 처치로 수술중의 심각한 출혈을 예방할 수 있다. 수술 중 발생하는 출혈은 전기소작하거나 혈관을 결찰하여 지혈하고 출혈이 심한 경우에는 편도와에 패킹을 하고 편도궁을 결찰하여 지속적으로 압력을 가한다. 동맥의 손상으로 지혈이 어려운 경우에는 경부접근을 하여 동맥을 결찰해야 한다.

지연성 출혈은 주로 술 후 5-7일에 호발하며 이는 괴사딱지가 떨어지거나 이차감염으로 발생한다. 적절한 처치가 없으면 치명적일 수 있으므로 환자와 보호자에게 선혈이 확인될 경우 즉각적으로 병원에 내원하도록 충분히 교육하여야 한다. 출혈이 발생하면 입원하여 집중적으로 관찰하며, 활동성 출혈이 있을 경우 수술실 또는 외래에서 즉시 지혈을 해야 한다. 편도와에 혈괴만 존재할 경우 제거하지 말고 24시간정도 지나면 떨어져 나오므로 입원해 관찰하도록 한다. 반복적인 혈괴가 관찰되거나 활동성 출혈여부를 잘 모를 경우에는 혈괴를 제거하고 정확한 검사를 시행하여 그에 따른 처치를 하도록 한다.

아데노이드 절제술 후의 비인두강의 출혈은 대부분 아데노이드 잔여조직에서 나는 경우가 많다. 국소적인 혈관수축 점비액을 사용하거나 코 패킹을 시도해볼 수 있고 출혈이 지속되는 경우에는 수술방에서 잔존 아데노이드 조직을 제거하거나 지혈하도록 한다.

(2) 구개인두부전증

구개열이나 점막하 구개열이 있는 경우 꼭 필요하지 않다면 수술을 시행하지 않으며, 수술이 필요하다면 부분적 아데노이드절제술을 시행해야 한다. 일반적으로 일시적이고 시간이 지나면 호전되지만, 발생즉시 언어치료사가 평가하고 치료해야 한다. 보통 8주 이내에 저절로 증상이 소실되지만, 최소 1년간의 언어치료에도 호전이 없을 경우 수술적 치료가 필요하다.

감별진단: Habit palsy: 수술후 통증으로 인해 발성과 연하시에 인두의 근육이 비정상적으로 조절되어 발생하는 이차적인 인두마비로 언어치료로 호전된다.

(3) 비인강협착증

비인강, 비인강의 외측벽, 편도 후구개궁의 과도한 전기소작이나 절제, 급성인두염이나 화농성 부비동염이 있을 때 수술한 경우, 아데노이드를 재수술할 때, 켈로이드 체질이 있을 때 발생할 수 있다.

Catholic University of Korea 임상진료지침

15

Otolaryngology Head & Neck Surgery

구강의 악성 종양

구강은 하악 및 주변 엽주조직과 함께 언어, 저작, 연하, 기도유지, 안면 모양의 유지 등의 중요 기능을 담당하고 있다. 그래서 구강에 생긴 악성 종양의 수술적 치료는 원발병소의 제거할 뿐 아니라 구강 기능을 유지해야 한다. 구강암은 종양의 정확한 침범 정도를 알기 어려울 뿐만 아니라 국소 침윤 및 경부림프절 전이의 빈도가 높아 원발병소의 광범위한 절제와 경부 청소술이 필요하다.

1. 구강의 해부

구강 입술의 점막피부경계연에서 연구개와 경구개의 경계, 그리고 유곽유두(circumvallate papillae)선까지의 범위를 말한다. 즉 구강은 입술, 협부점막, 상부 및 하부 치조능(alveolar ridge), 치아, 구치후삼각(retromolar trigone), 구강저, 경구개, 혀의 앞쪽 2/3로 이루어진다. 림프는 이하절(submental node), 악하절(submandibular node), 상심경림프절(upper deep cervical node)로 유출된다.

2. 수술 전 평가

동반된 내과적 질환, 음주력과 흡연력, 만성 폐질환, 영양 상태 등 전반적으로 환자의 상태를 평가해야 한다. 그리고 대부분 환자가 구강 위생이

나 치아의 상태가 불량하므로 수술 전 구강 위생 상태를 개선시켜야하며 수술 후 필요할 수 있는 방사선 치료를 대비해야 한다. 그러므로 하악골을 절개하는 경우가 아니라고 하더라도 본원에서는 수술 전 치과 협진 진료를 정례화 하고 있다. 이학적 검사로 양수 촉진으로 원발부위에 대한 정확한 평가가 필요하며 경부림프절에 대해서도 촉진을 해야 한다. 구강이외에 구인두, 후두, 하인두도 후두경등을 통해 확인해야한다. 식도나 하인두에 동시적 암종이 있는지를 검사하기 위해 예전에는 식도내시경이나 식도조영술을 시행했으나 최근에 본원에서는 외래에서 시행하는 경비강식도내시경이나 PET CT로 대체하고 있다. 의심되는 원발부위를 생검을 통해 조직검사로 세포의 종류와 분화도 등의 정보를 얻어야 하고 촉진되는 경부림프절이 있다면 세포흡인검사를 통해 경부전이 여부를 확인하여야 한다. 추가적인 영상 검사를 시행하게 되는데 일반적으로 두경부 악성 종양 환자에서 영상 검사는 정확한 T stage와 N stage를 위해 두개저(skull base)에서 상부종격동(upper mediastinum)까지 포함되어야 한다. 본원에서는 흔히 CT와 MRI를 이용하며 추가로 PET CT를 촬영한다. 원발부위에 대한 평가와 골수를 침범했는지 여부는 MRI가 CT보다 우월하지만 경임파선 전이 여부는 CT가 우수하다.

3. 구강암 수술의 일반적 원칙

1) 경부의 치료

경부림프절 전이가 있다면 치료적 경부청소술로 경부곽청술(Radical neck dissection), 변형경부곽청술(Modified radical neck dissection)을 시행하는 것이 원칙이다. 그렇다면 임상적으로 N0인 경우에는 예방적 경부청소술에 대해서 아직 논란이 많다. 그러나 본원에서는 T2이상의 구강암에서는 잠재전이율이 20%를 넘기 때문에 예방적 경부청소술을 시행하고 있다. 그 범위는 level I~III를 포함하는 견갑설골상부 경부청소술

(supraomohyoid neck dissection)을 시행하고 설암의 경우에는 level IV를 포함하는 것을 원칙으로 하고 있다.

2) 원발병소의 절제의 원칙

첫째는 종양의 절제시 그 과정에서 지속적으로 종양의 범위와 절개선의 위치를 확인하여 삼차원적으로 절제한다. 둘째 충분한 변연을 확보한다.

3) 원발병소에 대한 수술적 접근법

(1) 경구강 접근법(tranoral approach)

T1이나 T2에서 시행가능하며 전신마취시 경비적 기관삽관을 시행해야 한다. 절제시 사용할 수 있는 수술용 CO2 레이져 사용은 지혈효과가 좋고 수술용 현미경을 이용하여 정확한 절제가 가능하다는 장점을 가지고 있다. 구강외 접근법보다 수술에 따른 부작용이 적어 기능적인 면에서 우수하지만 종양의 심부에 대한 정확한 절제연을 정하기가 어렵다는 단점이 있다.

(2) Pull-through 접근법

구강 내 원발병소를 구강저의 근육들을 절개하여 하악의 내측을 통과하여 경부로 빼내어 경부청소술의 시료와 함께 일괴로 제거하는 술식이다. 하순과 턱 절개가 필요 없으며 하악을 절개하거나 협골막을 박리하지 않으므로 하악의 혈관분포를 차단하지 않으며 원발병소와 경부의 림파선을 연결성을 유지하면서 제거할 수 있는 장점이 있으나 구강의 전방에 위치한 병변에 적당하나 설기저부나 후구치 삼각부, 편도 등의 구강 후방에의 접근에는 시야가 제한이 있고 하악을 침습한 구강암에서 사용하기가 어렵다는 한계가 있다.

(3) 하악설 유리 접근법(Mandibuar lingual release approach)

pull-through 접근법의 변형으로 하악골을 절개하지 않고 하악골의 설측 골막을 하악골로부터 박리하여 구강저를 완전히 가동시켜 혀와 구강저 전체를 경부로 이동시킨 후 종양을 제거하는 방법이다.

(4) 면갑피판 접근법(Visor flap approach)

구강암이 중앙부위에 위치하거나 하악의 설측면에 침습이 의심되는 경우 구순절개를 피하기 위해 시행하는 방법이다. 협부를 좌우로 모두 절개하고 외측 하악 골막을 박리한 후 하순 및 턱의 피부, 협부피판을 모두 거상하여 구강을 노출하는 방법이다. 치아의 안쪽에 있는 고유구강의 노출에 대해서는 장점이 없으며 양측의 이신경(mental nerve)을 절단하여 하순의 무감각이 올 수 있고 술 후 하순의 고정이 문제가 되어 구순 실금(incontinence)등의 기능장애가 올 수 있다.

(5) 하협부 치한 접근법

하순 절개 후 협구(buccal sulcus)에 절개를 가하여 그 위치에 따라 원하는 만큼 협부 피판을 박리하여 협부와 하악이나 상악의 외측면에 완전한 시야를 얻는 방법이다.

(6) 외측 인두절개술(Lateral pharyngotomy approach)

위로 설하신경, 아래로 상후두신경 사이에 인두절개를 가하여 인두를 개방하는 방법으로 설기저부, 후두개, 후방 인두벽, 성문상부, 구강 외측에 발생한 종양의 수술적 접근법으로 유용하다.

(7) 하악골 절개술

골절개선의 위치에 따라 정중절개술(median mandibulotomy), 방정중절개술(paramedian mandibulotomy), 외측절개술(lateral mandibulotomy)로 나뉘며 구강암에서는 일반적으로 방정중절개술을 가장 많이 사용한다. 하악골 절개에 따른 문제점이 있으나 수술 시야 면에서는 다른 어떠한 수술적 접근법보다 우수하다.

(8) 하악골 절제술

하악골에 종양의 침범이 의심되는 경우에 일측 하악골 전절제술을 포함한 분절절제술(segmental resection)과 이보다 보존적인 부분절제술(marginal mandibulectomy)로 나뉜다.

4) 재건술

재건술에 따라 술 후 구강의 기능이 결정되므로 매우 중요하다. 구강의 1.5 cm 이하, 때로는 2 cm까지의 결손은 일차봉합이 가능하다. 다양한 피판을 결손의 크기와 결손부위의 조직의 성질 등을 고려하여 사용할 수가 있는데 본원에서는 주로 유리피판을 사용한다. 유리피판은 모양을 자유롭게 만들 수 있고 수혜부와 멀리 떨어져 있어 두 팀이 동시에 수술을 할 수 있다. 유리피판 중에서도 본원에서는 전완유리피판을 많이 사용하는데 피판을 넓거나 좁게 혹은 길게 자유롭게 얻을 수 있으며 혈관경이 길고 해부학적으로 일정하며 경부의 혈관과 크기가 비슷하다는 장점이 있다. 흔하지는 않지만 피판의 일부 혹은 전부가 괴사될 수 있다. 작은 괴사는 보존적 치료만으로도 치유되는 것이 보통이지만 크기가 크다면 다시 재건해야 하는 경우도 생긴다. 수술 후 피판 감시가 매우 중요한데 먼저 피판의 색깔을 살펴봐야 한다. 만약 색깔이 창백하다면 동맥에 문제가 있어 혈액공급이 충분하지 않은 것이고 반대로 청보라색으로 보인다면 정맥혈이 순환되지 않는 것으로 판단해야 한다. 다음으로 진피 출혈 검사가 있는데 주사침으로 피판의 진피와 표피의 혈관층을 찌른 후 출혈이 3초 이상으로 지연되면 동맥 부전으로 1초미만으로 즉시 출혈 시는 정맥 부전으로 볼 수 있다. 객관적이고 비침습적인 검사방법으로는 초음파 돌플러를 사용하는 방법이 있는데 경부에는 많은 혈관이 지나가기 때문에 수술 중 피판경의 위치를 표시해두어야 수술 후 초음파를 이용한 감시가 용이하다.

4. 수술 후 관리 및 치료

일반적으로 수술 전 예방적 항생제를 사용하며 수술 후에도 항생제를 투여한다. 입원 기간은 병변의 정도와 수술의 종류에 따라 달라지는데, 경구강 접근법으로 경부림프절절제술을 시행하지 않는 T1의 경우 3일정도 입원하게 되며 결손부위가 커서 유리피판 등으로 재건한 경우는 입원기간이 길어진다. 배액관의 제거 시점은 기관마다 다른데, 본원에서는 수술 후 배액관(suction drain)에서 하루에 10 cc 이하로 배액되거나 하루에 20 cc 이하로 이틀간 배액 된다면 배액관을 제거한다. 피부 봉합은 수술 후 5-6병일에 절반을 제거하고 6~7병일에 모두 제거한다. 결손부위가 커서 피판을 이용하여 재건한 경우 수술부위에 특별한 문제가 없다면 가능한 빠른 시간에 변형바륨연하 검사 후 구강을 통해 음식물을 섭취하도록 훈련을 해야 한다. 구강암 수술 후 발생하는 언어장애는 결손부위나 정도 등에 따라 다양하게 발생하고 수술 부위에 따라 조음 능력에 차이가 나게 된다. 연구개를 포함한 수술 후에는 연구개 인두부전(velopharyngeal insufficiency)로 인해 보상조음(compensatory articulation)이 나타날 수 있고 구강설의 결손부위와 운동성에 따라 구강설의 전상방 움직임이 필요한 치경음, 경구개음 등 조음 대치 및 오류가 나타날 수 있고 혀의 고저, 전후의 자질에 따라서 조음능력에 영향을 미칠 수 있다. 구강암의 재건 시 예상되는 장애에 대한 대비를 계획하고 평가하여 치료방침을 정해 필요한 언어치료 등을 시행해야 한다. 수술 후 방사선 치료는 절개연에서 종양세포가 나왔거나 절개연이 충분하지 못했을 경우, 종양이 신경이나 혈관을 따라 침범하는 양상인 경우, 두 개 이상의 림프절에서 종양세포가 확인된 경우, 림프절 피막외로 종양세포가 침범한 경우, T3나 T4 등에서 시행한다. 보통 수술부위가 완전히 치유되고 나서 시행하며 일반적으로 수술 후 3-4주후가 된다.

| 참고 문헌 |

Cummings CW, Flint PW, Hacker LA, et all, Cummings Otolaryngology Head & Neck Surgery. 4thed. Mosby Year Book, 2005

Catholic University of Korea 임상진료지침

16 Otolaryngology Head & Neck Surgery

구인두암

구인두는 위로는 연구개와 경구개가 만나는 부위에서부터 시작되어 아래로는 설골 및 후구개곡으로 경계되는 구역 사이에 위치하는 부위로 연구개, 편도와 및 편도궁, 설기저부, 후인두벽으로 구성된다. 기능적으로 구인두는 음성 산출, 호흡, 연하에 중요한 역할을 한다. 구인두암은 전체 두경부암의 약 12%를 차지하며 대부분 편평세포암종이다. 그 외 구개편도와 설편도에서는 악성 림프종이 발생할 수 있다. 주로 흡연, 음주와 관련이 있으며 최근에는 인간유두종 바이러스(human papilloma virus)와 연관성이 밀접한 관련이 있는 것으로 보고되고 있다. 발생 빈도는 편도선, 설근부, 연구개, 구인두벽 순서로 높으며 주로 40대 이후 발생되고 60~70대 호발하며 남녀비는 4~10 : 1 로 알려져 있다. 두경부암 중 나쁜 예후를 보이는 암이며 국소 림프절 전이가 흔하고 전체 5년 생존율은 약 46%로 알려져 있다.

1. 임상양상

인두 불편감이 환자가 호소하는 가장 흔한 증상이다. 그러나 초기에는 증상이 거의 나타나지 않는 경우가 많으며 해부학적 차이로 연구개 부위의 종물이 편도와나 설기저부보다 증상이 일찍 발현된다. 그 외 연하통, 목의 이물감, 이통을 호소할 수 있으며 구인두의 심부근육을 침범했을 경우에는

개구장애, 연하장애, 구음장애, 편측 삼출성 중이염이 나타날 수 있다. 그 외 후기 증상으로는 객혈, 호흡곤란, 체중감소를 보인다.

1) 연구개

(1) 연구개의 전하측 점막에 주로 발생하며 백반성 병변과 점막충혈의 육안 소견으로 쉽게 관찰된다.

(2) 가장 흔한 증상은 연하통

(3) 수술 전, 절제범위의 정확한 평가를 위해 여러 부위를 동시에 조직검사 시행

(4) 초기에 발견되는 비율이 50%이상으로 보고되며 림프절 전이는 2~45%로 다양하고 주로 level II로 전이가 이루어진다. 종양이 연구개의 정중선에 가까이 위치하면 양측 경부 전이 가능성이 증가하고 반대측 전이는 5~15%로 알려져 있다.

2) 편도선

(1) 구인두에서 상피세포암이 가장 호발하는 부위이며 주로 편도 전궁에서 발생한다.

(2) 60~80%의 환자가 연하통 및 연하장애를 호소하며 경부 종물로 처음 발견되는 경우는 10~38%이다. 후방 및 심부로 진행되어 익돌근을 침범하면 심한 통증과 개구장애를 호소한다.

(3) 전방 혹은 내측으로 진행하면 구후삼각, 설기저부, 협부를 침범하며 특히 설기저부는 편도암 환자에서 41~80%로 침범하는 부위로 알려져 있다.

(4) 경부 림프절 전이는 주로 level II, III, IV 순으로 발생하며 진단시 임상적 전이 빈도는 66~76%로 보고된다.

3) 설기저부(base of tongue)

(1) 대부분 점막하 병변으로 육안으로 관찰하기 힘들고 증상 발현이 늦어 나쁜 예후를 보인다.

(2) 지속적인 인두통이 가장 흔하며 그 외 이물감, 방사성 이통, 개구장애로 나타날 수 있다.
(3) 인두통이 지속되는 환자에서 설기저부의 양수 촉진이 정확한 진단을 내리기 위해 가장 중요하다.
(4) 경부 림프절 전이는 조기에도 빈번하며 주로 level II, III, IV 순으로 발생하고 60~75%는 진단 당시 경부 림프절 전이가 존재한다. 20~30%는양측 경부 림프절 전이가 있다.
(5) 5년 생존율은 다른 구인두암보다 불량하여 약 20%로 알려져 있다.

4) 구인두후벽(posterior pharyngeal wall)

(1) 구인두후벽에 발생한 암은 5 cm 이상의 크기로 발견되는 경우가 78%로 보고되었다. 진행하면 위로는 비인두, 아래로는 하인두를 침범한다.
(2) 가장 흔한 증상은 연하장애와 연하통이며 그 외 체중감소, 쉰목소리, 경부 통증을 보일 수 있다.
(3) 초기 경부 종물로 발견되는 경우는 약 20%로 보고되었다.

2. 경부 림프절 전이

구인두에서 림프배액의 중요한 경로는 내경정맥림프절(internal jugular node)과 후인두림프절(retropharyngeal lymph node)이다. 일차 경부 림프절 전이는 level II로 유출이 되며 특히 설기저부, 연구개의 중앙부위는 양측 경부로 림프 유출이 발달되어 양측 경부 전이 가능성이 높다. 편도선암에서도 편도 전궁에 발생한 암보다는 편도와에서 발생한 암이 반대측 경부 전이가 높다. 구인두암의 전체적인 잠재성 전이율은 30%이며 경부 림프절 전이는 원발부위의 침습 깊이, 원발 부위 종양의 크기, 원발 부위 림프 주행량 등에 비례하여 증가한다. 특히 낭종성 경부전이는 Waldeyer 편도환의 원발병소, 갑상선 유두암, 새원성암종 (branchiogenic carcinoma)과의 감별이 필요하다.

3. 진단적 검사

1) 병력과 신체검사

(1) 간접 혹은 직접 후두경, 비인두경 검사, 기관지경 검사, 식도경 검사, 전신마취하 내시경 검사

(2) 양수 촉진 : 특히 설기저부에 의심되는 병변이 있을 때 중요하며 결절성 및 가동성을 확인한다.

(3) 뇌신경 V, VII, XI, X, XII 에 대한 평가

(4) 경부 림프절 촉진

2) 조직검사

정상 조직과의 경계 부위에서 정상조직을 포함하여 절제하며 조직검사 결과가 임상증상과 일치하지 않을 경우 여러 번에 걸쳐 깊숙이 조직 검사를 실시한다.

3) 영상학적 검사

(1) CT : 원발부위와 경부림프절 전이 평가, 두개저골 및 하악골 침범 여부,

(2) MRI : 미세한 점막과 점막하 병변, 하악골의 골수 침범 평가, 심부근육의 침습정도 판단, 혈관계통 등의 연조직과 설기저부, 부인두공간, 추전근막의 침범, 종양의 전체적인 윤곽을 확인

(3) PET CT : 간 및 폐 등의 원격 전이 평가

4. 병기

주로 TNM 병기(표 1)를 사용하며 치료 전 신체검사와 영상검사, 내시경, 조직검사 등을 통해 내려지는 병기를 임상적 병기라 하고 cTNM으로 표기한다. 이때 새로운 진단기법의 도입으로 추가되는 정보가 있어 병기

표 16-1 구인두암의 TNM 병기(AJCC, 6th edition, 2002)

T 병기	
Tis	상피내 암종(Carcinoma in situ)
T1	종양의 최대직경이 2 cm를 넘지 않을 때
T2	종양의 최대 직경이 2-4 cm일 때
T3	종양의 최대 직경이 4 cm를 넘을 때
T4a	종양이 후두, 혀의 심부근육 혹은 외근, 내측 익골근, 경구개 혹은 하악골을 침범했을 때
T4b	종양이 외측 익돌근, 익상판, 외측 비인두, 두개저를 침범했거나 경동맥을 둘러쌀 때
N 병기	
N0	림프절 전이가 없는 경우
N1	동측 경부에 3 cm미만의 림프절 1개에 전이된 경우
N2a	동측 경부에 3-6 cm의 림프절 1개에 전이된 경우
N2b	동측 경부에 다수의 림프절에 전이되고 모두 6 cm 미만인 경우
N2c	반대쪽 혹은 양측 경부에 다수의 림프절에 전이되고 6 cm미만인 경우
M 병기	
M0	원격전이가 없는 경우
M1	원격전이가 있는 경우

가 달라지는 현상을 병기이동(stage migration)이라고 표현하다. 병리학적 병기는 수술 후 적출된 종괴를 조직학적으로 판정한 병기이고 pTNM으로 표기한다. 또한 재발된 암의 병기는 rTNM으로 표기한다.

5. 구인두암 치료 전 고려 사항

1) 환자의 전신 상태 및 심리 상태, 치료에 대한 의지
2) 종양의 조직학적 형태, 원발부의 크기 및 암의 병기
3) 경부림프절 전이여부, 하악골 침범 가능성

6. 원발병소의 수술적 접근법

암의 완전 제거와 술후 기능보존을 위해서는 적절한 수술적 접근법을 선택해야 하며 원발부의 위치와 크기를 고려하여 수술 방법을 결정하여야 하나 그 외 술자의 경험과 기호가 영향을 미친다.

1) 구강을 통한 접근법(transoral approach)

부인두강, 하악골, 하인두 및 성무상부 등을 침범한 경우 이외에 대부분의 구인두암은 구강을 통한 절제가 가능하다. 적절한 개구기 및 강직형 내시경과 레이져를 이용하여 설기저부암도 구강을 통한 절제가 가능하다. 이 술식은 가장 덜 침습적 방법이며 기능 및 미용적 측면에서 우수하다.

2) 외측인두절개술(lateral pharyngotomy approach)

설기저부, 편도와 및 외인두벽에 위치한 병변에 유용하게 사용될 수 있으며 설하신경과 상후두신경사이로 인두절개를 통하여 구인두로 접근이 가능하다. 넓은 시야를 통해 3차원적 원발부의 절제가 가능하나 원발암이 경부로 직접 파급된 경우 및 하악골 침범이 있을 경우 그리고 편도와보다 상부 병변과 구후삼각암에는 이 술식을 적용할 수 없다. 신경손상으로 술후 연하장애와 인두협착 및 인두피부누공의 가능성이 있다.

3) 경설골 인두절개술(transhyoid pharyngotomy approach)

중앙에 위치한 T1-T2 설기저부암에 대한 수술로 가장 적당하며 설골위를 통하여 인두로 들어가 후두개곡에 접근하는 술식이다. 구순이나 하악골 절개없이 경부림프절 청소술시 시행한 피부 절개를 통해 구인두로 접근할 수 있는 장점이 있으나 술후 인두피부누공의 합병증이 발생할 수 있다.

4) 하악 회전 접근법(mandibular swing approach)

전체 구인두의 충분한 노출이 가능하여 주로 광범위한 구인두암에서 적용하며 경부의 피부절개는 연장하여 구순의 정중앙을 관통하게 된다. 하악골 절개 후 고정할 때 필요한 플레이트는 하악골 절개 전에 미리 준비한 구멍에 맞추도록 한다. 하악골 절개는 이공(mental foramen) 앞에서 주로 정중앙으로 절개하나 계단식으로 시행할 수도 있다. 또한 이 술식을 적용하여 구인두암이 하악골을 침범하였을 때 하악골과 종괴를 복합절제(composite) 할 수 있다.

7. 구인두의 재건

구인두 재건의 목적은 적절한 기도를 확보하면서 언어와 연하 기능을 회복시키는 것이다. 구인두의 결손부위의 크기와 위치 뿐만 아니라 환자의 전반적 상태를 고려하여 재건술을 선택해야 한다. 이상적인 구인두 재건술은 높은 성공률과 낮은 합병증을 가져야하며 3차원적으로 재건이 가능하고 공여부 이환율을 최소화해야 한다. 특히 연구개의 50% 이상의 결손이 있을 때는 대부분 구개인두부전증이 발생하므로 유리피판(전완유리피판) 및 국소피판(후인두피판)을 이용하여 구개인두부의 통로를 적절한 크기로 좁히는 재건술을 시행하는 것이 중요하다.

1) 일차봉합 혹은 이차유합(primary closure 혹은 secondary healing) : 가장 간단한 방법이며 봉합 후 혀의 당겨짐(tethering)이 심하게 발생하지 않을 때 가능하다.
2) 피부이식(skin graft) : 일차봉합할 수 없는 후인두벽이나 측벽의 결손부위에 적용할 수 있다.
3) 국소피판(local flap) : palatal island flap, uvulopalatal flap, buccinator myomucosal flap, superior constrictor advancement rotation flap(SCARF)
4) 유경 국소피판(pedicled regional flap) : 대흉근피판(pectoralis major myocutaneous flap)이 가장 많이 사용되는 유경피판이며 그 외 platysma myocutaenous flap, temporoparietal fascial flap, latissimus dorsi musculocutaneous flap, trapezius musculocutaneous flap 이 사용될 수 있다. 이러한 유경국소피판은 편도나 인두측벽과 같이 운동

성이나 감각 회복이 크게 필요하지 않은 부위의 재건에 용이하다.

5) 유리피판(microvascular free tissue transfer) : 구인두 재건의 큰 진보를 이룬 것은 유리피판의 도입에 있으며 다른 어느 재건술보다 기능적 측면에서 우수하다. 가장 많이 사용되는 유리피판은 요골전완유리피판(radial forearm fasciocutaneous flap)이며 신경이식(sensate flap)을 동시에 시행하여 연하 기능을 향상 시킬 수 있다. 또한 구인두암종의 하악골 침범으로 하악골 절제술 후에는 비골(fibula)이나 견갑골(scapula)과 같은 유리골피부피판이 필요하다.

8. 구인두 상피세포암에 대한 일반적 치료원칙(NCCN guideline, 2008)

1) 치료전 필요한 검사

(1) 자세한 병력 청취, 이학적 검사

(2) HPV 검사

(3) 원발부 및 경부에 대한 CT, MRI, 초음파, 전이 및 2차암 평가를 위한 PET CT

(4) 흉부 검사(chest CT)

(5) 치과 검사

(6) 언어 및 연하 검사(치료전 이상 소견 혹은 증상이 있을 경우)

(7) 전신 마취에 필요한 일반적 검사

(8) 전신 마취하에서 내시경을 이용한 원발부에 대한 평가 (panendoscopy)

2) 임상적 병기에 따른 치료 방법

(1) T1-2, N0-1 인 경우

가. 원발부위의 수술적 절제 및 경부 림프절 청소술 : 수술 후 조직검사에서 한 개의 림프절 전이가 있을 경우에는 방사선 치료를 고려하고 림프절 전이가 두 개 이상 혹은 피막외 전이가 있거나 양성 절제연

인 경우에는 동시화학방사선 치료를 시행

나. 방사선 치료 : 방사선 치료 후 잔존암이 있을 경우에는 구제 수술을 시행

(2) T4-4a & N0 인 경우

가. 동시화학방사선 치료(category 1)

나. 수술

다. 선행 화학요법 후 동시화학방사선 치료

(3) any T & N2-3, T3-4a & N+ 인 경우

가. 동시화학방사선 치료(category 1) : 원발부가 완전 관해를 이루었으나 경부에 잔존암이 있을 경우 림프절 청소술을 시행

나. 선행 화학 요법 후 동시화학방사선 치료(category 3)

다. 수술 : 수술 후 조직 검사 결과에 따라 방사선 단독 치료를 하거나 항암방사선치료를 병행

9. 합병증

1) 수술과 관련된 합병증 : 신경손상(뇌신경 5, 7, 9, 10, 11, 12번), 혈관손상, 인두피부누공, 연하장애, 개구 장애, 구음 장애, 재건한 피판의 손실

2) 방사선 치료와 관련된 합병증 : 점막염, 구강건조증, 미각소실, 연하장애, 치아손상, 피부병, 방사선골괴사증, 창상 치료지연

Catholic University of Korea 임상진료지침

17

Otolaryngology Head & Neck Surgery

하인두의 악성종양

하인두암은 대부분 진행된 병변으로 발견되며 점막하 침범, 도약 병변이 흔하고 진단시 이미 경부 림프절 및 종격동 림프절로 전이가 되어 있는 경우가 많다. 따라서 여러 치료방법과 수술방법의 발달에도 불구하고 여전히 예후가 불량한 두경부암 중 하나이므로 적절한 치료 선택을 위해서는 원발부의 정확한 범위와 전이에 대한 적절한 평가가 이루어져야 한다.

1. 하인두의 종양학적 해부

하인두는 설골 상부로부터 윤상연골의 하연까지로, 위로는 구인두와 아래로는 식도와 연결되어 있다.

1) 아구역(subsite)

이상와(pyriform sinus), 후인두벽(posterior pharyngeal wall), 후윤상부(postcricoid area)

2) 소구역(subsite)별 발생하는 암의 특징

(1) 이상와 내측암 : 후두개피열 주름이나 피열연골을 침범하여 더 진행하면 윤상피열관절(cricoarytenoid joint), 부성문강(paraglottic space), 후두개전공간(preepiglottic space)를 침범하여 성대마비를 일으킨다.

(2) 이상와 외측암 : 후인두(retropharynx)로 전파될 가능성이 높고 더 진행하면 갑상선익(thyroid ala), 일측 갑상선을 침범할 수 있다.

(3) 후윤상부암 : 후윤상피열근과 윤상연골을 주로 침범한다.

(4) 후인두벽암 : 위로 진행되어 비인두를, 아래로는 경부식도로 확장할 수 있으며 전천추근과 후인두공간을 침범할 수 있다.

2. 임상양상

1) 두경부암의 5~10%를 차지하고 전체 암의 약 0.5%, 60~70대 남자에서 호발

2) 95%이상은 편평상피세포암

3) 위험인자 : 흡연, 알콜, 만성역류, 영양결핍, 식도무이완증, Plummer-Vinson 증후군

4) 증상

(1) 인두이물감, 인두통, 연하통, 연하곤란, 체중 감소, 경부종물

(2) 애성 : 이상와암종이 후두를 직접 침범하거나 후윤상부 또는 경부식도부위로 파급되어 반회후두신경을 침범할 경우 발생

(3) 이통 : 연관통이며 설인신경의 고실분지(Jacobson' s nerve)나 상후두신경의 외이도분지(Arnold' s nerve)에 의해 유발되며 주로 이상와 암종에서 나타난다.

3. 경부 림프절 전이

하인두는 경부에서 가장 림프절이 풍부한 곳으로 하인두 편평세포암종의 림프절 전이는 보통 60~75%인 것으로 보고되고 있다. 경부 전이는 주로 level II, III, IV 순서로 많이 일어나며 level I 과 V는 전이가 흔하지 않다. 특히 level V는 level IV로 전이가 있을 경우에만 연관이 있는 것으로 보고되며 level VI는 성문하부, 후윤상부, 이상와의 첨부에 암이 침범되어 있으

면 전이될 확률이 높은 것으로 알려져 있다. 반대측 경부 림프절로의 전이는 이상와 내측 병변, 성문상부의 변연부, 인두후두개 주름과 같이 중앙의 구조를 침범하는 경우 증가한다.

4. 진단적 검사

1) 후두내시경

(1) 후인두벽 및 이상와암을 쉽게 확인 가능

(2) 성대 운동성을 반드시 평가

(3) 암을 의심할 수 있는 소견: 비대칭적인 후두모양, 피열연골의 부종이나 홍반, 이상와내의 분비물의 저류, 후두염발음 소실

(4) 하인두 종양 확인에 도움이 되는 방법 : Valsalva법, 고음발성, 환측으로 고개 기울임

2) 전신마취하 panendoscopy

이차 원발암의 빈도가 높으므로 식도, 기관, 기도를 포함한 전체 상부호흡소화관에 대한 검사가 필요

3) 영상검사

(1) CT, MRI : 원발부의 범위 및 경부 림프절 평가, 연골(갑상연골, 피열연골, 윤상연골) 침범 여부

(2) PET CT : 원격전이, 2차 원발암 평가

(3) barium swallow : 점막병변의 범위를 결정하거나 2차 원발암 진단

5. 병기

하인두암의 병기에 있어서 특징적인 것은 소구역의 개념이 T병기에 포함된다는 것이다. 즉 종양이 2 cm보다 작더라도 2개 이상의 소구역을 침범하였을 경우에는 T2가된다. 또한 성대의 가동성 여부도 T병기에 영향을

표 17-1 하인두암의 T병기(AJCC, 6th edition, 2002)

T 병기	
Tx	원발 종양을 평가할 수 없는 경우
T1	종양이 하나의 하인두 소구역에 국한되어 있고 종양의 최대 직경이 2 cm 이하인 경우
T2	종양이 2개 이상의 하인두 소구역을 침범하거나, 종양의 최대 직경이 2 cm에서 4 cm 사이인 경우
T3	종양의 최대직경이 4 cm를 초과하거나 일측 성대가 고정된 경우
T4a	종양이 갑상연골, 윤상연골, 설골, 갑상선, 식도, 또는 중앙경부구획 내 연조직(후두 전방 의 띠근육 및 피하지방 포함)을 침범한 경우
T4b	종양이 전척추근막을 침범하거나 경동맥을 싸고 있는 경우, 또는 종격동 구조물을 침범 한 경우

미쳐 한쪽 성대가 고정되어 있을 경우에는 T3가 된다.

6. 수술적 치료

환자의 활동도(performance status), 원발부 범위, 후두침범 여부, 림프절 전이 상태에 따라 치료가 계획되어야 한다. 수술적 방법은 후두 보존여부에 따라 분류할 수 있다.

1) 후두보존술

하인두암에서 후두를 보존하는 술식을 시행하기 위해서는 적어도 하나의 피열연골과 성대의 운동성이 보존되어 있어야 하고 이상와 첨부나 경부식도의 침범이 없어야 한다.

(1) 내시경 절제술(endoscopic transoral laser excision) : 현미경을 통해 종양을 정확인 관찰할 수 있어 종양의 정확한 절제가 가능하고 수술 후 연하장애 및 흡인의 가능성이 적다는 장점이 있지만 T1-2의 초기 하인두암에서만 적용이 가능하다. 최근에는 로봇을 이용하여 더 광범위한 절제가 가능하다는 보고가 있다.

(2) 외측인두절개술을 통한 부분적 인두절제술(partial pharyngectomy

via lateral pharyngotomy) : 하인두의 측후방에 발생한 T1-2 암의 부분적 절제시에만 적용할 수 있으며 이상와의 내측이나 전면, 후두를 침범했을 때는 금기가 된다. 수술 후 인두점막의 부종으로 기도폐쇄 가능성이 있으므로 기관지 절개술을 먼저 시행해야 한다. 호흡, 연하, 발성의 기능적 보존이 가능하나 합병증으로는 인두피부누공, 연하장애, 흡인 등이 있다. 결손부위는 범위에 따라 일차봉합, 피부이식, 유리피판술을 선택할 수 있다.

(3) 전방 경설골인두절개술을 통한 부분적 인두절제술(partial pharyngectomy via anterior transhyoid pharyngotomy) : 후인두벽에서 발생한 T1-2 암의 절제시 유용한 술식이며 심부절제연은 전척추근막이다. 결손부위는 피부이식으로 덮으며 수술 시야가 좁고 술 후 연하장애 및 인두피부누공의 가능성이 있다.

(4) 정중 구순하악설 절개술(median labiomandibular glossotomy) : 하악의 중앙을 절개하여 접근하는 방법으로 하인두후벽에 발생한 T1-2 암에 적용할 수 있다. 노출되는 범위에 비해 창상 범위가 커서 제한적으로만 사용된다.

(5) 부분 인후두절제술(partial laryngopharyngectomy) : 이상와의 내측, 후두개피열 주름에 발생한 암에 적용할 수 있으며 설기저부, 이상와 외측, 후두개곡까지 절제를 연장할 수 있다. 이상와첨부, 후윤상부를 침범할 경우, 편측 성대가 고정되어 있을 경우에는 금기가 된다. 후두절제범위에 따라 다음과 같은 술식을 적용할 수 있다.

가. 성문상 수평부분 후두적출술(horizontal supraglottic laryngectomy)

나. 수직 후두부분적축술(vertical hemilaryngectomy)

다. 상윤상 후두부분적출술(supracricoid partial laryngectomy)

수술 후 결손부위는 유리피판, 특히 요측전완피판으로 재건하게 된다. 술 후 흡인 가능성이 높기 때문에 술 전 폐기능이 적절히 유지되는 환자에서 적용하는 것이 바람직하며 술 후에 면밀한 연하재활이 시행되어야 한다.

2) 후두전적출술

T3 이상의 하인두 병변에서 통상적인 후두적출술과 병행하여 시행한다.

(1) 인두부분 혹은 전절제술(total laryngectomy with partial/total pharyngectomy) : 절제 후 결손부위는 남아 있는 인두점막의 정도에 따라 일차봉합, 유경피판, 유리피판으로 재건할 수 있다. 특히 방사선치료 후 재발하여 구제수술을 시행한 경우 인두피부누공의 비율이 40%로 높게 발생한다.

(2) 전인두 및 식도 절제술(total laryngo-pharyngo-esophagectomy) : 하인두암이 경부식도로 확장될 경우 적용할 수 있으며 재건으로는 위거상술(gastric pull-up)을 시행해야 하지만 수술로 인한 이환률 및 사망률이 높다.

7. 재건술

1) 피부이식

후인두벽 절제후 재건시 사용가능하다.

2) 유리피판술

(1) 피부근막피판(요측전완 피부근막피판, 전외측대퇴부 피판) : 부분 및 전인두결손 모두에 사용이 가능하며 술 후 방사선 치료에 내성이 강하고 음성 재활의 결과도 다른 재건 방법에 비해 우수하다. 요측전완피판이 가장 많이 사용되고 있으나 결손부위가 설기저부 및 경부식도 일부를 포함하는 큰 범위일 경우는 전외측대퇴부피판을 사용한다. 인두피부누공의 합병증 비율이 높은 단점이 있다.

(2) 내장피판(공장유리피판, jejunal free flap) : 원주상 결손부위가 있을 때 적응증이 되며 비인두까지 충분한 범위를 재건할 수 있는 장점이 있다. 허혈 시간이 짧고 식도기관 발성이 어려우며 공장의 자발적

연동운동으로 연하장애가 발생할 수 있는 단점이 있다.

(3) 대흉근피판술 : 부분인두 결손시 유용하게 사용되나 전결손시에도 관형태(tubing)로 만들어 재건에 이용할 수 있다. 피판이 부피가 커서 재건후 연하장애, 협착의 합병증이 발생될 수 있다.

(4) 위거상술(gastric pull-up) : 안전 절제연이 흉부 식도를 포함하거나 전식도적출술이 필요할 경우 재건할 수 있는 방법이며 수술로 인한 이환률이 높은 단점이 있다.

8. 경부 림프절 청소술

임상적 N0인 경우 거의 모든 하인두암에서는 예방적 경부림프절 청소술로 level II, III, IV를 포함하는 선택적 경부절제술이 적절하며 술전에 림프절 전이가 확인이 되면 전구역에 대한 포괄적 경부 절제술을 시행해야 한다. 또한 원발병소가 초기 병변이고 동측 경부가 N0이면서 중앙부의 침범이 없는 병변인 경우외에는 대부분의 하인두암에서는 양측 경부치료를 하는 것이 일반적 추세이다. 후윤상암인 경우에는 level VI를 치료에 포함하는 것이 바람직하고 후인두림프절 절제술은 예방적으로 시행되지는 않으나 후인두벽에 발생하거나 침범한 암일 경우에는 절제에 포함하는 것을 고려해야 한다.

9. 항암 및 방사선 치료

조기 하인두암에서 방사선 단독치료는 수술적 치료와 비슷한 종양학적 결과를 보고하고 있지만 진행암에서는 수술과 방사선 치료의 병행 요법에 비해 국소 제어율이 떨어진다. 기관보존적 측면에서 항암방사선 병행요법이 제안되었고 선행 화학요법 후 반응이 있으면 방사선 치료를 추가하는 시도가 있어 3년 생존률은 향상을 보였으나 5년 생존률에 있어서는 수술 및 술 후 방사선 치료에 비해 유의한 차이를 보이지 않았다. 현재까지 진행성 하인두암에 있어서는 수술 후 화학방사선 병행 치료가 가장 좋은 결과를 보이고 있다.

10. 하인두 상피세포암에 대한 일반적 치료원칙 (NCCN guideline, 2008)

1) 치료 전 필요한 검사

(1) 자세한 병력 청취, 이학적 검사

(2) 조직검사를 통한 확진

(3) 원발부 및 경부에 대한 CT, MRI, 초음파, 전이 및 이차암 평가를 위한 PET CT

(4) 흉부 검사(chest CT)

(5) 치과 검사

(6) 언어 및 연하 검사(치료전 이상 소견이 있을 경우)

(7) 전신 마취에 필요한 일반적 검사

(8) 전신 마취하에서 내시경을 이용한 원발부에 대한 평가 (panendoscopy)

2) 임상적 병기에 따른 치료 방법

(1) T1-2 & N0 하인두암

가. 원발부위의 수술적 절제 및 경부 림프절 청소술 : 보존적 수술로 내시경적 제거가 가능할 경우 CO2 레이져를 이용한 내시경적 적출술을 시행할 수 있고 개방수술로는 후두를 보존하는 부분적출술을 시행한다. 경부치료는 일측 혹은 양측의 선택적 림프절 청소술을 병행한다. 수술 후 조직검사에서 한 개의 림프절 전이가 있을 경우에는 방사선 치료를 고려하고 림프절 전이가 두 개 이상 혹은 피막외 전이가 있거나 양성 절제연인 경우에는 동시화학방사선 치료를 시행한다(category 1).

나. 방사선 치료 : 방사선 치료 후 잔존암이 있을 경우에는 구제 수술을 시행

(2) T1 & N+ , T2-3 & any N 하인두암

가. 유도 화학요법(category 1)

나. 수술 : 후두 및 인두절제술과 선택적 경부 림프절 청소술(N0) 혹은 포괄적 경부 림프절 청소술을 level VI를 포함하여 시행(N+)

다. 동시화학방사선 치료 : 치료 후 원발부에 잔존암이 있으면 경부 림프절 청소술을 포함한 구제수술을 시행

(3) T4a & any N 하인두암

가. 수술 후 동시화학방사선 치료(category 1)

나. 선행 화학 요법 후 동시화학방사선 치료(category 3)

다. 동시화학방사선 치료(category 3) : 원발부가 완전 관해를 이루었으나 경부에 잔존암이 있을 경우 림프절 청소술을 시행

Catholic University of Korea 임상진료지침

18 Otolaryngology Head & Neck Surgery

위식도 역류질환

위식도 역류질환(Gastroesophageal reflux disease, GERD)은 위 내용물이 식도내로 이동하여 증상이 발생하는 것을 말하며 식도외역류(extraesophageal reflux, EER)는 위 내용물의 역류로 인하여 식도외 증상이 발생되는 것을 지칭한다. 인후두역류(Laryngopharyngeal reflux, LPR)는 식도외역류의 일종으로 위 내용물이 역류하여 상부 소화호흡계인 인두 및 후두까지 도달할 때를 말하며 이비인후과 외래를 방문하는 환자의 10% 정도를 차지할 정도로 발생 빈도가 높은 질환이다.

1. 병인

후두 점막은 위산에 매우 취약하므로 위식도역류 보다 증상이 더 오래 지속된다. 한편 상부 소화호흡기계는 역류에 대한 4가지의 방어 인자가 있는데, 첫째, 하부 식도 괄약근(lower esophageal sphincter, LES), 둘째, 위산 청소 작용을 하는 식도의 운동능, 셋째, 식도 점막 상피 조직의 위산에 대한 저항성, 마지막으로 상부 식도 괄약근(upper esophageal sphincter, UES)이 있다. 점액(mucus)을 정상적으로 제거하는 후두 후방부의 섬모성 호흡 상피(ciliated respiratory epithelium)가 이와 같은 방어인자가 깨어지면 점액 정체(mucus stasis)를 일으킨다. 이후 후비루와 비슷한 증상이 발생하고 이를 제거하기 위한 노력으로 만성적인 목고르기(throat clearing)

를 하게 된다. 또한 직접적인 위역류물의 자극으로 기침과 숨막힘(laryngospasm) 증상을 호소할 수 있다. 이런 여러 요인의 복합적 작용으로 성대 부종, 접촉성 후두궤양 및 육아종이 후두 내시경에서 관찰될 수 있고 환자가 느끼는 증상으로는 목소리 변화, 인후통, 인두 이물감으로 나타나게 된다.

2. 인후두 역류 증상

인후두 역류 환자들이 많이 호소하는 증상은 다음과 같다.

즉, 목소리 변화, 인두이물감, 만성적인 목고르기, 음성 피로, 음성 단절, 인후통, 경부 통증, 다량의 점액질 배출, 만성 기침, 연하곤란, 연하통, 후비루, 구취, 이통, 숨막힘, 천식 악화를 호소할 수 있다.

3. 검사

1) 병력 청취

GERD에서는 가슴쓰림이 약 83%이나 LPR에서는 20%로 상대적으로 적으며 만성적인 목고르기를 LPR에서는 87%인 반면 GERD에서는 3%로 낮다는 점에서 두 질환이 증상에서 차이가 있다. 또한 단순 상기도 감염이나 알레르기, 비부비동염과도 자세한 병력 청취를 통해서 LPR과 감별해야 한다.

2) 역류증상지수 (reflux symptom index)

Belafsky 등이 인후두 역류가 의심되는 환자에서 설문을 통하여 각 항목별로 증상 정도에 따라 0점에서 5점으로 정하고 만일 합계가 13점 이상이면 인후두 역류 질환으로 진단할 수 있는 역류증상지수(reflux symptom index)를 제안하였다. 이와 같은 설문지를 이용하여 진단에 도움을 받을 수 있을 뿐만 아니라 치료를 시작할 때와 치료 후 인후두역류의 상대적인 증상 완화 여부를 알 수 있다.

표 18-1 Reflux symptom index

지난 1개월간 아래와 같은 증상이 얼마나 심했는지 표시하세요.	0 = 증상 없음, 5 = 매우 심함				
1. 쉰 목소리가 나거나 목소리가 불편하다.	0	1	2	3	4
2. 자주 목고르기를 한다.	0	1	2	3	4
3. 목에 가래가 많거나 코가 목 뒤로 넘어간다.	0	1	2	3	4
4. 음식이나 물, 알약 등을 삼키기가 어렵다.	0	1	2	3	4
5. 식사 후 혹은 누운 후 기침을 한다.	0	1	2	3	4
6. 숨쉬기 어렵거나 숨이 막히는 듯한 느낌이 있은 적이 있다.	0	1	2	3	4
7. 기침을 자주 해서 괴롭다.	0	1	2	3	4
8. 목에 뭔가 걸려있는 듯한 느낌이 있다.	0	1	2	3	4
9. 속쓰림, 가슴 통증, 소화 불량, 신물 올라오는 느낌이 있다.	0	1	2	3	4

3) 후두경 검사

Belafsky 등이 후두경을 통한 역류 관찰 지수(reflux finding score)의 유용성을 제안한 후 인후두 역류를 진단할 때 많이 이용되고 있다. 이 지수에 따르면 각 항목별로 심한 정도에 따라 0점에서 4점으로 점수화하였고 합계가 7점 이상이면 인후두역류를 의심할 수 있다고 하였다.

4) 확진 검사

(1) 경험적인 약물 치료 및 행동 요법으로 증상의 호전여부를 확인한다.

표 18-2 Reflux finding score

Pseudosulcus	0, absent ; 2, present
Ventricular obliteration	0, none ; 2, partial ; 4, complete
Vocal fold edema	0, none ; 1, mild ; 2, moderate ; 3, severe ; 4, polypoid
Diffuse laryngeal edema	0, none ; 1, mild ; 2, moderate ; 3, severe ; 4, obstructing
Posterior commissure hypertrophy	0, none ; 1, mild ; 2, moderate ; 3, severe ; 4, obstructing
Granuloma/granulation	0, absent ; 2, present
Thick endolaryngeal mucus	0, absent ; 2, present

표 18-3 권고되는 생활 양식 및 식이 요법

생활 양식 교정	식이 요법
① 몸에 꽉 끼는 옷을 피한다. ② 정상 체중의 유지 ③ 취침시 침상의 머리 부위를 15 cm 정도 높인다. ④ 평상시 미지근한 물을 자주 먹는 습관을 갖는다.	① 취침 3시간 전에는 음식물 섭취를 피함. ② 위, 식도에 자극을 주는 맵거나 짠 음식을 피함. ③ 기름진 음식을 자제함. ④ 카페인 음료 (커피, 콜라, 녹차 등), 초콜렛, 민트, 목캔디 등을 피한다. ⑤ 술, 담배는 식도에 자극을 주기 때문에 반드시 피한다.

(2) 위식도내시경을 통한 위, 식도 점막의 손상 여부를 확인한다.

(3) Multichannel intraluminal impedance(MCII)

pH monitoring(Bravo pH®)

: 역류 정도를 가장 객관적으로 측정할 수 있으며 특히 MCII는 위산 외에 가스, 액체, 고형물 등이 역류되는 것을 24시간 활동성으로 관찰할 수 있다. pH monitoring, 특히 Bravo pH® 는 캡슐을 내시경을 통해 식도 점막에 부착시킨 후 외부 모니터를 통해서 24시간 동안 pH 수치를 환자의 불편함을 최대한 줄여 쉽게 측정이 가능하다. pH가 4미만으로 측정되는 기간이 전체 검사 시간의 1% 이상일 때 인후두역류로 추정할 수 있다.

4. 치료

1) 생활 양식 교정 및 식이 요법

2) 약물 치료

(1) Proton pump inhitibor(PPI)

가. 위점막의 벽세포(parietal cell)에서 위산 분비의 마지막 과정을 차단

하므로 가장 강력한 위산 억제 효과가 있다.

나. 주로 아침, 저녁 식전 1시간 전에 2회 복용하도록 지시한다.

다. 제재 : omeprazole, ransoprazole, pantoprazole, rabeprazole, esomeprazole

라. 약물 투여 기간 : 최대 6개월이며 적어도 3개월간 지속적 복용으로 증상이 호전되지 않을 시에는 위산역류에 대한 확진 검사를 시행하도록 권고하고 다른 원인의 가능성에 대해 검사한다.

마. tapering : RSI가 5점 미만, RFS가 10점 미만이면 저녁 PPI를 중지하고 H2 blocker로 바꾸고 다시 아침 PPI를 H2 blocker로 바꾸고 2주간 더 복용하도록 한다.

바. 장기간 PPI 제재 사용으로 인한 부작용

① 칼슘흡수의 장애로 고령에서 골다공증 및 골절의 빈도를 높일 수 있다.

② Clostridium difficile과 관련된 설사를 유발할 수 있다.

③ 항혈소판 제재와 상호 작용으로 심혈관 질환 환자에서 항혈소판 제재의 효과를 억제시킬 수 있다.

(2) antacid

가. 위산을 중화시키고 담즙과 펩신에 의한 조직 손상을 예방할 수 있으며 하부식도괄약근의 압력을 높인다.

나. 제재 : almagate, aluminum hydroxide, calcium carbonate

(3) prokinetic agent

가. 하부식도괄약근의 압력을 높이고 위식도 운동을 촉진시킨다.

나. 특히 당뇨, 근육긴장이상증, 신경성무식욕증 환자에서 위운동을 촉진시켜 도움을 줄 수 있다.

다. 제재 : metoclopromide, itopride, mosapride, levosulpiride

(4) H2 blocker

가. histamine type 2 receptor에 작용하여 펩신뿐만 아니라 위산분비를 억제한다.

나. 식도외역류 증상이 경한 환자에서 1차 약제로 사용할 수 있고 새벽 속쓰림을 호소하는 환자에서 PPI 제재와 같이 사용할 수 있다.

다. 제재 : famotidine, cimetidine, ranitidine

3) 수술적 치료

(1) 적응증 : 장기간의 약물 치료에 반응이 없는 경우

(2) Nissen fundoplication : 최근에는 복강경하 시행이 가능하며 위저부로 식도주위를 360도 감싸는 술식으로 약 95%에서 효과를 보인다고 보고하지만 국내에서 널리 시행되지는 않는다.

5. 약물 치료에 반응하지 않는 환자

1) 원인

(1) 부적절한 용량 및 치료에 원칙에 대한 환자의 순응도 저하

(2) nonacid reflux

(3) 진단의 오류

2) 대처 방안

(1) PPI 용량과 투여 횟수를 늘린다.

(2) prokinetic, H2 bloker를 추가한다.

(3) 역류에 대한 확진 검사 실시 : multichannel intraluminal impedance 및 pH monitoring

(4) 다른 원인 감별 : 알레기기 검사, 폐 검사, 부비동 검사 등을 시행한다.

6. 요약

증상 및 후두내시경 검사를 통해 인후두역류가 의심되는 환자에서는 우

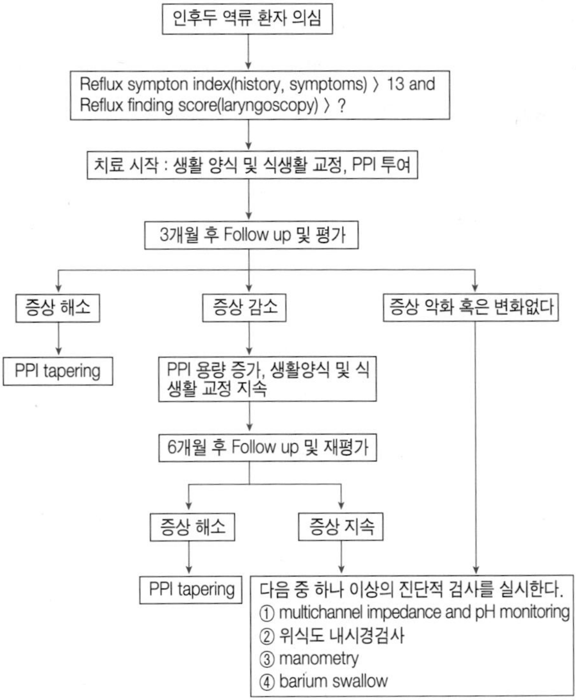

그림 1 Algorithm for assessment and management of LPR

선 PPI 치료를 시행하여 증상 완화 여부를 확인하는 것이 좋다. PPI 제재는 최소한 3개월간 투여 후 반드시 재평가하도록 한다. 증상의 호전을 보이지 않는 경우에는 역류에 대한 검사 및 다른 원인을 감별하는 과정이 필요하다(그림 1).[1] 또한 장기적인 PPI 치료를 할 경우에는 이와 관련하여 발생할 수 있는 약물학적인 합병증도 고려하여 적절한 용량 및 투여 기간의 조절이 필요할 것이다.

| 참고 문헌 |

Ford CN. Evaluation and management of laryngopharyngeal reflux. JAMA. 2005;294(12):1534-40.

Catholic University of Korea
임상진료지침

19
Otolaryngology Head & Neck Surgery

연하장애와 만성흡인

정상 연하는 상부 소화호흡기를 지배하는 여러 신경과 근육들의 조화로운 조절에 의해 음식물로부터 하부 호흡기를 보호하며 구강으로부터 인두를 거쳐 식도로 진행시키는 일련의 생리적 과정이다. 연하장애가 발생하면 직접적으로 음식물의 섭취장애와 함께 흡인으로 인해 하부기도 감염의 위험이 있게 된다.이비인후과 의사는 상부 소화호흡기의 해부와 연하장애를 일으키는 원인, 조건, 신경생리를 잘 이해해야 하며 이 부위를 정확히 검사하고 치료해야 한다.

1. 원인

연하장애의 원인이 되는 질환은 급성 또는 만성 신경질환으로부터 외상, 종양, 윤상인두근 기능장애, 두경부 수술 후 기능 부전, 방사선 조사 등 다양하다. 또한 연하 과정은 삼키는 물질의 부피, 점도 등의 다양한 성상과 연하에 관계되는 수의적인 조절에 따라 조직적으로 변화하게 되며 나이도 연하에 영향을 미치게 된다.

2. 증상

원인 질환에 따라서 음식물이 흡인이 되어 기침을 하거나 숨이 막히는 증상을 호소할 수 있다. 쉽게 목소리가 변하기도 하며 거친 쉰 목소리가 나

기도 한다. 그러나 중증의 뇌졸중 환자들은 흡인이 되는 것을 호소하지 못할 때가 있는데 기관절개창으로 분비물이 많이 나오거나 폐렴이 재발하거나 체중감소가 있으면 만성흡인을 의심해야 한다.

3. 연하장애의 평가

1) 병력청취

환자를 만나기전 의무기록을 통하여 환자의 호흡기능 상태를 먼저 살펴본다. 최근에 폐렴 병력과 폐기능, 인공호흡이나 기도 삽관의 병력 등을 확인하고 기관튜브의 사용유무, 기관튜브의 크기와 종류, 사용 기간 등에 대해서도 알아봐야 한다. 현재 영양 상태를 포함한 전신상태, 치료에 따를 수 있는 능력이나 의지, 연하장애를 일으킬 수 있는 의학적 문제, 발병 시점, 증상 등도 확인해야 한다.

가능한 환자에게 직접 병력을 청취하는 것이 좋으나 그렇지 못할 경우에 보호자나 간병인에게라도 환자의 증상에 대해 자세히 물어봐야 한다. 언제 연하장애가 시작되었는지, 갑자기 나빠졌는지 혹은 서서히 나빠졌는지, 음식의 종류에 따라서 증상이 달라지는지를 확인해야 한다. 특히 연하장애를 치료할 때 환자가 가장 편하게 먹을 수 있는 음식으로 시작하기 때문에 어떤 음식을 가장 편하게 삼킬 수 있는지 아는 것이 중요하다. 가령 혀의 움직임이 저하되어 있거나 조절 능력(oral control)이 저하된 경우 점도가 높은 음식은 인두 쪽으로 보내기가 힘들기 때문에 액체식이 편할 수 있으며 반대로 인두 연하반응이 지연된 환자에게는 점도가 높은 식이가 편할 것이다. 환자가 기침하거나 사래가 드는지에 대해서 반드시 알아 보아야하며 이러한 경우 흡인(aspiration)을 의심해봐야 한다. 연하 과정 중 음식물이 걸리는 느낌이 드는지 물어봐야 하며 환자가 만약 목구멍(throat)에 걸린 것 같다든지 설근부에 걸린 것 같다라고 표현한다면 음식 잔여물이 후두개곡(vallecula)에 남아 있는 경우가 많으며 환자가 후두 아래쪽 목 부위를 가리킨다면 이상와(pyriform sinus)일 가능성이 높다.

2) 신체검사

구순과 혀의 모양, 경구개의 높이와 넓이, 후인두벽과 연구개나 구개수와의 거리 전구협궁(anterior faucial arch)의 모양, 치아 발육 상태와 구강의 건조한 정도 등의 해부학적인 이상 유무를 살펴본다. 환자를 말이나 연하를 시켜보아 구순, 혀, 연구개, 인두벽의 움직임의 정확성이나 범위 등을 평가하여 구강운동 조절 능력을 검사해야 한다. 구순, 혀, 연구개의 기능을 평가하고 저작 기능이 정상인지 살펴봐야 한다. 구개반사와 구역반사도 검사해야 하는데 구개 반사는 차가운 후두 반사경으로 경구개와 연구개의 경계 부위 혹은 연구개와 구개수의 아래 부위를 자극함으로서 유발한다. 이 반사는 설인신경과 미주신경의 감각 및 운동 신경섬유들이 관여하여 감각-운동 반사궁(sensory-motor arc)통해 일어나며 연구개의 수축이나 구개수가 뒤로 퇴축하는 현상을 관찰할 수 있다. 구역반사는 설압자나 후두 반사경으로 설근부 혹은 후인두벽을 자극함으로써 유발되는데 강하고 대칭적으로 인두벽과 연구개의 수축이 유발된다. 흡인이 있는 환자는 연하과정에서 후두폐쇄가 불완전할 가능성이 있으므로 후두경을 통한 철저한 후두검사가 필요하다. 환자에게 가능한 강하게 기침과 헛기침(throat clearing)을 시켜 흡인이 일어났을 때 흡입된 물질을 얼마나 잘 배출할 수 있는지를 평가한다. 고음을 발성 시켜 윤상인두근과 이를 지배하는 상후두신경 기능을 평가한다면 음식 잔여물이 후두개곡(vallecula)에 남아 있는 경우가 많으며 환자가 후두 아래쪽 목 부위를 가리킨다면 이상와(pyriform sinus)일 가능성이 높다.

3) 폐 기능 평가

폐 기능 검사는 주로 내과 의사에 의해 시행하게 되는데 환자가 어느 정도의 오연에 견딜 수 있는 상태인지를 알게 해준다. 얼마나 많은 양의 흡인이 흡입성 폐렴을 일으키는지, 어느 정도의 흡인을 견딜 수 있다고 판단할 수 있는 폐 기능의 수준이 어떠한지는 정해진 바가 없으며 시행하는 의료진의 판단에 의해 결정된다. 강하게 기침과 헛기침(throat clearing)을 시켜 흡인이 일어났을 때 흡입된 물질을 얼마나 잘 배출할 수 있는지를 평가한다. 고음을 발성 시켜 윤상인두근과 이를 지배하는 상후두신경 기능을 평가한다.

4) 변형 바륨 연하검사(Modified barium swallow;MBS)

기존의 인두식도조영술과는 달리 연하의 구강기와 인두기에 초점을 맞춘 검사법으로 흡인 환자를 진단하고 추적 관찰하는 데 가장 간단하고 유용한 방법이다. 흡인의 위험이 있는 환자에게 흡인이 되어도 큰 문제가 되지 않을 정도로 적은 양의 조영제를 삼키게 하면서 흡인의 해부학적 또는 생리학적 원인을 밝힐 수 있다. 녹화한 검사 테이프를 천천히 재생하여 분석할 수 있으며 조영제의 성상을 바꾸어 가면서 어느 성질의 음식이 흡인이 안 되는지 판단할 수 있고 검사를 시행하면서 체위 변환이나 흡인을 줄일 수 있는 재활방법을 시도하고 그 효과를 판정함으로써 진단과 치료를 동시에 시행할 수 있는 방법이다. 변형 바륨검사에서 구순, 구강설, 턱, 연구개, 인두벽(phx wall), 설골, 후두개, 갑상연골, 피열연골, 상부식도괄약근 등의 구조물의 움직임을 자세히 관찰해야 한다.

실제 가톨릭 중앙의료원 이비인후과에서 시행하는 변형 바륨검사 결과지는 다음과 같다(그림 19-1).

5) 비디오내시경검사(Videoendoscopy)

굴곡형 경비강 후두 내시경을 이용하여 다양한 성상의 음식물을 사용하여 검사를 시행하며 연하 전과 연하 후에 인두와 후두를 관찰 하면서 영상을 녹화해서 분석한다. 방사선에 대한 노출이 없고 성대의 움직임과 인두의 구조를 직접 관찰할 수 있으며 후두의 감각을 감사할 수 있는 장점이 있다. 또한 연하장애 환자의 재활치료 중에 기도 폐쇄 운동(airway closure maneuver)에 대해 바이오피드백 훈련(biofeedback training)에 활용할 수 있는 장점이 있다. 실제 성문암의 보존적 수술 후 시행하는 연하 훈련시 턱을 내리고 초성문상 연하법(super-supraglottic swallow)을 시행할 때 환자

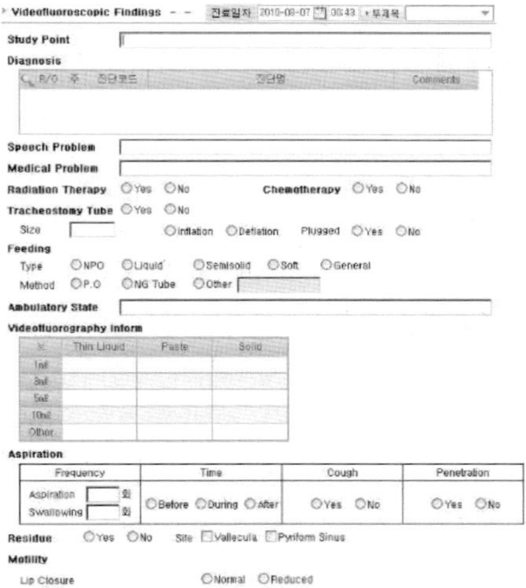
Videofluoroscopic Findings - - 진료일자 2010-08-07 00:43 + 투과목

Study Point

Diagnosis

R/O	주	진단코드	진단명	Comments

Speech Problem

Medical Problem

Radiation Therapy ○Yes ○No Chemotherapy ○Yes ○No

Tracheostomy Tube ○Yes ○No

Size ○Inflation ○Deflation Plugged ○Yes ○No

Feeding

Type ○NPO ○Liquid ○Semisolid ○Soft ○General

Method ○P.O ○NG Tube ○Other

Ambulatory State

Videofluorography Inform

✕	Thin Liquid	Paste	Solid
1ml			
3ml			
5ml			
10ml			
Other			

Aspiration

Frequency	Time	Cough	Penetration
Aspiration 회 Swallowing 회	○Before ○During ○After	○Yes ○No	○Yes ○No

Residue ○Yes ○No Site ☐Vallecula ☐Pyriform Sinus

Motility

Lip Closure ○Normal ○Reduced

그림 19-1 변형 바륨검사 결과지

가 스스로 자신의 연하 전후의 과정을 봄으로써 치료에 대한 이해를 높일 수 있다. 하지만 구강기 및 식도기의 연하 과정을 관찰 할 수 없으며 연하 과정 중에는 영상이 차단되고 연하 장애의 치료에 대한 효과를 평가하는데 한계점이 있다. 검사시 휴지기나 발성 시켰을 경우 연구개인두의 위치, 인두와 후두의 대칭성, 침의 분비되는 양, 성대와 주위의 구조물의 양상, 성대의 움직임과 성대의 폐쇄 정도, 발성시의 성대의 움직임 등을 먼저 관찰하게 된다. 다음으로 착색된 음식을 혀 위에 놓고 삼키기 전 착색된 침이 이상와와 후두실(laryngeal ventricle) 그리고 성문하부로 흘러 들어가는지를 관찰한다. 실제 음식물을 삼키게 하여 연하과정이 시작될 시 인두연하가 시작되기 전에 미리 음식물이 후두개곡이나 이상와로 넘어가는지, 연하 후 흡인이 일어나는 지, 연하 후 음식물의 잔류물이 후두개곡이나 이상와 인두벽에 얼마나 남는지, 기침이나 헛기침(throat clearing)을 얼마나 하는지 등을 면밀히 관찰해야 한다.

6) 초음파 검사

설골 상방의 피부에 탐침을 위치시킨 후 혀의 기능을 평가하는데 사용하며 구강통과시간(oral transit time)과 설골의 움직임을 평가할 수 있다. 주로 구강성의 기능을 평가하거나 구강설의 운동 요법에 대한 바이오피드백 훈련을 위해 사용되지만 인두를 관찰 할 수 없는 단점이 있다.

7) 인두 압력계 검사(pharyngeal manometry)

세 개의 센서를 설근부, 상부식도괄약근, 그리고 경부 식도에 위치시켜 내압을 측정한다. 이를 이용하여 식도 내압과, 구인두 수축파 시간(timimg of pharyngeal contractile wave), 그리고 윤상인두근의 이완 압력(relaxation of cricophayngeal muscle)을 측정할 수 있다.

8) 근전도

선택적인 근육의 수축의 시간과 크기를 측정할 수 있으며 턱 하방 갑상연골 상방에 전극을 위치시킴으로서 연하의 시작점을 측정하고 맨델슨법(Mendelson maneuve)에 대한 바이오피드백 훈련에 활용한다.

4. 치료

1) 보존적 치료

(1) 자세교정술(Postural change)

가. 턱 당겨 내리기(Chin tuck)

설근부와 후두개를 후방으로 이동시켜 기도 입구를 좁혀줄 뿐만 아니라 후두계곡을 넓혀 줌으로 흡인을 방지한다. 설근부의 후방 전위가 불충분하여 후두 계곡에 잔여물이 남게 되는 경우 턱을 당겨 내려줌으로써 설근부를 후인두벽 쪽으로 전위시켜 후두 계곡에 잔여물을 줄일 수 있다.

나. 머리 뒤로 젖히기(Head back)

구강기에 혀의 운동저하로 인한 연한 장애시 중력에 의하여 음식물을 인두로 이동키는 방법이다.

다. 머리 돌리기(Head rotate)

일측의 후두 혹은 인두마비가 있을 경우 환측으로 머리를 돌려서 정상운동 기능이 남아있는 건측으로 음식물을 넘기도록 하는 방법이다.

라. 머리 기울기(Head tilt)

구강이나 인두의 마비가 잇는 경우 머리를 건측으로 기울여 중력을 이용하여 건측으로 식괴를 유도하는 방법이다.

마. 옆으로 눕기(Side-lying posture)

인두마비로 잔유물이 인두벽에 전반적으로 남을 경우 잔류물이 중력의 영향을 적게 받아서 흡인되는 것을 감소시키는 방법이다.

(2) 감각증대술(Sensory enhancement)

구강기 연하가 지연되는 경우에 연하를 시작하기 전에 숟가락이나 설압자를 이용하여 혀에 강한 압력 자극을 주거나 신맛, 차가운 음식, 많은 양의 음식으로 구강을 자극함으로써 구강연하를 촉진시킬 수 있다. 인두 연하 반응이 지연되는 경우에 후두 반사경을 얼음물에 10초간 담근 후 양측 전 편도 지주를 5회 가량씩 수직 방향으로 문지른 후 음식물을 삼키게 하여 인두 연하 반응을 촉진할 수 있다.

(3) 연하요법(Swallowing maneuver)**과 연하운동**(Swallowing excercise)

가. 노력형 연하법(Effortful swallow)

방사선 치료를 받거나 설근부의 수술을 받은 경우에 설근부의 수축이 떨어진 경우 사용하는 방법으로 연하과정 중 혀와 인두의 근육에 힘을 주어 짜줌으로써 설근부의 수축을 증가시키는 방법이다.

나. 멘델슨법(Mendelsohn maneuver)

후두 거상이 잘되지 않거나 윤상인두괄약근의 개방이 잘 되지 않는 환자에게 후두의 상방 운동을 촉진하기 위해 사용하는 방법으로 연하과정에서 후두의 상승이 이루어지면 피대근 부위에 힘을 주도록 하여 후두가 상승되어 있는 상태를 3초간 유지시키는 운동을 시행하여 후두 거상의 시간과 크기를 증대시키는 방법이다.

다. 성문상 연하법(Supraglottic swallowing)

성대 폐쇄가 잘 이루어지지 않거나 구강인두 연하가 지연되어 연하전 흡인이 있는 경우에 시행하며 환자에게 호흡을 참은 상태로 음식을 삼키게 하면서 삼킨 직후에 기침을 하게 하여 흡인을 방지하는 방법이다.

라. 초성문상 연하법(Super-supraglottic swallow)

후두 입구부의 폐쇄가 적절히 이루어 지지 않는 환자에게서 호흡을 멈춘 상태에서 억누르는 힘(bearing down)을 주면서 연하를 하게하며 음식물을 삼킨 후 기침을 하게 하여 흡인을 방지하는 방법이다.

마. 혀 운동법(Tongue exercise)

혀의 운동성을 강화하기 위해 최대한 힘을 주어 전방, 측방 및 상방으로 혀를 전위시킨다. 혀의 상방 전위시 설첨부를 상악 절치 후방에 대고 하악은 충분히 하방전위시키고 이와 별도로 "크" 소리를 개면서 후방의 혀도 상방 운동시켜야 한다,

저작과 운동 조적 능력을 강화하기 위해 작은 막대기를 혀 위에 올려놓고 혀를 이용하여 경구개 하면에 밀착시키거나 좌우로 움직이는 연습을 시행하며 구역반사가 일어나기 직전까지 막대기를 상후방으로 밀어 넣는 운동을 반복한다.

바. 가성발성법(Falsetto voice)

가성을 이용하여 "이" 소리를 2초 이상 최대한 높은 음조로 유지하는 것을 반복하여 후두 거상을 촉진 시키다.

사. 세이커 운동(Shaker exercise)

설골 상부의 피대근을 강화시켜 후두의 거상 및 전방 전위를 극대화

하고 윤상인두괄약근의 개방을 유도하기 위한 방법이다. 앙와위에서 어깨를 침대에 댄 상태로 고개만 들어 환자에게 자신의 발가락을 쳐다보도록 지시한다. 고개를 든 상태를 1분간 유지하는 정적수축운동(isometric exercise)와 짧은 시간 내에 들었다 놓는 운동을 반복하는 등장수축운동(isotonic exercise)로 구성된다.

(4) 식이 조절(Diet change)

혀의 움직임이 저하된 경우 점도가 낮은 액체식으로 변화시키며 인두연하 반응이 지연된 환자에게 점도를 높은 식이를 섭취하게 하여 연하 전 흡인을 줄일 수 있다. 설근부와 인두벽의 수축력이 감소되어 후두계곡에 잔여물이 남거나 후두 거상과 윤상인두괄약근의 개방이 부적절하여 이상와에 음식 잔여물이 남는 경우 액체식으로 변화시킨다.

(5) 구강내 보철물(Intraoral prothesis)

2)수술적 치료

보존적인 치료 방법으로 만성 흡인의 증상을 호전시킬 수 없는 경우 수술적 치료를 시행한다. 가역적 술식으로는 후두기관분리술, 기관식도전환술, 후두개피판폐쇄술, 후두스텐트, 부분윤상연골절제술, 수직 후두 성형술 등이 있으며 비가역적 술식으로 연골막하 윤상연골절제술, 협영격 후두전절제술, 성문폐쇄술, 인두신경총절제술 등이 있다.

| 참고 문헌 |

Cummings CW, Flint PW, Hacker LA, et all, Cummings Otolaryngology Head & Neck Surgery. 4thed. Mosby Year Book, 2005

Logemann JA. Evaluation and treatment of swallowing disorders. 2nded Austin, TX: Pro-Ed. 1998.

Park HY. Management of oropharyngeal dysphagia. Korean J Otolaryngol 2003;46:997-1004

Catholic University of Korea 임상진료지침

20
Otolaryngology Head & Neck Surgery

경부, 후두 및 기관손상

1) 폐쇄성손상

주로 교통사고, 폭행에 의해 발생

2) 관통성손상

주로 자상, 총상에 의해 발생

(1) 제 1구역 : 윤상연골 이하부
제 2구역 : 윤상연골 이상부터 하악골의 각 이하 사이
제 3구역 : 하악골의 각과 두개저 사이

(2) 제 2구역 손상이 가장 빈번하며 주로 경동맥 및 내경정맥 손상이 발생한다. 제1구역과 제3구역 손상시 수술적 접근이 어렵고 사망률이 높아 혈관조영술로 혈관손상부를 확인할 필요가 있다.

1. 증상 및 초기 처치

- 주요 증상 : 애성, 호흡곤란, 객혈, 천명, 피하기종, 골성 연발음, 후두부 압통
- 초기처치 : ABC 순서대로…

1) 기도확보 : 기관삽관술, 기관절개술, 윤상갑상막절개술(환자의 상태에 따라 시행), 후두부종, 출혈, 정상 구조 소실 등으로 인해 기관삽관이 불가한 경우가 많다.

2) 중심정맥관 확보
3) 출혈부 압박 지혈 : 출혈부위가 확인되지 않은 상태에서 무리한 결찰을 시도하면 더 큰 손상 초래
4) 경추손상 주의할 것 : 과도한 신전 금지, 경추 보호대 착용
5) 생체 징후가 안정적이면 진단적 검사를 시행하고 그렇지 않으면 바로 수술적 개방술을 시도한다.

2. 진단적 검사 및 처치(생체 징후 안정적일 때)

1) 전신마취평가및경구식이금지(NPO) : Chest, EKG, Lab
2) 굴곡형후두경검사 : 성대와 피열연골 움직임, 점막손상, 기도유지, 혈종 등을 응급실에서 확인 가능
3) 경부전산화단층촬영(Neck CT) : 최근 필수적인 검사, 윤상피열관절 및 후두 골격 손상 여부 확인
4) 혈관조영술 : 혈관 손상이 의심되는 환자에서 생체 징후가 안정적일 때 시행
5) 식도조영술(Gastrograffin) 또는 식도경술 : 식도손상이 의심되는 환자에서 생체 징후가 안정적일 때 시행(식도손상 의심 소견 : 피하염발음, 연하곤란, 토혈, 연하통, 후인강 내 공기음영)

3. 치료

1) 비수술적 치료

경미한 열상(전연합부 및 성대 자유연 제외), 단독 비전위성 갑상연골 골절

(1)두부거상 및 가습기
(2)스테로이드 투여
(3)항생제 투여

(4)위산 억제제 투여

2) 수술적 치료

(1) 적응증

전연합부 열상, 성대 자유연 열상, 후두 연골 개방, 전위성 골절, 복합골절, 성대 마비, 피열연골의 탈구

(2) 수술적 치료 원칙

가. 직접 후두경 및 강직형 식도경을 이용하여 철저하게 검사한다.
나. 후두 연골골절은 전위 시키고 비흡수성 봉합사로 봉합한다.
다. 점막은 철저하게 흡수성 봉합사로 봉합하여 덮어준다.
라. 필요시 스텐트(T-tube)를 이용하여 구조를 유지시킨다(가성대에서 제1기관륜까지 충분한 길이가 되도록 한다.).

(3) 수술후 관리

합병증 : 육아조직, 후두협착, 성대마비
가. 두부 굴전 유지 및 가습기 사용
나. 항생제 투여
다. 위산 억제제 투여
라. 필요시 스테로이드 투여
마. 필요시 스텐트 유지(유지기간은 2~6 주까지로 매우 다양하게 보고하고 있다.
바. 식도 손상시 비위관 삽입 유지

Catholic University of Korea 임상진료지침

21 Otolaryngology Head & Neck Surgery

기관과 식도의 질환

1. 내시경술

1) 기관지경술

(1) 강직형 기관지경술

가. 기구

① 강직형 기관지 : 환기형의 강직형 기관지경이 보편적으로 쓰이며 대표적인 Doesel-Huzly 환기형 기관지경은 남자는 8,5번, 여자는 한 단계 작은 것을 사용한다.

② 기관지 원시경 : 기관과 기관지의 내강과 측벽을 확대하여 관찰할 수 있게 해 주는 기구이다. 원시경 끝의 광각은 0도부터 120도까지 다양하다.

③ 레이저 기관지경 : 레이저를 사용할 수 있는 내시경 연결장치를 장착하여 레이저를 이용하여 수술할 수 있다.

④ 기타 기구 : 이물겸자, 생검 겸자 등의 겸자, 관소식자, 교자, 분비액 채취기, 흡입관, 부지, 솔, 큐렛, 흡인바늘, 기관지 분무기 등이 있다.

나. 적응증

성인에서는 진단 목적보다는 레이저의 사용, 기관내 큰 종물의 제거,

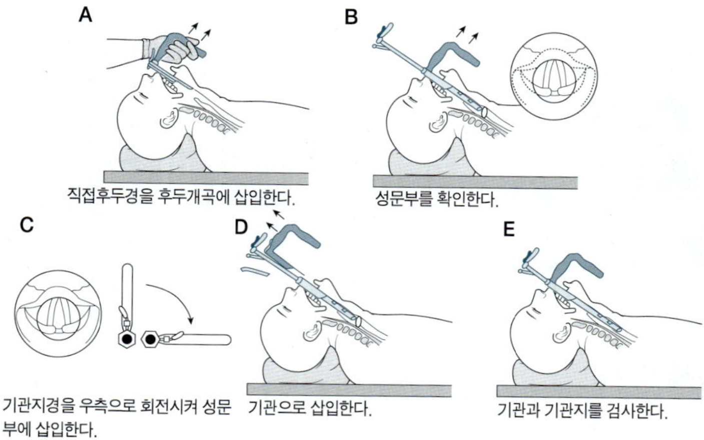

그림 21-1 직접후두경적 기관지경의 삽입방법

방사성 동위원소의 기관내 삽입, 기관 또는 기관지내 이물의 제거, 스텐트 삽입 등 치료 목적으로 사용된다.

다. 술식

① 마취 : 흡입마취나 정맥마취를 시행하고 고빈도 제트환기 또는 자발적 보조환기 등으로 환기한다.

② 환자의 체위 : 앙와위로 눕히고 환자의 머리 밑에 베개를 넣어 머리가 수술대보다 약 15 cm 높고 턱이 위로 향하게 되는 'sniff position' 으로 한다.

③ 기관지경 삽입방법(그림 21-1)

④ 술후 처치 : 회복실에서 흉부단순촬영을 하며, 기흉 발생 여부를 관찰한다.

⑤ 합병증 : 기구 조작과 관련하여 구순, 치아, 잇몸, 혀 등이 손상될 수 있다. 또한 후두, 성문하부, 기관 및 기관지의 부종이 생길 수 있는데 가습기, 스테로이드, 항생제를 투여한다. 드물지만 기도 천

공이 일어날 수 있고 그 외 폐렴, 폐기종, 기흉, 종격동 기종 등이 발생할 수 있다.

(2) 굴곡형 기관지경술

가. 적응증

만성 기침, 호흡곤란, 각혈, 과다한 객담, 흉통 등의 호흡기 증상이 있거나, 성대마비, 전이성 경부종물, 두경부 종양, 종양의 폐전이 유무를 알기 위해 기타 검사와 함께 진단 목적으로 시행할 수 있다. 치료 목적으로는 기관 또는 기관지폐쇄를 일으키는 질환, 특히 이물 제거에 이용된다.

나. 술식

① 마취 : 대부분 국소마취로 시행하며, 필요하면 추가로 진정제를 투여한다. 비강은 1~4% 리도카인을 적신 면봉을 비강저에 넣어 마취한다. 그 후 1~2% 리도카인 2 cc와 공기 2 cc를 5 cc 주사기에 넣고 후두에 이 용액을 완전히 분무한다. 몇 분 후에 마취제를 3,4회 더 분무한다.

② 환자의 체위 : 비강을 통하여 시행할 때는 앉은 자세를 취하고, 구강을 통하여 시행할 때에는 누운 자세로 시행한다.

③ 삽입방법 : 왼손으로 기관지경의 본체를 잡고, 오른손으로는 기관지경관을 조심스럽게 비강저를 따라 삽입하고 비인두를 지날 때 기관지경의 끝을 굽혀 아래쪽으로 내려갈 수 있도록 한다. 삽입 도중 시야가 흐려지면 환자에게 침을 삼키게 하거나 가벼운 기침을 시키거나 기관지경을 인두 점막에 살짝 닿게 하면 된다. 부분 마취의 효과가 소실되지 전인 20분 이내에 검사를 마치도록 한다.

2) 소아 기관지경술

소아는 성인에 비해 성문하부가 기계적 자극에 의해 쉽게 종창되며, 때때로 심한 부종으로 인하여 응급 기관절개술을 시행해야 할 경우가 발생한

표 21-1 소아 강직형 기관지경과 식도경의 크기

연령	기관지경			식도경 크기
	크기	안지름(mm)	바깥지름(mm)	
미숙아	2.5	3.5	4.2	3~4
생후 3개월	3	4.3	5.0	4~5
3~18개월	3.5	5.0	5.7	5~6
1~3세	3.7	5.7	6.4	6
2~6세	4	6.0	6.7	6~7
5~10세	5	7.1	7.8	7
10세 이상	6	7.5	8.2	8

다. 따라서 적절한 크기의 기관지경을 사용하며 장시간 무리하여 조작하지 않도록 유의해야 한다.

(1) 강직형 기관지경술

가. 기구

Doesel-Huzly 소아용 환기형 기관지경의 크기는 신생아용의 2.5번부터 6번까지 다양하다. 연령에 따라 다른 기관지경을 선택한다(표 21-1).

나. 적응증

기도폐쇄를 일으킨 질환과 기형을 검사하는 데 사용한다. 치료에 반응하지 않는 상기도 감염, 폐렴, 기관지 천식 등으로 진단된 경우나 장기간의 기침, 천명 및 흡기음의 감소 등 기도 이물의 3대 증상이 있으면 적응증이 된다.

다. 술식

① 마취 : 수술실에서 전신 마취하에 시행한다.

② 환자의 체위 : 성인과 같으나 소아에서는 머리 밑에 베개를 넣을 필요는 없다.

③ 삽입방법 : 성인에서와 같이 직접후두경을 이용해 후두를 노출시키는 것이 좋다. 우측 주기관지를 확인할 때는 환자의 머리를 좌측으로 움직이고, 좌측 주기관지를 확인할 때는 머리를 약간 들어 우측으로 움직인다.

(2) 굴곡형 기관지경술

가. 적응증

국소마취 하에서 기도 기능을 검사할 때, 기침, 재발성 폐렴, 원인불명의 폐침윤이 있을 경우 필요하다. 기도 이물이 의심되는 경우에는 강직형 기관지경이 선호된다.

나. 술식

마취의사와 협조하여 수술실에서 국소마취 하에서 시행하여 응급상황에 대처하도록 한다. 그 외에 마취방법, 자세, 삽입 방법은 성인과 동일하다.

3) 식도경술

(1) 강직형 식도경술

가. 기구

기관지경과 모양이 비슷하나 측기공이 없다. 단면 형태는 원형과 타원형이 있으며, 타원형은 이물 제거시에 주로 사용된다.

나. 적응증

폐쇄성 연하장애, 연하통, 토혈등의 증상이 있을 때, 식도 이물제거, 경부식도 관찰, 협착부위 확장 등에 시행하며, 대동맥류, 광범위한 식도 정맥류, 그중 괴사성 식도염 등은 금기증이다.

다. 술식

전신 마취 하에서 시행하는 것이 보통이나, 경우에 따라 국소마취도 가능하다. 환자의 체위는 강직형 기관지경술때와 동일하게 머리 밑

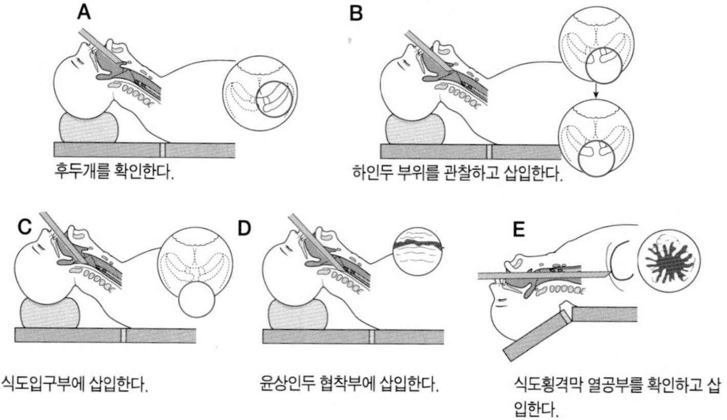

그림 21-2 강직형 식도경의 삽입방법

에 베개를 넣어 머리가 수술대보다 약 15 cm 높게 하며, 경부는 전굴시키고 두부는 신전시킨다. 삽입방법은 기관지경 때와 동일하다(그림 21-2).

라. 술후처치

수 시간 동안 환자 상태를 관찰하고 유동식을 투여한다.

마. 합병증

구강, 인두, 후두 및 식도의 손상 , 구강분비물과 혈액의 흡인, 기도폐쇄 등이 있으며 후두 부종과 식도 부종도 흔하지만 대부분 48시간 이내에 호전된다.

(2) 굴곡형 식도경술

가. 적응증

강직형 식도경술과 거의 차이가 없다. 강직형 식도경술은 경추의 비후, 척추운동 장애가 있는 고령의 환자나 경부가 두꺼운 환자에서는 어렵고 위험할 수 있으므로 굴곡형 식도경술로 대신한다.

나. 술식

구강과 구인도를 국소마취하며 후두에 대한 마취는 필요없다.

다. 환자의 체위

환자를 옆으로 눕히거나 앉히고 교자를 치아 사이에 물려 기구를 보호한다.

라. 삽입방법

비강 또는 구강을 통해 기구를 삽입한 후 환자에게 연하운동을 시키거나 식도경으로 약간 압박하여 윤상인두협착부를 통과하여 경부 식도로 삽입한다. 검사하는 동안 공기를 과도하게 주입하면 환자에게 불편을 줄 수 있으므로 주의한다.

2. 기관의 질환

1) 기도 이물

주로 15세 이하에서 발생하며, 특히 3세 이하의 유소아에서 많이 발생한다. 청소년과 성인에서도 빈도는 낮으나 해부학적, 신경학적 이상이 있는 경우에 발생할 수 있다.

(1) 이물의 종류와 위치 : 종류는 식물성, 특히 땅콩류가 가장 많고 그 외에 금속류, 플라스틱 등이 있다. 기관보다는 기관지에서 더 흔하며 우측 기관지가 직경이 크고 기관의 축과 이루는 각도가 더 작기 때문에 우측에 호발한다.

(2) 증상 : 초기에는 갑작스런 기침, 천명, 구역, 연축성 질식, 청색증 등을 일으키고, 그 이후에는 혈암, 특이한 냄새 등이 난다.

(3) 진단 : 우선 병력 청취를 하는데 부모나 주위 사람들에게 자세히 물어본다. 신체검사상 정상 소견을 보이는 경우가 많으므로 일단 방사선 검사로 흉부 방사선 촬영을 시행하여 동측의 폐기종, 무기폐, 종격동 변위, 폐렴, 이물의 음영 등을 관찰한다. 흉부 방사선상 정상이

라도 이물이 없다고 단정하면 안되며, CT 등 다른 방사선 검사가 필요하다. 병력청취시 이물 흡인이 확실하면 방사선 검사상 이상이 없더라도 진단적 기관지경술을 시행한다.

(4) 치료 : 기도 이물을 제거할 때는 강직형 기관지경술과 직선 혹은 굽은 자석, 겸자 등의 기구를 사용한다. 기도 이물의 표면이 매끄러운 플라스틱이어서 겸자로 잡기가 곤란한 경우에는 레이저를 이용하여 표면에 구멍을 낸 후 겸자로 제거하기도 한다. 겸자를 넣기 힘든 원위부의 이물은 Fogarty 풍선 카테터를 사용하여 제거하는데, 카테터를 이물과 기관지 사이로 밀어넣어 풍선을 부풀린 뒤 끌어당긴다. 기도 이물이 원위부 기관지에 묻혀 있거나, 기도 천공의 가능성이 있는 경우, 기관지벽이 막힌 경우에는 개흉술을 시행한다.

(5) 합병증 : 대부분의 합병증은 지연된 진단과 치료에서 기인한다. 이물 자체에 의한 합병증으로 폐렴, 무기폐, 발열, 기흉, 호흡부전 등이 이물 제거 후에도 지속될 수 있다.

2) 기관기관지 폐쇄

주 원인은 기관 주위로부터의 압박, 기관내 종창 및 이물 등이다. 폐색의 정도에 따라 부분 폐색, 호기성 점검밸브 폐색, 완전 폐색 등 3가지로 구분한다. 방사선검사와 기관지경검사를 시행하여 원인을 규명하고 조속히 적절한 치료를 해야 한다.

3) 기관식도누공

(1) 분류와 원인 : 선천성과 후천성으로 구분되며 선천성은 5가지 형태로 분류한다(그림 21-3). 후천성의 원인은 외상, 결핵, 매독, 악성 종양, 장기간 유지된 기관내삽관 등이다.

(2) 증상 : 출생 직후 연하곤란, 오연, 호흡장애가 있으면 의심해야 한다. 호흡기 증상이 가장 많아 기침, 객담, 호흡곤란, 반복적인 흡인성 폐렴, 기관지확장증 등이 나타난다. 가장 특징적인 증상은 액상 음식을 섭취하면 발작성 기침을 하지만, 앙와위를 취하고 음식물을 삼키

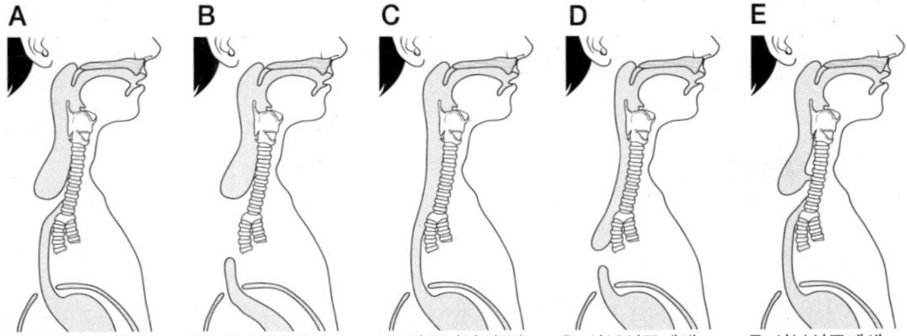

A. 상부식도폐쇄+하부기관식도누공(85%) B. 상부식도폐쇄(10%) C. 하부기관식도누공(4%) D. 상부식도폐쇄+상부기관식도누공(0.5%) E. 상부식도폐쇄+상하부기관식도누공(0.5%)

그림 21-3 기관식도누공의 형태

면 기침이나 질식이 사라는 Ono' s sign이 나타난다.

(3) 진단 : 고무관을 삽입했을 때 위까지 도달하지 못하면 의심하고 과거 병력, 신체검사, 방사선검사 및 내시경 검사 등으로 진단한다. 가장 중요한 검사는 식도조영술로 투시영화검사가 가장 좋다.

(4) 치료 : 선천성인 경우 가능하면 조기에 수술하여 폐쇄한다.

4) 기관종양

전체 상기도종양의 % 정도를 차지한다. 남성에서 흔하며 주로 50~59세에 많이 발병한다. 주로 기관의 원위 1/3과 기관분지부에 발생한다. 성인에서는 주로 악성이고 소아에서는 주로 양성이다.

(1) 병리 및 특징 : 양성종양으로는 편평유두종이 가장 흔하며 주로 소아에서 발생한다. 악성종양은 편평세포암종과 선양낭성암종이 대부분이다. 이차성 종양으로 주위 조직으로부터의 직접 침범이 있을 수 있다.

(2) 진단 : 증상은 많이 진행된 뒤 비특이적인 증상을 나타내기 때문에 진단이 늦어지는 경우가 많다. CT가 기관 내외에서 종양의 침습 정도를 정확히 알 수 있어 가장 좋은 방법이다. 기관지경술은 필수적인 검사로 생검을 시행하여 진단할 수 있다.

(3) 치료 : 양성 종양의 경우 수술적 절제 후 재건하고 악성 종양의 경우 수술적 절제 후 방사선 치료를 시행한다.

3. 식도의 질환

1) 식도 이물

(1) 이물의 종류와 위치 : 유소아에서는 동전이 가장 많고 주로 식도의 제1협착부에 걸리게 된다. 성인에서는 예리한 골편, 생선가시 등이 식도 상부 1/3 부위에 박히게 된다.

(2) 증상 : 연하장애, 연하통, 구토, 유연, 이물감, 흉통 등이며, 성인에서는 연하장애를, 소아에서는 구토와 유연을 주로 호소한다. 단추형 전지는 식도 점막이 손상될 수 있으며, 수은전지는 전신적인 수은중독이 발생할 수 있다.

(3) 진단 : 병력 청취가 가장 중요하다. 방사선 단순촬영으로 확인할 수 없으며 식도조영술, CT, MRI 등을 시행한다. 조영제는 바륨 또는 gastrograffin을 사용하는데, 천공이 의심되는 경우에는 gastrograffin을 사용한다. 방사선검사로 확인되지 않는 경우 내시경 검사를 시행한다. 성인에서는 굴곡형 식도경술을, 영유아에서는 전신마취하에서 강직형 식도경술을 시행한다.

(4) 치료 : 식도하부에 있는 둥근 이물의 경우 저절로 통과하여 위로 들어갈 가능성이 많으므로 12시간 정도 관찰하는 것이 좋다. 이물이 커서 식도벽에 단단히 고정되어 있거나, 이물이 날카로워서 식도벽의 손상이 우려될 경우, 굴곡형 식도경으로 이물을 발견하지 못한 경우, 발견하여도 제거하지 못한 경우에는 전신마취하에서 강직형 식도경술을 시행한다. 소아에서는 윤상인도협착부에 동전이 가장 많이 걸리며, 이물 겸자로 쉽게 제거할 수 있다. 날카로운 이물의 경우에는 이물의 끝을 식도 벽으로부터 분리한 후 이물을 식도경강으로

넣어서 제거하며, 겸자로 점막을 잡아 천공을 일으키지 않도록 주의해야 한다. 천공의 위험성 때문에 제거하기 힘든 이물은 위 속으로 밀어넣고 위 속에 공기를 주입하여 위를 팽창시킨 후 이물을 회전시켜 제거한다. 천공의 위험이 매우 높거나 식도경술 도중에 천공이 발생했을 때는 개복수술을 시행한다. 단추형 전지가 식도에 있는 경우 식도 화상, 대동맥류 파열, 사망 등의 합병증 발병률이 높으므로 즉시 제거해야 한다. 이물 제거 후 식도경을 다시 삽입하여 남아 있는 이물이 없는지, 식도벽에 손상이나 협착의 염려는 없는지 살펴보아야 한다.

(5) 합병증 : 식도손사이나 천공, 식도주위농양, 종격동염, 기흉, 농흉, 흡인성 폐렴, 혈관손상 등이 올 수 있다. 식도 천공은 강직형 식도경술에서 더 잘 발생하며 주로 윤상인두근 뒤의 윤상연골후부나 이상와에서 발생한다. 식도 천공이 발생하면 연하곤란, 연하통, 타액분비증가, 기관흡인 등이 나타나며 환자는 갑작스러운 통증, 빈맥, 전신허탈 소견을 보인다. 의심되면 곧 식도조영검사를 시행하여 천공유무를 확인한다. 초기에는 비위관 삽입, 비경구 영양, 광범위 항생제와 스테로이드를 투여한다.

2) 부식성 식도염

(1) 원인 : 5세 이하 소아는 주로 우발적으로, 성인은 자살을 목적으로 각종 부식제를 흡인하여 발생한다. 부식제는 크게 알칼리성(가성소다, 수산화칼륨, 기타 가정용 세제)물질과 산성9초산, 빙초산, 염산, 살충제, 농약) 물질로 나눌 수 있다.

(2) 병리 : 알칼리 부식제는 조기에 점막의 분해를 일으켜 주로 구강과 식도를 손상하며 식도천공을 유발하기도 한다. 산성 부식제는 위나 십이지장에 광범위한 병변을 초래하고 위장관 협착이나 천공 같은 위장관 합병증을 많이 일으키며 전신반응도 현저하다. 손상 정도에 따라 4단계로 나뉘는ㄷ, 점막충혈만 보이는 1단계가 가장 흔한 경우

로 큰 합병증 없이 치유되며, 2단계는 점막충혈 및 원주를 형성하지 않는 삼출형태로서 간혹 협착을 일으키는 단계이다. 3단계는 원주를 형성하는 삼출을 보이는 단계로 대부분 협착을 유발하며, 4단계는 식도천공이 발생한 경우로 패혈증이나 종격동염을 유발할 수 있다.

(3) 증상 : 경도인 경우 경미한 통증 및 연하곤란을 호소하고 중등도 또는 고도인 경우에는 연하곤란이나 통증이 심해지며 합병증을 동반한다. 급성 반응 시기가 지나면 3~6주간 특별한 증상이 없다가 반흔형성에 의한 협착이 진행되어 다양한 연하장애가 나타난다.

(4) 진단 : 우선 원인이 되는 물질을 확인해야 한다. 부식성 병변의 깊이는 식도내시경으로 판단해야 하며 24~48시간 내에 시행하는 것이 좋다. 초기의 방사선검사에서는 수용성 조영제를 사용해야 하고 천공이 없다고 판단되면 바륨을 사용하여 궤양, 연동운동의 저하 등을 관찰한다.

(5) 치료 : 기도유지와 수액 보충 등 전신처치와 급성 합병증에 대한 처치가 우선이며 급성기가 지난 후에는 식도협착을 막기 위한 치료가 필요하다. 손상 정도에 따라 1단계 손상에서는 대개 치료가 필요없고, 4단계 및 소수의 3단계의 경우는 수술적 치료로 사망률을 줄일 수 있으며, 2단계 및 3단계의 경우 논란의 여지가 있다. 금식을 시키고 수액을 공급하며, 항생제를 투여하고 협착을 방지할 목적으로 steroid를 사용한다. 6주 이후부터 협착이 진행하므로 3주째 식도조영 방사선검사를 기준으로 검사하게 되며 1년 이상 정기적 검사를 통해 협착의 정도와 악성 변화를 확인한다.

(6) 합병증 : 반흔협착이 가장 흔하며, 식도천공, 종격동염, 식도기관누공 및 전신중독 등이 있다.

3) 식도게실

근벽을 통한 점막의 탈장에 의해 생기는 주머니 혹은 낭을 말하며, 식도

전벽이 존재하는 진성게실과 점막이나 점막하 조직만으로 구성된 가성게실이 있다.

(1) 인두식도게실 : 60세 이후의 남성에서 호발하며, 하인두와 식도의 경계부위에 발생하고 증세가 있는 게실 중가장 흔하다. 내압성 가성게실의 하나로 윤상인두근과 하인두수축근 사이에 있는 결손부분에 발생하는데 식도내압의 증가와 윤상인두근과 상부식도수축근의 수축과 이완의 불균형에 의해 발생한다. 식도이물감, 애성 및 연하곤란이 점진적으로 진행하고 오랫동안 지속된 과거력이 있으며 음식물의 역류와 흡인증상을 보인다. 조영제를 이용한 식도방사선촬영으로 확진한다. 증상이 없고 크기가 작으면 특별한 치료를 필요치 않으나 증상이 있으면 내시경을 이용한 치료를 시행한다.

(2) 식도중간부게실 : 가장 흔하나 증상을 일으키는 경우는 드물다. 대개 크기가 작으므로 수술이 필요없다.

(3) 횡격막상부게실 : 드물고 증상이 없는 경우가 많다.

4) 식도종양

대부분 무증상으로 지내다 연하곤란을 호소하게 된다. 대부분 악성종양으로 완치가 불가능한 경우가 많다.

(1) 양성종양 : 평활근종이 가장 많으며 식도낭이 두 번째로 많다. 그 외 점막폴립, 섬유종, 지방종, 혈관종, 림프종, 유두종, 염증성 가성종양 등이 있으며 식도경을 통해 재거하거나 반대편으로 흉곽절개술을 통해 접근하여 제거한다.

(2) 악성종양 : 대개 하인두나 흉곽내 식도에 발생한 악성 종양이 확장되어 침범하는 경우가 많다. 편평세포암종이 가장 흔하며 선암종도 발생한다.

Catholic University of Korea 임상진료지침

22

Otolaryngology
Head & Neck Surgery

급성 상기도 폐쇄와 기관절개술

1. 급성 상기도 폐쇄

1) 급성 상기도폐쇄의 평가

(1) 원인

유소아의 경우 선천성 기도 기형, 성인의 경우는 종양이 가장 많다. 그 외에 염증성 질환, 이물, 외상, 부식제, 자극적인 가스, 화재 등에 의한 기관 점막의 부종도 있을 수 있다.

(2) 증상과 징후

흔한 증상으로는 음성변화, 호흡곤란, 연하곤란, 국소통증, 기침 등이다. 이학적 징후로는 천명, 특히 흡기 시의 천명은 상기도폐쇄의 대표적 징후이다. 또한 흉골상 수축이 있으면 반드시 심한 폐쇄가 있음을 의심해야 한다. Muffled voice는 성문상부의 폐쇄를 시사하고, 울음소리가 약하거나 기침이나 질식 등이 동반되면 성대마비가 의심된다.

(3) 진단

환자의 기도유지가 안정적으로 보이나 기도의 상태에 대해 확신이 서지 않을 경우 다음의 검사를 시행할 수 있다.

가. 간접 후두경검사 또는 굴곡형 후두경검사 : 후두의 신경근육 기능이나 폐쇄의 정도를 알 수 있는 유용한 검사이다.

나. 동맥혈가스분석

다. 방사선 검사

① 경부척추 방사선검사 : 경부 척추의 상태를 파악한다.

② 경부 방사선검사 : 연조직 촬영법으로 후두와 기관의 공기음영을 관찰한다.

③ 흉부 방사선검사 : 동반된 기흉, 종격동 출혈 등을 관찰한다.

④ 안면 방사선검사 : 안면골의 상태를 관찰한다.

⑤ 바륨인두식도조영술 : 하인두 및 식도 열상의 존재 유무를 알 수 있다.

⑥ 동맥조영술 : 안면이나 경부에 심한 외상을 입었을 때 고려한다.

⑦ 전산화단층촬영 : 후두 손상이 의심되는 환자에게 시행한다.

라. 내시경 검사 : 필요하면 직접 후두경, 기관경, 기관지경 및 식도경술 등을 시행한다.

2) 급성 상기도폐쇄의 치료방법

(1) 내과적 치료

가장 중요한 것은 산소공급이며, 주의할 점은 오랫동안 만성 기도폐쇄가 있던 환자는 저산소증이 호흡의 자극원이 되어 왔기 때문에 산소공급이 오히려 무호흡을 초래할 수 있다는 점이다. 경중등도 외상이나 염증 또는 감염이 진행 중이면 스테로이드를 투여하여 효과를 볼 수 있다. 연조직의 부종이 심한 경우에는 에피네프린 국소 충혈완화제를 사용할 수 있다.

(2) 중재적 치료

가. Heimlich 법 : 음식물 등으로 인한 급성 기도폐쇄 시에 이물을 배출하는 방법으로 환자의 뒤쪽에서 검상하돌기나 흉골 부위를 빠르게 쥐어짜듯이 압박한다.

나. 비인강 또는 구강 기도 삽입 : 연구개나 설부의 긴장완화로 인한 기도폐쇄시에 유용하다.

다. 경구강 기도삽관 : 위의 방법들이 실패하였을 때 사용할 수 있다. 금기점은 경부척추골절, 후두 외상, 심한 구강 외상 등이다.

라. 경비강 기관삽관 : 경구강 삽관이 어려운 경우에 시행할 수 있다.

마. 경기관 환기 : 응급상황에서 유용한 방법으로 이 방법으로 환자는 약 30분 정도 환기가 가능하다. 16게이지 정도의 큰 플라스틱 바늘과 평방 인치당 50 파운드의 고압산소를 사용한다.

바. 후두마스크기도 : 경구강 기관삽관이나 경비강 기관삽관이 여의치 않을 때 시행한다. 성대를 직접 관찰하지 않고도 하인두로 용이하게 삽입할 수 있으며 끝부분에 위치한 마스크는 삼각 모양이어서 식도로 들어가는 것을 막아준다. 하지만 후두의 큰 종양으로 인한 상기도폐쇄가 있거나 분비물의 양이 너무 많은 경우에는 사용할 수 없다.

(3) 수술적 방법

가. 윤상갑상막 절개술 : 완전한 기도폐쇄가 있거나 부적절한 환경에서 시행되며 후두의 손상이 매우 의심될 때 최소한의 장비로 빠르게 시행할 수 있다. 일단 기도가 확보되면 수술실에서 후두를 내시경으로 관찰한 후 장기관의 삽관이 필요하면 통상적인 기관절개술로 바꿔줘야 한다.

나. 기관절개술 : 응급으로 시행하기는 어렵고, 이런 경우 윤상갑상막 절개술을 먼저 시행한다.

2. 기관절개술

1) 적응증

(1) 분비성 환기부전 : 자신의 분비물에 의해 질식이 일어나는 것을 방지하기 위함이다.

(2) 기계적 호흡부전 : 신경마비 질환, 약물중독, 두부 또는 흉부 외상, 폐

렴 등에 의한 급성 호흡부전도 적응증에 해당한다. 기관절개술을 시행하면 상기도의 사강을 제거하고 분비물의 제거를 용이하게 한다.

(3) 상기도 폐쇄 : 후두염증, 후두 및 인두, 기관의 악성 종양, 후두나 기관의 이물, 후두 외상, 부식제나 가스, 화재 등에 의한 후두 및 기관 점막의 부종, 구강저 봉와직염 같은 심한 감염, 성문상하부 협착이나 후두 격막 등이 이에 해당된다.

2) 기관절개술의 생리적 기능

(1) 기관 및 기관지내 사강의 용적을 10~50% 로 낮춤으로써 원활한 폐의 환기가 이루어지게 한다.

(2) 공기저항을 줄여주어 전체 유순도를 증가시켜준다.

(3) 흡인으로부터 기관과 기관지를 보호한다.

(4) 반사성 무호흡없이 연하를 가능하게 한다.

(5) 기도내 분비물 제거를 위한 기관으로의 접근이 유용하다.

(6) 주기적인 양압호흡을 제공할 수 있으며, 기관 및 기관지에 약물투여와 가습을 가능하게 한다.

(7) 기침을 약화시킨다.

3) 수술 전 고려사항

자세한 문진과 신체검사로 상기도 폐쇄의 증상과 징후를 살피고 비인두 후두경과 기관지경 등의 내시경검사 및 경부 및 흉부 방사선 검사나 방사선검사와 동맥혈가스분석 검사를 시행한다.

4) 기관절개술의 종류

(1) 기관의 절개 위치에 따른 분류

가. 상기관절개술 : 절개위치는 첫 번째 기관륜이다. 갑상선의 피막과 윤상연골을 연결하는 후두갑상선 근막을 윤상연골을 따라 수평절단한다. 그 다음 갑상선의 협부를 기관에서 박리한 후 아래로 끌어내려 상부 두세 개의 기관륜을 노출시킨다. 이 방법은 윤상연골을 손

상시키면 후에 성문하협착을 일으킬 수 있으므로 잘 시행하지 않지만 임상적으로 천명이 있는 후두암 환자의 기관절개술 시에 적용된다.

나. 중기관절개술 : 목이 짧고 굵은 환자나 갑상선종이 있는 환자에서 시행하며, 갑상선 협부를 기관에서 박리한 후 절개 분리하고 두 번째 혹은 세 번째 기관륜에서 절개를 한다.

다. 하기관절개술 : 갑상선 협부를 위쪽으로 끌어올리고 네 번째 기관륜에 절개를 한다. 10살 이전의 소아에는 갑상선 협부의 하부와 흉골 사이의 거리가 멀어서 이 시술을 용이하게 시행할 수 있다.

(2) 기관절개술의 시기에 따른 분류

가. 응급 기관절개술 : 2~3분내에 수행하는 술식을 말한다. 꼭 필요한 경우에만 시행하며, 경부 중앙의 윤상연골로부터 하방으로 3~5 cm 정도 수직절개를 가한다. 피대근이나 갑상선 등을 확인하지 않고 갑상선 협부를 아래쪽으로 박리하고 끌어내려 기관을 촉지한 후 두세 번째 기관을 절개한다.

나. 적시 기관절개술 : 5~10분 이내에 시행하는 술식으로 수직절개후 피대근을 확인하고 박리한 후 갑상선의 협부를 노출하여 절개한 후 기관을 절개한다.

다. 선택적 기관절개술 : 수술실에서 적절한 기구와 보조자의 도움이 있는 상황에서 시행하는 술식을 말한다.

5) 기관절개술의 절차

(1) 수술전 준비

환자를 앙와위로 놓고 목을 신전시킨다. 가능한 한 전신 마취하에 수술을 시행하도록 한다. 비만이 심하거나 경부의 커다란 종물, 이전에 기관절개술의 과거력이 있는 환자에서는 기관의 위치를 정확히 파악하기 어려우므로 가능하면 기관삽관후 굴곡형 후두경 혹은 기관지경을 기관삽관 튜브를 통하여 삽입하면 쉽게 수술할 수 있다.

(2) 수술방법

가. 성인 기관절개술 : 윤상연골과 흉골상와 사이의 중간에 수평절개를 가한 후 피대근을 노출시킨다. 흉골설골근과 흉골갑상근을 연결하는 근막을 수직절개하여 양측으로 분리한 갑상선 협부를 노출한다. 윤상연골을 손가락으로 촉지한후 연골을 덮고 있는 근막을 절개한 후 기관 앞쪽의 무혈층을 따라 지혈겸자를 삽입하고 양쪽에서 클램핑한 후 중앙에서 절단하고 양측을 봉합결찰후 기관을 노출한다. 기관의 절개는 다양한 방법이 있으며 상부기저피판이나 제 2 또는 제3 기관륜 중 1개의 기관륜의 앞부분을 절개하는 단순 H형 절개법이 많이 사용된다. 개구부를 벌리고 준비된 기관튜브를 삽입하는데 튜브의 크기는 기관 안지름의 약 75% 정도 되는 것이 좋다.

나. 소아 기관절개술 : 소아에서는 특히 응급 기관절개술을 절대 피해야 하며 응급수술이 아닐 때는 반드시 기관삽관이나 환기형 기관지경을 삽입하여 기도를 확보한 전신마취하에서 수술을 시행한다. 소아 기관절개술이 성인과 다른점은 다음과 같다. ① 피부절개는 수직절개를 선호한다. ② 기관절개는 제 2 혹은 제 3기관륜의 단순 수직절개가 가장 좋다. ③ 뜻하지 않기 기관이 발관되는 경우가 흔하므로 기관절개를 시행하기 전에 기관절개부위 양측을 4-0 또는 5-0 비흡수 봉합실로 봉합하는 유도봉합을 시행한다. ④ 기관튜브는 기낭이 없는 것을 사용한다.

(3) 수술 후 관리

가능하면 환자를 중환자실에서 지속적으로 감시하도록 하며 사용중이 튜브와 같은 것을 준비해 만일의 사태에 대비한다. 수술직후 흉부 방사선 사진을 찍어 튜브의 길이와 위치가 적절한지 살피고 기종격증이나 기흉 등의 합병증 유무를 확인한다. 처음 2~3일 간은 내관을 1~2시간마다 꺼내어 소독하고 분비물의 흡인을 자주 시행한다. 기낭을 지나치게 팽창시키면 기관점막의 괴사가 발생할 수 있으므로 매시간 약 15분 정도 주기적으로 감압을 시행한다.

6) 기관절개술의 합병증

합병증은 수술 중에 일어날 수 있는 합병증과 수술 후 조기에 발생하는 합병증, 수술 1주일 이후에 발생할 수 있는 후기 합병증으로 구분한다. 가장 많은 합병증은 출혈과 튜브 폐쇄 및 튜브 변위 이며 소아의 경우 튜브 폐쇄, 기관육아종이 흔한 합병증이다.

(1) 수술 중 합병증

가. 출혈 : 주로 전경정맥이나 갑상선에서 출혈이 생기는데 반드시 전기응고 또는 결찰, 충전 등으로 지혈한다.

나. 기흉 : 수술 중 흉막의 상부 첨단을 손상하여 발생한다.

다. 주위 손상 : 한쪽 또는 양쪽 반회후두신경 손상이나 기관후벽의 지나치게 깊은 절개로 식도 손상을 초래할 수 있다.

라. 사망 : 내경정맥이 손상되어 공기가 들어가 공기색전증으로 사망하는 경우도 있다.

(2) 수술 조기 합병증

가. 무호흡 : 만성 폐질환 등으로 오랫동안 기도가 폐쇄되었던 환자에서는 기관절개술 후 갑작스런 무호흡이 발생할 수 있으므로 환자를 잘 관찰해야 한다.

나. 출혈 및 혈종

다. 피하기종 : 비교적 흔하며, 지나치게 큰 기관절개나 기관삽관 주위 피부나 연조직을 촘촘하게 봉합한다든지 심한 기침 등에 의해 생길 수 있다. 보통 수술 하루 이내에 발생하며 일주일 이내에 저절로 소실된다.

라. 기종격증, 기흉 : 국소마취 하에서 수술시 환자가 많이 움직이거나 심한 기침을 할 때 흉막 상부의 손상으로 기흉이 생길 수 있다. 기흉

이 생기면 14~16게이지 바늘이나 흉관튜브를 삽관하여 치료한다.

마. 튜브 폐쇄 : 치명적이므로 적절한 가습과 흡인으로 예방한다.

바. 예기치 않은 발관 : 비만한 성인이나 소아에서 튜브가 짧은 경우 생긴다. 술 후 튜브를 확실하게 묶어두어 방지하며 견인 봉합을 해 두면 재삽관시 유리하다.

사. 기관식도누공 : 깊은 기관절개로 기관후벽이나 기관과 식도 경계벽이 손상되었을 때 발생한다.

아. 후폐쇄성 폐부종 : 기관절개술로 상기도 폐쇄가 갑자기 풀려서 발생할 수 있으며, 기계적 환기와 이뇨제를 사용하여 치료한다.

(3) 지연성 술후 합병증

가. 기관육아종 : 기관삽관 부위 위쪽의 기관전벽에 매우 흔히 발생한다. 지나치게 큰 튜브나 수술부위의 부적절한 소독이 원인이며 지나치게 크면 제거한다.

나. 기관염증과 기관괴사 : 지나치게 큰 기관튜브, 튜브의 부적절한 만곡, 지나친 기낭 압력 등에 의한 국소 압력이 기관의 염증이나 궤양을 초래하여 생긴다. 적절히 치료하지 않으면 기관식도누공이나 기관동맥누동 또는 기관협착을 일으킬 수 있다.

다. 지연성 기관식도누공 : 지나친 기낭 공기압이나 부적절한 튜브 위치, 식도의 비위관에 의한 기관후벽과 식도전벽의 괴사 등이 원인이며 식사 중 격렬한 기침이나 침을 삼킬 때와 연관된 만성 기침이 있으면 의심한다. 바륨을 삼키거나 메틸렌블루를 식도에 점적한 후 굴곡형 내시경으로 진단하고 수술로 누공을 막아준다.

라. 기관동맥누공 출혈 : 부적절한 만곡 혹은 길이의 튜브 사용, 부적절한 위치의 튜브나 기낭 압력에 의한 대혈관의 손상, 무명동맥이 높이 위치한 경우, 기관절개술이 너무 낮은 위치에 시행된 경우 기관과 무명동맥 사이에 누공이 형성되어 발생하며 대개 2주 이내에 발생한다. 기관절기 후 3일~3주 내에 기관에서 경미한 출혈이 있으면

이를 의심하여 굴곡형 내시경으로 기관지를 검사해야 한다. 출혈 부위 아래로 기관삽관 튜브나 기관절개술 튜브 기낭을 부풀리고 기관절개술 부위를 통해 손가락을 넣어 흉골 앞쪽으로 무명동맥을 압박한다.

마. 기관협착 : 기관의 입구, 기낭 부위, 튜브의 끝에 협착이 발생할 수 있으며 대부분 기낭의 지나친 압력으로 인한 연골막염 때문에 발생한다. 소아에서는 기관연골을 일부 절제하여 기관창을 만든 경우에 협착을 초래할 수 있다.

바. 기관피부누공 : 기관절개술이 장기간 지속될 때 생기는 경우가 있다. 대부분 4개월 이내에 저절로 막힌다.

7) 발관

(1) 발관전 검사 : 내시경으로 기도에 문제가 없는지 확인하고 성대의 움직임 및 육아조직이나 성문하협착 여부를 관찰한다.

(2) 발관방법 : 성인에게는 유창튜브를 삽입하고 튜브의 입구를 막아 기관으로 자유로운 호흡이 가능한지 확인한 후 며칠간 자유로운 호흡이 가능하면 발관한다. 소아에서는 튜브가 기관지를 자극해 육아조직을 형성하기 때문 유창튜브를 사용하지 않고 점차로 작은 튜브를 사용하다가 마지막으로 가장 작은 크기의 튜브를 막고 환아가 후두를 통한 호흡이 가능한지 살핀다. 보통 12시간 이상 혹은 수면 중 막은 채 두어도 이상이 없으면 발관한다.

(3) 발관곤란증 : 원래 기도폐쇄의 원인이 완전히 해결되지 않았거나, 기관절개술 자체로 인하여 새로운 문제가 발생했을 경우 발관이 힘들다. 소아의 경우 이와 같은 원인 없이도 오랫동안 기관절개 상태로 지내서 심리적으로 캐뉼러에 의존하는 경우도 있으므로 소아에서는 가능하면 10일 이내에 발관을 시도하는 것이 좋다. 기관절개술 자체로 인해 생긴 합병증들이 발관곤란증의 주된 원인이며 주로 절개 입구의 위쪽에 발생하는 육아종과 기관협착, 성문하협착 등이 가장 흔

한 병변들이다.

8) 기관절개술의 대치방법

(1) 윤상갑상막절개술 : 매우 응급한 상황에서 기도를 확보하는 방법으로 피부와 윤상갑상막에 절개를 가하는 술식이다. 수술후 캐뉼러 압력에 의한 윤상연골의 연골막염으로 성문하협착의 발생률이 높기 때문에 가능한 한 24시간 이내에 정상적은 기관절개술로 바꾸는 편이 좋다. 금기로는 12세 미만의 소아, 후두의 염증이나 외상 환자, 이 술식으로 인해 종양이 절단될 위험성이 있는 경우 등이다. 갑상연골을 잡고 윤상갑상 공간을 촉지한 뒤 칼로 윤상갑상막에 절개를 가한다. 성문하 공간에 들어간 뒤 기관삽관을 한다.

(2) 기관내 삽관 : 성인에서는 보통 삽관이 2주 이상 필요하면 기관절개술을 권장한다. 소아는 기낭을 사용하지 않고 주의 깊게 관리하면 기간을 연장할 수 있다.

(3) 경피적 확장 기관절개술 : 기관에 구멍을 뚫을 바늘과 캐뉼러, 유도철사 및 확장기 등의 기구가 필요하다. 대개 이미 기관삽관이 되어 있는 중환자실 환자를 대상으로 하며 응급상황이나 소아, 기관삽관이 안 되어 있는 환자 혹은 경부 중앙에 종물이 있는 환자 등에서는 시행하면 안 된다. 수술시간이 짧고 출혈이 적으며, 기관 박리가 적어 수술창상 치유가 빠르고 중환자실에서 수술ㄹ실로 환자를 옮기지 않고 바로 옆에서 시행할 수 있는 장점이 있다.

Catholic
University of Korea

가톨릭대학교 임상진료지침

2. 비과

Otolaryngology Head & Neck Surgery

Catholic University of Korea 임상진료지침

01

Otolaryngology Head & Neck Surgery

비출혈

1. 해부

비출혈은 전통적으로 출혈 부위에 따라서 전방 비출혈과 후방 비출혈로 나뉜다. 전방 비출혈 환자는 보통 콧구멍 앞쪽으로 흘러나오는 출혈이 있고 후방 비출혈 환자는 코에서 인두로 넘어가는 방향으로 출혈이 있다. 대략 비출혈 환자의 90%가 전방 비출혈 환자에 해당된다. 전방 비출혈이 일어나는 전방 비중격, 하비갑개의 전단부, 전사골동 부위 등이고 이중 전방 비중격에서 가장 흔하게 발생하고 Kiesselbach 혈관총(Kiesselbach's plexus, Little's area)라고 한다. Kiesselbach 혈관총은 접구개동맥, 대구개동맥, 상순동맥, 전사골동맥의 문합으로 이루어져 있다(그림 1-1). 후방 비출혈은 후방 비중격, 후비공부위의 비강저, 중비갑개 및 하비갑개 후방측벽 부위에서 발생한다. 이중 하비갑개의 후방측벽 부위를 Woodruff 비인강총(Woodruff's plexus)라고 부른다(그림 1-2). 최근에는 Woodruff 비인강총이 동맥문합이 아니라 하비도 후방부위에 위치하는 정맥총(venous plexus)이라 알려졌다.

2. 원인

비출혈 환자의 80~90%에서 특별한 원인을 찾을 수 없다.

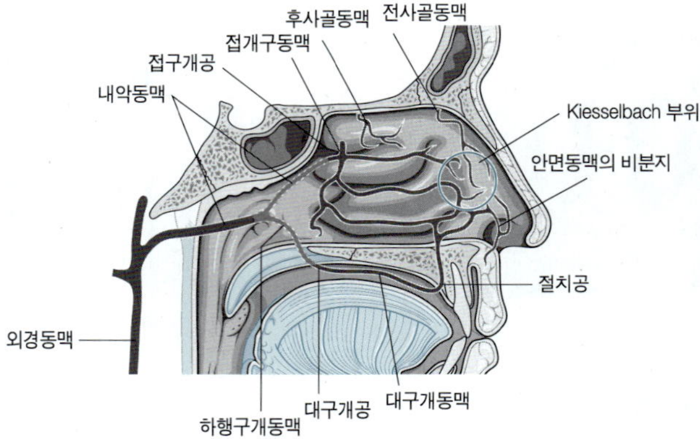

그림 1-1

1) 외상

소아나 정신과 환자는 흔히 손으로 코를 후벼서 비점막 손상을 일으킨다. 비점막의 지속적인 기계적인 외상은 점막 손상과 궤양을 일으키기도 하며 궤양이 발생하면 궤양 표면에 가피가 형성되고 이를 제거 시 점막이 더욱 손상되어 보다 심각한 비출혈이 발생할 수 있다. 과도하게 코를 풀 경우에도 비점막 표면의 혈관이 손상되어 비출혈이 발생할 수 있으며 최근에 코에 관련된 수술을 받은 환자에서 더욱 흔한 비출혈 원인이 된다. 교통사고나 격렬한 운동중에 발생한 코 부위의 둔상(blunt trauma)은 비중격, 비강 외측벽, 부비동 등의 골절을 일으키고 골절부위 점막의 열상이 발생하여 비출혈을 일으킨다.

2) 비점막 건조

건조한 비점막 역시 흔한 비출혈의 원인이다. 비점액 분비가 감소하여 비강의 가습기능이 떨어지거나 계절적 요인으로 차고 건조한 외부 공기에 비점막이 노출되면 비출혈이 일어날 가능성이 증가한다. 비중격 만곡증이 있거나 수술에 의해 비강내 기류의 변화가 생겨 외부공기를 충분히 가습하

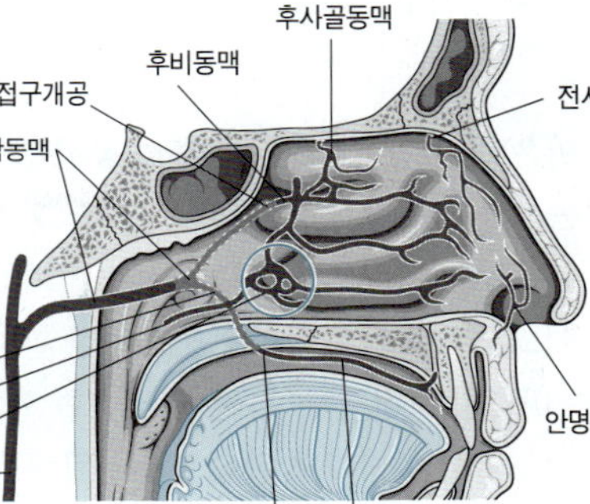

그림 1-2

지 못할 경우에도 비출혈이 발생할 수 있다.

3) 염증

급성 상기도 감염, 알레르기, 부비동염, 비강 이물 등에 의한 염증은 종종 비출혈을 동반한다. 비충혈제거제나 비강용 스테로이드 분무제 등도 건조감과 출혈을 일으킬 수 있다. 비강에 어떠한 원인으로 염증이 생기면 환자는 코를 강하게 풀게 되므로 약화된 혈관이 쉽게 손상 받는다. Wegener' s granulomatosis나 sarcoidosis, 비결핵(nasal tuberculosis), 비매독(nasal syphilis) 등의 육아종성 비강 질환이 있을 경우에도 심한 염증 및 비점막 궤양을 일으켜 비출혈이 흔하게 발생한다.

4) 종양과 동맥류

젊은 남성에서 주로 발생하는 혈관섬유종(angiofibroma)은 반복적 비출혈의 원인이 되며 성인에서는 악성 종양인 흑색종, 편평세포암종 등이 편측에 국한된 코막힘과 함께 비출혈을 동반한다. 외상을 입은 후 내경동맥의 해면정맥동내 동맥류(intracavernous aneurysm)가 발생하면 심각한 비출혈의 원인이 되며 이러한 후외상성 동맥류(posttraumtic aneurysm)는 대개 외상 후 7주 경에 발생하고 사망률은 50%에 이른다.

5) 고혈압

고혈압과 비출혈은 일반 인구집단에서 흔히 동시에 발생하나 둘 사이의 관련성에 대해서는 아직까지 논란이 있다. 고혈압 환자에서 비출혈이 발생하는 기전으로 두 가지 가설이 제시되고 있다. 첫째, 고혈압은 만성적인 혈관 손상을 일으키고 지속적인 혈압상승을 동반한 환자는 그렇지 않은 환자에 비해 더 자주 비출혈을 경험한다. 둘째, 비출혈 환자의 20% 정도에서 불안감과 관련된 고혈압이 나타나고 응급실에서 활동성 비출혈을 보인 환자에서만 주로 고혈압과 관련성이 있다.

6) 혈액응고장애

혈우병, von Willebrand병, 혈소판 감소증, 후천성 면역결핍증, 간질환 등의 혈액 응고 장애를 일으키는 질환들에서 종종 비출혈이 동반되며 이중에서 von Willebrand병 환자에서 가장 흔하게 비출혈이 발생한다. 유전성 출혈성 모세혈관확장증(hereditary hemorrhagic telangiectasia)은 피부 및 점막의 미만성 모세혈관확장증과 동정맥기형을 동반하는 상염색체 우성 질환이다. 모세혈관 확장증은 기저막 아래 소정맥이 확장된 것으로 이런 소정맥들은 탄성조직(elastic tissue)없이 혈관내피세포만으로 구성되어 작은 손상에도 쉽게 출혈한다. 이 질환으로 진단되면 반드시 뇌혈관 또는 폐혈관 동정맥기형의 동반 여부를 확인해야 한다.

7) 약물

많은 약물이 정상적인 혈액 응고 과정을 방해하며 wafarin, heparin, 비스테로이드성 소염제 등이 대표적이다. 가장 흔하게 사용되는 약물은 아스피린을 포함한 비스테로이드성 소염제이다.

3. 진단

1) 병력청취

비출혈 환자를 치료하기 전에 우선 출혈 기간, 빈도, 출혈량 등을 파악하는 것이 중요하다. 응급상황이 아니라면 어느 쪽 비강에서 출혈이 있는지, 양측에서 모두 출혈이 난다면 더 심한 쪽은 어디인지, 어느 쪽 비강에서 먼저 출혈이 시작되었는지, 콧구멍 앞쪽으로 나오는지 구인두로 넘어가는지 알아볼 필요가 있다. 비출혈의 원인이 될 수 있는 외상이나 수술, 혈액응고장애 등의 기왕력 및 약물 복용 여부도 확인해야 한다.

2) 신체검사

환자를 안정시키고 비강 전체를 비출 수 있는 광원하에 비강내 혈괴를 제거하고 혈관수축제를 사용하여 점막 부종을 줄인 후 전비경검사를 시행하여 비출혈 부위를 찾는다. 모든 혈괴를 제거한 후 출혈이 지속되지 않는다면 당장 추가적 치료는 필요없다. 비출혈이 없을 때 비패킹을 실시하면 오히려 비점막을 손상시켜 출혈을 야기할 수 있다. 특별한 원인이 없는 비출혈 환자의 경우 우선 비중격 전방부위를 자세히 관찰하고 비갑개 내측부위도 흔한 출혈 부위이므로 잘 살펴보아야 한다.

3) 비내시경 검사

급성 또는 반복되는 비출혈 환자에서 전비경검사만으로 정확한 출혈 부위를 찾지 못한 경우에는 비내시경 검사를 시행한다. 보통 혈관수축제를 사용하여 점막부종과 출혈을 줄인 후 국소마취제를 도포하고 양측 비강을 모두 검사한다. 굴곡형 또는 강직형 내시경을 사용하며 굴곡형이 환자가 덜 불편하게 느끼지만 강직형이 더 좋은 시야를 제공하며 기구 사용시에도 유용하다.

4) 방사선학적 검사

방사선학적 검사는 비출혈 환자의 처음 진단 과정에서 큰 역할을 하지 않지만 원인을 찾지 못한 반복적인 비출혈이 있을 경우에는 진단에 중요한 역할을 한다. 비출혈의 원인을 찾기 위한 방사선학적 검사중 CT가 가장 우선시 되는 검사이며 가끔 비출혈의 원인이 되는 종양이 발견되는 경우가 있다.

4. 치료

고개를 앞으로 기울이면 혈액이 인두 후방으로 넘어가지 않아 오심이나 기도 폐쇄를 방지하는데 도움이 된다. 혈압의 안정적 유지와 기도 유지가 중요하며 혈액 손실이 예상되면 수액 공급을 시행한다. 다발성 출혈부위, 재발이 잦은 비출혈의 경우 전신질환이 원인으로 작용함을 시사함으로 혈액 검사를 실시한다. 노인, 후방 비출혈, 혈액응고장애, 관상동맥 질환, 심한 고혈압, 심한 빈혈 등이 있는 환자의 경우에는 입원치료를 고려한다.

1) 전방 비출혈에 대한 일반적 치료

출혈부위가 보인다면 bosmin이나 phenylephrine 용액이 포함된 혈관수축제를 사용한다. 혈관수축제와 마취제를 적신 거즈로 비강을 막고 비강 양쪽에서 직접 최소 5분간 압박한다. 이 방법으로 출혈이 멈추지 않으면 출혈 부위에 질산은(AgNO3)을 이용한 화학적 소작술을 시행할 수 있다. 이 방법은 표면에 위치한 작은 혈관에 의한 비출혈에만 선택적으로 사용해야 한다. 막대 끝에 질산은을 묻힌 후 혈관 부위에 돌려가며 용액을 도포하고 물에 적신 솜으로 덮고 막대로 혈관 부위를 15~30초 정도 압박한다. 혈액 응고 장애가 있는 경우에는 거즈 등을 이용한 패킹은 점막 손상을 일으킬 수 있으므로 Avitene, Surgicel, Gelfoam 등의 지혈 소재를 이용하기도 한다. 전기 소작은 주변의 정상 조직을 손상시킴으로 선택적으로 주의하여 시행한다. 양측 비중격에 전기 소작을 시행할 경우 비중격 천공의 위험이 높아짐을 명심한다. 위의 방법으로도 비출혈이 멈추지 않으면 바

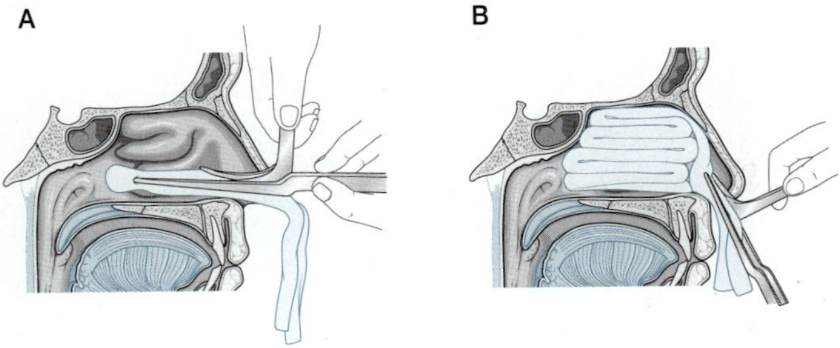

그림 1-3

셀린과 항생제 연고를 바른 거즈를 사용하여 비강의 후방에서 전방으로 아래에서 위로 패킹을 시행한다. bayonet 포셉을 이용하여 10cm 정도 거즈 끝을 잡고 비강 후하방으로 넣은 후 거즈의 연결 고리 부분의 방향을 바꾸어 아래 거즈 위로 단단히 층을 쌓게 패킹을 시행하고 마지막 거즈 층이 비강 전상부까지 치밀하게 채우도록 한다(그림 1-3). 거즈대신 압축스펀지(Merocel)를 사용할 수 있다. 압축스펀지는 처음에 건조 상태였다가 식염수나 환자의 혈액을 흡수하면 팽창하여 출혈 부위 점막을 압박하고 혈액이 응고될 수 있는 표면을 제공함으로써 지혈 효과를 나타낸다. 비강 패킹은 2~5일간 유지한다. 장기간 패킹을 유지하면 부작용인 독성쇼크증후군(toxic shock syndrome)이 발생할 수 있으므로 패킹 물질에 항포도상구균 연고를 바르는 것이 좋다.

2) 후방 비출혈에 대한 일반적 치료

전비강 패킹으로 후방비출혈이 멈추지 않으면 풍선 삽입이나 후비강 패킹을 시행한다. 후비강 패킹을 시행한 후에는 환자를 입원 시킨 후 산소포화도를 측정하고 인두가 건조해지는 것을 막기 위해 습도를 높인 산소를 공급하는 것이 중요하다. 부비동의 감염과 독성쇼크증후군을 예방하기 위해 정맥내 항생제를 투여한다. Foley 카테터를 이용할 경우 카테터를 코를 통해 넣어 끝이 인두 중앙부에서 보일 때까지 삽입한다. 풍선 부위를 물

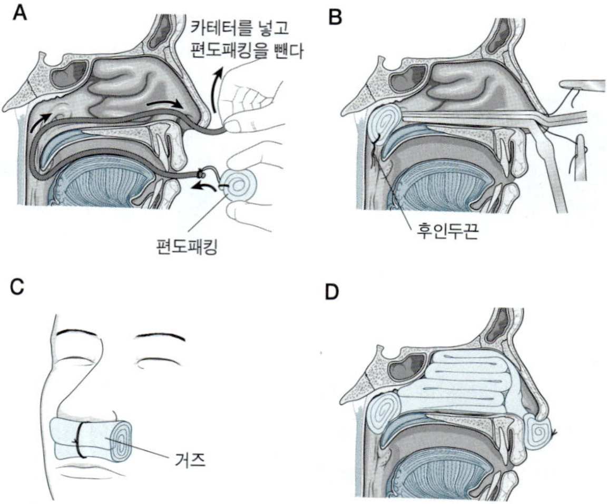

그림 1-4

3~4ml나 공기를 이용하여 팽창시킨 후 후비공에 닿을 때까지 앞으로 당긴다. 이후 거즈나 스펀지로 비강을 메우고 앞쪽에서 제대 클램프로 단단히 고정한다. 부드러운 드레싱으로 비주에 압력에 의한 괴사가 발생하지 않도록 하는 것이 중요하다. 풍선 패킹은 3~5일 정도 유지한 후 단계적으로 수축시키는 것이 재출혈을 막는데 도움이 된다. 거즈를 이용한 후비강 패킹은 후비공을 막을 수 있는 크기여야 한다. 거즈 조각을 접어서 실로 묶은 후 항생제 연고와 요오드를 적셔서 사용한다. 패킹 전 코와 인두를 마취하고 2번 실크 봉합사로 패킹 주변에 2개의 끈을 만들고 3번 실크 봉합사로 반대편으로 늘어지게 만들어 나중에 패킹을 입으로 제거할 때 사용한다. 코 안으로 nelaton 관을 넣어서 인두 중앙부위에 보이게 삽입하고 패킹과 연결된 2번 실크 봉합사와 묶은 후 거즈 패킹을 손가락으로 후비공으로 밀어 넣으면서 2번 실크 봉합사를 코 쪽으로 당긴다. 이후 전비강 패킹을 하고 외비와 비주 주변의 피부 괴사를 막기 위해 거즈를 코 앞에 놓은 후 두

줄의 2번 실크 봉합사와 묶는다(그림 1-4). 3일째부터 전비강 패킹을 조금씩 제거한 후 5일 째에 입을 통해 후비강 패킹을 제거한다.

3) 내시경 소작술

비강 측벽의 출혈 부위에 대한 소작은 통증 때문에 부분 마취일 경우 대구개공 차단술(greater palatine block)이 필요하며 심한 후방 비출혈일 경우에는 수술실에서 전신 마취하에 시행하는 것이 안전하다. 0도와 30도 내시경을 이용하여 출혈 부위를 찾으며 이때 가능한 한 점막수축제의 사용을 피하여 일시적으로 출혈이 멈추는 것을 방지한다. 출혈 부위를 찾을 수 없으면 출혈이 의심되는 부위를 흡입기로 살짝 자극해 본다. 출혈 부위를 찾았다면 흡입 소작기(suction cautery)를 이용하여 15~25와트 세기로 소작한다. 내시경 소작술은 성공률이 89% 정도로 높고 패킹을 시행하지 않아도 된다는 장점이 있어 효과적인 비출혈 치료법으로 널리 시행되고 있다.

4) 동맥결찰술

(1) 내시경하 접구개동맥 결찰술(endoscopic ligation of the internal maxillary artery)

최근 가장 각광 받는 방법으로 경상악동 접근법과 익상악와(pterygomaxillary fossa) 박리로 인해 발생할 수 있는 합병증을 줄일 수 있으며 다른 결찰술에 비해 가장 원위부 혈관을 결찰 함으로써 측부혈행의 생성을 막을 수 있다는 장점이 있다. 0도 비내시경을 이용하여 중비갑개 후단의 1cm 전방부위를 확인 후 하방으로 수직 절개를 가하고 점막골막(mucoperiosteal) 피판을 후상방으로 들어올린 후 접구개공에서 기시하는 혈관신경 다발을 확인한다. 접구개동맥을 잘 박리한 후 분지들과 함께 혈관 클립으로 결찰하고 점막골막 피판을 원위치시킨 후 Surgicel 등을 절개부위에 올려놓는다.

(2) 사골동맥 결찰술(external ligation of the ethmoid artery)

전사골동맥에 의한 비출혈은 드문 편이지만 심한 안면부 외상 및 두개저골절 시 발생할 수 있다. 외부 접근을 통한 전사골동맥 결찰술은 안면외상에 의한 비출혈 발생 시 주로 시행한다. 비출혈이 있는 쪽에 Lynch 절개를 시행하고 피하조직과 골막을 박리한 후 누낭와(lacrimal fossa)와 전두사골봉합선(frontoethmoidal suture line)을 확인한다. 전두사골봉합선을 따라서 뒤쪽으로 진행하면 전누릉(anterior lacrimal crest)의 20~24mm 후방에서 전사골동맥을 확인할 수 있고 이중클립하거나 소작술을 시행한다. 후사골동맥은 시신경과 근접해 있고 비출혈을 일으키는 주요 혈관이 아니므로 잘 결찰하지 않는다.

(3) 경상악동 내악동맥 결찰출(transantral ligation of the internal maxillary artery)

Caldwell-Luc 접근법을 통하여 안와하벽 1~2cm 아래에서 후벽을 드릴이나 정(chisel)으로 제거한 다음 골막을 절개하고 익구개와(pterygopalatine fossa)의 혈관을 분리하여 근위부 혈관과 접구개동맥이나 하행구개동맥과 같은 원위부 동맥을 각각 2개의 혈관클립으로 결찰한다. 비강 패킹은 시술 후에 모두 제거한다. 이 방법은 동맥 분지의 해부학적 변이가 있어 결찰해야 하는 모든 동맥 분지를 제대로 찾지 못할 때는 실패할 확률이 높다.

(4) 외경동맥 결찰술

외경동맥 결찰술은 비강에서 많이 떨어진 부위에서 시행되므로 동측의 내경동맥이나 반대측의 경동맥에 의한 측부혈행의 형성으로 인한 재출혈이 45% 정도 발생한다. 따라서 외경동맥의 말초 동맥에 의한 측부혈행이 형성되어 비출혈의 원인이 되는 경우에만 제한적으로 사용한다. 설골과 갑상연골 상연 사이에서 수평절개를 하고 절개부 상하로 하광경근피판(subplatysma flap)을 든 후 흉쇄유돌근을 후방으로 견인한 후 보이는 내경정맥을 견인하면 경동맥의 분지를 확인할 수 있다. 2개 이상의 분지를 확인하여 내경동맥과 외경동맥을 구분하고 외경동맥을 결찰한다.

5) 동맥색전술(arterial embolization)

심한 후방비출혈의 한 치료법이며 선택적 동맥색전술의 장점은 입원 기간이 짧고 부분마취로 시술이 가능하며 수술적 방법으로 접근이 어려운 혈관도 치료가 가능하고 동맥간 문합으로 수술적 치료가 실패한 경우에 시행해도 성공률이 높다는 것이다. 국소 마취하에 서혜부의 대퇴동맥(femoral artery)를 통해 카테터를 삽입한 후 경동맥조영술을 시행하여 혈관이상 유무를 확인하고 최종적으로 내악동맥(internal maxillary artery)을 선택적으로 조영한다. 내경동맥이나 척추동맥과의 문합이상이 없으면 젤폼(Gelfoam), 코일, polyvinyl alcohol(PVA) 등의 약제를 사용하여 색전술을 시행한다. 출혈부위에서 혈류가 감소하거나 멈출 때까지 색전제 주입을 반복한다. 색전술 후 단기간에 비출혈이 재발할 경우 내경동맥의 말초 동맥인 전·후사골동맥이 비출혈의 원인이므로 이 혈관에 대한 수술적 치료가 추가로 필요할 수 있으며 외경동맥의 분지인 안면동맥을 통한 측부혈행으로 출혈이 초기에 재발하면 색전술을 다시 시행한다. 오랜 기간이 지난 후 재발한 경우에는 반수 이상에서 유전성 출혈성 모세혈관확장증 환자라고 알려져 있다.

| 참고 문헌 |

1. Steven C. Marks. Nasal and Sinus Surgery, 1st ed. Philadelphia: W.B. Saunders, 2000, pp.451-472.
2. Korean Society of Otorhinolaryngology-Head and Neck Surgery. Otorhinolaryngology Head and Neck Surgery 2nd ed. Seoul: Ilchokak, 2009, pp.1048-1057.

Catholic University of Korea 임상진료지침

02 Otolaryngology Head & Neck Surgery

외비와 비강질환

1. 외비 및 비전정 질환

1) 주사(Rosacea)

안면홍조, 모세혈관확장, 구진, 농포 등이 코, 뺨, 전두부 등 안면의 요부에 발생하는 만성 피부질환이다(그림 2-1). 30세에서 50세 사이의 여자에서 많이 발생함. 치료는 증상을 악화시키는 자외선노출을 피하고 화장도 안하는 것이 좋다. metronidazole gel 이나 macrolide계 항생제 연고를 병변부에 바르고 심한 경우는 tetracycline, macrolide, metronidazole 등을 경구 투여할 수 있다.

2) 비전정절(Nasal vestibular furuncle)

비전정에 있는 모낭 또는 모낭 주위에 발생하는 급성의 압통을 동반하는 염증성 결절을 말함. 코를 후비거나 코털을 뽑는 경우 피부조직이 파괴되면서 피하조직이 감염되어 생긴다(그림 2-2). 원인균은 대개 포도상구균이다. 치료는 항생제 연고를 바르고 동통이 심하면 진통제를 투여한다. 면역기능이 정상이면 전신항생제는 대개 필요 없고 농포가 형성되면 절개 배농이 필요하다.

3) 비전정 피부염(Nasal vestibulitis)

비전정의 피부부위에 가피가 생기면서 발적과 부종을 일으키는 질환으

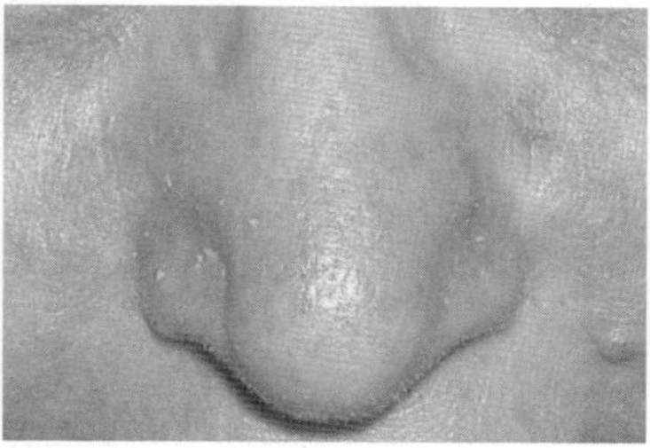

그림 2-1

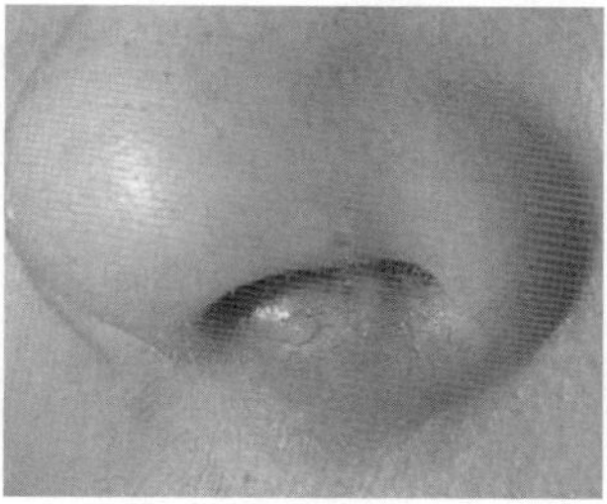

그림 2-2

로 비분비물이 계속 흘러서 비전정의 피부에 염증이 생기는 것이다. 코를 자주 풀거나 비염에 의한 가려움증으로 코를 비비는 행동 등은 이러한 피부염을 더 악화시키게 된다. 때로는 상피의 결손이 생기고 가피로 덮이기도 하며, 가피에 의해 비폐색이 유발되기도 한다(그림 2-3). 치료는 원인이 되는 비염이나 부비동염을 치료하는 게 우선이고 염증부위에 스테로이드 연고를 도포한다.

4) 단독(Erysipelas)

단독은 A군 β-용혈성 연쇄상구균에 의해 발생하며 피부의 표재림프선을 침해하여 발생하는 독특한 소견이다. 유소아, 노인에 많이 일어나고 외비를 포함하여 얼굴을 광범위하게 침범한다. 돌발적으로 발생하고 국소 피부병변은 감염부위의 가려움증과 불쾌감으로 시작하여, 작은 홍반이 나타나고 이것이 수 시간 내에 번지는 양상을 띤다. 홍반은 3일에서 6일 사이에 가장심해지며 수포를 형성하여 이것이 터지면서 가피를 형성하기도 한다(그림 2-4). 진단은 임상 양상으로 가능하고 일반적인 봉소염과의 감별이 중요하다. 치료는 페니실린, macrolide, 1세대 cephalosporine 등의 항생제를 사용하고 국소적으로 냉습포나 항생제 연고를 도포한다.

5) 심상성 낭창(Lupus vulgaris)

결핵균에 의한 피부결핵 질환으로 주로 외비를 포함한 안면을 침범한

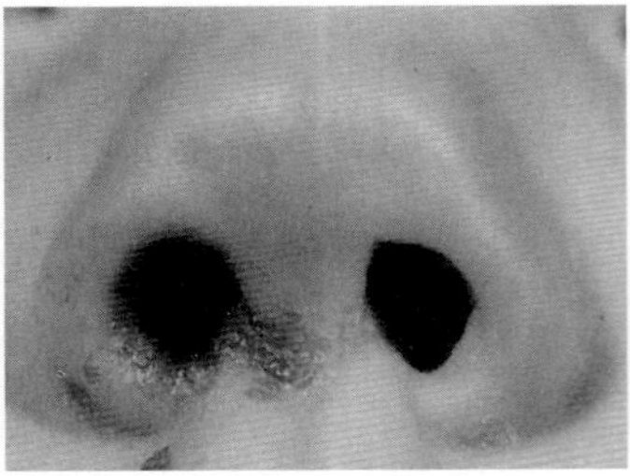

그림 2-3

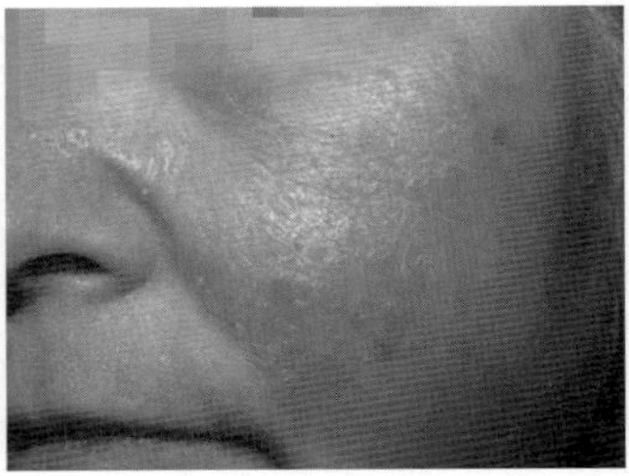

그림 2-4

다. 주변 조직을 파괴해나가며 확장하고, 중앙부위가 위축되어 비첨이 앵무새 부리 모양을 띤다. 조직검사에서 결핵균은 거의 발견되지 않으며, 결핵균 배양에서 6% 정도만 양성을 보이므로 큰 의미가 없다. 치료는 초기 병변에는 외과적 절제를 시행하며 진행된 병변에는 항결핵제 복합투여를 9개월간 시행한다.

2. 비강질환

1) 비강이물(Nasal foreign body)

비강 이물은 지속적인 일측성 비폐색과 화농성 비루를 유발하는 흔한 이유 중의 하나고 유소아에서 호발하며 정신지체 자에서도 흔히 볼 수 있는 질환이다. 비부비동이나 아데노이드 수술을 받은지 며칠 내에 이런 증상이 있는 경우는 패킹 잔류물 등 의인성 이물의 가능성을 생각해야 한다.

(1) 생동성 이물(Animate foreign body)

파리 유충에 의한 구더기증 또는 회충 등이 있을 수 있는데 국내에서는 거의 보고된 예가 없다.

(2) 비생동성 이물(Inanimate foreign body)

대부분의 비강이물은 비생동성이며 코 안에 들어갈 수 있는 물체는 모두 가능성이 있다. 비강이물중 특히 주의를 요하는 것이 단추형의 알칼리성 건전지이다. 이 경우 발견 즉시 제거해야 하는데 그 이유로는 건전지에서 발생하는 전류나 유출되는 알칼리액에 의해 접촉한 비점막의 액화성 괴사가 발생되고 제거가 조금만 늦어도 비중격 천공, 비내 유착, 비전정 협착 등의 심각한 후유증을 남기기 때문이다.

비강에서 이물이 가장 많이 위치하는 곳은 비밸브 뒤부터 중비갑개 전단 사이의 공간과 하비도이다. 그러나 위치를 알더라도 쉽게 제거가 어려운 경우도 많다. 대부분의 환자가 유소아나 정신지체자여서 협조를 얻기가 어렵고 특히 장난감 총알같이 동그랗고 매끄러운 물질은 겸자로 잘 잡히지가 않아 제거에 어려움을 겪는다. 따라서 비강이물 제거 시에는 항상 신중해야 하며 협조가 안 되는 환자는 전신마취가 필요 할 수 도 있음을 보호자에게 설명해야 한다.

2) 비석(Rhinolith)

거의 일측에 발생하며 편측 비폐색과 악취가 나는 비루가 전형적인 증상이다. 비석은 생성과정은 정확이 밝혀지지는 않았으나 비강이나 부비동에서 비석을 유발하는 핵 주위로 칼슘이나 마그네슘과 결합한 인산염, 탄산염, 수산염 등의 무기물질이 침착하여 형성되는 것으로 알려져 있다. 이들 무기염류는 비점막의 분비물이나 눈물 등에서 공급되는 것으로 추정된다. 진단은 육안으로 보이는 경우 비교적 쉽게 이뤄지나, 간혹 종양과 감별하기 어려울 수도 있고 주변구조물과의 관계를 확인하기 위해 궁극적으로는 CT 촬영이 필요하다(그림 2-5). 치료는 완전히 제거하는 것인데 주변 육아조직에서 출혈이 일어나기 때문에 수술실에서 내시경 조작으로 제거하는 것이 바람직하다.

3) 화농성 육아종(Pyogenic granuloma)

유경성으로 잇몸에 주로발생하며 비강에 발생 시는 주 증상이 반복적인 편측성 비출혈이며, 빠르게 자라는 출혈성 비강 종물이 관찰된다면 반드시 의심해봐야 한다. 진단은 조직검사를 통해 이루어지고 치료는 병변과 기저부 연결부분에서의 완전 절제이다.

4) Wegener 육아종증(Wegener' s granulomatosis)

전신적인 혈관염의 일종으로 초기에 비, 부비동 질환을 잘 일으켜 이비인후과 의사들이 흔히 접할 수 있는 육아종성 질환이다. 상, 하 기도와 신장을 주로 침범하며 두경부에서는 코에서 가장 흔히 발견된다. 대부분 성인에서 발견되며 소아에서는 매우 드물다. 코 증상은 비폐색, 가피형성, 비출혈, 비루 등이며(그림 2-6) 전제 환자의 반수에서 재발성 부비동염이 나타나므로 초기에는 단순한 만성 부비동염으로 여겨지는 수가 많다. 이과적 증상으로는 이개의 염증, 외이도염 또는 이관을 침범하여 중이염의 증상을 나타낸다. 대개는 전음성 난청을 보이나 드물게는 감각신경성 난청을 보이기도 한다. 고막 천공시 다발성으로 나타나 결핵성 중이염과 감별이 어려운 경우가 많다.

후두가 침범되기도 하며 가벼운 애성부터 심각한 호흡곤란에 이르기까지 증상이 다양하다. 초기에 폐증상이 나타나는 경우가 45% 정도이며 궁극적으로는 90% 환자에서 폐 침범을 보인다. 신장은 궁극적으로 75%의 환자에서 침범소견을 보인다. 특히 만성 신부전증이 이 질환의 주요 사망원인으로 신장침범 여부가 예후에 매우 중요하다.

진단은 증상과 특징정인 비강 소견이 중요하며 요단백 검출을 위한 소변검사, 혈청내 크레아티닌 수치, 적혈구 침강속도를 지속적으로 검사해 신장침범 여부를 확인해야 한다. 그리고 폐 방사선 검사도 필수적으로 필요하다. 가장 좋은 진단적 검사법은 cANCA 의 혈중농도 측정이며 민감도와 특이도가 높아 진단적 가치가 높고 환자의 경과 추적관찰에도 유용하다.

조직검사 시 충분한 양의 조직을 검사해야만 확실한 결과가 나올 수 있으므로 많은 양의 검체를 얻는 것이 중요하다. 조직학적 소견은 심한 괴사와 궤양 소견이 점막과 점막하층에서 관찰된다. 상피양 괴사성 육아종의 소견이 우세하며 소동맥과 정맥을 침범하는 혈관염 소견이 관찰된다.

치료는 내과 의사와 공조 하에 폐와 신장에 대한 치료에 유념해야 하며 부신피질 호르몬과 cyclophosphamide 등의 면역억제 치료가 근간이다.

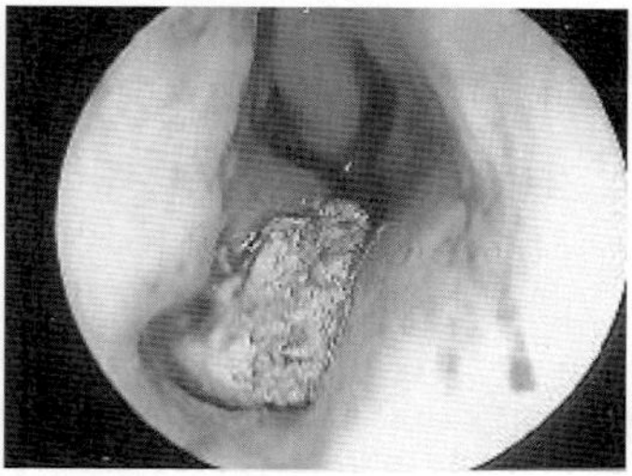

그림 2-5

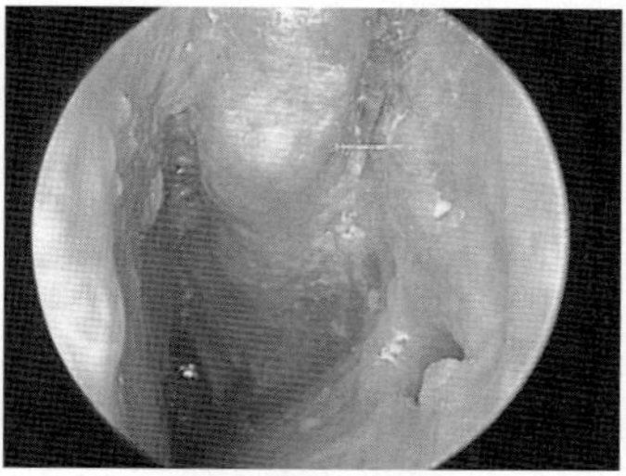

그림 2-6

치료하지 않으면 사망률이 아주 높으나 치료하면 90%정도가 치료가 된다. 그러나 재발률이 높아 전체 사망률은 20% 정도이다.

5) 기타 육아종성 질환

(1) 비결핵(Nasal tuberculosis)

매우 드문 질환으로 비중격의 연골부에 이환되며 비측벽에도 이환될 수 있다. 일차적으로도 가능하나 대부분 폐결핵에 이차적으로 감염되어 발생한다. 증상은 비분비물의 증가, 경한통증, 비폐색 등의 증상이 있으며 비강소견 상 선홍색의 결절성 비대 소견이 보인다. 심하면 비중격 천공이 발생하기도 한다. 진단은 폐결핵 유무를 먼저 검사 하는 것이 중요하며 비강 분비물에서 결핵균이 배양될 확률은 낮고 조직검사로 확진한다. 치료는 비강세척 및 항결핵제 투여이다.

(2) 비매독(Nasal syphilis)

Treponema pallidum에 의한 비강의 이차 감염으로 모든 나이에서 발생할 수 있다. 매독이 감소하는 추세이므로 비매독도 매우 드물게 보고되고 있다. 초기 증상이나 비강소견으로는 다른 육아종성 질환과 감별이 어렵다. 일차 매독은 외비나 비전정내에 발생하며 균에 노출된 후 3-4주후 통증없는 궤양성 구진을 형성하며 대부분 자연 소실된다. 이차 매독은 감염 6-10주에 발생하며 비점막 상태만으로는 진단이 어렵고 대개 인두의 점막반

점, 피부의 장미진, 림프절 비대 등이 동반되어 진단된다. 삼차 매독은 매독 중 코에서 가장 흔히 발견되는 단계로 비점막, 골막, 골 등의 파괴소견이 보인다. 진단은 조직검사와 매독 혈청 검사를 시행하고 치료는 페니실린을 사용한다.

(3) 비라(Nasal leprosy)

나병은 Mycobacterium leprae 에 의해 생기는 만성 육아종성 질환이다. 10년 이상의 잠복기를 거쳐 발병하며 결핵양(tuberculid), 나종형(lepromatous), 경계성(borderline)의 3가지로 구분된다. 비라는 주로 나종형이며 초기증상은 발적, 종창, 혈성 비루 등이 있으며 점차 진행하여 비점막의 전반적인 염증을 형성하고 심한 비폐색을 유발한다. 균의 신경침윤으로 인한 외비나 비점막의 지각감퇴나 후각감퇴가 있을 수 있다는 점이 특징이다. 진단은 비점막을 도말 검사하여 균이 확인되면 확진한다. 치료는 dapsone이 대표적인 치료약이다. 비강에 대한 가피제거 및 비강세척 등의 국소적인 치료도 지속적으로 병행해야만 외비기형을 예방할 수 있다.

03 알레르기 비염

Otolaryngology Head & Neck Surgery

비강내 점막에서 원인물질(allergen)에 노출된 후 원인물질에 대한 IgE에 의해서 유발되는 염증 반응으로 비루(rhinorrhea), 코막힘(nasal obstruction), 비강 내 소양감(nasal itching), 재채기(sneezing)의 증상을 보이는 질환이다. 맑은 비루, 발작적으로 발생하는 재채기, 코막힘, 비강 내 소양감 중 2가지 이상의 증상이 하루에 1시간 이상 일반적으로 나타날 때 의심할 수 있다.

알레르기비염은 증상의 지속 기간과 증상의 경중에 따르는 2가지의 큰 기준으로 분류한다.

증상의 지속 기간에 따른 분류는 'intermittent/persistent' 이 있다.

간헐성(Intermittent)	일주일 중 증상이 4일 미만 또는 4주 미만의 연속된 증상
지속성(Persistent)	일주일 중 증상이 4일 이상 있으면서 연속적으로 4주 이상 지속

증상의 경중에 따른 분류는 'mild/moderate to severe' 이다.

경증 (Mild)	증상으로 인해 ① 수면장애 ② 일상생활, 레저 혹은 운동시 장애 ③ 학교 혹은 직장 생활 장애가 없어야 하고 ④ 증상이 있더라도 그 증상이 일상에 문제를 일으키지 않는 정도
중등도-중증 (Moderate to severe)	증상으로 인해 ① 수면장애 ② 일상생활, 레저 혹은 운동시 장애 ③ 학교 혹은 직장 생활 장애 중 1개라도 있고 ④ 증상의 정도가 심한 불편을 느끼는 정도

환자의 증상에 대한 문진을 시행시에 이 두 기준(지속기간, 심각도)에 따른 조합으로 4가지로 분류하게 된다.

간헐성 + 경증 알레르기 비염	간헐성 + 중등도-중증 알레르기 비염
지속성 + 경증 알레르기 비염	지속성 + 중등도-중증 알레르기 비염

1. 진단

1) 신체검사

(1) 알레르기 경례(allergic salute), 알레르기 주름(Transverse crease of nose)

(2) 알레르기 빛(allergic shiner)

2) 비경 또는 비내시경

다른 원인의 비염을 제외시키고, 비용, 해부학적 변이 등을 관찰

3) 시험적 알레르기 비염 약제 투여

(1) 치료 약제를 시험적으로 사용하여 그 효과를 확인함으로 진단

(2) 항히스타민제 혹인 비강내 스테로이드 분무제 사용

4) 피부반응검사나 MAST(multiple allergen simultaneous test)

(1) 증상이 moderate/severe 혹은 persistent 혹은 삶의 질이 저하된 경우 시행

(2) 아토피의 유무 확진하고 알레르기 반응을 유발하는 특이 물질을 확인

(3) 피부반응검사는 3+, MAST는 2+ 이상시 양성

5) 비강내 유발 검사

(1) 직업성 비염이 의심되는 경우 시행

(2) 특이 알레르기 유발 물질에 대한 민감도 확인

2. 알레르기비염의 치료

진단이 되면 증상의 지속시간 및 심각도에 따라 분류를 시행하고 분류별 치료 방법을 따른다.

3. 약물치료 종류

1) 항히스타민제

(1) 지속성 + 중등도- 중증 알레르기 비염을 제외한 모든 경우의 알레르기비염에 있어서 첫번째 치료제제로 사용되는 약제

(2) 2세대 약물들이 현재 사용됨.

(3) 약물 효과 발현시간이 1시간이내로 매우 신속

(4) 코막힘 증상에는 큰 효과 없음.

(5) 원내 코드

Azelastine, azeptin (DAZL1), cetrizine, zyrtec (DCEZS), ebastine, ebastel (DEBST10), fexofenadine, allegra (DEFD120, DEFD180, DEFD30), levocetrizine, xyzal (DLCEZ5), loratadine (DLOT10), bepotastine, talion (DBPST10)

2) 비강내 스테로이드

(1) 가장 효과적인 알레르기비염 치료제

(2) 비강 내 염증 및 과민반응을 전반적으로 억제하며 부작용이 매우 드물고 코막힘, 후각장애에도 효과적임

(3) 약제를 분무후 최소 6~12시간 후에 효과가 나타나기 시작하여 5~14일만에 최대의 효과보이는 단점

(4) 사용시 교육방법

가. 분무시에 고개를 약간 숙이고 숨을 멈춘 상태에서 방향이 콧속과 평행되게 또는 약간 바깥쪽으로 향하여 분무한다.

나. 분무시에 재채기 발생시에는 계속 분무하면 소실

다. 원내 코드

: Triamcinolone, nasacort (DR-TRI), fluticasone furoate, avamys (DR-FRF)

3) 경구 스테로이드제

(1) 지속성 + 중등도-중증 알레르기 비염의 경우 단기 요법(1~2주)으로 사용

(2) 원내코드 : Methylprednisolone, methylone (DH-MPD4)

4) 국소 비만세포 억제재(cromolyn sodium)

(1) 눈과 관련된 증상에 효과적

(2) 전신적 부작용이 거의 없어서 소아에서도 안심하고 사용

5) 경구 비출혈 억제제

(1) 코막힘에 효과적.

(2) 고혈압, 불면, 두통, 갑상선 항진증 및 녹내장의 악화 등의 부작용

(3) 심장 질환 환자 사용시 매우 주의 요함

(4) 원내 코드 : Pseudoephedrine, sudafed (DPEPD60)

6) 국소 비충혈 억제제

(1) 경구제재보다 빠르고 효과적으로 코막힘을 해결하고 부작용의 정도가 경한 장점

(2) 10일이상 사용시에 약물성 비염발생

7) 국소 항콜린제

(1) 비루에 매우 효과적임

(2) 원내코드 : Ipratropium bromide, rhinovent (DR-ITR)

8) 류코트리엔 길항제

(1) 비염뿐만 아니라 천식, 안구 증상에도 좋은 효과 보임

(2) 6세이상 환자의 계절성 항원에 의한 알레르기 비염에서 사용

(3) 원내코드 : Singulair, montelukast (DMONK10)

4. 약물 치료의 분류별 치료 방법

1) 간헐성 + 경증 알레르기 비염

(1) 경구 항히스타민제 혹은 비강내 항히스타민제

(2) 필요시에는 추가적으로 비충혈억제제 혹은 류코트리엔 길항제 사용 가능

처방례 : 비루, 비강내 소양감, 재채기 - DAZL1, DCEZS, DEBST10, DEFD120, DLCEZ5, DLOT10, DBPST10

비루, 비강내 소양감, 재채기 + 코막힘 - 상기 코드 + DPEPD60 or DMONK10

2) 간헐성 + 중등도-중증 알레르기 비염

(1) 경구 항히스타민제 혹은 비강내 항히스타민제

(2) 필요시에는 추가적으로 비충혈억제제, 비강내 스테로이드, 류코트리엔 길항제 사용가능. 비강내 스테로이드 사용시에는 꼭 항히스타민제, 비충혈억제제등의 경구약제를 1~2주분 처방하여 스테로이드가 최대효과가 나타날 때까지 경구용약제에 의해서 증상이 조절될 수 있게 한다.

(3) 천식에 대한 평가

처방례 : 비루, 비강내 소양감, 재채기 - DAZL1, DCEZS, DEBST10, DEFD120, DLCEZ5, DLOT10, DBPST10

비루, 비강내 소양감, 재채기 + 코막힘 - 상기 코드 + DPEPD60 or DMONK10 or DR-FRF

3) 지속성 + 경증 알레르기 비염

(1) 경구 항히스타민제 혹은 비강내 항히스타민제

(2) 필요시에는 추가적으로 비충혈억제제, 비강내 스테로이드, 류코트

리엔 길항제 사용가능

(3) 2~4주간의 치료 기간 후 환자의 재평가 필요

가. 증상의 호전 : 같은 약제를 1개월간 추가 사용 권장(비강용 스테로이드제제 사용시에는 용량은 1/2로 감량)

나. 치료 실패 : 한 단계 높은 분류인 지속성 + 중등도-중증 알레르기 비염에 준한 치료

(4) 천식에 대한 평가

처방례 :

4) 지속성 + 중등도-중증 알레르기 비염

(1) 다음 순서대로 약제 사용

가. 비강내 스테로이드

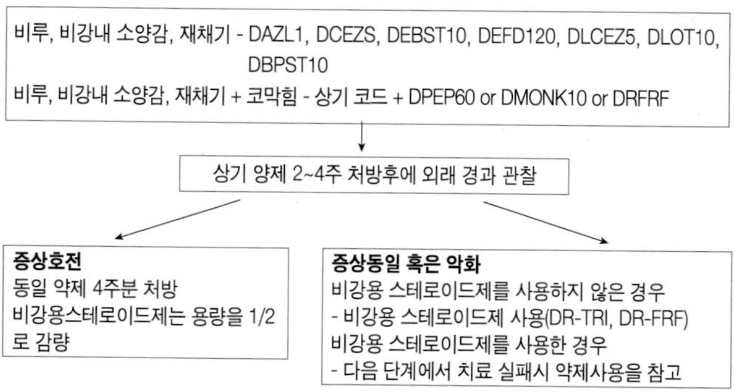

나. 항히스타민제 혹은 류코트리엔 길항제

(2) 2~4주간의 치료 기간 후 환자의 재평가 필요

가. 증상의 호전 : 한 단계 아래 분류에 해당하는 약제를 1개월간 추가 사용 권장

나. 치료 실패 : 다음 사항을 확인

- 환자가 치료 방침에 충실히 따르지 않았는가?

- 사용 용량이나 방법을 잘못 알고 있는가?
- 비폐색이 심하여 제제가 충분히 비강내로 들어가지 않는가?
- 비용종, 부비동염, 비중격만곡증 등 다른 비강내 병인이 있는가?
- 지속적으로 높은 농도의 항원에 노출되는가?
- 진단이 잘못되었는지는 않았는가?

(3) 지속되는 증상별 치료 방법

가. 가려움, 재채기, 비루, 비폐색 : 비강내 스테로이드 용량 추가 혹은 증가

나. 가려움, 재채기 : 항히스타민제 추가

다. 비루 : 항콜린제 추가

라. 비폐색 : 비충혈억제제 혹인 단기 경구 스테로이드 제제 추가

마. 약물 치료 실패시에 수술적 치료

(4) 천식에 대한 평가

처방례 :

DR-TRI, DR-FRF
(비강내 스테로이드 사용 제한이 있는 경우 항히스타민제, 류코트리엔 길항제 사용)

↓

상기 양제 2~4주 처방후에 외래 경과 관찰

↙ ↘

증상호전
이전 단계의 치료를 4주간 유지
비강용 스테로이드는 감량하여 지속사용

증상동일 혹은 악화
치료 실패 원인에 대해서 조사
비폐색 주증상시 DR-TRI, DR-FRF를 2배로 증량 혹은 DPEPD60, DH-MPD4 추가
가려움, 재채기 주증상시 DAZL1, DCEZS, DEBST10등 추가
비루 주증상시 DR-ITR 추가

5. 회피요법

모든 단계의 알레르기비염에 적용가능

6. 특이면역요법

다음에 분류에서 약물 치료에도 반응이 없는 경우 고려

1. 간헐성 + 중등도-중증 알레르기 비염
2. 지속성 + 경증 알레르기 비염
3. 지속성 + 중등도-중증 알레르기 비염

7. 알레르기비염과 동반된 알레르기결막염 : 경구/결막 항히스타민제

Catholic University of Korea 임상진료지침

04 Otolaryngology Head & Neck Surgery

비알레르기 비염

비강내의 염증으로 코의 소양감, 재채기, 비루, 비폐색의 증상들이 거의 매일 하루 1시간 이상 지속될 때 정의 할 수 있다. 통계적으로 비염환자의 절반가량은 알레르기 비염이며 나머지 절반은 비알레르기 비염이다. 특이 항원에 의해서 증상이 나타나는 알레르기 비염과 달리 IgE 매개 염증 반응이 증명되지 않는 경우 비알레르기 비염으로 진단을 하고 여러 가지 원인 인자에 따라 약물성, 호르몬성, 음식 유발성, 임신 유발성, 직업성 비염 등으로 진단한다.

비염의 원인과 병태 생리에 따라 다음과 같이 분류한다.

알레르기 비염
감염성 비염 infectious rhinitis
급성
만성
기타
원발성 idiopathic
호산구증다증과 관련된 비알레르기 비염 non allergic rhinitis with eosinophilic syndrome
직업성 occupational
호르몬성 hormonal

약물성 drug induced
자극성 irritant
음식물 food
정서적 emotional
위축성 atrophic

원인에 상관없이 유사한 임상 양상을 보이고 코막힘이 주된 증상으로 보통 좌우가 교대로 막히며 심할 때는 양쪽 코 모두 막힐 수있다. 대개의 비루는 수양성이나 세균에 감염되면 화농성 비루를 보이며 재채기는 염증으로 인해서 비점막의 신경이 노출되어 발생하게 된다.

1. 진단

비알레르기 비염의 진단은 알레르기 검사에서 음성을 보이면서 상기도 감염이나 다른 질환, 구조적 이상 등이 없는 상태에서 주관적인 코의 증상에 의하여 내리게 된다.

병력을 잘 조사하는 것이 무엇보다 중요하여 코와 관련되는 증상의 정도 및 빈도 그리고 그 기간을 알아야 한다.

비염과 함께 상기도 감염 즉 감기의 제반 증상들이 있다면 감염성 비염의 가능성이 높아지고 고혈압 등 다른 질환의 치료 약제 뿐만 아니라 비염의 치료제에 의해서도 비염증상이 악화될 수 있으므로 투여 중인 약물이 무엇인지 확인하는 것도 중요하다.

2. 질환 별 특징 및 치료

1) 감염성비염

(1) 급성 비염(감기)

가. 매우 흔한 비강내 염증 질환

나. 원인

① 대부분 바이러스(rhinovirus)

② 공기 전염성 감염이나 때로는 입맞춤, 음식 또는 손으로 직접 전파

다. 유발인자: 추운 기후, 낮은 습도, 영양부족, 과로, 비타민결핍, 비즙의 산도 변화 혹은 면역기능 저하

라. 예방

① 손을 깨끗하게 씻는 것

② 손가락으로 코를 후비지 않고 눈을 비비지 않아야 자가 감염을 줄일 수 있음

마. 치료

① 증상에 대한 적절한 진통해열제와 진정제의 사용

② 충분한 휴식과 수분 섭취, 국소 찜질이나 온욕, 습도(45%)와 온도 조절(18~20%)을 통한 적절한 환경조성, 규칙적인 식사를 통한 충분한 영양공급 등의 일반적인 대증요법

③ 경구용 항생제는 특별한 합병증이 없는 한 사용하지 않는 것이 원칙

(2) 만성 비염

원인: 결핵, 나병, 매독 등

2) 혈관운동성비염

(1) 비염 증상은 뚜렷하지만 발병원인을 신중하게 찾아본 후에도 원인을 알 수 없는 비염

(2) 계절적인 증상 차이는 없으며 안구 증상도 거의 없음.

(3) 원인 : 원인 불명이나 비점막내 자율신경계의 불균형으로 발생하는 것으로 추정

(4) 유발인자 : 비특이적인 것으로 담배연기, 공해, 분무제 등의 자극물질, 습도, 공기 순환의 저하 등의 물리적 환경적 요인과 스트레스, 불

안감, 피로와 같은 심리적 요인

(5) 치료

가. 확실한 원인요소를 회피

나. 비강내 스테로이드제 사용(DR-TRI, DR-FRF)

다. 국소 항콜린제(DR-ITR) : 수양성 비루가 가장 심각하거나 유일한 증상

라. 경구 비충혈 억제제(DPEPD60)

마. 수술적 치료 : 약물 치료에 실패했거나 증상이 심한 경우(비폐색 - 비갑개 수술, 비루 - 비디안 신경절제술)

3) 호산구증다증과 관련된 비알레르기비염

(1) 비즙내 호산구증과 재채기, 소양증, 비루, 비폐색이 있으나 알레르기 반응이 없는 원인불명의 비염

(2) 아스피린 과민성, 천식, 비용종증과 연관될 수 있음.

(3) 진단

가. 비즙도말검사에서 호산구 25%이상

나. 알레르기의 병력(-), 피부반응검사(-), 정상적인 혈중 IgE 농도

다. 비강내 스테로이드제에 반응

(4) 치료

가. 비강내 스테로이드제(DR-TRI, DR-FRF)

나. 항히스타민제나 비충혈 억제제는 효과 적음

4) 호르몬성비염

(1) 내분비적인 호르몬의 변화에 의한 비염

(2) 원인 : 혈중 에스트로겐과 연관되어 생리 주기, 임신시 일부여성 발생

(3) 치료 : 되도록 삼가하는 것이 좋겠지만 임신중이라도 증상이 심한 경우 약물치료 고려

가. 처음에는 식염수 세척시행하고 효과가 적으면 비강내 스테로이드제(budesonide는 category B, 나머지는 category C)

나. 경구 비충혈 억제제중 pseudoephedrine(category C) 제제는 허용 용량 한도 내에서 널리 사용

5) 약물성비염

(1) 국소 비충혈 억제제나 여러 종류의 전신 약물 투여후 올수 있는 코막힘 현상

(2) 원인 : 약제를 장기간 사용하면 비혈관계와 점액분비에 대한 자율신경조절 장애

(3) 예방 : 국소혈관수축제의 코막힘에 대한 효과는 즉각적이지만 급성기에 최단기간 사용하고 중단(5일 이상 연속해서 사용하면 안됨)

(4) 치료 :

가. 환자 교육 및 해당 약물의 즉각적인 사용금지

나. 혈관수축제로 인한 약물성 비염은 약 2~3주 동안 약물사용을 중지하면 정상적인 비주기 회복

다. 항히스타민-비충혈 억제제 복합제(DREBST, DATF)를 대체약물로 투여

라. 비강내 스테로이드제 혹은 경구 스테로이드제를 7~10일간의 단기 요법

마. 국소 비충혈 억제제를 수개월동안 투여한 경우는 비점막 혈관계가 비가역적으로 변하므로 비갑개에 대한 수술적 치료 고려

6) 음식물 유발성비염

(1) 음식물에 의한 비증상 발생

(2) 원인 : 음식물 자체나 착색료 혹은 보존료에 대한 과민반응(구개에 있는 감각신경이 콜린성 반사를 유발)

(3) 치료 : 식사하기 10분전 국소 항콜린제(DR-ITR) 사용

7) 위축성비염(그림 4-1, 4-2)

(1) 점막하 분비선과 비갑개 골부, 신경부분을 포함하는 비강의 점막의

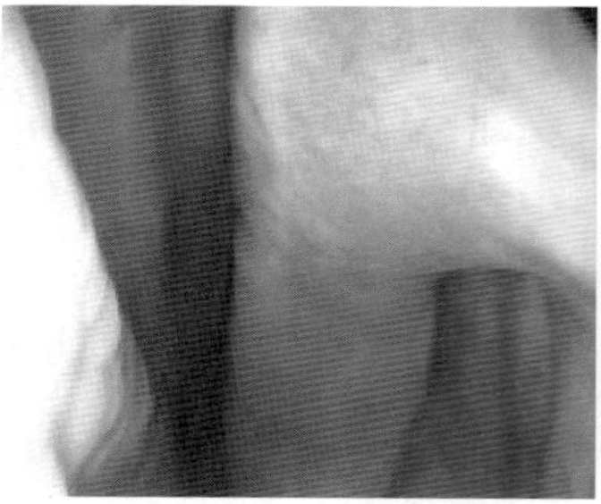

그림 4-1 위축된 하비갑개 점막 그림

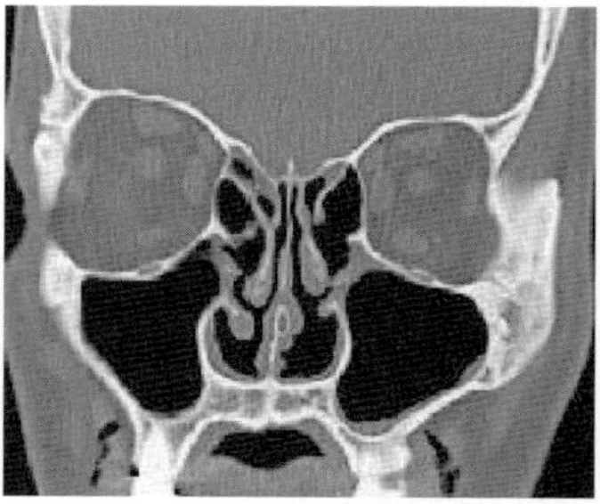

그림 4-2 하비갑개의 골부와 점막의 위축 소견

위축을 보이는 비염

(2) 원인 : 원발성 위축성 비염과 이차성 위축성 비염으로 나눔.

가. 원발성 : 대부분 Klebisella ozaena의 감염과 연관, 호르몬불균형(사춘기 여성), 영양 결핍(vit A, D or iron), 자가 면역질환

나. 이차성 : 과도한 수술, 외상, 방사선 치료, 만성 육아종성 질환에 의해 발생

(3) 증상 : 비정상적으로 넓어진 통기도에 동반된 코막힘, 비강 건조감, 다량의 가피, 악취가나는 비루, 두통 또는 비출혈이 있으며 그외에 후각소실

(4) 치료

가. 생리식염수나 알칼리 용액으로 세척

나. 25% 포도당과 글리세롤 용액과 같은 윤활제를 넣어주고 가피를 규칙적으로 제거

다. Klebsiella 에 대한 항생제는 장기적으로는 별로 효과적이지 않으나 quinolone과 metronidazole 투여

8) 노인성비염

(1) 신체가 노화됨과 동반되어 끈적한 후비루, 잦은 헛기침, 비폐색의 증

상을 보이는 비염

(2) 원인

가. 나이가 듦에 따라 비연골의 지지약화로 비폐색이 발생

나. 비점막분비선의 위축으로 비점액의 점도상승

다. 미세혈관순환의 감소로 인한 비건조감 및 가피

라. 노인에서 많이 사용되는 항고혈압제나 항현훈제로 인한 비건조감 및 비폐색

(3) 진단

가. 환자의 연령을 고려

나. 사용 약제의 부작용여부 확인

다. 방사선 검사 통해서 부비동염과 감별

(4) 치료 : 보존적 치료

가. 노화에 따른 자연적인 현상임을 주지시켜 안심시키는 것이 중요

나. 비강내 습도를 조절, 점액용해제와 생리 식염수 분무제를 같이 사용

다. 약물사용에 주의(1세대 항히스타민제는 건조증 악화)

Catholic University of Korea 임상진료지침

05 비갑개 수술

Otolaryngology Head & Neck Surgery

하비갑개는 비저항의 대부분을 형성하는 비밸브 부위의 한 부분으로 비후가 되면 기류의 저항이 생겨 코막힘 증상이 나타날 수 있다.

비갑개의 비후는 비점막 자체의 종창 혹은 하비갑개 골부의 비후에 의해 유발될 수 있다.

점막의 비후는 알레르기비염이나 비알레르기성 비염에 의한 만성적인 염증에 의해서 양측성으로 발생하게 되며 비갑개골 비후는 비중격만곡에 의해서 과다한 기류에 의해서 대상성으로 발생하는 일측성으로 발생하게 된다. 임상적으로 이를 감별하기 위해서 비점막 수축제를 분무한 후 코막힘이 개선되는 경우 점막의 종창에 의한 것으로 판단하며, 점막의 수축이 발생하지 않거나 충분치 않은 경우 골부 비후로 판단하게 된다. 하비갑개 비후에 의한 코막힘 증상에 대한 치료로는 항히스타민제, 경구용 혈관수축제, 국소용 스테로이드제 등을 사용할 수 있다. 약물치료에 대한 기간이 명확히 정해지지는 않았으나 약물 치료 및 보존적 치료에 반응이 없거나 적은 경우에는 수술적인 치료를 고려할 수 있다.

수술적 치료의 목적은 하비갑개의 부피를 감소시켜서 비강기류를 증가시키고 합병증을 줄이면서 비강의 기능과 생리를 보존하는데 있다. 이를 위해서 비점막 자체의 종창인지 혹은 하비갑개 골부의 비후에 의한 것인가를 감별하여 어떤 수술을 시행할 것인지를 결정해야 한다.

1) 점막의 부피를 줄이는 방법 : 비점막의 종창시 시행

(1) 전기수술(electrosurgery)

(2) 레이저 하비갑개성형술(laser turbinoplasty)

(3) 흡입절삭기를 이용한 하비갑개수술(microdebrider assisted turbinoplasty)

2) 비후된 골부분을 제거하는 방법 : 하비갑개 골부의 비후시 시행

(1) 하비갑개절제술(turbinectomy)

(2) 하비갑개성형술(turbinoplasty)

(3) 하비갑개점막하절제술(submucosal resection)

1. 술기 별 특징 및 방법

1) 수술시에 기본 유의사항

비점막의 생리적 기능을 고려하여 되도록 정상 점막과 해면체를 보존해야 하며 과도한 비갑개의 손상시에는 위축성 비염이 초래될 수 있음.

2) 전기수술(electrosurgery)

(1) 전기 전달장치의 전극에서 나오는 라디오주파(radiofrequency)를 이용하여 조직의 국한된 부위에 열응고를 유도하는 수술적 방법을 통칭.

(2) 라디오주파 에너지를 조절하고 전달하는 방법의 차이로 점막하 열치료(submucosal diathermy), 무선주파절제술(radiofrequency tissue reduction), 코블레이터(coblation)으로 나눔.

(3) 작용 기전 : 점막하조직을 응고하여 섬유화 초래하여 점막 부피 감소

(4) 방법: 비갑개의 국소마취 후 단극 방식이나 양극 방식의 전기수술기를 이용하여 바늘모양의 활성 전극을 비갑개 점막의 아래로 찔러 넣어 점막하조직을 응고시키는 방법

(5) 주의사항

가. 수술부위의 전기화상 및 술자의 전기화상

나. 전-자기 간섭현상(electromagnetic interference)

다. 인공와우와 심장 pacemaker에 대한 장애

라. 화재, 연기에 의한 부작용 등이 가능

3) 레이저 하비갑개성형술(laser turbinoplasty)

(1) CO2, KTP/532, Argon, Diode, Nd:YAG, Ho:YAG 레이저 등이 사용

가. CO2 레이저는 조직을 자르고 기화시키는 능력이 강함

나. Nd:YAG 레이저는 조직을 응고시키는 역할이 강함

다. KTP 레이저는 조직절단, 기화, 응고의기능이 가능하며 굴곡형으로 전달이 가능하다는 장점이 있으나 각 기능은 다른 레이저에 비해 떨어지는 단점

(2) 기전 : 비점막과 점막하조직을 응고시켜 비점막 및 점막하 조직의 섬유화를 초래

(3) 방법 : CO2 laser를 사용하는 경우 4~7 Watt 강도에서 연속, 비초점 및 비접촉양식으로 하비갑개 점막표면을 응고 시키는 방법

(4) 주의사항 : 레이저 수술시 수술자 및 환자에 대한 보호가 중요

가. 레이저의 특성에 맞게 보안경, 수술포, 필터(filter) 등을 착용

나. 수술시야에서 나오는 연기(smoke)를 제거

4) 흡입절삭기를 이용한 하비갑개수술(microdebrider assisted turbinoplasty)

(1) 2mm 크기의 작은 직선형의 칼날을 가진 흡입절삭기를 사용함

(2) 기전 : 흡입절삭기를 사용하여 점막하조직을 제거하여 시술직후의 빠른 점막 조직의 부피 감소유발

(3) 방법

가. 하비갑개의 전부에 수직절개

나. 하비갑개의 내측면에 점막하 포켓을 만듬

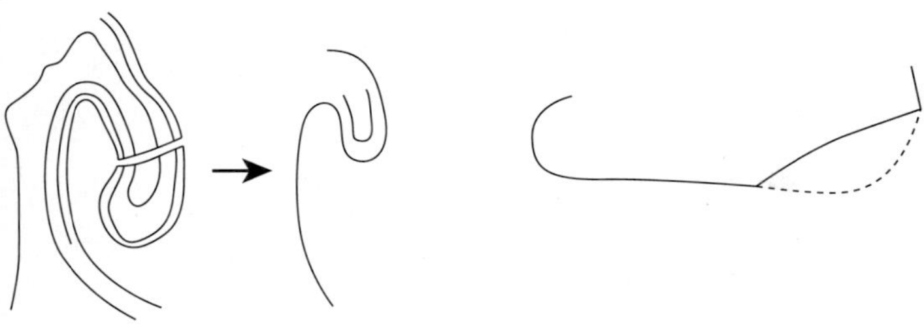

그림 5-1 하비갑개절제술

다. 직선형의 흡입절삭기 칼날을 사용하여 점막내부의 연조직을 제거

(4) 주의사항 : 흡입절삭기를 점막하 포켓에서 외측방향으로 칼날이 향하도록 하여 하비갑개 내측의 점막의 손상이 발생하지 않도록 함

5) 하비갑개 절제술(Inferior turbinectomy)(그림 5-1)

(1) 하비갑개의 전절제술은 위축성 비염, 비강건조, 출혈들의 합병증이 흔하게 발생하기 때문에 현재는 잘 사용되지 않으며 하비갑개 부분절제술은 비갑개의 기본 골격은 유지하면서 비강 통기를 증가시키기 위해 하비갑개의 일부만 제거

(2) 기전 : 하비갑개의 전방부의 골부, 내측점막와 외측 점막을 제거하여 비밸브부위에서 비저항 감소

(3) 방법

가. 하비갑개를 내측으로 골절

나. 하비갑개의 전방부을 절제하여 내측점막, 외측점막, 비갑개 골부를 함께 제거

(4) 주의사항 : 과도한 절제시에 출혈 및 위축성 비염 발생 할 수 있음

6) 하비갑개 성형술(Inferior turbinoplasty)(그림 5-2)

(1) 하비갑개 부분 절제술의 한 형태로 합병증을 예방하기 위해 충분한

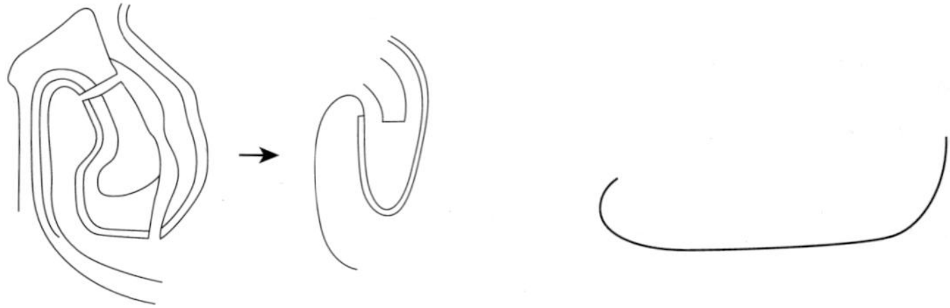

그림 5-2 하비갑개 성형술

점막을 보존하면서 비강통기를 증가시키기 위해서 골부와 점막을 제거

(2) 내측점막을 보존하여 neoturbinate를 만듬

(3) 기전 : 하비갑개의 외측 점막과 전방부의 비갑개 골부를 제거하여 비갑개의 부피를 감소시키고 내측점막으로 neoturbinate를 만들어서 비강 생리 보존

(4) 방법

가. 하비갑개를 내측으로 골절

나. 비갑개 점막에 뒤쪽에서 앞쪽으로 하비갑개의 아래면을 따라 수직 절개

다. 거상 도구를 이용하여 내측의 점막을 들어올림,

라. 골부와 외측점막을 쐐기 형태로 절제하고 남아있는 내측 점막으로 절제면을 덮음

(5) 주의 사항

가. 내측 점막으로 절제면을 덮을 때 노출되지 않도록 하고

나. 수술 후 출혈을 줄이기 위해서 하비갑개의 골부를 2/3 이상 절제하지 않음.

7) 하비갑개 점막하 절제술(submucosal resection)(그림 5-3)

(1) 비갑개 골부 비후에 대한 수술법으로 하비갑개 절제술 중 가장 보존

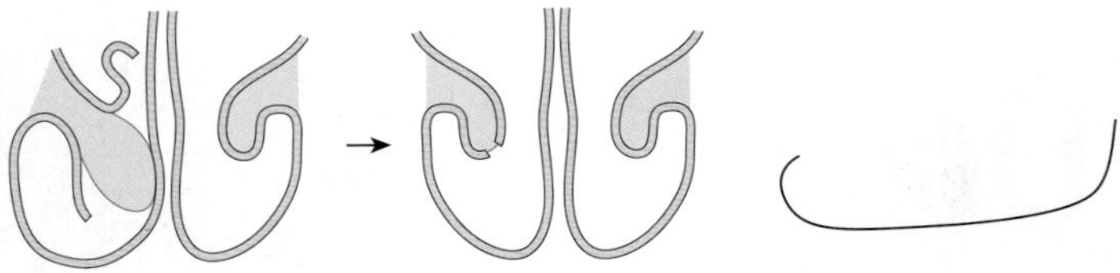

그림 5-3 하비갑개 점막하 절제술

적인 술식

(2) 술후 위축성 비염등의 합병증이 적고 비강 기능의 보존 용이

(3) 기전 : 점막은 보존하고 점막하부의 골부만 제거하여 하비갑개의 부피 감소 및 비강 생리 보존

(4) 방법

가. 비갑개를 내측으로 골절

나. 비갑개 점막에 뒤쪽에서 앞쪽으로 하비갑개의 아래면을 따라 수직 절개

다. 거상도구를 이용하여 골부의 내측, 외측 점막을 들어올림

라. 비갑개골부의 일부 제거한후에 점막을 원위치시킴

(5) 주의사항 : 내측 점막과 외측 점막을 원위치시킬 때 봉합이나 패킹을 시행하여 치유시에 분리가 되지 않도록 주의

Catholic University of Korea 임상진료지침

06
Otolaryngology Head & Neck Surgery

비용종

비용은 하나의 독립된 질환이라기 보다는 만성 부비동염, 천식, 알레르기 비염, 유전성 원발성 섬모운동 이상증, aspirin triad 등 전신질환에 동반되어 나타나는 경우가 흔하다. 비용은 다양한 원인에 의하여 유발된 비강점막의 국소적인 염증 혹은 만성 비부비동염과 함께 발생하기 때문에 비부비동염의 만성화 과정에서 발생되는 생성물이라고 이해되나, 수술적 치료에도 완전히 치유되지 않고 자주 재발하는 경향이 있다. Larsen 등은 비부비동염의 기왕력이 없는 사체를 내시경으로 검사한 결과 약 25%에서 비용이 존재한다고 보고하였다. 비용은 나이가 듦에 따라 발생률이 증가하여 약 50세에 가장 많이 호발하며, 여자보다 남자에게 더 많이 발생한다. 천식등과 같은 전신질환과 동반되어 나타나는 경우에 재발이 잦은 경향이 있다.

1. 증상

증상은 비용의 크기에 따라 달라지는데, 비용이 작은 경우에는 증상을 일으키지 않아 내시경 검사 중 우연히 발견되기도 한다. 비용의 크기가 커지면 비폐색, 후비루, 두중감 혹은 두통, 코골이, 콧물과다 같은 증상을 일으킨다. 드물지만 다발성 비용의 크기가 커지면 안구돌출, 양안격리증, 복시가 발생하기도 한다. 그 외 저산소증, 고탄산혈증, 코골이, 수면장애, 고

혈압도 발생할 수 있다. 코가 막혀 후각이 소실되기도 한다.

2. 진단

기본적인 진단방법은 문진과 신체검사이다. 간혹 비용과 하비갑개의 비후를 구별하기 어려운 경우가 있으나, 촉진을 하면 하비갑개는 감각신경이 풍부하여 매우 예민한 반응을 보이지만 비용은 통증이 없다. 비용이 중비도의 뒤쪽에 있으면 비경검사로 발견하지 못할 수도 있으며, 소아의 경우 증상이 없으면 발견하지 못할 수도 있다.

부가적인 검사로는 알레르기 검사, 폐기능검사, 조직검사, 유전학적 검사, 아스피린 과민증 검사, 진균 염색과 배양검사등이 있다. CT는 비용의 범위를 확인시켜주며, 뼈의 윤곽을 관찰하는데 MRI 보다 우수하다. 특히 일 측에 비용이 있을 때, 약물요법에 반응이 없을 때, 합병증이 있을 때에는 필수적인 검사이다. MRI는 두개내 침범을 확인할 때, 뇌막류 혹은 종양으로부터 저류되는 분비물 또는 염증조직을 감별하는 데 도움이 된다.

3. 감별진단

유소아에서는 비용이 드물기 때문에 2세 이하에서 비용이 발견되면 뇌척수막류, 뇌류, 교종, 유피낭, 등을 의심하여 CT, MRI 등으로 자세히 관찰해야 한다. 특히 일측성이나 단독으로 발생한 비용이라면 수포성 비갑개 등의 해부학적 이상, 반전성 유두종, 혈관섬유종, 신경섬유종, 혈관종등의 양성종양, Wegener 육아종, 편평세포암종등의 악성종양을 의심하여 조직검사나 CT, MRI 등의 방사선검사를 통해 정확히 진단한다.

4. 치료

비용은 중비도의 점막이 서로 접촉하는 좁은 부위에서 발생하는데, 이 부위에서 접촉으로 인하여 발생한 자극이 proinflammatory cytokine을 유발한 후 다른 염증세포의 조직침투를 유발한다고 한다. 이러한 결과를 근거로 현재까지 전신 혹은 국소 스테로이드제가 가장효과적인 치료제로 사용되고 있다. 스테로이드는 점막 내에 존재하는 스테로이드 수용체에 작용하여 T 세포, 호산구를 감소시키거나 사이토카인 생성감소, 혈관유출의 감소를 유도하여 약리작용을 나타낸다.

1) 약물요법

(1) 국소 스테로이드 제제

(2) 전신적 스테로이드 제제

(3) 항히스타민제

(4) 혈관수축제

(5) 항류코트리엔 제제

(6) 항생제

(7) 항진균제

2) 수술

수술방법으로는 비내 수술법이 가장 많이 사용된다. 치료의 목적은 비용을 모두 제거하고, 점액섬모수송기능과 부비동의 환기를 복원하는 것이다. 수술결과는 질환의 심한 정도에 따라 달라지는데, 큰 병변보다는 작은 병변이 더 쉽게 치유된다. 수술 후 비 호흡과 점액섬모수송기능은 호전되고, 후각 또한 증진될 수 있다. 수술의 합병증은 주로 안와와 경막의 손상이다. 그러므로 적절한 시설을 갖춘 곳에서 경험 많고 잘 수련된 술자만이 수술을 해야 한다.

5. 후비공 비용

후비공 비용은 염증으로 인하여 부비동 점막에 부종이 생기면서 형성되는데, 상악동에서 가장 많이 발생한다. 드물지만 사골동, 접형동 혹은 다른 비강 구조물에서도 발생한다.

비용의 4-6%를 차지하며, 소아의 경우에는 33%까지 차지한다. 대체로 일측성/단발성으로 발생하며 남아에서 호발 하는 경향이 있다. 조직학적으로는 일반적인 비용과 같다. 감별이 필요한 질환은 유년성 혈관섬유종, 뇌류, 비인강의 악성종양, 아데노이드비대증, 비갑개비후, 알레르기성 진균성 부비동염, 비용종증 등이다.

치료는 수술이다. 대부분 내시경 수술을 시행하며, 재발을 방지하기 위해 비강내 부분뿐만 아니라 용종 기시부를 함께 제거해야 한다.

6. 처방례

Nasal polypectomy only (Antrochoanal polypectomy 포함)

1) 마취

국소마취를 하는 경우가 많으나 환자의 협조가 충분하지 않는 경우나 타 수술과 함께 시행되는 경우 전신마취를 하기도 한다.

2) 수술전 처치

대부분 epinephrine 과 lidocaine 을 함께 soaking 한 gauze 를 packing 하며, 충분한 시간동안 유치하여야 마취 및 hemostasis 의 효과를 얻을 수 있다. 추가로 용종 자체 혹은 용종이 비강 점막과 연결된 부위에 같은 용액을injection 하기도 한다.

3) 수술 후 처치 및 처방

수술 후 적절한 packing 을 실시하게 되며, Packing 동안 2세대 cephalosporin 혹은 broad spectrum antibiotics를 사용하여toxic shock syndrome을 막는다.

Packing out 후에는 saline 을 사용한 nasal irrigation을 시행하게 된다.

Catholic University of Korea 임상진료지침

07 Otolaryngology Head & Neck Surgery

부비동염의 합병증

부비동염의 합병증은 항생제의 발달로 발생 빈도는 감소하고 있으나, 아직 지속적으로 보고되고 있으며 어린이나 청소년기에 호발한다.

1. 안와내 합병증

1) 감염경로

(1) 가장 흔한 감염병소

사골동염(75%) 〉 상악동염 〉 전두동염

합병증의 분류	
1.안와내 합병증	안와주위염 안와봉와직염 안와골막하종양 안와농양 해면정맥동혈전
2.두개내 합병증	뇌막염 경막외농양 경막하농양 뇌농양
3.기타 합병증	골수염 상안와열 증후군 및 안와첨 증후군

(2) 경로

골봉합선, 선천적인 골피열, 전후사골혈관이 지나는 골간극, 급성 감염에 의한 뼈의 괴사나 만성질환에 의한 뼈의 미란, 골절선, 역류성 혈류성 정맥염

(3) 85%는 소아 연령층에 집중적으로 발생

(4) 안와 합병증이 소아에서 호발하는 이유

- 상기도염 발병률이 높다
- 안면골의 골벽이 판간형이며, 골벽의 혈관이 풍부하다.
- 부비동 골벽이 상대적으로 얇다.
- 두개골 봉합선이 열려있는 경우가 많다.
- 어른에 비해 부비동 입구가 작다.

2) 분류

(1) 안와주위염(m/c)

- 증상 : 안검의 종창(m/c)
- 결막부종, 시력감퇴, 안근마비의 소견은 없음.

(2) 안와봉와직염

- 증상 : 염증이 안구내 연조직에 파급되어 안구돌출, 결막부종, 안근마비, 안구 운동 시 동통을 유발

(3) 골막하농양

- 안와벽을 이루는 뼈와 골막 사이에 고름이 고여서 발생
- 증상 : 안구의 외하방 전위. 진행 정도에 따라 시력과 안구운동에 장애를 초래함.

(4) 안와농양

- 안와의 연조직에 고름이 고여있는 상태
- 증상 : 안구돌출, 안근마비, 결막부종, 시력감퇴

(5) 해면정맥동혈전

- 사골동, 접형동의 감염이 직접 전파되거나, 안정맥을 따라 역행성 혈전성 정맥염에 의해 발생. 반대측 해면정맥동으로 쉽고 빠르게 진행될 수 있음.
- 증상 : (초기) 발열, 두통, 복시, 안구주위부종
  → 안검하수, 결막부종, 안구마비, 시력소실로 진행
- 일측 안증상과 뇌막염이 동반되면 의심해야 하며 양측 안증상이 동반되면 확진.
- 가장 예후가 나쁘며, 빠른 진단과 치료에도 시력소실의 후유증이 남을 수 있고, 사망에 이를 수 있음.

3) 진단

(1) 병력청취 : 상기도 감염에 이어 발생한 안검부종, 동통 등의 안증상, 미열, 농성 비루

(2) 안구운동의 장애 여부, 시력 확인

(3) CT : 안와내 합병증을 확인하는 데 가장 많이 사용되는 검사.

(4) MRI

(5) 세균배양

4) 치료

(1) 입원 혈액뇌장벽(blood-brain barrier)를 통과할 수 있는 광범위 항생제 정맥주사

(2) 항생제 정맥주사 후 증상이 호전되고 48시간 이상 발열이 없으면 경구용 항생제로 대체 가능

(3) 스테로이드는 급성기에 사용하지 않으며, 비점막 수축제를 보조적으로 사용하면 유용 함.

(4) 수술적 치료 : 비내시경 수술로 대부분 가능하나 안와 상부에 농양이 있는 경우 전통적인 술식이 필요할 수 있음.

■ 수술적 치료의 적응증
- CT에서 명백한 농양이 있는 경우
- 시력이 20/60 이하로 떨어진 경우
- 24시간 이상 질환이 더 악화되는 경우
- 48 ~ 72시간 동안의 항생제 투여에도 증상 호전이 없는 경우

(5) 해면정맥동혈전

■ 대량의 광범위 항생제 정맥주사
■ 항응고제, 스테로이드제가 도움이 될 수 있음.
■ 약물 치료와 함께 부비동의 외과적 배액술을 실시하고 농양이 있는 경우 배농한다.
■ 후유증으로 시력소실과 두개내 합병증이 발생할 수 있으므로 국소 및 전신 증상이 소실된 후에도 2주간 치료를 계속하는 것이 좋다.

2. 두개내 합병증

1) 감염경로

(1) 급속히 성장하는 청년기의 남자, 면역기능이 저하된 환자에서 많이 발생
(2) 가장 흔한 부비동 : 전두동(m/c) 〉 사골동 〉 접형동
(3) 판간정맥, 선천성 골간극, 감염이나 외상에 의한 골결손부위, 혈전정맥염을 통해 감염됨.

2) 분류

(1) 뇌막염(m/c)

■ (증상) 열, 두통, 구토, 정신착란, 경부강직
■ (검사소견) 확정적 진단은 뇌척수액 검사
: 백혈구 증가, 당 저하, 단백 증가, 세균검출 및 압력증가

(2) 경막외농양

- 골수염을 동반한 부비동염이나 혈전정맥염을 통해 두개내로 전파되어 발생
- (증상) 지속적인 두통, 갑작스런 발열, 국소적인 신경학적 증상

(3) 경막하농양

- 전두동염에 의한 역류성 혈전정맥염에 의해 발생하거나 경막외농양이 터져 발생
- (증상) 부비동염, 발열, 빠르게 진행되는 의식변화, 두통, 오심, 구토 등의 두개강 뇌압상승 증상
- CT 와 MRI 이용하여 확진
- 요추천자는 금기

(4) 뇌농양

- 역류성 혈전정맥염에 의해 발생
- (증상) 두통, 오심, 구토, 의식변화, 국소성 신경학적 장애
- CT 와 MRI 소견이 중요

3) 치료

(1) 혈액뇌장벽을 통과할 수 있는 항생제를 2주간 정맥주사하고 4주간 경구투여한다.

: 3세대 cephalosporin 과 metronidazole 병합요법이 적절함.

(2) 경련의 빈도가 높아 예방적으로 항경련제를 투여한다.

(3) 스테로이드는 뇌부종이 심한 경우 선택적으로 사용한다.

(4) 두개내 농양이 있는 경우 제거해주고 동시에 부비동 배액 수술을 시행한다.

3. 기타 합병증

1) 골수염

- 전두골에서 가장 흔하게 발생
- 청년기에 호발
- (진단) 99mTc 골주사가 가장 유용, 67Ga 골주사는 경과 판정에 유용
- (치료) 병변부위 골조직의 완벽한 제거와 전두동 지방조직폐쇄술이 함께 이루어져야함.
  수술 후 항생제 투여를 4-6주간 지속.
  수술 부위 골결손은 1년 후 재건하는 것이 원칙.
- Pott' s puffy tumor : 전두동 전벽에 골막하농양이 생겨 이마가 부어 오르는 현상

2) 상안와열 증후군

- CN III, IV, V1, VI이 침범되어 안륜근 마비와 안구의 부교감신경기능 손실을 초래한 상태
- 접형동염과 사골동염이 주된 병소
- (치료) 즉각적인 항생제 투여와 부비동의 감압 및 배농수술

3) 안와첨증후군

- 상안와열 증후군에 더하여 시신경을 침범하여 시력손실이 발생한 경우
- 안검부종, 결막부종 등의 안와감염 소견은 없음.
- (치료) 즉각적인 항생제 투여와 부비동의 감압 및 배농수술

Catholic University of Korea 임상진료지침

08 Otolaryngology Head & Neck Surgery

부비동염의 내과적 치료

1. 급성 부비동염의 내과적 치료

1) 정의

2개의 주 증상(농성 비루, 비폐색, 비충혈, 안면부 압통, 후각감퇴) 혹은 1개의 주증상과 2개의 부증상(이충만감/압통, 발열, 인후통, 권태감, 두통, 기침)이 10일 이상 지속되거나 5~7일 후 악화되는 경우에 진단됨.

2) 항생제 치료

(1) 치료목적 : 증상의 완화, 합병증으로의 진행 방지, 만성 부비동염으로의 이행 방지

(2) 증상 소실 후에도 최소 3-7일간 더 사용해야 하며 10-14일 동안 투여한다.

(3) 안와 혹은 두 개내 합병증 발생시에는 입원하여 항생제 정맥 투여를 요한다.

(4) 일차 약제 : amoxicillin or trimethoprim-sulfamethoxazole
이차 약제 : amoxicillin-clavulanate, cephalosporin 계열
일차 선택제를 충분히 쓰고 효과가 없을 때 원인균 동정을 시도하여 균주의 약제 감수성 결과에 따라 항생제를 투여한다.

(5) 이차 선택제를 조기에 사용할 수 있는 경우

- 내원 시 이미 항생제를 장기간 사용해 온 경우
- 지역적으로 내성균이 흔한 경우
- 내성균에 의한 부비동염의 기왕력이 확실히 있는 경우
- 30일 이상 지속된 증상을 내원한 경우
- 2세 이하의 소아
- 전두동이나 접형동까지 파급된 범발성 급성 부비동염
- 합병증을 동반한 경우
- 흡연자 가족이 있는 경우
- 보육시설에 있는 소아

3) 부가적 치료

비점막의 섬모운동을 증진하고 점막의 부종을 완화하는데 중점을 둔다.

(1) 혈관수축제

- 경구용제들은 고혈압, 저혈압, 부정맥, 뇌출혈, 뇌경색, 수면장애, 과잉행동, 요저류 현상을 나타낼 수 있으므로 초기 3일 단기간 사용하는 것이 좋다.
- 국소 혈관수축제는 반동성 충혈로 약물성 비염이 유발될 수 있어 단기간 사용하는 것이 좋다.
- (적응증) 협부통, 두통이 동반된 경우, 비폐색으로 수면장애 또는 후각장애가 있는 경우, 점막종창이 심하여 다른 국소투여 제제나 비강 세척의 효과가 감소할 우려가 있는 경우
- 소아, 임산부, 심혈관질환이 있는 경우 경구용 혈관수축제를 권장하지 않는다.

(2) 국소 스테로이드제, 비강 식염수 세척

2. 만성 부비동염의 내과적 치료

가능한 한 배양 및 감수성검사를 꼭 시행하고 그 결과에 따라 투약하는

것을 권장한다.

1) 급성 부비동염과 달리 amoxicillin, TMP/SMX는 사용하지 않는 것이 좋다.
2) 환자가 완전히 좋아질 때까지 4-6주 이상 광범위 항생제를 투여한다.
   : amoxicillin-clavulanate, 2, 3 세대 cephalosporin
   : fluoroquinolone, clindamcin과 3세대 cephalosporin 복합투여
3) 비강 분비물에서 악취가 날 경우 혐기성 균주의 가능성이 높으므로 metronidazole이나 clindamycin을 추가 병용한다.
4) 비강내 식염수 세척, 국소 스테로이드 제제, 혈관수축제, 수분공급 등 다양한 부가적 치료를 항생제 투여와 함께 시행한다.

3. 비수술적 치료술기

1) 상악동 천자와 세척

- 적극적인 비수술적 치료수단으로서 급성기가 지난 뒤에 상악동내 저류액이 있을 때 배농 및 저류액의 상태를 확인할 목적으로 시행한다.
- (경로) 중비도의 자연공을 통하는 법, 하비도 측벽 천자(m/c), 견치와 천자

2) Proetz 치환법

- 후사골동, 접형동 세척법
- 환자가 누운 자세에서 목을 신전시켜 턱의 끝과 외이도를 같은 수직면 위치에 오게 하여 접형동 자연공이 상방을 향하게 하여 외비공을 통해 액체를 주입하여 세척한다.

Catholic University of Korea 임상진료지침

09
Otolaryngology Head & Neck Surgery

부비동의 수술

내시경의 발견과 비부비동에 발생하는 염증성 질병에 대한 치료 기술이 발전함에 따라서, 비내 접근법으로 정확하게 병소를 파악하고 접근하여 안전하고 보존적인 개념으로 수술이 시행되어 있기 때문에, 개방형 접근법에 관한 적응증은 점차 줄어들고 있다. 비내 접근법으로 실패한 경우나 특수한 내시경 장비를 사용할 수 없거나 기술적인 한계가 있는 경우에는 개방형 접근술을 통하여 수술하여야 하며, 경우에 따라서는 비외접근법이 보다 안전하고 확실하게 병변을 제거할 수 있다.

1. 상악동(Maxillary sinus)

1) 부비동세척

(1) 적응증

가. 항생제로 치료가 안 되었을 경우 시행

나. 부비동세척은 치료 목적뿐만 아니라 동내 진단 목적으로도 이용

(2) 시행방법

가. 전신마취나 국소마취로도 가능하다

나. 코카인이나 폰토카인액을 하비갑개와 하비도에 도포하여 충분히 마취한다.

다. 천자침을 혹은 굵은 주사침을 사용하여 하비도 측벽을 천자한다. 천자부위는 골벽이 가장 얇은 하비도 측벽 상부이며 이상구에서 약 1cm 의 거리로서 비루관 개구부의 후방에 해당하는 부위이다 천자침의 끝이 동측의 이주를 향하게 한다.

라. 천자침이 상악동내로 삽입되면 흡인하여 농성 분비물의 유무를 확인한다. 분비물이 흡입되지 않으면 분비물이 없거나 혹은 분비물이 상악동 하부에 저류되어있어서 천자침이 동상부에 삽입된 경우이기 때문에 일단 생리 식염수를 주입한 후 다시 확인하고 세척한다.

(3) 시행시 유의사항

가. 조작중에 갑자기 환자가 통증을 호소하거나 환자의 상태가 나빠지면 즉시 중지한다.

나. 공기가 들어가면 공기색전을 일으키기 때문에 공기주입을 피하여야 한다.

다. 급성기에는 동세척을 시행하지 않는데 이는 상악골수염 등의 합병증을 유발시킬 수 있기 때문이다.

2) Caldwell-Luc operation(Sublabial maxillary antrostomy)

(1) 적응증

가. 염증성 질환: 만성 상악동염, antrochoanal polyp, fungal sinusitis

나. 종양성 질환: 술후성 상악동 낭종, 상악동암의 조직검사, 양성 치성 종양, 구개 종양의 staging, inverted papilloma

(2) 수술방법

가. 전신마취나 국소마취로 가능하다.

나. 비점막을 0.05% oxymetazoline으로 수축시킨다. 협치은 고랑(gingivobuccal sulcus)의 점막에 에피네프린을 1:100,000으로 섞은 1% 리도카인 용액을 주입한다

다. 구순하(Sublabial) 절개(측절치-제2대구치)와 지혈

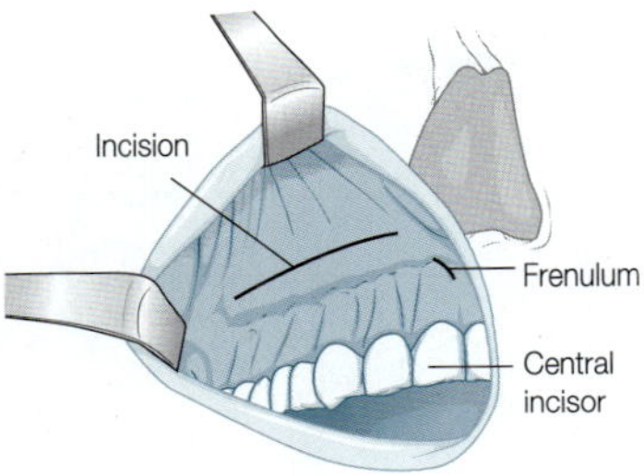

그림 9-1 Incision for Caldwell-Luc procedure. The incision, which is placed 5 mm above the gingival labial sulcus, extends medially from the lateral incisor to the end of the alveolar ridge laterally

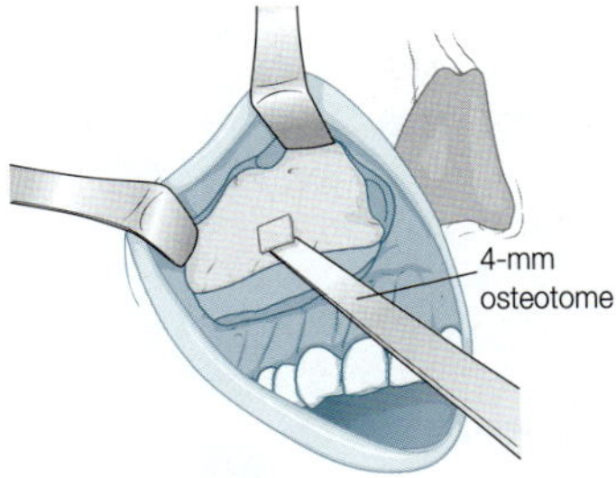

그림 9-2 Initial osteotomy for Caldwell-Luc procedure. A small window of bone is created through the canine fossa using a 4-mm osteotome.

5mm정도의 잇몸고랑(gingival mucosa)을 보존하고 치아가 없는 사람의 경우에선 이 절개가 maxillary alveolus를 걸쳐 이루어지며 조기에 틀니를 착용하게 된다(그림 9-1).

라. 골막하박리: 안구하신경(infraorbial foramen)까지 박리한다.

마. Antrostomy 견치의 상부 및 옆쪽으로 작은 절골도를 이용하여 구멍을 내고 Kerrison rongeur 나 드릴을 이용하여 충분히 넓힌다. 염증성 병변은 중비도 상악동 절개술(middle meatal antrostomy)을 통해 상악동의 배액을 시행한다. 점막 섬모계의 손상이 영구적이면 하비도를 통한 상악동절개술(inferior meatal antrostomy)을 시행하는 것이 좋다.(그림 9-2, 9-3)

바. 병변 제거: 가능하면 정상 조직은 살리도록 한다.(그림 9-4)

사. 자연공(natural ostium)을 넓힌다.

아. Packing 및 점막봉합: 단속적인 매트리스봉합(interrupted mattress suture)을 시행하는데, 이것은 이차적 회복을 돕고 구강상악동누공(oroantral fistula)을 막을 수 있다.

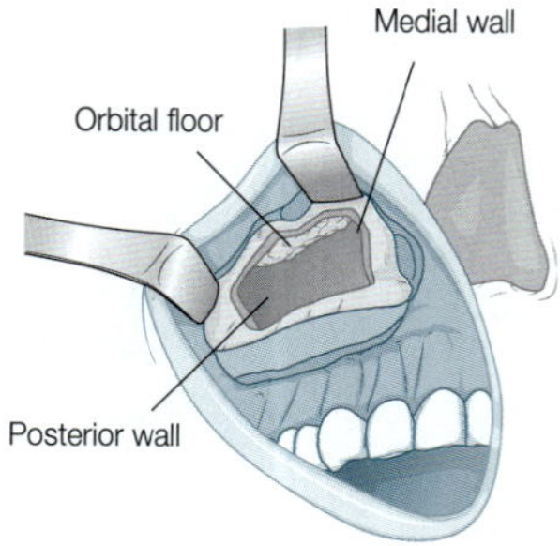

그림 9-3 **Completed anterior antrostomy for Caldwell-Luc procedure. The entire inside of the sinus is visible.**

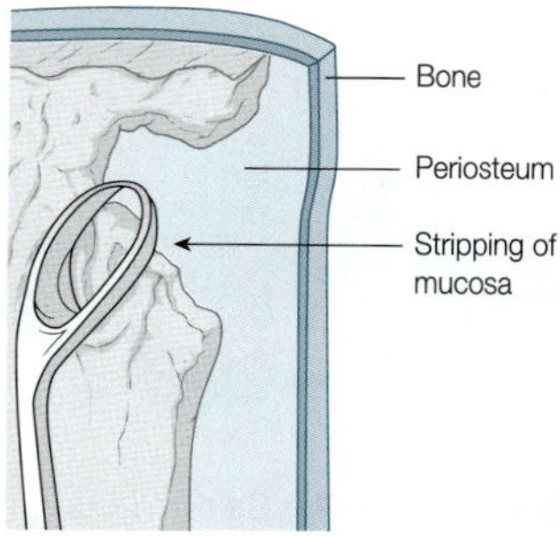

그림 9-4 **Intramucosal dissection. A sharp curette is required for this dissection in which the periosteum is preserved and the overlying mucosa and submucosa are resected. This is possible only with edematous and inflamed mucosa.**

(3) 수술시 주의점 및 술후 관리

가. 치아가 없는 환자의 경우 gingivobuccal sulcus에서 충분히 거리를 두고 치은에 절개를 한다.

나. 박리시 infraorbital nerve 까지 박리하고 이 신경의 보존에 주의한다.

다. 상악동과 비강의 연결은 natural ostium을 통하거나 inferior mental antrostomy를 하여 만든다. 대공은 상악동의 전체 점막을 제거할 경우에는 만들도록 한다.

라. 의치는 수술 후 7-10일 이후에 착용하도록 한다.

마. 수술 후 즉시, 환자의 머리는 30도 가량 올려져야 하고, 얼굴부종을 최소화하기 위하여 얼음찜질을 한다.

바. 생리식염수를 이용한 비강스프레이를 하루 수차례 사용하는 것은 비강내에 딱지가 생기는 것을 막는데 도움을 준다.

사. 만일 상악동 패킹을 시행하였다면 전형적인 감염을 제어하기 위해 수술 후 광범위 항생제를 사용해야 한다. 패킹은 술 후 2-5일 내에는

제거하며, 생리식염수로 세척을 한다.

2. 사골동(Ethmoid sinus)

1) External Ethmoidectomy

(1) 적응증

가. 이전 사골동 수술로 인해 해부학적 지표가 명확하지 않아 비내 수술을 안전하게 시행하기 어려운 재발성 사골동염 환자
나. 비용성점막에 의해 상안와사골세포(supraorbital ethmoid cell)가 광범위하게 이환된 경우
다. 사골동의 진균에 의한 감염
라. 급성 혹은 만성부비동염에서 안와내합병증이나 두개내합병증이 발생한 경우
마. 사골동 경유 뇌하수체 수술
바. 누낭비강문합술의 경우
사. 사골동의 양성 혹은 악성종양시(두개-안면 절제술의 일부로서)
아. 뇌척수액비루 폐쇄술시
자. 사골동 혹은 전두동 부비동염에서 안구나 안구주위농양과 같은 합병증이 발생한 경우
차. 관통상이나 비안와사골복합체의 골절과 같은 외상
카. 전사골동맥의 관리
타. 안구내 혹은 시신경감압
파. 뇌척수액유출의 치료를 위하여 사상판이나 사골동의 천정부에 접근하는 경우

(2) 수술방법

가. 일반적 사항: 전신마취, 앙와위, 일시적인 검판봉합술(tarsorrhaphy), 비점막수축

나. 절개: 눈썹의 내측면에서 아래 눈썹을 따라 내안각(medial canthus)과 비배부(nasal dorsum)의 중간지점을 통과하여 이 지점에서 약 1 cm 하방까지 이르는 곡선의 절개를 가한다. 흉터를 줄이기 위해 W 자의 절개를 이용하기도 한다.(그림 9-5, 9-6)

다. 박리: 피부절개 후 피하조직을 박리하여 골막에 이른 다음 안각정맥(angular vein)과 안각동맥을 결찰하거나 소작한다. 골막에 절개를 가한 후 비배부까지 앞쪽으로 골막을 박리한다.(그림 9-7)

라. 내안각인대 박리: 내안각인대가 손상받지 않게 전누릉으로부터 박리한 다음 누낭와(lacrimal fossa)로부터 누낭(lacrimal sac)을 견인하고 후누릉으로부터 남아있는 내안각인대를 박리한다.

마. 지판골막 박리: 안각혈관은 소작하여 지혈한다. 내안각인대(medial canthal ligament, 활 차(trochlea) 및 누낭(lacrimal sac)을 손상받지 않게 하기 위해서 골막은 보존하는데 이것은 안와내 지방이 빠져나오는 것을 방지한다. 안와내지방이 빠져나오면 시야를 가리기 때문에 안와후방부의 박리가 어렵게 된다.

바. 전두사골봉합선 확인

사. 사골동맥 결찰: 후누릉(posterior lacrimal crest)에서 약 24 mm 지점에서 전사골동맥이 위치하며 이를 결찰하거나 소작한다. 후사골동맥은 대략 전사골동맥 후방으로 10mm 지점, 시신경공으로부터 5mm(1-8mm) 지점에 위치하는데, 항상 일정한 것을 아니므로 후사골동맥의 주위를 박리할 때는 안구후방출혈이나 시신경의 손상을 막기 위해서 각별히 주의해야 한다. 이때 시신경이 후사골동맥에서 4-7 mm 뒤에 위치하므로 더 이상 박리하지 않고 후사골동맥은 가능하면 보존한다. 필요한 경우 결찰하도록 한다.(그림 9-8)

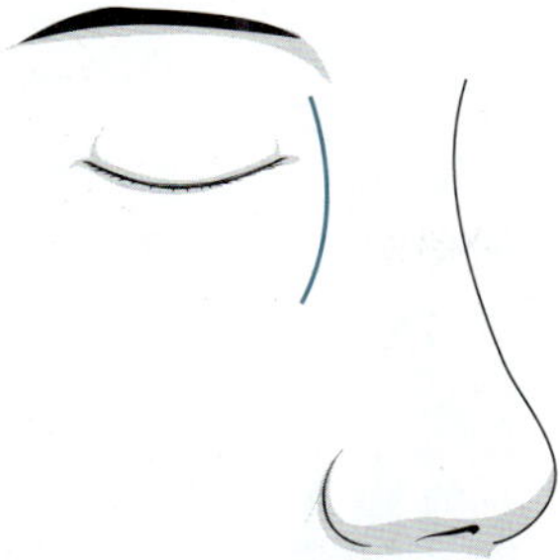

그림 9-5 The standard Lynch incision Lynch for external ethmoidectomy. The incision lies halfway between the nasal dorsum and the medial canthus in the deepest part of the natural hollow of this area.

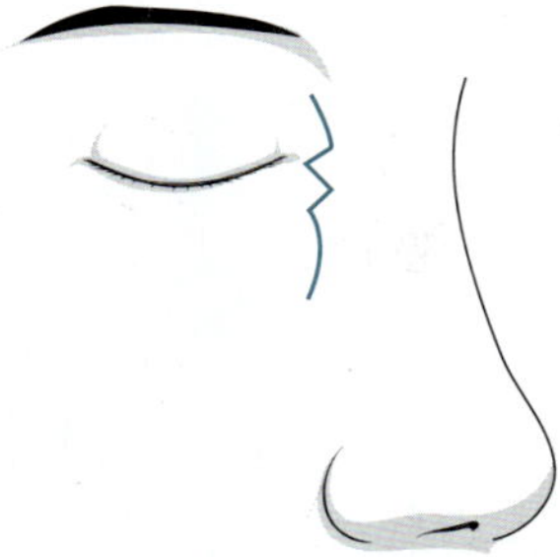

그림 9-6 W-plasty modification of the lynch incision.

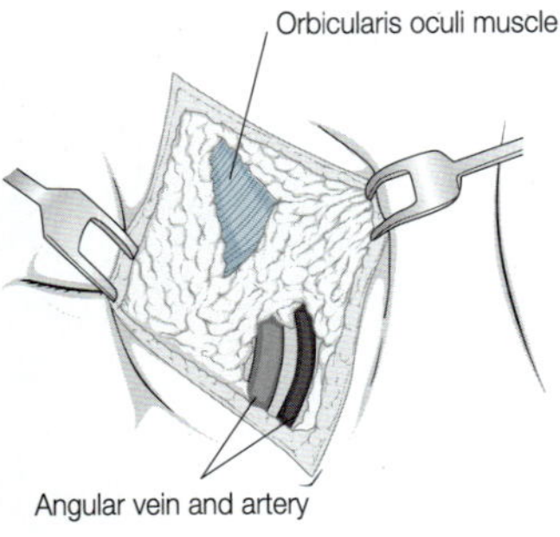

그림 9-7 Initial stages of dissection. The angular artery and vein are shown inferiorly in the incision. fibers of the orbicularis muscle are evident superiorly.

아. 누낭와 골벽 제거: 망치와 끌, 겸자 등을 이용하여 누낭와(lacriaml fossa)의 골벽을 제거하고 전사골 미로로 들어간다. 지판은 앞쪽 2/3만 제거하고 뒤쪽은 남기는 것이 시신경 보호에 유리하다. 이후 코 안으로 겸자를 삽입하여 제거된 지판(lamina papyracea)을 통해 확인하면서 사골봉소를 제거한다.

자. 사골동 제거의 범위: 상부로 전두사골봉합선, 앞쪽으로 비제봉소

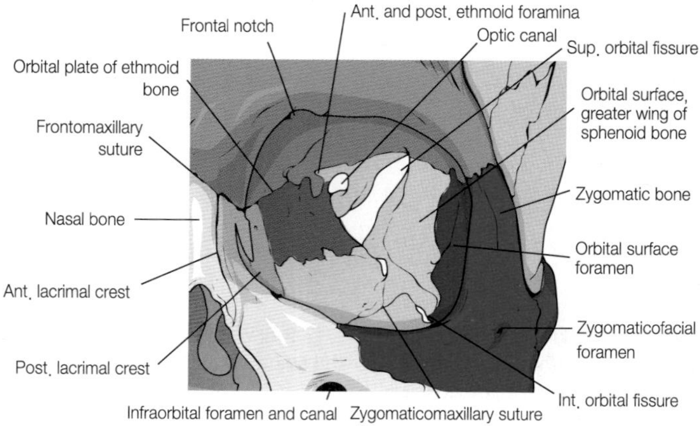

그림 9-8 The left orbital cavity.

(agger nasi cells)나 전두골, 뒤쪽으로 후사골동맥이나 접형동, 내측으로 중비갑개

3. 전두동(Frontal sinus)

1) 전두동 천공술(Frontal sinus trephination)

(1) 적응증

가. 내과적 치료에 반응하지 않는 급성부비동염 치료

나. 안구나 두개저 합병증을 동반하는 급성부비동염 치료

다. 만성전두동염의 급성악화로 점막괴사, 골수염, 두개내합병증 등 발생이 예상

라. 48시간 동안의 약물치료에도 통증이나 안와주위부종이 지속되거나 염증이 진행

마. 전두동 내의 내용물에 대한 균배양검사나 조직생검을 위해

바. 내시경수술로 전두와를 찾을 수 없거나 전두동의 병변을 쉽게 제거

할 수 없을 때

(2) 수술 방법

가. 일반적 사항

국소 혹은 전신마취를 실시한다. 병변 쪽 안구를 보호하기 위해 일시적인 검판봉합술을 시행하고 피부에 국소마취 주사(1% 리도카인과 1:100,000 에피네프린)를 실시한다.

나. 절개 및 박리

눈썹의 내측 1/4 부위에 눈썹 바로 밑을 따라 1-2cm 길이의 절개를 가하여 골막에까지 이르도록 한다. 다음 골막을 절개하고 박리하여 전두동 벽을 노출한다(그림 9-9, 9-10).

다. 천공

드릴(4-5 mm diamond bur) 이나 cutting bur를 이용하여 전두동의 앞쪽에 6-10mm 크기의 구멍을 낸다. 필요시 rongeur를 통하여 천공의 넓이를 크게 해 줄 수 있다. 급성전두동염을 위한 천공시에는 급성 골수염의 위험도를 낮추기 위해서 전두동의 바닥을 따라 천공을 실시하며, 만성비부비동염을 위한 천공술을 실시할 때에는 수술자가 위쪽에서 수술을 할 수 있게 전방에 구멍을 뚫는다. 만약 농양이 보인다면 균배양검사를 한다(그림 9-11).

라. 세척

모든 분비물을 제거한 다음 항생제를 섞은 따뜻한 생리식염수로 세척한다.

마. 배액관 삽입

천공부위를 통해 하나 혹은 두 개의 배액관(8 French red rubber catheter)을 넣어 두고 절개 가장자리에 봉합하여 놓은 다음 골막, 피하조직, 피부를 차례로 봉합한다. 세척이 필요할 때에는 Double lumen catheter를 넣고 나오기도 한다(그림 9-12).

바. 수술 후 처치 및 배액관 제거 시기

항생제를 포함한 생리식염수로 배액관을 통해 적어도 하루에 4회 이상 주기적으로 세척한다. 배액관은 배액되는 내용물이 깨끗해지고 전두동 입구가 열려있음을 methylene blue가 전두동을 통과하여 비강 내로 흐르는 것을 확인한 후 제거할 수 있다. 균배양 검사 결과에 따라 항생제를 선택하여 투여 하고 전두와를 통한 배액을 돕기 위하여 국소 점막수축제를 비강 내에 분무하기도 한다.

(3) 합병증

가. 전두부의 감각저하나 무감각

나. 복시

다. 전두골의 골수염 혹은 골수염의 악화

라. 전두동 후벽에 손상을 준 경우 뇌척수액유출, 뇌막염, 뇌농양 등 두개내합병증 발생

마. 수술 중 전두와(frontal recess) 주변에 손상을 준 경우 전두와의 폐쇄로 인한 만성 전두동염

2) 전두동 절제술(External frontoethmoidecotmy)(그림 9-14)

(1) Riedel 수술

전두동의 전벽과 하벽을 완전히 제거하고 점막을 제거한 다음 이마의 피부를 후벽에 닿도록 하여 전두동을 완전히 없애버리는 술식으로, 이는 오늘날까지 존재하는 수술 중 염증질환에 대한 가장 안전하고 확실한 방법이다. 그러나 이 방법은 안와내의 구조물과 전두부의 연조직이 전두동을 폐쇄하도록 하여 전체적으로 이마가 함몰되는 등의 미용학적 기형을 남기며 또한 외상을 받았을 때 완충작용을 하는 전벽이 없기 때문에 뇌손상의 가능성이 높아지는 단점이 있다.

(2) Killian 수술

이 수술은 Riedel 술식과 마찬가지로 전두동의 바닥과 전벽의 대부분을

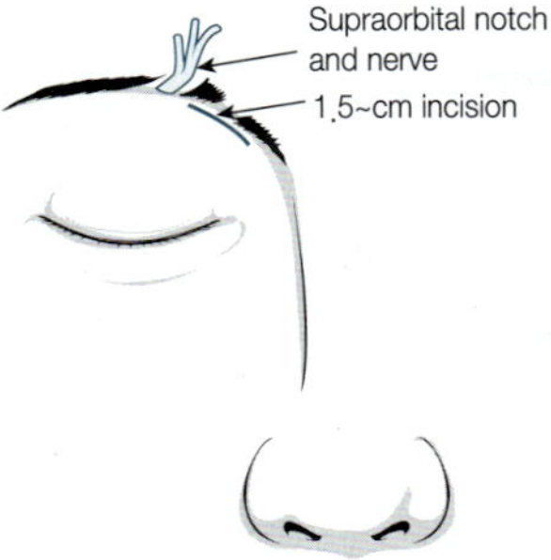

그림 9-9 전두동 천공술의 절개. 절개선은 눈썹의 하방에서supraorbital notch의 내하방에 위치하도록 한다.

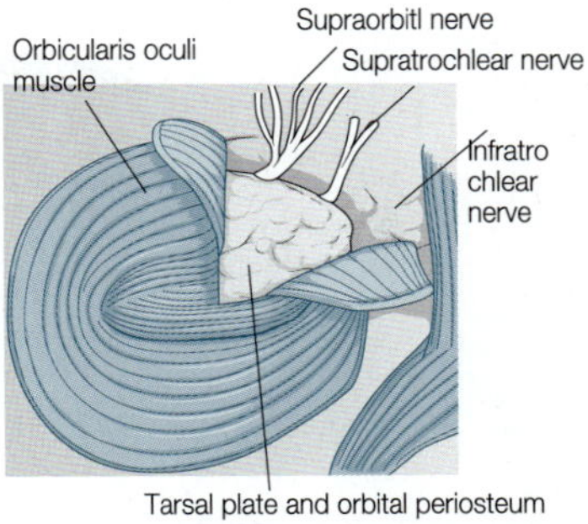

그림 9-10 상안와신경과 상활차신경의 해부. 이 경우 orbital rim 하방에서 신경주위에는 완전한 골부 annulus가 형성되지 않는다. 이는 다양한 변이 중 하나이다.

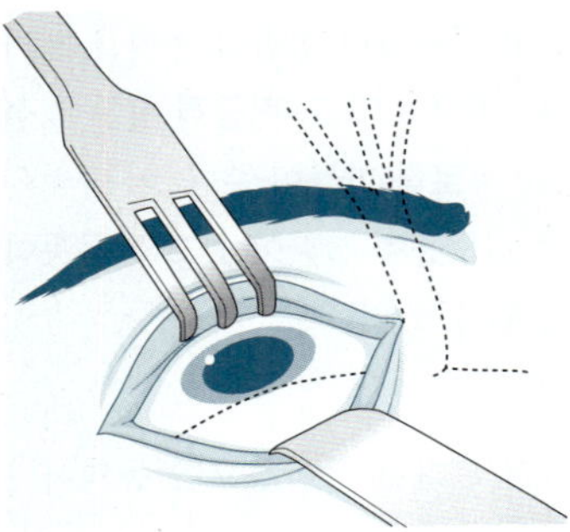

그림 9-11 천공술 부위의 노출. 천공술은 안와 상연의 내하방에 시행한다.

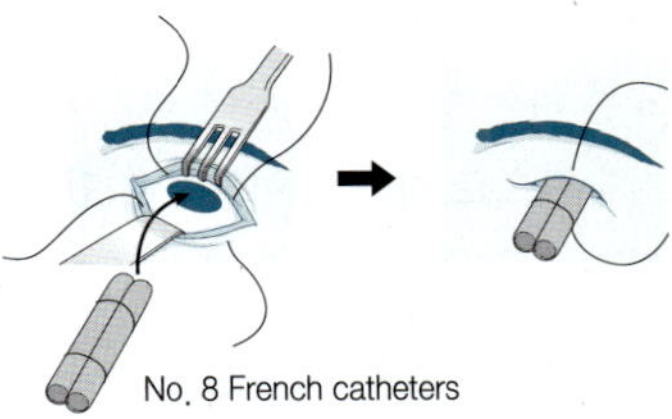

그림 9-12 창상 봉합. double irrigation catheter를 삽입하고 지연 봉합을 위한 실을 미리 만들어 둔다.

제거하나 수술 후 기형을 줄여주기 위해 전벽의 아래쪽 안와상연에 약 1cm높이의 턱을 남긴다. 그러나 불행하게도 이 술기는 orbital rim 뒤의 공간을 완전히 막지 못하여 재발의 가능성 높으며 Riedel수술과 마찬가지로 심한 기형을 초래한다.

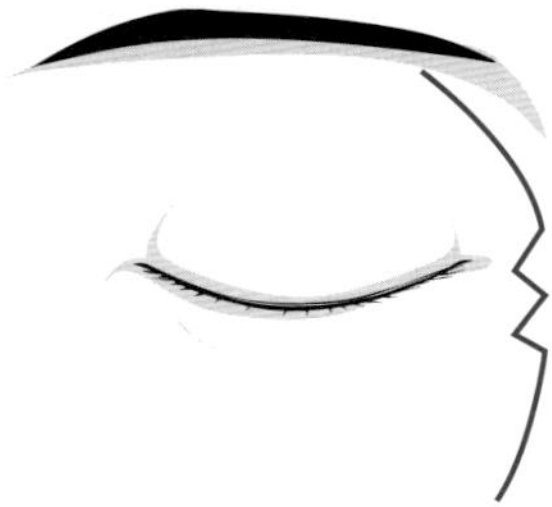

그림 9-13 비외 전두사골동절제술을 위한 W-plasty 절개. 필요한 경우 W의 연장이 가능하다.

(3) Lothrop 수술

양측 전두동이 하나의 길로 배출되도록 고안된 것이다. 내측의 안와연으로 큰 천공을 만들어 한 쪽의 전두동으로 들어가서 병변의 점막을 제거하고, 전두동내 격막(septum), 전두동 내측 바닥, 그리고 비중격 상부에 절개를 하여 양측 전두동과 비강 사이에 넓은 통로를 만들어 준다. 이 술식은 기술적으로 약간의 어려움이 있지만 양측 전두동에 질환이 있고 전두동이 전후로 깊을 때에는 효과적인 치료방법이 될 수 있다.

(4) Lynch의 전두-사골동 절제술

안와내농양, 편측 전두동염, 비전두관의 폐쇄를 동반한 사골동명이나 전두도의 점액류, 비전두관을 막고 있는 골종 등의 치료에 사용될 수 있다. 보고된 실패율은 4-18%정도이다.

(5) 수술 방법

가. 일반적인 사항

전신 마취를 주로 사용한다. 1% 리도카인과 1:1,000,000 에피네프린을 섞은 용액을 피부에 주사한다. 코는 혈관수축제를 사용한 솜으로 막아 놓고 안구를 보호하기 위해 병변 쪽에 검판봉합술을 시행한다.

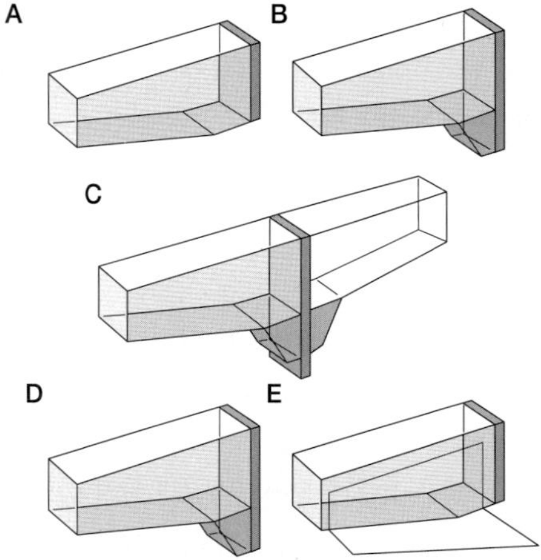

그림 9-14 전두동 수술 **A.** Reidel 수술, **B.** Killian 수술, **C.** Lothrop 수술, **D.** Lynch 수술, **E.** 골성형피판술

나. 절개선 및 박리(그림 9-13)

비외 사골동 절제술과 비슷하지만, 절개선이 눈썹 위로 안구선을 따라 연장된다. 골막을 따라 절개선을 긋고, 내인대선이 보일 때까지 골막하 부분을 들어올린다. 눈을 보호하기 위해 malleable retractor를 사용하고, 눈의 뒤쪽까지 계속 들어 올린다. 이때 가장 중요한 지표가 되는 것이 전두사골봉합선이다. 전두릉(ant. lacrimal crest)에서 약 24mm 후방에 전사골 동맥을 박리하고 결찰한다. 사골동의 외측벽을 전두동의 하측벽과 마찬가지로 노출시킨다. 필요에 따라 전사골동맥의 후방 12mm 부위에 후사골동맥도 결찰한다.

다. 사골동 및 전두동 제거

탐식자(probe)를 지판(lamina papyracea)을 통해 사골동으로 통과시킨 후, punch forcep으로 나머지 사골동포를 연다. 드릴은 전두동의 전면과 하면을 열 때 사용한다. 전두와(frontal recess) 병소를 제거하고, 비강을 통해 stent를 넣기 위해 충분히 넓힌다. 보통 전두동과 비강과의 연결을 유지하고, 안구내 조직이 빠져나오는 것을 방지하기 위해서 silastic stent를 사용한다.

라. Stent 유치기간

6-12개월 간 유지한다.

(6) 합병증

가장 흔한 합병증은 전두와(frontal recess)의 협착으로 전두동염이 재발하거나 후에 점액류(mucocele)가 발생하는 것이다. 따라서 수술의 성공은 전두동과 비강과의 소통을 잘 유지하는 것에 달려 있다. 전두와의 협착을 방지하기 위해 가장 중요한 것은 수술시 전두와부위의 점막을 최대한 보존하고 완전한 사골동 절제술을 실시하여 배액부를 크게 만들어 주는 것이다.

3) 골성형 전두동 폐쇄술(Osteoplastic flap operation with obliteration)

내시경수술로 처리할 수 없는 전두동 질환의 수술 중 가장 효과적이고 널리 이용되는 방법으로 골성형피판(osteoplastic flap)을 만들어 점막을 모두 제거하고 지방 조직으로 전두동을 폐쇄하는 술식이다. 이 술식에서 중요한 점은 전두동 점막을 모두 제거한 경우에는 폐쇄하는 것이 원칙으로 하며, 전두동을 폐쇄할 때 이용하는 물질로 자가지방이 가장 널리 이용되고 있다. 이식된 지방 조직은 수일 내에 전두동 내벽으로부터 혈관이 재생되어 혈류를 공급받게 되며, 잘 이식된 지방조직은 감염에 대한 저항력이 있고 신생골 생성을 억제하며 전두와로부터 점막이 자라 들어오는 것을 방지하게 된다.

(1) 적응증

가. 내과적 치료에 반응하지 않으면서 내시경수술, 전두동천공술, 전두-사골동절제술 등 치료에도 치유되지 않거나 재발한 경우

나. 전두동염에서 안와합병증이나 두개내 합병증이 병발하였을 때

다. 전두동에 발생한 큰 점액낭종이나 종양 치료

라. 섬유성 이형성증, 골종

마. 전두동 골절

(2) 수술방법

가. 수술 전 준비

일반적으로 6피트 거리에서 촬영한 Caldwell영상(6 foot Caldwell radiograph)을 얻는다. 전두동은 이 영상을 통해 전두동의 윤곽을 그리고 수술 중에 사용할 주형을 만든다. 이런 주형은 실제 부비동의 크기보다 약간 작게 만든다.

나. 일반적 사항

전신마취를 주로 실시한다. 관상절개(bicoronal incision)를 할 경우 발모선으로부터 2.5cm 되는 부위까지 머리를 깎으며, 지방조직을 떼어낼 좌측 하복부를 미리 소독한다. 눈을 보호하기 위한 일시적인 검판봉합술 시행한다.

다. 절개선(그림 9-15)

a. 눈썹절개(Brow incision)

전두동이 작은 사람, 대머리인 사람에게 적당한 절개방법으로 흉터가 남고 전두부에 통증이나 무감각이 올 수 있는 단점이 있다. 눈썹은 깍지 않은 상태에서 눈썹의 전장을 따라 절개를 가한다. 이후 피하조직과 전두근을 통해 절개하여 골막에까지 다다른 다음 골막은 남겨둔 채로 골막 위의 평면을 따라 박리하여 전체 전두동을 노출한다. 양측 전두동에 병변이 있는 경우에는 미간을 지나 반대편에 가한 눈썹절개와 연결한다.

b. 관상절개(Bicoronal incision)

전두동이 크고 높을 때에 좋으며 흉터를 감출 수 있어 여자나 머리숱이 많은 남자에서 이용된다. 그러나 대머리에서는 이용할 수 없으며 출혈이 많은 단점이 있다. 이개의 전상부위에서 반대측 이

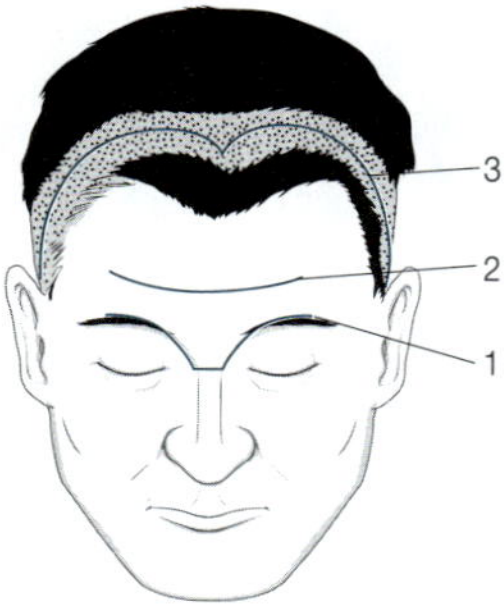

그림 9-15 골성형피판술을 위한 절개. 1. 눈썹 절개, 2. 이마중앙 절개, 3. 관상 절개

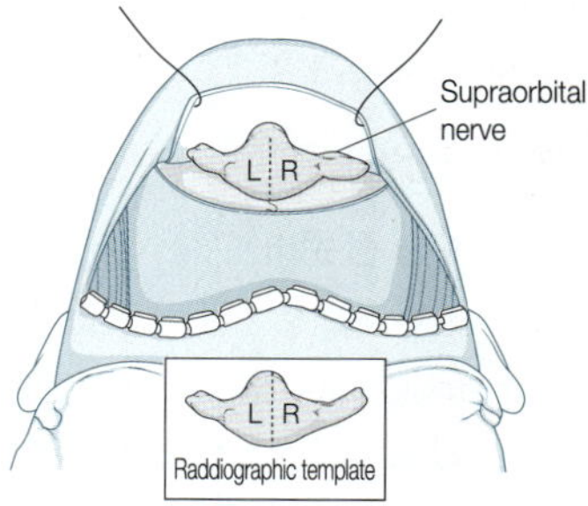

그림 9-16 전두동 주형의 위치. 주형은 환자이마에 표시한 정중선을 향하도록 하고 전두동과 안와상연이 만나는 지점에 위치시킨다.

개의 전상부위까지 머리카락선 보다 약 2cm뒤에 모낭이 잘리지 않도록 주의하면서 절개를 가한다. 피부, 피하조직, 전두근, 모상건막(galea aponeurotica)까지 절개한 다음 골막 위의 평면을 따라 안와상연과 미간에 이르기까지 박리한다. 측두근이 있는 외측에서는 측두근막을 남겨둔 채로 박리하여 안면신경의 전두분지가 손상받지 않도록 한다.

c. 이마 중앙에 주름을 따라 절개하는 방법(Midforehead incision)
이 절개방법은 관상절개에 비해 수술시간이 짧고 출혈이 적으며, 눈썹 절개에 비해 안와상신경(supraorbital nerve)과 활차상신경(supratrochlear nerve)의 손상이 적으므로 전두부의 감각이 더 빨리 회복될 수 있다. 전두동이 크고 대머리이면서 이마에 주름이 깊게 있는 사람에서 사용할 수 있다.

라. 전두동 골막 박리(그림 9-16)

전두동의 주형을 안와상연에 정확히 맞추고 methylene blue를 이용하여 전두동의 경계를 표시한다. 두개골 골막의 하부 경계는 골성형피판의 경첩 역할을 하므로 남겨두고 나머지 부위의 골막은 표시된 전두동의 경계보다 0.5-1cm 밖에 절개한 다음 절개부위로부터 전두동의 경계보다 약간 안쪽까지 골막을 박리한다.

마. 전두동천공(Trephination)

드릴을 이용하여 표시된 경계선을 따라 여러 개의 구멍을 뚫는다. 이때 드릴의 방향은 안쪽으로 45-60도 정도 눕혀서 5mm간격으로 여러 개의 구멍을 뚫는데 이는 만든 주형의 크기가 실제 전두동의 크기보다 큰 경우에 대비해 드릴이 두개강 내로 들고 들어가는 것을 방지하고, 술 후 골성형피판(osteoplastic flap)이 전두동 내로 빠지는 것을 방지하기 위해서이다.

바. 천공 연결 및 골판 절골

골절단기(osteotome)나 각진 톱을 이용하여 드릴로 뚫은 구멍을 안와 상연까지 연결한다. 그런 후 전두동 내로 기구를 넣어 전벽을 앞으로 밀어 Greenstick 골절을 만든다. 이렇게 하면 골막이 붙어 있어 혈류를 공급받을 수 있는 골성형피판이 만들어지게 된다.

사. 병변 제거 및 점막

골성형피판을 전방으로 견인하고, 전두동 내벽의 병변을 관찰한 후 전두동내 중격(septum)을 모두 제거하고 골피판에 붙어있는 점막을 포함하여 모든 점막을 제거한다. 이때 필요하면 확대경이나 수술현미경을 이용한 확대된 시야에서 드릴로 전두동 내벽을 구석구석까지 갈아내 점막을 완전히 제거한다. 내벽을 갈아내지 않고 단순히 점막을 벗겨낸 경우 점막이 다시 자라나 염증이 재발할 가능성이 높다. 또 내벽의 피질을 갈아내는 것이 이식되는 지방조직에 혈류공급을 좋게 해주고 혈관이 잘 자라 들어가게 하는 이점이 있다.

아. 전두동 자연구(natural ostium) 폐쇄

내벽을 모두 갈아낸 다음 전두와의 점막을 비강 내로 향하도록 반전시키고 근막이나 근육편 혹은 골편을 이용하여 막는다.

자. 전두동 충전 및 봉합

전두동의 폐쇄에 이용되는 지방조직을 충수절제술의 반흔과 혼동되지 않도록 하기 위하여 좌측 하복부로부터 떼어낸다. 전두동의 부피와 같은 정도의 지방을 넣은 다음, 골성형 피판을 다시 원위치 시키고 골막을 봉합한다.

(3) 합병증

가. 전두엽의 손상, 뇌척수액비루, 뇌막염 등의 두개내 합병증
나. 복시, 시력감소 등의 안와합병증
다. 일시적 혹은 영구적인 전두부의 통증, 감각저하 혹은 무감각
라. 점액류
마. 지방 조직을 떼어낸 하복부에 혈종, 봉와직염, 농양
바. 후각소실
사. 이식된 지방조직의 괴사
아. 창상감염
자. 골성형피판의 골수염
차. 전두근 기능의 손상
카. 골성형피판의 내함 혹은 비후로 인한 전두부기형

Catholic University of Korea 임상진료지침

10 부비동 내시경수술 (기능적 부비동 내시경수술)

Otolaryngology Head & Neck Surgery

1. 부비동 내시경수술의 개념 및 원칙

비부비동이 정상적인 기능을 유지하기 위해서는 비부비동 점막의 점액섬모수송에 기초한 환기와 배액이 원활해야한다. 어떠한 원인에서든 부비동의 자연공(natural ostium)뿐만 아니라 구상돌기(uncinate process), 사골누두(ethmoid infundibulum), 사골포(ethmoid bulla) 및 중비갑개로 구성된 개구비도단위(ostiomeatal unit)의 좁은 통로가 폐쇄되어 부비동의 환기 및 배액 장애가 발생할 때 비부비동염이 발생하며 수술로 이를 회복시키는 것이 기능적 부비동 내시경수술(functional endoscopic sinus surgery, FESS)의 기본원리가 된다. 이러한 부비동염의 병태생리에 대한 이해를 바탕으로 정상 점막을 최대한 보존하면서 부비동의 폐쇄를 초래하는 해부학적 원인을 제거하고 병적 점막을 최소한으로 절제하는 것이 기능적 부비동 내시경수술의 가장 중요한 원칙이다.

2. 부비동의 내시경적 외과적 해부학

부비동 내시경수술을 안전하고 효과적으로 시행하기 위해서는 비부비동의 해부학적 구조물, 특히 중요 구조물에 대한 내시경적 해부학 지식을 가지고 있어야한다.

사골동은 몇 개의 기판(lamella)에 의해 나누어지는데 제1기판은 구상

돌기, 제2기판은 함기화된 사골포, 제3기판은 중비갑개, 제4기판은 상비갑개이다. 때로는 최상비갑개가 제5기판을 이루기도 한다. 중비갑개, 상비갑개 혹은 최상비갑개는 각각의 기시부 위쪽에서 합쳐져 하나의 사골판인 갑개판(conchal plate)을 형성하면서 두개저에 붙어 있다.

1) 구상돌기

구상돌기는 비내시경상 중비갑개의 전상방 부착부위에서부터 후하방으로 비강 외측벽과 골(groove)을 이루며 붙어있는 부메랑 모양의 얇은 뼈 구조물이다. 거의 축단면으로 위치해있으며 뒤쪽 자유연(free border)과 사골포의 전면 사이에 폭 1-3 mm의 이차원적 공간인 하반월열공(hiatus semilunaris inferior)을 형성한다. 또한 외측면의 대부분을 차지하는 안와의 지판(lamina papyracea)과 함께 삼차원적 공간인 사골누두도 형성한다. 구상돌기의 자유연과 지판의 거리는 1.5-5 mm까지 다양하다. 구상돌기의 가장 흔한 변이는 내측으로 굴곡된 경우로 심하면 중비갑개와 접촉하기도 한다. 또한 전내측으로 심하게 굴곡된 경우에는 중비갑개 모양으로 보여 이중중비갑개(double middle turbinate)라고 불리기도 한다. 내측으로 굴곡된 구상돌기는 역곡중비갑개(paradoxically bent middle turbinate), 수포성 갑개(concha bullosa), 광범위하게 함기화된 사골포와 함께 중비도의 기능을 현저히 방해할 만큼 폐쇄를 일으킬 수 있다.

구상돌기의 뼈 구조물은 후하방으로 하비갑개나 구개골(palatine bone)의 수직판(perpendicular plate)에 부착되는데 한국 성인에서 가장 흔한 구조는 하비갑개의 사골돌기(ethmoid process of the inferior turbinate)와 연결된 구조로 42%를 차지하며, 그 다음은 하비갑개와 사골포의 하연에 부착된 경우이다. 또한 구상돌기는 전상방이 부착되는 위치에 따라 지판에 붙는 형태, 사골동 천정에 붙는 형태와 중비갑개에 붙는 형태로 분류할 수 있는데 이중 지판에 붙는 형태가 가장 흔하며 이 때 전두와(frontal recess)는 구상돌기와 중비갑개 사이로 열리게 된다. 이 경우 사골동 누두부의 위쪽이 맹관(blind pouch)로 끝나게 되며 이를 말단와(terminal recess)라고 한다. 이것은 전방으로 비제봉소(agger nasi cell), 후상방으로 전두봉소(frontal cell), 후하방으로는 비루봉소(lacrimal cell)로 둘러싸여 있다. 반면 구상돌기가 중비갑개 또는 두개저에 부착되는 경우에는 전두와는 직접 구상돌기 외측의 사골동 누두부에 연결된다. 그러나 이러한 구상돌기의 부착 위치에 따른 분류는 방사선학적 개념만을 근거로 한 것으로 실제로 상부에서 2개로 갈라져 지판과 두개저에 각각 붙기도 한다. 이외에 중비갑개 외측에서 구상돌기와 사골포가 위쪽에서 합쳐져 비중격과 평행하게 위로 올라가 두개저에 하나의 판으로 붙는 구조물인 suprainfundibar plate가 보고되고 있다. 비루관(nasolacrimal duct)은 구상돌기 근위부(root)의 외측, 비제봉소의 외측 전하방에 위치한다. 비루관의 하부는 비교적 두꺼운 하비갑개의 사골돌기에 의해 보호되고 있으나 상부는 얇은 누골(lacrimal bone)에 의해서만 보호된다. 상악동의 자연구로부터 비루관까지의 거리는 평균 9mm이며 구상돌기 근위부에서의 거리는 평균 3mm 정도에 불과하다. 이와 같은 구상돌기의 구조적 변이와 각 방향으로 부착되는 위치는 구상돌기 절제술(uncinectomy)뿐만 아니라 중비도를 통한 상악동개방술(middle meatal antrostomy)과 frontal sinusotomy시 지표가 되므로 매우 중요하다. 따라서 술 전에 구상돌기의 해부학적 변이와 경로를 부비동 전산화단층촬영(CT)에서 확인해야만 한다.

2) 사골포와 중비갑개, 후사골동

사골포는 1-2개의 함기봉소(air cell)를 가지고 있으면서 사골포 후벽과 중비갑개의 제3기판 사이에 상 및 후사골와(supra and retrobullar recess)인 측동(lateral sinus)을 형성한다. 가장 흔한 형태(44%)의 측동은 두개저까지 후상방으로 발달한 경우이다. 측동이 잘 발달된 경우에는 사골포 후벽과 제3기판 사이에 충분한 공간이 형성되나 측동이 작거나 없는 경우에는 사골포 후벽과 제3기판이 붙어 있어 사골포 후벽을 제거하면 바로 후사골동에 진입하게 된다. 이와 같이 사골포와 측동의 발달 정도에 따라 제3기판의 앞 뒤쪽으로의 굴곡이 형성된다. 종종 발견되는 Haller cell이라 부르는 하

안와봉소(infraorbital ethmoid cell)은 누골(lacrimal bone)의 함기화가 안와저로 발달하여 생긴 것으로 사골누두 부위를 좁혀 개구비도단위로의 배액을 방해할 수 있다. 또한 사골포 전벽이 부착된 부위 상부에서 종종 전사골동맥(anterior ethmoid artery)을 볼 수 있다. 후사골세포가 접형동의 상외측의 후방으로 발달한 경우를 Onodi cell 혹은 접형사골봉소(sphenoethmoid cell)라 하는데 시신경 혹은 내경동맥(internal carotid artery)주위까지 팽창한 경우에는 측벽에서 이들에 의한 돌출을 볼 수 있다.

3) 사상판(cribiform plate)의 외측판(lateral lamella)과 전사골동맥의 분포

사상판의 외측판은 전사골동 내측 전상부의 골벽으로 사상판과 사골와(fovea ethmoidalis)의 이행부위이다. 전두개저 부위에서 가장 얇은 뼈로 이루어진 부위는 전사골동맥이 두개저를 통해 빠져나가는 부위이며 사골와의 외측부위에 비해 뼈의 두께가 10배나 얇은 0.05 mm까지 감소될 수 있어 손상의 위험이 높다. 사골와는 70% 정도에서 사상판보다 4-7 mm 상부에 존재하는데 특히 후각와(olfactory fossa)가 깊어 사골와가 사상판보다도 17 mm까지도 높은 경우는 두개저 손상의 위험이 더욱 커진다. 사골와는 사골포와 측동의 직상부에서 가장 낮게 위치한다. 전사골동맥은 안와내에서 안동맥으로부터 기시한 후 전사골동맥공을 통해 전사골동으로 와서 사골동 천장과 거의 붙어서 주행하는데, 한국인 사체를 조사한 문헌에서는 87.2%에서 제2기판과 제3기판 사이 두개저에서 발견되며 93.4%에서는 두개저에 바짝 붙어 있으며 단지 6.6%만이 두개저에서 2-3 mm 떨어져 주행한다. 또한 위쪽에서 보았을 때 앞내측으로 주행하므로 사골동 천정의 외측에서 위치를 측정하면 제3기판에 거의 붙어서 주행하며 내측에서 측정하면 오히려 제2기판에 가깝게 주행한다고 할 수 있다.

4) 상악동 자연공과 천문(fontanelle)

천문은 비강 외측벽내 뼈가 없는 부위로 골막과 점막으로 덮혀있다. 한국인 사체를 조사한 문헌 보고에서는 전방으로는 누골, 후방으로는 구개골의 수직판, 상방으로 앞쪽 1/5은 안와, 중간 3/5은 사골포의 수평판(horizontal lamella), 뒤쪽 1/5은 제3기판의 수평 부위, 하방으로는 하비갑개와 접해있다. 구상돌기의 모양 그 자체를 기준으로 할 때 전하방의 뼈 결손 부위를 전천문(anterior fontanelle), 후상방의 뼈 결손 부위를 후천문(posterior fontanelle)이라 한다. 따라서 상악동의 자연공은 후천문의 최상방에 위치하게 된다. 상악동의 부공(accessory ostium)은 24%에서 전 혹은 후천문에 존재한다.

5) 접형동 자연공 및 접형구개동맥(sphenopalatine artery)의 분포

접형동의 자연공은 접형동 기저부보다 10-15 mm 상방, 사상판 하방 8 mm, 비중격 측방으로 5 mm의 위치에 존재하며, 전비극에서 7 cm되는 거리에 비강저로부터 30° 상방에 위치한다. 하지만 중요한 것은 자연공이 상비갑개를 기준으로 내측에 있는 경우가 80%이상이므로 20%는 상비갑개의 외측에 있다는 것이다. 내악동맥의 종말분지인 접형구개동맥이 위치하는 익구개와(pterygopalatine fossa)부위의 해부학적 구조는 이비인후과 영역에서 매우 중요하다. 특히 심한 비출혈이나 심한 비루 또는 익돌관신경통(vidian nerve neuralgia)을 치료하기 위해 상악동을 통하여 익구개와에 위치한 접형구개동맥 분지를 결찰하거나 익돌관신경절제술(vidian neurectomy)을 시행한다. 이 동맥은 접형구개공(sphenopalatine foramen)을 통하여 비강내로 들어가 비강측벽과 비중격의 점막에 분포한다. 비강측벽으로의 분지인 후외측비동맥(posterior lateral nasal artery)은 37%에서 상악동의 후벽보다 앞쪽으로 주행하므로 부비동 내시경수술시 상악동 자연공을 후방으로 확장할 때 손상될 가능성이 많아진다. 접형구개동맥의 비중격분지(septal artery)는 접형구개공으로부터 접형동 전벽의 하부를 지나 비중격의 후하방으로 주행하게 된다. 따라서 접형동 수술시 주의해야 한다. 시신경관은 일반적으로 접형동 외벽 후상방에 위치하며 경우에 따라 시신경융기(optic eminance)를 보인다. 접형동과 후사골동의 경계부위에서 시신경은 지판에 근접하여 위치하며 이 부위에서 시신경의 손상 위험이 크다. 또한 접형동 내부의 시신경관의 골결손이 있을 경우에도 위험이 증가하게 된다.

6) 전두와(frontal recess)

전두동의 배출구 개념을 가지고 전두동에서 사골동으로 이행되는 부위의 시상면을 보면 모래시계 모양의 구조로 되어있다. 위쪽 깔때기 모양의 가장 좁은 부위는 전두동 자연공(frontal sinus ostium)에 해당하며 그 아래 부위를 전두와라고 지칭하는데 이전부터 전두누부(frontal infundibulum), 비전두관(nasofrontal duct) 등으로도 불러왔다. 이부위의 경계, 모양, 너비 등은 주위 구조물의 영향을 받아 형성된다. 주위 구조물로 내벽은 중비갑개 앞쪽 외측면, 외벽은 지판, 만일 말단와가 형성되어 있으면 구상돌기, 전벽은 비제봉소, 후벽은 상사골와 혹은 사골포 전벽으로 구성되며 전두동 자연공은 전두와의 전상부에서 찾을 수 있다. 따라서 대부분의 경우 전두와의 구조는 여기에서 발생한 전두와봉소(frontal recess cell)에 의해 복잡해진다. 전두와봉소에는 비제봉소, 전두봉소, 상안와봉소(supraorbital ethmoid cell), 전두포봉소(frontal bulla cell), 상사골포봉소(suprabulla cell) 등이 포함된다.

3. 진단

1) 병력 청취

환자의 자세한 병력, 특히 출혈성 혈액질환의 유무, 아스피린이나 혈전용해제의 복용 유무, 당뇨, 고혈압 및 간질환 등을 확인한다. 또한 비부비동 수술의 과거력에 대해서도 확인해야 한다.

2) 진단적 비내시경

진단 목적으로 실시하는 비내시경은 부비동 내시경 수술시 매우 중요하다. 비강을 마취 및 수축시킨 후 3단계로 비강 외측 벽을 검사한다. 일반적으로 4 mm 30° 내시경을 사용하나 비강이 좁고 중비도가 틈이 없으면 2.7

mm 내시경을 사용한다. 특별한 경우에는 다른 각도의 내시경도 사용한다. 술자는 각 단계마다 비점막의 상태, 병적 분비물의 정도와 비용(nasal polyp)의 유무도 관찰해야한다. 또한 구상돌기와 중비갑개의 해부학적 변이와 함께 상악동의 부공 존재 유무도 관찰해야한다.

3) 영상진단

부비동질환에서 세밀한 부비동 전산화단층촬영(CT)은 비내시경으로 접근할 수 없는 부위의 병변을 확인시키며 관련된 해부학적 구조를 정확히 평가하는데 필수적이다. 그러나 부비동 CT에서 단순 상기도염 환자의 90%가 부비동염을 의미하는 점막의 비후를 보였다는 보고를 고려할 때 CT를 실시하는 시기가 매우 중요할 것으로 생각된다. 3 mm 관상면이 수술에 가장 도움을 주나 축상면도 보조적인 정보를 제공한다. 그러나 CT에서 보이지 않는 점막 질환이나 만성 감염을 비내시경으로 확인할 수도 있다. 따라서 CT만으로는 만성 부비동 질환을 과소 진단할 수 있다. CT에서 발견된 병변 주위에 골결손 및 골미란이 동반되어 있으면 부비동 자기공명영상(MRI)을 촬영해야 한다. 수술 전에 CT에서 해부학적 지표인 비제봉소, 전두와봉소, 구상돌기, 경동맥과 시신경의 접형동내의 주행 등을 확인해야 한다. 특히 내측 안와벽 및 누두와 연관된 구상돌기의 모양, 회전 및 발달된 정도를 관찰함과 동시에 상악동 상벽에 대한 후사골동의 상대적 높이를 확인해야한다. 또한 하안와봉소와 수포성 갑개 등 비강 측벽 구조물의 해부학적 변이도 확인해야 한다. 최근에는 부비동내시경 수술시 해부학적 변형이나 출혈로 주요 구조물의 위치를 확인하기 어려울 때 양상유도수술(image-guided surgery)를 보조적으로 사용하고 있다.

4. 수술준비단계

1) 술전 설명 및 동의서

환자의 현재 질병 상태 및 술후 증상학적 호전과 악화 가능성에 대해 설명한다. 이전에 부비동 수술을 받은 병력이 있거나 천식, 특히 아스피린 감수성을 동반한 부비동염 환자에게는 수술 후 예후가 나쁠 수 있어 장기간의 치료가 필요할 수 있음을 설명한다. 또한 마취나 수술 중 혹은 수술 후에 발생할 수 있는 합병증과 술후 치료 과정에 대해 설명한다. 이와 같은 수술의 위험성, 합병증 및 재발 가능성에 대한 설명을 술전에 환자 및 보호자에게 충분히 설명한 후 자발적인 수술 동의서를 받아야한다. 이외에도 부비동 점막에 염증이 심한 경우에는 술전 항생제 사용으로 염증을 줄임으로써 수술 중의 출혈을 줄일 수 있다. 금연, 금주는 환자에 대한 필수 교육이다.

2) 마취

마취방법의 선택은 여러 요소에 의해 결정되며 모든 장점과 위험성에 대해 환자에게 설명해야 한다. 최근에는 대부분의 술자가 전신마취를 선호하지만 국소마취도 적절히 이용하면 광범위한 병변이 아닌 경우 효과적이다.

(1) 국소마취

국소마취 수술시에 술전 투약은 원활한 수술을 위해 필요한데 주로 진정 목적으로 benzodiazepine계의 약물을, 진통 목적으로는 opioid계의 약물을 사용하며 정맥주사는 가능한 좌측에 시행한다.

점막표면마취는 1:100,000 epinephrine과 lidocaine spray를 비강에 충분히 분무한 후 4% lidocaine에 1:100,000 epinephrine을 섞은 혼합 용액을 적신 작은 거즈를 중비도 및 상비도에 삽입하는 것으로 충분하다. 이때 4% cocaine이 준비되어 있으면 사용해도 무방하다. 침윤마취는 1% lidocaine 10 ml에 1:200,000 epinephrine 0.1 ml를 혼합하여 사용하는데 방법은 점막이 하얗게 될 때까지 주사한다. 약 1.5 ml의 용액을 구상돌기를 따라 주사하고 중비갑개 후단의 접형구개공 부위에 주사한다. 가능한 주사부위를 적게 선택하여 점막 출혈을 방지하도록 하며 주사 후 10분 정도 기다렸다가 수술하여야 마취 효과를 최대한 기대할 수 있다. 부비동 내시경 수술에 많이 쓰이는 주사 방법은 비강을 통한 접형구개신경절 차단마취(sphenopalatine ganglion block)이다. 구강을 통해 접형구개신경절 차단마취를 할 경우 대구개공(greater palatine foramen)을 이용하여 주사하는데 2 inch 25 gauge needle, 3 ml 주사기를 바늘 끝 2.5 cm 부위에서 약 60-80°정도 구부려 사용하고 구개공을 통해 1-2 ml를 주사한다. 구개공은 촉진을 통해 제 2대구치 내측에서 찾는데 대략 경구개의 자유연에서 5 mm 앞쪽으로 있게 되고, 주사시 반드시 흡입을 먼저 해 보아야 한다.

(2) 전신마취

우선 위장내로 피가 들어가는 것을 방지하기 위해 구인두를 거즈로 막는다. 수술 중 출혈 방지로 깨끗한 내시경 시야를 얻기 위해 수축기 혈압을 정상 혈압의 하한치인 90-100 mmHg로 유지한다. 전신마취 경우에도 점막 표면마취와 국소마취를 병행한다. 또한 마취의에게 수술의 진행 상황을 설명해 줌으로써 전신마취 시간을 단축시킬 수 있다.

3) 환자의 위치

수술의는 편한 자세로 수술하는 것이 좋은데 이를 위해 내시경이나 혹은 비디오카메라가 달린 내시경을 잡는 왼팔은 받침대에 지지하여 팔과 어깨의 피로를 줄이는 것이 좋다. 따라서 환자의 위치는 고전적으로 앙와위 상태에서 환자의 머리를 올리고 얼굴을 수술의 쪽으로 돌린 상태에서 수술을 하는데, 머리를 올리거나 내리지 않는 보통의 앙와위가 흔히 선호되기도 한다. 이러한 상황에서 수술의는 환자의 오른편에 서고 수술기구 테이블과 내시경의 부속기구는 환자의 왼쪽과 머리 쪽에 위치시킴으로써 수술의는 기구를 쉽게 사용할 수 있으며 수술간호사의 도움을 쉽게 받을 수 있다.

4) 수술에 이용되는 장비 및 기구

현재는 대부분 모니터와 비디오카메라가 달린 내시경을 기본 장비로 하면서 다양한 겸자(forceps), 소식자(probe), 큐렛, 기자(elevator), 천공기(punch) 및 흡입 카눌라 등을 기본 기구로 사용한다. 대부분의 과정에서

0°, 4 mm 강직형 내시경을 주로 이용하며 30°, 45° 및 70° 내시경은 두개저부, 전두동, 상악동 처치 등에 사용한다. 내시경 수술은 고전적으로 세 손가락으로 연필을 잡듯이 잡고 비강 내 삽입은 항상 직접 보면서 시행한다. 기구는 내시경보다 조금 앞서 진입하며 항상 내시경과 평행하게 움직여야 한다. 또한 가능한 목표로부터 떨어져 시술한다. 모니터의 사용은 영상이 확대되어 정확한 시야를 확보할 수 있으나 2차원적인 화면에 의해 원근감 및 입체감이 떨어진다. 기능적 부비동 내시경수술의 가장 중요한 원칙을 지키는 수술이 가능하기 위해서는 적절한 기구의 선택이 중요한데 이에는 절단겸자(cutting forcep)와 미세흡입분쇄기(microdebrider)가 유용하다. 미세흡입분쇄기는 통상 3,000rpm, oscillating mode로 사용하는데 강한 흡입력으로 주요 구조물을 내부로 빨아들여 심각한 합병증을 유발할 가능성이 있다. 따라서 최대한 지판과 두개저로부터 멀리하는 것이 좋으며 지판 부위에서 사용할 때는 지판에 90도 각도로 개방면을 위치시켜 지판을 향하지 않고 위 또는 아래로 움직이며 조작해야 한다.

5. 부비동 내시경수술의 기본술기

1) 전체 비강의 내시경적 관찰

비강 점막을 수축한 후 0° 혹은 30° 내시경으로 비강을 관찰하는데 점막의 열상이 생기지 않도록 주의하면서 부드럽게 3단계 경로로 시행한다. 30° 내시경은 진단 목적으로 주로 사용하고 수술시에는 전두와의 병변 제거, 상악동의 자연공 확장 등에 사용한다. 1단계는 비강저를 따라 내시경을 통과시키면서 전체적인 구조를 확인하며 병적 분비물, 점막의 상태, 비루관 입구부 및 비인강을 관찰한다. 2단계는 중비갑개 하연을 따라 내시경을 통과시키면서 구상돌기, 반월열공의 하부, 천문, 접사함요(sphenoethmoidal recess), 접형동 자연공을 관찰한다. 3단계는 내시경을 앞쪽으로 다시 가져온 후 중비도에 넣고 반월열공, 사골포, 상악동 자연공 및 부공을 관찰한다.

2) 중비갑개 수술

중비갑개는 부비동 내시경수술에서 가장 중요한 해부학적 지표이므로 가능하면 제거하지 않는 것이 좋다. 그러나 중비갑개 변이 혹은 병변으로 중비도가 좁아진 경우에는 중비갑개 일부를 제거해야한다. 예로 수포성 중비갑개가 중비도를 막을 정도로 너무 큰 경우에 겸상도 및 절단겸자를 이용하여 중비갑개의 부착부위 근처까지 절제하여 절개선 외측 1/2 부위를 제거한다.

3) 구상돌기 절제술(uncinectomy)

구상돌기 절제술은 흔히 구상돌기가 비강 측벽에 부착되어 골을 형성하는 부위에서 절제해야 하는데 이는 대개 중비갑개 기시부로 여기에서부터 후하방으로 안구의 내측벽과 평행하게 절제한다. 그러나 CT 병변이 누두에 국한된 형태일 경우에는 부분적 구상돌기 절제술만을 해야 한다. 너무 앞쪽에서 절개를 하면 뼈가 두꺼워 겸상도(sickle knife)가 들어가지 않을 것이다. 구상돌기의 변이로 골을 확인할 수 없는 경우에는 seeker를 누두에 넣고 앞으로 당기면서 구상돌기의 부착부위를 확인한다. 겸상도를 사용할 경우에는 깡통을 따듯이 절개하면서 구상돌기를 내측으로 젖혀 누두 발달 정도를 확인한다. 이때 항상 겸상도의 끝이 3-4 mm이상 들어가지 않도록 해야 한다. 비강 측벽 구조물의 기형으로 누두가 좁은 경우에는 안와 손상이 일어나지 않도록 조심해야 한다. 구상돌기 절개 후 남은 부착부위는 주위 점막이 찢어지지 않도록 주의하면서 제거해야 한다. 구상돌기를 충분히 제거하면 대개 상악동의 자연공을 관찰할 수 있으나 구상돌기의 후하방이 충분히 제거되지 않으면 자연공이 관찰되지 않을 수 있다.

4) 사골포 확인 및 제거

구상돌기를 제거한 후에는 사골포의 전면이 보인다. 사골포의 내부를 큐렛으로 눌러 확인한 후 절단겸자로 사골포의 전면을 내측부터 제거하며 이때 안와 내측벽을 확인한다. 종종 사골포의 가장 내측 부위가 turbinate sinus내에 숨어있을 수 있다. 사골포의 함기화가 거의 안된 경우를 측돌기(torus lateralis)라고 하는데 이런 경우 안구 손상에 주의해야 한다.

5) 중비도를 통한 상악동개방술(middle meatal antrostomy) 및 상악동 내 병적 점막 제거

상악동개방술의 기본목적은 확장된 상악동 자연공을 통해 상악동의 환기와 배액이 항상 유지되도록 하는 것이다. 따라서 자연공에 병변이 없으면서 상악동 점막의 병변이 미약한 경우에는 자연공을 그대로 유지하는 것이 좋으며, 자연공에 병변이 있거나 상악동 점막의 병변이 심하여 수술 후에도 지속적인 치료를 요할 것 같으면 광범위한 상악동개방술을 해야 한다. 상악동개방술을 시행하려면 먼저 자연공을 찾아야 한다. 상악동의 자연공은 보통 누두의 가운데와 후방 1/3 사이에 있는데, 이 부위는 구상돌기의 하부 1/3에 해당한다. 따라서 구상돌기의 하부 1/3을 정확히 제거해야 상악동의 자연공을 찾을 수 있다. 30°나 45° 비내시경을 이용하여 찾는데, 잘 보이지 않으면 굴곡큐렛(angled curette)이나 seeker를 사용하여 천문을 눌러 작은 기포나 농이 상악동 자연공으로 부터 나오는 것을 확인한다. 이때 부공도 함께 찾는다. 자연공을 찾을 때 지나치게 위쪽으로 올라가는 것을 피해야 하는데 이것은 지판을 통하여 안구 내로 들어가는 것을 피하기 위한 것이다. 일단 상악동 자연공을 찾았으면 굴곡큐렛이나 seeker를 자연공속에 넣은 후 후하방으로 절단겸자의 한쪽 날이 들어갈 정도의 크기로 넓힌다. 이때 상악동 점막이 상악동 상벽에서 분리될 수 있으므로 주의를 해야 한다. 절단겸자의 한쪽 날을 상악동 자연공에 넣은 후 후방으로 후천문을 제거하면서 크게 넓힌다. 또한 Antrum punch forcep을 이용하여 남은 구상돌기와 전천문을 제거하여 확장된 자연공의 하연을 넓힌다. 이때 비루관(nasolacrimal duct)을 싸고 있는 딱딱한 뼈 구조물을 제거하지 않도록 주의한다. 이와 같이 상악동 자연공을 넓힐 때 하비갑개의 상연을 따라 막성 개구부의 후하방으로 넓히면 누관 손상을 방지할 수 있다. 만일 부공이 존재하면 상악동 분비물의 순환을 피하기 위해 자연공과 반드시 연결해야만 한다. 70° 혹은 90° 비내시경을 이용하여 상악동 전벽 혹은 하벽 부위에 있는 병변을 제거하기 위해서는 흔히 확장된 자연공이 커야하는데 이를 위해 상악동의 후내벽을 형성하는 구개골의 수직판 일부를 절단겸자를 이용하여 제거하기도 한다. 이때 후외측비동맥에 의한 다량의 출혈 가능성에 유의해야 한다. 이전에 시행되었던 상악동 하비도공(inferior meatal antrostomy opening)이 잘 유지되어 있는 경우 상악동 자연공과의 분비물 순환을 막기 위하여 양쪽 opening을 하나로 연결시키는 방법(extended middle meatal antrostomy)이 이용되기도 한다.

상악동개방술이나 extended middle meatal antrostomy로 상악동 개방창을 크게 열어줌으로써 상악동 하벽 및 전벽을 잘 볼 수 있고 크고 다양한 기구를 사용할 수 있다. 45° 또는 70° 내시경 하에 넓어진 상악동 개방창을 통해 굴곡흡입단자(angled suction tip)이나 굴곡큐렛 및 겸자를 이용하여 상악동 내의 병변(폴립, 낭종, 점액류 등)을 완전히 제거할 수 있다. 특히 상악동의 병변을 완전히 제거하기 위한 방법으로는 견치와를 통해 투관침(trocar)을 상악동 내에 넣고 내시경과 미세흡입분쇄기를 사용해 병변을 제거하기도 한다. 또한 인위적인 extended middle meatal antrostomy 방법을 이용하기도 한다.

6) 제3기판의 확인 및 제거, 후사골동 절제술

제3기판은 중비갑개에서 지판으로 연결되는 골벽으로서 후사골동 병변이 있을 때 가능한 하내측부터 제거해야한다. 가장 적절한 위치는 후방의 수평부가 전상방으로 휘어지는 부위에서 상방으로 3-4 mm 부위이다. 제3기판 뒤로 접형동 전벽 앞부위까지 후사골동을 제거하면 후사골동 수술이 된다. 특히 CT상 Onodi cell의 유무와 시신경 혹은 내경동맥에 의한 돌출을 측벽에서 확인해야 한다.

7) 접형동 자연공의 확인 및 접형동개방술(sphenoidotomy)

접형동은 가장 후방에 위치한 후사골세포의 하내측을 통해 들어갈 수 있는데 이곳에서 접형동 전벽은 항상 bulge로 나타날 수 있으며, 예측된 것보다 항상 하부에 존재한다. 제3기판의 수평부가 0° 내시경을 사용하여 후사골동을 통해 접형동을 관찰하는 것을 방해할 수 있다. 후사골동절제술 후 가장 확실하고 안전한 접형동의 개방을 위해서는 우선 접형동의 자연공을 찾아야 한다. 자연공은 상비갑개의 하부와 비중격 사이에서 보여야 하는데 만일 자연공이 보이지 않으면 상비갑개의 하부를 부분 절제함으로써 확인 할 수 있다. 상비갑개의 완전절제는 후각기능 때문에 피해야 한다. 소식자와 흡입단자로 자연공을 확인하고 접형동 천공기를 사용해서 아랫방향과 내측방향으로 넓혀서 접형동 내의 병변을 관찰한 후 제거한다. 접형동의 외측에서 내경동맥과 시신경에 의한 돌출을 확인 할 수 있다. 자연공을 아래 방향과 내측 방향으로 넓히는 것은 시신경, 상악신경 및 내경동맥 손상의 위험성을 줄이기 위함이다. 접형동 자연공 주변 상비갑개와 후비중격의 점막이 비후되어 자연공을 폐쇄한 경우에는 미세흡입분쇄기로 비후된 부분만을 제거하는 것이 좋다. 간혹 지나치게 아래쪽으로 넓히면 접형구개동맥의 분지(posterior septal branch)가 절단되어 출혈이 생길 수 있다.

8) 사골봉소 천장의 확인 및 전두와 개방

모든 사골봉소는 개방시키는 것만으로도 충분하므로 사골 천장 부위의 봉소벽을 완벽하게 제거할 필요는 없다. 전두와 근처의 병변을 제거할 때는 45° 혹은 70° 내시경을 사용하는 것이 좋다. 전두와 주변에는 환자마다 다양한 해부학적 변이가 존재하므로 각각의 경우에 따른 술식이 필요하다. 전두와를 찾는데 도움이 되는 구조는 구상돌기의 상측부, 비제봉소의 후벽, 사골봉소의 전벽으로 이들은 소위 모자(cap)를 형성하여 전두동 자연공 입구를 막거나 좁게 한다. 따라서 술전 CT에서 구상돌기의 상부 부착형태, 전두와 봉소의 존재여부, 비제봉소의 크기와 위치 등을 파악한 후 구상돌기의 전상부 부착 부위 혹은 비제봉소의 상벽과 후벽을 제거(uncapping)해야 전두와에 도달할 수 있다. 전두동 큐렛을 사용하여 비제봉소의 후벽과 내측벽을 뒤에서 앞 방향으로 제거할 때는 좌우 움직임을 최소화하여 사상판의 외측판이 손상되지 않도록 주의한다. 이 때 구상돌기가 지판에 부착된 경우 전두동 큐렛을 구상돌기와 중비갑개 사이로 넣어 비제봉소를 제거하며 동시에 구상돌기를 중비갑개 기시부까지 제거해야 자연동 개구부가 보인다. 구상돌기가 두개저 및 중비갑개에 부착된 경우는 구상돌기 외측으로 밀어 넣어 비제봉소 후벽을 제거하게 된다. 전사골동맥은 전두개저 직하부에서 사골동을 가로질러 지나가는데 대부분 사골동 천정과 제3기판 사이에 위치하며 전사골동맥이 있는 부위에 도달하면 두개저의 경사가 갑자기 위로 향하게 된다. 따라서 병변이 심한 경우에는 우선 전사골동맥을 확인하고 이것이 내측 경계이며 여기서 앞쪽에 있는 것이 상안와와(supraorbital recess)이다. 상안와봉소는 전두동의 후방에 위치하며 안와의 외측으로 함기화가 된 것 경우이다. 상안와봉소의 함기화가 잘 된 경우에는 전두동의 자연공과 혼동할 수 있으므로 주의하고 전두동과 상안와봉소 사이의 골벽을 가능하면 두개저 부위 높이까지 제거해 주는 것이 좋다. 또한 전두와로 생각되는 부위에 내시경을 진입시키면 전두동 부위가 투영되는 것을 관찰함으로써 확인할 수 있다. 전두와나 자연공의 점막은 반드시 보존해야 한다는 원칙을 지키면서 전두와 주변의 골편제거에는 다양한 종류의 90° 절단겸자를, 용종성 점막은 굴곡형 미세흡입분쇄기를 이용하여 제거한다.

9) 전체 수술 부위 확인 및 지혈

마지막으로 혈압을 정상 혈압으로 올리면서 전기소작술로 출혈 부위를 지혈하고 수술한 부위 전체를 관찰하면서 남아있는 골편 및 분비물을 제거한다.

6. 부비동 내시경수술후의 처치

부비동내시경 수술의 궁극적인 목적은 부비동 점막을 정상적인 상태로 회복시키는데 있다. 따라서 환기와 배액을 유지하기 위한 술후 처치는 매우 중요하다. 회복실에서는 코 혹은 목뒤로 넘어가는 출혈, 안구 운동 및 시력 여부를 확인한다. 입원기간 중에는 가습기를 사용토록하며 비강내 패킹은 술후 1-2일내에 제거한다. 패킹을 제거한 후에는 점막을 충분히 수축시킨 상태에서 분비물과 응고된 피, 가피, 유착 및 육아조직 등을 제거한다. 환자에게는 술후 4주까지 코를 풀지 말며, 출혈을 유발할 정도의 힘든 일을 하지 않도록 주지시킨다. 술후 처치 및 세척은 그람음성균에 의한 비강내 감염을 막기 위해 무균적 방법으로 시행한다. 수술 후 항생제 치료는 술장에서 시행한 배양 검사 결과에 따르고 부비동에 골염이 있는 경우에는 골 침투력이 좋은 광범위 항생제를 사용하면서 관찰한다. 술후 염증반응이 심해진 소견을 보이면 다시 균 배양검사를 실시한 후 적절한 항생제로 바꾸어 준다. 술후 점막 부종을 줄이기 위해 국소용 스테로이드 재제를 사용하는데 주로 전두와 주변에 잔류 병변이 있으므로 뿌리고 고개를 숙이는 자세가 추천된다. 부비동 점막의 회복은 대개 1개월이 지나면 새로운 상피로 덮이며 술후 3개월 이후에야 점액섬모운동이 정상으로 된다고 알려져 있다. 따라서 이때까지는 지속적인 내시경 관찰과 처치를 행해야 하며 이후에도 정기적인 관찰을 해야 한다.

| 참고 문헌 |

1. Hosemann WG, Weber RK, Keerl RE, Lund VJ. Minimally invasive endonasal sinus surgery. New York: Thieme, Stuttgart, 2000:84-105.
2. Wormald PJ. Endoscopic Sinus Surgery. Anatomy, Three Dimensional Reconstruction, and Surgical Technique. 2nd ed. New York: Thieme, Stuttgart, 2008.

Catholic University of Korea 임상진료지침

11

Otolaryngology Head & Neck Surgery

부비동염의 재수술

1. 부비동 내시경수술의 실패 원인

부비동 내시경 수술 후 외래를 정기적으로 방문하는 환자들 중에는 내시경을 통한 수술 부위의 점막 이상 소견을 보이는 환자분들이 종종 있다. 이들 중 적절하고 충분한 약물치료 후에도 점막 병변이 남아있거나 부비동염 증상을 지속적으로 호소하는 경우에는 다양한 검사를 통해 원인을 찾아보아야만 한다.

부비동 내시경 일차수술의 실패 원인으로는 시술자의 불완전한 수술, 수술 부위의 해부학적 요인, 환자의 만성 질환을 근간으로 한 비점막 요인, 흡연 및 비점막 자극 요인이 있는 외부 환경, 마지막으로 환자의 불충분한 술후 관리 등을 고려해 볼 수 있다. 불완전한 수술은 시술자의 기술이나 지식의 부족, 수술 기구의 부족 등으로 병변이 남거나 혹은 너무 많은 출혈로 수술 시야가 나쁠 때에 생길 수 있다. 수술 부위의 해부학적 요인으로는 확장된 상악동 자연공의 협착, 중비갑개의 외측 편위, 수술 부위의 유착 및 반흔 등을 생각해 볼 수 있다. 환자의 만성 기저질환이 원인인 비점막 요인으로는 천식, 아스피린 과민증 및 비용을 동반된 Samter 삼주징(triad), 알레르기 진균성 부비동염, 호산구증다증(eosinophilia), 면역결핍, 섬모운동 이상증 등을 생각해 볼 수 있다.

2. 진단

1) 병력 청취

제일 중요한 것은 환자가 호소하는 주증상이다. 이외에 과거 어떠한 종류의 비부비동 수술을 받았는지, 술후 약물 치료 및 경과 관찰은 얼마나 했는지, 흡연 등을 포함한 환자의 생활 습관, 천식 등 만성 질환의 유무 및 이에 대한 가족력 등에 대해 상세히 물어 보아야 한다.

2) 비내시경 검사

비내시경 검사를 통해 제일 먼저 진단 할 수 있는데 이때 환자의 만성 기저질환이나 비중격만곡을 간과해서는 안 된다. 재수술을 고려해 볼 수 있는 비강 소견으로는 재발성 비용, 중비갑개의 외측 편위로 중비도가 폐쇄된 경우, 비제봉소나 전후사골동에 병변이 남아있는 경우, 불완전한 구상돌기 절제 및 상악동 개구부의 협착, 상악동의 자연공과 부공을 하나로 합치지 못해 생긴 재순환 현상, Haller 봉소가 남아 있는 경우 등이 있다. 전두동의 병변이 지속적으로 상악동의 염증을 유발할 수 있으므로 상악동 확장이 잘 유지된 상태에서도 지속적인 상악동염이 있을 경우 전두와를 함께 관찰해야 한다. 접형동 개구부 주변의 비용 및 개구부의 폐쇄 및 협착 여부도 반드시 확인한다.

3) 전산화단층촬영(CT)

환자의 병력과 비내시경 소견을 통해 부비동염의 재발이 의심되면 부비동 내시경 재수술을 결정하기 전에 부비동 CT를 촬영한다. CT 영상을 면밀히 검토하고 중요한 지표들을 확인함으로써 비내시경으로 확인할 수 없는 부위나 왜곡된 해부학적 구조물 사이에 남아있는 병변의 유무 및 범위를 알 수 있다. 특히 두개저의 결손 혹은 얇아진 부위가 있는지, 안구 내측벽이 일차 수술 후에도 보존되어 있는지를 검토한다. 부비동 CT의 관상면 및 축상면 영상 외에도 시상면 재건영상을 이용하면 보다 유용한 정보를 얻을 수 있다. 또한 최근에는 양상유도수술이 활성화 되어 이전에는 부비동 내시경수술로 접근하기 어려웠던 부위도 쉽게 접근 할 수 있다.

3. 부비동 내시경 재수술시 도움이 되는 해부학적 지표 및 수술방법

내측으로는 중비갑개 혹은 중비갑개의 전·상부가 남아 부착된 부위, 외측으로는 안와의 지판, 상부는 전두와 및 두개저, 하부는 상악동 개구부의 상부와 안와지판의 하방 경계가 이루는 능선, 후부는 접형동 자연공 및 상비갑개의 남아있는 부위와 후비공의 arch 등이 비내시경의 위치를 정확히 파악하는데 큰 도움이 되는 해부학적 지표이다.

재수술시에는 우선 CT와 비내시경 검사에서 비강내 남아있는 해부학적 구조물로 3차원적 영상을 술자의 머리 속에 그려 본다. 이후 비내시경으로 확인할 수 있는 구조물로부터 수술을 시작해서 남아있는 해부학적 지표를 이용해 왜곡된 구조물을 찾는 방법으로 수술을 진행한다. 그러나 남아있는 해부학적 지표가 심하게 왜곡되어 있는 경우에는 먼저 접형동 자연공을 확인한 후 접형동 천정을 지표로 사골동 천정 혹은 두개저로 접근하는 것이 좋다.

1) 상악동

만일 구상돌기가 남아있으면 만성 염증 부위가 되거나 상악동 자연공을 막을 수 있으므로 완전히 제거한다. 또한 상악동 자연공과 부공을 하나로 만들지 못해 missed ostium sequence가 발생한 경우에는 분비물의 재순환이 생기므로 두 공사이의 존재하는 조직을 제거한다. 남은 Haller 봉소 부위도 제거한다. 상악동내 염증이 지속되는 경우에는 상악동 전벽 혹은 하벽내에 이전에 불완전하게 제거된 비용 및 낭종이 남아있는지를 확인한 후 다양한 각도의 미세흡입분쇄기를 이용하면 용이하게 제거할 수 있다.

2) 사골동

사골동염의 가장 흔한 재발 원인은 염증 병소를 포함한 사골봉소의 불완전한 제거이다. 이외에도 사골동은 환자 자신의 기저질환 혹은 환경적 요인으로 재발이 흔히 생기는 부위이다. 재수술 중에는 특히 눈 부위를 압박함으로써 지판의 손상 여부를 확인해야 한다.

3) 접형동

접형동염의 흔한 재발 원인은 일차 수술시 접형동 자연공을 확대하지 않은 경우 혹은 접형동 절제술시 자연공을 포함하지 못했거나 술후 관리 미흡으로 개방부가 협착된 경우 등이다. 만일 접형동에만 병변이 국한된 경우에는 접사함요로 바로 접근하여 접형동을 개방할 수 있다. 사골동 절제술을 크게 해주어야 하는 경우에는 사골동을 경유해 들어가는 방법이 유용하다. 기저판의 내하측을 제거하여 상비갑개와 상비도를 확인한 후 소식자 혹은 큐렛을 이용하여 접형동의 자연개구부를 확인하고 접형동 천공기를 이용하여 확장한다.

4) 전두동

전두동염이 지속되거나 재발하는 원인으로는 전두동 혹은 전두와내에 병변이 남아 있거나 재발한 경우, 오래된 전두동 병변에 의한 골염 가능성을 생각해 볼 수 있다. 전두와는 해부학적으로 좁아 반흔, 비용, 점막 부종으로도 쉽게 막힐 수 있는 부위이므로 재수술 시에는 더욱 시상면 CT를 면밀히 검토한 후 전두동에 접근해야 한다. 일반적으로 비내시경하에 전두동 개방술을 시행하는 것이 우선이며 이것이 실패할 경우에 보다 침습적인 방법을 시행하는 것이 원칙이다. 전두와, 전두동의 외측 부위에 대한 내시경적 시야가 불충분한 경우는 보조적으로 전두동 전벽에 천공을 내는 전두동 천공술(frontal sinus trephination)을 시행한다. 천공을 시행한 후 내시경을 기구와 함께 넣어 병변을 제거한다. 비중격의 상부 및 양측 전두와에 있는 조직을 전부 제거하여 전두동의 바닥을 완전히 개방하는 내시경적 경비중격 전두동 수술을 할 수 있는데, 이 술식을 Draf III 또는 modified Lothrop procedure라고도 한다.

4. 부비동 내시경재수술후의 처치

부비동 내시경 일차수술후의 처치와 비슷하나 부비동 골염의 가능성이 많이 있으므로 재발 방지를 위해 철저한 수술 후의 장기적 내시경 관찰 및 광범위 항생제 사용이 필요하다.

| 참고 문헌 |

1. Jiang RS, Hsu CY. Revision functional endoscopic sinus surgery. Ann Otol Rhinol Laryngol. 2002;111:155-159.
2. Moses RL, Cornetta A, Atkins JP Jr, Roth M, Rosen MR, Keane WM. Revision endoscopic sinus surgery: the Thomas Jefferson University experience. Ear Nose Throat J. 1998;77:190, 193-195, 199-202.
3. Orlandi RR, Kennedy DW. Revision endoscopic frontal sinus surgery. Otolaryngol Clin North Am. 2001;34:77-90.
4. Richtsmeier WJ. Top 10 reasons for endoscopic maxillary sinus surgery failure. Laryngoscope. 2001;111:1952-1956.

Catholic University of Korea 임상진료지침

12

Otolaryngology Head & Neck Surgery

부비동 내시경 수술의 합병증

1. 합병증의 예방

1) 술전 예방

수술 전에 자세한 병력 청취로 부비동 수술의 위험 요인을 파악해야 한다. 아스피린과 같은 혈전 용해제를 복용하고 있는 경우는 수술 약 1-2주전부터 복용을 중단해야 한다. 고혈압 및 당뇨 치료 여부, 부비동 수술의 과거 병력 등도 확인해야 한다. 또한 비부비동염 환자에서 발생하는 급성 염증은 술중 출혈의 원인이 되므로 술전에 충분한 양의 항생제를 투여해야 한다.

부비동 수술을 안전하게 시행하기 위해서는 비부비동의 중요 구조물에 대한 정확한 해부학 지식이 필요한데 이를 위해 술자는 끊임없는 노력해야 한다. 또한 술전에 철저한 CT 분석을 통해 위험한 부위를 미리 파악해야하며, 술중에는 CT 영상을 항상 확인할 수 있는 위치에 두고 변화된 해부학적 지표 및 골 결손 여부 등을 확인해야 한다.

2) 술중 예방

수술 중에 발생할 수 있는 안구 합병증의 여러 징후를 수시로 관찰할 수 있도록 환자의 눈을 반드시 가리지 않아야 한다. 오른손잡이 술자가 환자의 우측에 위치하여 비내시경 수술을 할 경우 해부학적 구조물의 왜곡이

발생해 우측 사골동 및 접형동의 가장 후외측의 관찰이 어렵다. 좌측의 지판은 상외측에서 비내시경에서 보이는 것 보다 내측에 위치하나 착시로 직선으로 보여 손상의 위험이 생길 수 있다. 또한 출혈이 너무 심해 수술 시야가 가려지면 수술을 중단하고 다음을 계획하는 것이 좋다.

2. 합병증 및 처치

1) 출혈

수술 중 출혈이 있을 경우 수술 시야를 가려 여러 합병증의 유발 요인이 된다. 따라서 국소용 점막수축제를 사용한 후 충분한 시간을 두고 수술을 시작해야 한다. 주요 출혈 부위는 전·후사골동맥 및 접형구개동맥부위로 전사골동맥의 손상은 지혈만으로 큰 문제가 없을 수 있으나 절단된 동맥이 안와내로 수축되어 들어갈 경우 안와내 출혈을 유발할 수 있다. 접형구개동맥은 제3기판을 후하방으로 절제하거나 중비갑개 후단의 병변을 제거할 때 손상 받을 수 있다. 또한 접형동의 자연구를 아래쪽으로 넓히는 과정에서 후비동맥의 내측가지가 손상 받을 수 있다. 일반적으로 지속적인 출혈이 있으면 Surgicel, Avitene 등의 지혈 소재를 사용하거나 양극 전기 소작술로 지혈을 시도한다. 이러한 조작에도 출혈이 지속되어 시야가 확보되지 않으면 수술을 중단하고 이차 수술을 계획한다. 접형구개동맥에 의한 심한 출혈이 다른 방법으로 조절되지 않는 경우에는 동맥조형술을 시행하고 상악동을 통해 상악동맥 결찰을 시도할 수 있다. 두개저 손상시에는 뇌막정맥이나 전대뇌동맥이 심한 출혈의 원인이 될 수 있다.

내경동맥은 접형동 외벽, 시신경관의 하외측에 위치하므로 Onodi cell이 잘 발달한 경우나 접형동 골벽의 결손, 혹은 골벽이 아주 얇은 경우 손상 받을 수 있다. 내경동맥 손상시 즉시 또는 지연성으로 다량의 출혈이 발생하는데 내경동맥의 표면에 경미한 손상이 있는 정도면 collagen sponge 또는 유사한 물질들을 덮어 처치할 수 있다. 그러나 접형동 외벽에서 심한 출혈이 발생해 내경동맥 손상이 의심되면 즉시 접형동 및 비강 패킹을 시행하고 총경동맥(common carotid artery)을 외부에서 압박하여 출혈을 감소시키며 전신마취 중이면 저혈압을 유지하고 수혈을 한다. 이후 출혈이 줄어들고 환자의 혈역학적 상태가 안정되면 응급으로 혈관조형술을 시행하여 내경동맥의 손상부위를 확인한 후 풍선색전술(angiographic ballon occlusion)을 시행하고 접형동 내부를 근육, 근막, 지방 등으로 단단히 패킹한다. 하지만 패킹만으로는 가성 동맥류 발생과 이에 따른 차후 합병증을 예방할 수 없다.

2) 두개내 합병증

두개저 손상시 뇌척수액 누출뿐만 아니라 뇌막염, 경막외 또는 두개내 농양, 수막류, 뇌의 직접적인 손상 등이 초래될 수 있다. 두개저는 약간 노란색인 반면 뇌경막은 흰 색깔을 띤 섬유구조물로 촉진시 상당한 저항이 느껴지고 박동이 보일 수 있다. 대부분의 뇌척수액 누출은 사골동 지붕의 전내측에 위치한 사상판의 외측판에서 발생한다. 이외에도 전사골동 지붕 바로 뒤쪽과 접형동과 접하는 후사골동 부위에서 주로 발생한다. 사상판은 사골와에 비해 낮게 위치하고 이 부위의 뇌경막은 단단히 밀착되어 있어서 뇌척수액 누출의 위험성이 높다. 술중 두개저 부위에서 박동성의 누출을 확인하거나 맑은 액체가 혈액을 씻어내는 소견인 "washout sign" 이 나타나면 뇌척수액 비루를 생각해야 한다. 특히 이런 소견은 경정맥을 압박할 때 더 잘 보일 수 있는데, 수술 중에 큰 두개저 결손부도 발견되지 않을 수 있다. 수술 중에 확인된 경우에는 두개내로 염증이 파급되지 않도록 경막 손상부위를 에피네프린 용액에 적신 패킹으로 차단하고 부비동 수술을 완료하여 병소를 완전히 제거한 후 즉시 복구를 시도한다. 경막 손상부위가 작고 소량의 뇌척수액 유출이 있는 경우 항생제에 적신 Gelfoam으로 손상부위를 덮고 Merocel 등으로 패킹한다. 결손 부위가 크고 뇌척수액 유출이 많을 경우 요추배액(lumbar drainage)을 시행하여 뇌척수액압을 낮추고 결손부 주위의 점막을 5 mm 정도 거상하거나 제거한 후 근막이나 유리점막 이식편(free mucosal graft)으로 막고 fibrin glue를 뿌린다. 일반적으로 지름 10 mm이하의 결손은 연조직만으로 막을 수 있다. 결손부가 지름 10 mm 이상일 경우에는 골성 또는 연골성 이식물이 필요하며 중비갑개나 비중격으로 부터 얻은 복합조직 이식편(composite graft) 등으로 막는다. 수술 후 뇌막염의 병발을 예방하기 위해 혈뇌장벽을 쉽게 통과하는 항생제를 투여하고 절대안정 및 요추배액을 수일간 병행하며 패킹은 약 1주간 유지한다. 지연성 누출의 경우에는 일단 보존적 치료를 시작하고 반응하지 않으면 1~2주내에 복구 수술을 해야 한다. 뇌척수액 누출 부위를 확인하기 위해서는 형광색소(fluorescein dye)를 이용하거나 isobist 혹은 isohexol CT, MRI 등의 방사선학적 검사를 이용한다.

3) 안와합병증

(1) 비루관 손상

비루관은 구상돌기 근위부의 외측, 비제봉소의 외측 전하방에 위치하여 전방으로의 상악동개방술시 손상을 받을 수 있다. 따라서 두꺼운 뼈에 의한 저항이 느껴지는 경우 전방으로의 확장을 중단해야 한다. 완전히 누관이 절제되면 오히려 임상적으로 증상이 없을 수 있으나 압착되거나 골절이 되는 경우에는 수술 후 유루증(epiphora)이 초래되고 이차적으로 누낭염(dacryocystitis)이 병발할 수 있다. 누관루(fistula) 부위는 수술 후 반흔 조직 형성에 의해 자연 치유되기도 한다. 유루증은 부비동 수술 직후부터 2-3주 후 까지도 나타날 수 있다. 비루관 손상에 의한 유루증이 발생한 경우 안과적 진찰 후 비내 누낭문합술(dacryocystorhinostomy)을 시행한다.

(2) 지판 손상

지판은 쉽게 손상 받을 수 있는 부위로 손상 정도에 따라서 단순한 안와골막의 노출, 안와골막의 손상으로 안와내 지방이 사골동으로 노출된 경우, 안와 내출혈, 안근 손상, 안와봉와직염, 시력 소실 등을 초래할 수 있다. 구상돌기 절제, 사골동 외측 봉소 절제, 상악동 자연공 위쪽 부분을 확장시 손상 받을 수 있다. 특히 이전에 비내 수술이나 안와 골절의 병력이 있는 경우 위험성이 증가한다. 지판 손상시 단순한 안와골막의 노출은 특별한 처치가 필요하지 않다. 그러나 대개는 안와 골막의 손상이 동반되어 안와내 지방이 비강내로 돌출하게 된다. 지방 돌출이 의심될 경우에는 외부에서 눈을 압박하여 수술시야 내에 돌출한 안와 지방의 움직임을 확인한다(Stankiewicz sign, globe press test). 이미 제거된 조직이 의심스러울 경우 생리식염수에 담가보면 지방조직은 물에 뜨나 점막조직은 물에 가라앉으므로 감별에 도움이 된다. 안와내 지방이 돌출된 경우 안구 돌출이나 시력 손실 여부를 확인하여 심각한 안와 내 출혈이 없다고 판단되면 결손부위를 항생제에 적신 Gelfoam으로 덮고 Merocel 등으로 패킹하여 돌출된 안와내 지방을 정복한다. 결손부위가 큰 경우에는 Silicone 판으로 결손부를 지지한 후 안와내벽 외향골절의 치료에 준하여 치료한다. 지판 손상 후 안와내 출혈이 동반되면 안검종창이나 피하출혈이 초래되는데, 출혈이 지속될 경우 안구혈종을 형성하여 시력 소실을 초래할 수 있다. 또한 안와 피하기종도 발생할 수 있는데 수술 중이나 수술 후 Valsalva maneuver나 코풀기, 마취시 마스크에 의한 양압 환기 등에 의해 악화될 수 있으므로 주의해야 한다. 안와 피하기종은 보존적 치료 후 대개 1주일 내에 자연적으로 소실된다.

(3) 안와혈종

안와혈종은 지판 손상시 주위 정맥 출혈로 서서히 생기는 지연성인 경우가 많지만 동맥 출혈에 의한 속발성 안와혈종에서는 즉각적인 혈종 형성과 함께 급속한 안압의 상승, 급격한 안구돌출, 결막하출혈 및 결막혈종, 동공산대, 시력 저하 등을 보인다. 정맥 출혈에 의한 안와혈종은 대개 자연소멸되나 큰 정맥이 손상된 경우 점진적으로 혈종이 골막하 또는 안와격막 후방에 쌓이게 되면서 증상이 천천히 나타나게 된다. 시신경은 안동맥의 분지인 섬모체동맥(ciliary artery)에서 혈액을 공급받는데 동맥은 비교적 혈종 등에 의한 압력에 탄력적이고 저항성이 있는 반면 정맥은 탄력성이 적어 쉽게 안압상승에 의해 차단되며 대부분의 경우 정맥혈의 차단이 실명의 주된 원인이 된다. 안와 합병증을 유발하는 동맥 손상은 전사골동맥에 가장 많은데, 동맥이 안와에서 빠져나오는 부위에 근접하여 손상이 일어나면 절단된 동맥단이 안와 속으로 수축되어 심각한 안와내 출혈이 초래될 수 있다. 따라서 동맥손상의 경우 안압이 급격하게 상승하므로 정맥 손상의 경우보다 더 적극적인 치료가 필요하다. 안구돌출, 동공부동, 시력 저하의 소견이 보이면 즉시 안구마사지를 시행하여 안와내압을 낮추면서 안과의 협진을 요청하고 만니톨(20% mannitol, 1-2 g/kg, 30-60분간 정맥주사)과 고용량의 스테로이드(dexamethasone 0.5-1 mg/kg/day, 3-4회 분할 정맥주사)를 투여한다. 안구마사지는 약제에 의한 반응이 나타날 때까지 손바닥을 펴고 손가락은 모아서 부드럽게 반복해서 시행한다. 그러나 각막이식, 망막박리 수술, 백내장 수술, 녹내장 수술 등의 안과적 수술을 받은 환자의 경우에는 금기이다. 이와 같은 처치에 반응하지 않거나 구심성 동공반응의 이상(afferent pupillary defect)이 있다면 외안각절제술(lateral canthotomy)과 상하 외안각인대절제술(superior and inferior cantholysis)을 시행해야 한다. 지속적인 출혈과 시력감소가 지속되는 경우에는 안와감압술(orbital decompression)을 시행한다. 안와감압술은 내시경적 감압술, Lynch 절개 비외 접근법을 이용한 감압술이 있으며 동시에 시행할 수도 있다. 비외 접근법을 통한 방법은 최후의 수단으로 남겨두는 것이 좋으며 안와 감압술시 안와 격막은 배액을 위해 절제한다.

(4) 안근 손상

일반적으로 전사골동에 비하여 후사골동 부위의 지판은 내직근(medial rectus muscle)과 아주 인접해 있어 후사골동 지판 손상시 내직근도 쉽게 손상될 수 있다. 안근 손상은 대개 안구 내측의 결막하 출혈과 동반되는 경우가 많으며 직접적인 근육의 손상 이외에도 동안신경의 손상이나 혈액 공급 장애에 따른 간접적 손상이 원인이 될 수 있다. 간혹 지판에서 소작술을 하거나 국소마취제 주사시 일시적인 마비로 복시가 발생할 수 있다. 수술

중 지판 손상과 함께 안근 손상이 의심되면 안과적 협진을 요청하고 안와 내 염증 억제와 안근의 유착 방지를 위해 충분한 항생제와 스테로이드를 투여한다. 안근의 부분적 손상이 있는 경우에는 3주 이내에 안근의 복원 수술이 필요하다. 그러나 microdebrider에 의한 손상의 경우에는 거의 근육의 복원이 불가능하다.

(5) 시신경 손상

시신경은 안와혈종에 의한 간접 손상 외에도 직접적인 압박, 절단 및 분쇄 등의 직접 손상과 시신경초의 혈종, 중심망막 동맥의 폐색 등에 의해 손상 받는다. 시신경 손상시 구심성 동공반응 이상이 나타나는데 이는 빛에 의한 동공반응 크기의 감소와 잠복기의 증가, 계속적인 빛 자극 시 동공산대 등의 특징을 보인다. 따라서 부비동 수술 도중 급격한 동공산대가 관찰되면 시신경 손상을 의심해 볼 수 있다. 동공산대는 시신경 손상 외에도 국소 마취제에 의한 3번 뇌신경의 손상 또는 전도장애, 비점막 수축제가 눈으로 흘러 들어간 경우에도 나타날 수 있다. 따라서 동공이 산대되어 있으나 시력과 동공반사가 정상이라면 이는 국소마취제의 영향일 가능성이 높다. 깊은 전신마취에도 동공반사가 약하게 나타날 수 있다. 시신경 손상이 의심되면 수술을 중단하고 즉시 안과적 평가 및 고해상도 CT를 찍어 시신경관과 시신경의 손상 정도를 판단한다. 시신경관의 골절이 의심되는 경우 다량의 스테로이드 투여를 시작하고 다시 부비동 수술을 시행하여 병소를 제거함으로써 염증의 파급을 차단해야 한다. 즉각적인 스테로이드 투여(dexamethasone, 1mg/kg, 이후 6시간 마다 0.5mg/kg)는 시신경초 혈종, 압박 등의 간접 손상을 감소시키거나 회복시킬 수 있다. 만약 스테로이드 투여에 의해 시력 호전이 있다면 최대 5일까지 지속해서 투여한 후 점진적으로 감량한다. 감량 중에 시력 감소가 나타난다면 이는 바로 시신경 감압술의 적응증이 되며 24-36시간 이내에 시력이 회복되지 않는 경우도 시신경감압술을 시행하여야 한다. 시신경 감압술을 시행하여 골절된 시신경관의 골편을 제거하고 시신경관을 충분히 개방한 후 시신경의 연속성을 확인하고 시신경초(optic nerve sheath)의 절개를 시행할 수도 있다.

4) 술후 합병증

술후 합병증으로는 유착, 후각감소, 음성변화, 비내 패킹과 연관되어 발생하는 독성쇼크증후군(toxic shock syndrome), 안와하신경의 손상으로 인한 치아나 입술의 감각이상 등이 있다. 유착은 부비동 내시경 수술의 가장 흔한 합병증으로 중비갑개와 비강외측벽 사이의 유착이 가장 많은데 유착 예방을 위해서는 수술시 정상 점막을 보존해야 한다. 유착이 생긴 부위는 유착조직을 제거하고 스텐트 또는 간격기(spacer)를 2주간 위치해 놓는다. 안와하신경 손상으로 인한 협부나 치아의 감각이상은 대부분 일시적이며 대개 수술 후 6개월 내 회복되나 영구적으로 지속되는 경우도 있다.

| 참고 문헌 |

1. Graham SM, Nerad JA. Orbital complications in endoscopic sinus surgery using powered instrumentation. Laryngoscope. 2003;113:874-878.
2. Stankiewicz JA. Complications of endoscopic sinus surgery. Otolaryngol Clin North Am. 1989 ;22:749-758.
3. Vleming M, Middelweerd RJ, de Vries N. Complications of endoscopic sinus surgery. Arch Otolaryngol Head Neck Surg. 1992;118:617-623.
4. Corey JP, Bumsted R, Panje W, Namon A. Orbital complications in functional endoscopic sinus surgery. Otolaryngol Head Neck Surg. 1993;109:814-820.

Catholic University of Korea 임상진료지침

13

Otolaryngology Head & Neck Surgery

비중격질환

1. 비중격기형(비중격만곡)

비중격만곡이 있더라도 증상이 없거나 합병증, 기능적 장애가 없는 경우에는 특별한 치료가 필요없다. 비전정과 비판부위의 연고도포, 생리식염수의 비강 분무 등의 일차적인 치료에 비폐색 증상 등의 호전을 보이지 않는 경우에 수술적 치료를 고려한다.

2. 비중격수술의 적응증

1) 비중격기형으로 인한 코막힘, 재발성 비출혈, 두통과 같은 비강의 기능적 장애가 있을 때
2) 다른 비내수술을 방해하는 요인이 될 때
3) 만성 비부비동염과 같은 주위기관의 합병증을 유발하거나 가능성이 있을 때
4) 다른 부위의 수술에 필요한 연골이나 골편을 얻을 때
5) 비중격을 통하여 뇌하수체 적출술을 시행할 때
6) 기능적 또는 미용적 외비성형술의 동반수술로서 시행할 때
7) 증상을 동반한 비중격천공일 때

3. 비중격성형술(Septoplasty)

비중격 연골은 내부 장력을 가지고 있어 이러한 힘들이 서로 균형을 이루어 일정한 형태를 유지하게 되는데, 반복되는 외부의 손상이나 힘에 의해 연골이 견딜 수 있는 범위를 벗어나 내부 장력의 균형이 깨지게 되면 어느 한 방향으로 만곡이 일어나게 되며, 이러한 현상을 수술 시 적용할 수 있다.

만곡된 연골부의 요부(concave side) 측에 교차절개(crosshatch incision)를 가하거나 철부(convex side) 측에 설상절제(wedge resection)를 가해 만곡의 교정을 시도하고, 전반부 비중격인 연골부의 만곡이 심할 경우 연골 내부의 장력 체계를 변형시키는 교차절개나 설상절제만으로는 만곡의 교정이 만족스럽지 못하고 증상의 개선을 위해 수술 당시 부가적인 술기가 필요한 경우도 흔히 있다.

1) 비중격성형술(Septoplasty)의 기본술기

(1) 마취

비중격성형술은 전신마취나 국소마취하에 모두 가능하고,재수술로 진행되거나 예민한 환자, 소아의 경우에는 전신마취가 선호된다. 4% lidocaine과 1% Xylometazoline(또는 1 : 1,000 epinephrine) 용액을 적신 거즈로 패킹하여 비강점막을 통한 마취를 시행하고, 1% lidocaine에 1 : 100,000으로 희석된 epinephrine 혼합용액을 수술 부위에 침윤 마취한다 비중격 미단부를 따라 전비극 주위까지 주사하며 절개를 넣을 비강의 비중격 연골막하와 후방의 골막하 부위까지, 반대측 비중격과 비강저를 따라 골막하로 주사한다. 주사액이 연골막과 골막하로 주사되면 그 압력에 의해 연골과 연골막 사이가 수력 박리(hydraulic dissection) 되어 수술 시 쉽게 박리할 수 있다. 그리고, 충분한 마취 및 지혈 효과를 얻기 위해 침윤 마취 후 약 10분 후에 수술을 시작한다.

(2) 절개와 점막판의 박리

비중격 미단부 후방 약 1-2mm 부위에 점막과 연골막, 연골의 표면에 도달하게 반관통절개(hemitransfixion incision)를 넣는다. 만곡된 비중격의 요부측 비강이 넓고 연골을 펴기 위한 교차절개 등을 손쉽게 할 수 있어서 오목한 요부측 비강으로 접근하는 방법이 선호되지만, 오른손을 주로 사용하는 수술자의 경우에는 좌측 비강으로 접근하는 것이 보다 용이하다.

반관통절개 후 연골과 연골막 사이가 박리되면 이후의 박리는 쉽게 진행되지만 이 박리면을 찾지 못하면 점막이 쉽게 찢어지고 출혈이 증가하여 수술시야를 가리게 되므로 연골막하 박리면을 확실하게 찾는 것이 중요하다. 후방으로 박리를 진행하여 사골 수직판과 서골을 확인하게 되며 골막 아래로 피판의 박리를 진행한다. 박리는 위로는 비배부(nasal roof),뒤로는 접형동전벽(sphenoid rostrum), 아래로는 상악릉(maxillary crest)까지 진행하며, 박리되어 생긴 공간인 전방터널(anterior tunnel)과 후방터널(posterior tunnel)을 확인한다.

연골성 비중격의 만곡을 교정하기 위해 비중격의 하부와 비강저의 점막-골막을 박리하여 하방터널(inferior tunnel)을 만든다. 처음 점막-골막을 박리할 때 거상기를 약간 하방을 향하면서 후방으로 진행하면 점막 피판의 열상을 방지할 수 있다. 동측의 전방터널과 하방터널을 연결하여 하나의 공간으로 만드는데, 상악릉(maxillary crest)과 비중격 연골의 경계부에는 질긴 섬유막이 형성되어 있어 박리할 때 상당한 저항이 있으므로, 이 부분을 박리할 때는 날카로운 거상기나 칼날을 사용하여 후방에서 전방으로 박리하는 것이 편리하다.

(3) 비중격 연골과 골부의 분리

비중격 만곡의 기본 원리는 만곡을 일으키는 힘의 분리와 교정된 비중격의 재정렬이다. 비중격 연골에 가해지는 외부의 힘을 완전히 분리하기 위해 비중격연골을 사골수직판과 서골에서 분리한다.

비중격 연골과 사골수직판의 경계를 눈으로 확인하면서 거상기를 이용하여 분리하게 되며 비중격 연골의 꼬리인 접형돌기(Sphenoidal process) 부위에서는 칼날로 절개한 후 박리하여 반대측 점막-골막 피판을 거상시켜 반대측 후방터널을 만든다. 이후에는 거상기를 이용하여 반대측 비중격 하부에서 서골과 상악릉을 따라 후방에서 전방으로 박리를 진행하여 하방터널을 만들고, 비중격 미단부의 만곡이 심할 경우 비중격 연골을 전비극에서 분리하고 반대측 하방터널을 연장할 수 있다.

연골성 비중격의 만곡을 유발하는 상외측 연골(upper lateral cartilage), 골성 비중격의 최상단 부위(key stone area)와 비중격 연골을 분리하는 것이 필요에 따라 시행될 수 있다. 이와 같은 술기 후에는 비중격 연골이 골성 비중격에서 분리되어 자유롭게 움직이는 것을 확인할 수 있다.

(4) 비중격 연골과 골부 만곡의 교정

사골수직판이 만곡된 경우는 골가위(bone scissors)나 절골도(osteotome), 비중격절제겸자(septum cutting forceps)등으로 제거하거나 골절시켜 중앙으로 이동시키는데, 사골수직판의 가장 위쪽을 먼저 자른 후 하부를 절제해 내야 사상판의 손상으로 인한 뇌척수액비루가 발생하는 것을 방지할 수 있다. 서골과 상악릉 부위에 만곡이 있으면 끌(chisel), 절골기(gouge), 절골도 등으로 휘어진 부분을 제거한다.

외부의 힘과 분리되어 자유롭게 움직일 수 있는 비중격 연골을 정중선에 위치시켜 본 후 만곡의 교정을 가정했을 때의 잉여연골을 절제해 낸다. 이 과정은 비중격의 지지기능을 유지하는 범위에서 시행되는데, 후방에서 전방으로 조심스럽게 제거하여 안비의 가능성을 최소화 하여야 하며, 전비극 부위에서는 과도한 제거로 인한 지지 구조의 붕괴를 주의하여야 한다. 즉, 배부와 미부 쪽의 폭이 좁도록 쐐기 모양으로 절제하여 비중격 연골의 지지기능을 보전하여야 한다.

비중격 연골과 골성 비중격의 분리만으로 만곡의 교정을 기대할 수도 있지만, 많은 경우에 비중격 연골의 요부측에 시행되는 교차절개(crosshatch incision)나 철부측에 시행되는 설상절제(wedge resection) 을 시행하여 비중격 연골 내부 장력의 변화를 유도해 교정을 시도하게 된다.

동시에 시행하는 외비성형술을 위한 연골편의 채취를 위해서나 L-strut 부위를 제외한 지역에 아주 심한 비중격 연골의 변형이 있을 경우는 배부와 미부에 약 1 cm 폭의 비중격 연골을 남기고 제거할 수 있으며, 제거한 연골이나 골 조각을 압착기 등으로 펴준 뒤 다시 삽입하여 비중격을 강화시킬 수 있다.

(5) 비중격 연골의 고정 및 마무리

정중선에 오도록 교정된 비중격 연골을 전비극의 골막과 8자형으로 봉합하여 고정하며 필요에 따라 교정된 상악릉에 위치시킨 비중격 연골도 주위의 골점막에 고정하여 지지를 강화시킬 수 있다.

반관통절개선을 2-3개 봉합한 후 비중격 혈종의 방지와 교정된 비중격의 지지를 위한 관통봉합을 시행하며 출혈의 정도에 따라 팩킹을 시행할 수 있다. 또한 비중격 점막의 열상이 심하거나 관통봉합을 시행 할 수 없을 경우 silastic 판을 비점막 양측에 위치시킨 후 봉합하여 고정할 수 있으며 대개 수술 약 1주일 후에 제거하게 된다. Silastic 판은 비중격 점막과 주위 구조물의 유착을 예방하고, 점막이 건조해지는 것을 막아 가피(crust)형성을 막아서 점막의 재생을 촉진시킬 수 있다.

2) 비중격성형술의 합병증

(1) 비중격 혈종

연골과 연골막 사이가 분리되어 연골에 혈류가 차단되므로 연골의 흡수가 일어나게 된다. 비중격의 부종으로 인한 비폐색과 심한 통증을 호소하면 혈종을 의심해야 한다. 수술시 절개면을 통한 혈종의 배액을 시도하고 패킹을 하며 감염방지를 위해 항생제를 투여한다.

(2) 비중격과 비갑개 사이의 유착

(3) 출혈

비중격 점막이 찢어진 곳을 통해 지속적인 출혈이 있을 수 있고, 봉합과 패킹을 시행한다.

(4) 안비(saddle nose)

(5) 수술 후 감염

(6) 점막박리나 전기소작으로 인한 구개전방부 점막이나 상악절치의 감각이상

(7) 비중격 천공

비중격 수술 후 생기는 경우가 가장 많으며 비중격 양측이 대칭되는 부위의 점막이 찢어졌거나 혈종이나 농양으로 인한 연골 혈액순환의 장애, 패킹이나 점막판의 봉합을 너무 단단히 한 경우에도 혈류공급이 차단되어 생길 수 있다. 증상이 없다면 특별한 치료가 필요없지만 비출혈, 가피형성, 비폐색, 휘파람소리, 비루 등이 동반될 경우에 생리식염수 세척과 연고도포 등의 방법으로 치료하며, 천공 자체를 수술적인 방법으로 재건해주기도 한다.

| 참고 문헌 |

1. Freer OT. The correction of deflections of the nasal septum with a minimum of traumatization JAMA 1902;38:636-639.
2. Killian G. The submucous window resection of the nasal septum. Ann Otol Rhinol Laryngol 1905;14:363-416.
3. Cottle MH, Loring RM. Fischer GG, Gaynon IE. The maxilla-premaxilla approach to extensive nasal septum surgery. Arch Otolaryngol. 1958;68:301-313.
4. Fry H. Interlocked stresses in cartilage. Nature 1967;215:53-54.
5. Metzenbaum M. Replacement of the lower end of the dislocated septal cartilage versus submucous resection of the dislocated end of the septal cartilage. Arch Otolaryngol 1929;9:282-92.
6. Min YG, Chung JW. Cartilaginous incision in septoplasty. ORL

1996a;58:51-54.

7. Murakami W, Wong L, Davidson J. Application of the biomechanical behavior of cartilage to nasal septoplastic surgery. Laryngoscope 1982;92:300-309.
8. 이비인후과학 두경부외과학, 대한이비인후과학회편 개정판, 2009

Catholic University of Korea 임상진료지침

14

Otolaryngology Head & Neck Surgery

코 성형술 (Rhinoplasty)

1. 코 성형술의 기본

1) 술전 환자의 평가

(1) 이상적인 코의 형태

코가 차지하는 비율 – 얼굴을 수직으로 분할했을 때 1/5, 수평으로 분할했을 때 1/3

비첨 한정점TDP(tip defining point) : 정면으로 볼 때 마름모 모양

양쪽눈썹의 안쪽에서 시작, TDP 으로 이어지는 폭을 가진 선으로 보이는 것이 좋다.

남성 : 13mm, 여성 : 10mm

비익의 폭은 양안 사이와 같고 입술의 폭보다는 작으며 갈수록 넓어지는 것이 좋다.

상안검주름부위에서 융기하는 것이 적당

여자: 비배부은 비근점과 비첨을 연결하는 선보다 2mm정도 낮은 것이 좋다.

남자: 비배부와 비근점 – 비첨 연결선이 동일 선상에 있는 것이 좋다.

콧등과 이마가 비근점에서 이루는 비전두각은 135-140도, 비순각은 90-95도

2. 마취방법

Lidocaine 0.5-2%

Epinephrine 1:5000 - 1:20000

Epi가 섞이지 않은 경우 Lidocaine은 3mg/kg (성인 200mg, 1cc lidocaine 20cc)

Epi가 섞인 경우 Lidocaine은 7mg/kg (성인 500mg, 2% lidocaine 25cc)

마취 지속 시간 : 1% lidocaine 1.5시간, epi 섞이면 3.5시간

- 마취부위

  1) 비익연골과 상외측비연골 사이, 2) 콧등을 따라 위에서 아래로 코끝까지, 3) 안와하 신경, 4) 외측 절골부위를 따라서, 5) 비주, 6) 비익연골의 아래쪽 경계인 경계절개부위

3. 코 성형술을 위한 재료

1) 인공재료

(1) 실리콘 고무

- 장점 : 생체내에서 거의 변화되지 않고, 이물반응이 적으며, 원하는 모양으로 만듬
- 단점 : 섬유성 피막의 구축으로 변형될 수 있으며, 표면에 지질이 침착하여 피부의 변색, 융비술 후 변위, 탈출, 이물반응, 감염 등의 합병증

(2) 프로 플라스트

구멍이 많은 형태이기 때문에 그 사이를 통해서 섬유질이 성장해서 잘 고정됨

(3) 고어 텍스

- 장점 : 재질이 천처럼 부드러워 가공하기 쉽고, 두께를 조절할수 있을

뿐만 아니라, 폭이나 모양도 원하는 대로 디자인하여 자연스러운 모양을 얻을 수 있다.

- 단점 : 부드럽기 때문에 원하는 위치에 원하는 모양으로 삽입하기 어려우며 비싸다.

(4) 머실린 메쉬

- 장점 : 그물모양이어서 다른 합성물질보다 탄력성이 좋으며, 고어텍스와 비슷한 장점 그물사이에 자라들어 고정이 잘됨, 가격이 비교적 싸고 조작하기 쉽다.
- 단점 : 조직과 한 덩어리로 되어 있어, 부작용이 생겼을 때 제거하기 어렵다.

(5) 알로덤

Alloderm은 인체의 진피에서 얻어진 조직

- 장점 : 코끝이나 콧등의 융기는 물론 절골술 후 사용시 콧등을 매끄럽게 해준다.
- 단점 : 두께가 얇아 융기를 위한 부피가 부족하고 가격이 비싸다는 단점.

2) 자가재료의 종류와 채취

(1) 골이식

가. 연골성 골(Endochondrial Bone) : 팔다리 장골

임상적으로 더 많은 양의 골조직을 채취가능, 늑골에서 연골성 막 채취

나. 막성 골(Membranous Bone) : 두개골이나 안면골

생존률이 좋고 흡수가 낮아서 자가골 이식을 할 때 유리

흡수율: 10-15%, 코끝 같은 말단 부위에서는 30%

뼈에 접할수록 흡수가 적고, 연조직 속에 있을 경우 흡수가 가속화

- 두개골은 양단의 피질골과 중간의 망상골 등 3층으로 구성: 이중

바깥층만 사용

- 장골(Ilium)은 많은 양을 얻을 수 있으나, 흡수율이 높다.
- 늑골과 연골을 얻을 경우 유방의 하연을 따라 2-3mm의 절개선: 5번 혹은 6번 늑골

다. 자가골 이식편 장점 및 단점

- 장점 : 코뼈와는 골성 유합이 견고하게 이루어져 잘 변위되지 않으며, 두개골의 경우 만곡을 갖고 있어서 뒤집어 사용하면, 기와지붕처럼 코끝부분을 자연스럽게 들어올리는 코끝융기효과(cantilever effect)가 있다. 이물반응이 없고, 많은 양을 얻을 수 있다.
- 단점 : 골절이 일어날 수 있고, 이식물을 채취하기 어려우며, 공여부에 상처가 남을 수 있으며, 다루기 어렵고, 흡수가 많으며, 유연성이 없다.

(2) 연골이식

- 연골은 골 조직에 비해서 흡수율도 낮고, 혈액공급 없이도 생존이 가능하며 모양을 다듬기 쉬워 코 성형에 적합한 재료
- 탄성연골인 이개연골, 초자연골인 비중격연골, 늑연골
- 연골세포는 직접적인 혈관공급보다 확산을 통해 생존
- 연골막이 붙어있으면, 흡수가 적고, 연골을 썰거나, 압착시키면, 연골세포의 손상으로 더 많은 흡수가 일어남

가. 비중격 연골 : 콧등과 비중격선단을 최소한 1cm폭의 L 자 모양으로 남긴후 얻는다.

나. 이개연골 : 귀의 후방이나 전방

다. 늑연골 : 뒤틀리는 경향

- 양쪽의 연골막을 남기거나, 가운데 부분만을 사용, K-wire를 늑연골에 삽입
- 늑 연골은 5-6번이나 7-8번 늑골부위에 2-3cm 의 절개선을 가한뒤 얻

는다.

(3) 근막 이식
- 측두 근막을 주로 사용
- 시간이 지나서 점차 압축되고 작아지므로, 20%이상 과교정해야 하는 문제점
- 단독사용보다는 연골 등 다른재료를 싸서 사용
- 단독으로는 경한 굴곡이나 요철등을 감출 때 사용

(4) 진피/진피지방이식(Dermo/Dermofat graft)
- 흡수가 불규칙 하고, 흡수정도를 예측하기 힘들어 널리 사용하지 않는다
- 공여부 : 서혜부나 궁둥이 주름

3) 재료의 준비

(1) 인공삽입물 : 인공삽입물은 가급적 줄이는 것이 좋다
- 사용시는 상외측비연골까지만 사용, 비익연골은 비중격의 지지가 없으므로, 사용금지
- 유의사항
  가. 주위조직과 동일한 경도를 가진 인공 성형물질을 선택하는 것이 좋으며, 각이 지거나 모서리가 없도록 한다.
  나. 인공성형물질에서 가능한 한 멀리 절개선을 넣고 삽입물을 표면에 너무 가깝지 않게 넣는다
  다. 삽입물주나 상부에 있는 연조직에 긴장감이 없어야 한다.
  라. 장갑 가루나 지문, 헝겁, 올실 등이 묻지 않도록 주의

(2) 자가조직
- 상외측비연골까지만 사용
- 비첨성형술에 이용
- 이식물의 폭은 8mm정도가 좋으며, 눈을 떴을 때 상안검 주름부위부

터 융기되도록 함

(3) 복합재료

인공삽입물만 사용하면 돌출될수 있어서 이때 측두근막이나 진피지방등에 싸서 넣는다.

(4) 합병증 : 염증, 돌출, 변위, 그리고 피부색의 변화

- 염증 : 불완전한 소독, 감염, 출혈, 조직의 지나친 긴장감
  염증이 생기면 즉시 삽입물 제거하고, 항생제요법을 시행한다. 혈종이나, 혈장이 고여 있으면 즉각 뽑아내거나 I&D
- 돌출 : 인공삽입물을 덮고 있는 연조직에 지나친 긴장 또는 압박이 가해지거나 외상, 염증 등이 있을 때 발생, 대부분 제거해야 하며, 6-12개월후 재수술 고려
- 재수술시 염증이 발생할 확률이 높아지므로 자가조직을 이식하는 것이 좋다.

4. 코 성형술의 기본 술기

1) 절개법

(1) 비내 접근법 : 연골간 절개(Intercartilagenous)

경연골절개(Transcartilagenous)

경계절개(Mariginal)

선단절개(Rim)

(2) 비외 접근법 : 비주횡 절개(Transcolumellar)

Sercer 법, 역V절개 Goodman' s, 계단상 stair step, Jugo법 Padovan법

- 비익연골의 하연에서 비익 끝까지의 거리는 2-3mm정도 이나, 외측으로 갈수록 45의 상방으로 향하고 있어, 그 거리가 1cm에 달한다. 이를 감안 모든 경계절개선은 외측으로 갈수록 비강의 안쪽으로 넣어야 함.

- 연골간절개는 비익연골 사이, Nasal valve부근에 놓이게 되므로, 이 곳의 절개는 드물게 코밸브협착을 초래할 수 있으므로, 밸브에서 1-2mm 아래의 비익연골 외측각 위에 절개선을 넣는 것이 좋다.
- 경연골절개는 비익연골의 외측각 중간부분을 따라 넣음.
- 경계절개는 비익연골의 아래쪽 경계를 따라 넣음.
- 비외접근법을 통한 피판을 들어올릴 때 비익연골에 맞춰 절개선을 넣음.
- 역 V절개나 계단상 절개를 가장 많이 이용

비주의 가장 좁은 부위에 절개선을 넣음으로써 반흔의 길이를 줄이 수 있고, 그 부위가 피부와 비익연골의 내측각에서 가장 가까운 곳으로 내측각이 지지구조로 작용하여 반흔으로 인한 피부수축을 줄일수 있다.

2) 접근법

(1) 비내접근법 : 노출법(Delivery approach)

비노출법(Non-delivery approach)

가. 비노출법

간단하고, 반흔조직이 적어 술후 변형이 거의 없지만 기술적으로 시야가 좋지 않으므로 대칭성을 유지하며 조작한다는 것이 어렵다.

가벼운 정도의 변형이 있는 비첨성형술에만 사용할수 있다.

나. 노출법

경계절개와 연골간절개를 하여 비익연골을 박리하고, 관통절개를 더하여 좀 더 좋은 시하를 얻을수 있다.

- 장점 : 비노출법에 비해 좋은 시야를 얻을 수 있어, 좀 더 복잡한 코끝교정이 가능하다는 것이다.
- 단점 : 비익연골을 강제로 잡아당긴 상태에서 조작하므로, 변형이 올 수 있으며, 제자리로 돌아갔을 때의 상태를 정확히 예측하기 힘들다는 단점이 있다.

(2) 비외 접근법

양측 경계절제와 비주횡절개 연결

- 장점

가. 술자에게 좋은 시야를 제공

나. 재수술이나 심한 외상을 받았던 코에서 볼 수 있는 반흔을 쉽게 조작할 수 있으며, 여러가지 술식을 동시에 사용할수 있다.

다. 비내접근법중 가장많이 사용하는 연골간절개는 비밸브 부위에 절개가 가해지므로 반흔으로 인한 비폐색의 문제가 발생할수 있으나, 비외접근법에서는 이러한 문제가 없다.

라. 정확한 지혈이 가능

마. 양손을 사용할수 있슴.

바. 비중격수술을 할 때 비중격에 대한 완전한 노출이 가능하여 비중격 선단변형의 교정이 용이, 비중격과 상비익연골을 분리를 통하여 비중격 상부의 만곡도 쉽게 교정

사. 비첨의 융기를 효율적으로 만들어 삽입물 이식의 필요성을 감소시킬 수 있으며, 코의 주요 지지구조들의 봉합이나 보강을 통하여 보다 안정된 구조를 만들어 줄 수 있다.

아. 교육적 목적상 용이

- 단점

비주에 반흔, 수술시간이 길어짐,비첨부위의 부종과 위축, 비주피판의 위축, 괴사.

3) 절골술

(1) 곡비제거(Hump reduction)

콧등은 비첨과 비근점 부위의 연조직이 두껍고, 비공점 Rhinion 부위의 연조직은 얇으므로 이를 고려해야 함.

(2) 내측절골술(Medial osteotomy)

4mm 폭의 피부보호 직선 골절단기(Straight gurded osteotome)
Open roof의 상단에서 시작해서 비근점(Rhinion)까지 진행
비근점부위에서 외측절골술과 만날 수 있게 한다.

(3) 외측절골술(Lateral osteotomy)

좌우로 방향이 구분되는 4mm 골절단기 이용
삼각대(Triangular buttress):
누관 쪽으로 갈수록 뼈가 두꺼워져 누관을 보호하게 됨

골절단기를 사용할 경우 누관쪽으로 접근할 때 나타나는 소리의 변화와 힘의 증가를 느낄수 있어 누관손상의 위험이 적게된다.

4) 수술 후 처치

- 비내 접근법 : 절개부위를 5-0 PDS or Vicryl
- 비외 접근법 : 비주개로절개는 6-0 나일론, 비주외측이나 경계부위 절개 5-0 PDS
- 부목 : 수술후 절골된 뼈가 붙으면서 코 주위에 가골(Calus)이 형성되어 콧등의 측면이 평퍼짐하게 변하는 것을 예방할 수 있다.
- 항생제 : 술후 감염 예방
- 스테로이드 : 부종을 줄이기 위해 하루정도 사용할 수 있다.
- 봉합사 : 5일째 제거
- 퇴원시 : 골절된 코나 이식물이 제위치에 있도록 거울을 보면서 한번에 20분씩 수회 부드럽게 힘을 가하여 교정하는 법을 가르쳐 줌.

5. 비배부 성형술

1) 융비술(Augmentation rhinoplasty)

(1) 재료의 준비

- 이식물(graft) or 삽입물(implant) or 혼합(mix)
- 많은양(두개골 or 가슴연골) / 적은양(이개연골 or 비중격연골)

(2) 융비술의 술기

- 수술면 : 연골막위 골막하(Supraperichondrium Subperiosteum)
- 실리콘 삽입할 때 골막하 접근이 중요한데, 너무 천층에 삽입하면, 피부에서 삽입물의 선을 볼 수가 있다.

2) 사비 교정

비중격 교정술 : 휘어진 코를 교정할 때, 선행되어야 할 술식

(1) 코중격의 불완적한 교정은 곧 코의 불완전한 교정으로 나타남

(2) 코막힘이라는 기능적인 문제해결

(3) 동반된 코변형의 교정을 위한 이식물을 얻는다는 점

(4) 비루관 손상을 최소화 하는방법

가. 좌우측으로 만곡된 골절단기(curved osteotome) 사용

나. 비상악구(Nasomaxillary groove) 따라 절골술시행

다. 비전두 봉합선(Nasofrontal suture)이상 절골술을 시행하지 말아야 됨

라. Saw를 사용하지 말 것

마. 피하터널(Subperiosteal tunnel)을 만들지 말아야 한다.

바. 외측 절골술 때 안와의 내하방 변연에서 최소 3mm의 간격을 두고 절골선을 만들어야 함.

- 비중격교정술 → 내측 및 외측 절골술 → 코 전체를 자유롭게 움직일수 있게 함 → 필요에 따라 자가연골를 이용하여 융비술을 시행하여 camoflage를 시켜줌

3) 매부리코의 교정(Hump reduction)

■ 고려해야 할 사항

(1) 이상적인 코등의 선을 만드는 데 주안점을 두어야 한다.

→ Rhinion부위가 가장 얇아서 수술 후 직선모양을 얻기 위해서는 콧등 돌출부위를 약간 남겨야 한다.

(2) 코 주위각으로 비전두각과 비순각을 고려해야 한다.

(3) 비첨(tip surgery)과 비근부의 융기술(augmentation)

- 외부의 연조직을 골격으로부터 충분히 분리시키고 난 후 → 콧등의 돌출부위가 작은 경우 돌출부위가 큰 경우 연골부는 15번 수술날로, 골부는 골절단기를 이용하여 제거
- 콧등 부위가 제거된 후에는 열린지붕변형(Open roof deformity)가 남으므로 Deviated nose와 마찬가지로 내측과 외측 절골술로 콧등 부위를 오므려 닫아 주어야 한다.

→ 절골술 후에는 콧등을 부드럽게 만들어 주거나 비흡한 부위를 제거하기 위해 줄(rasp)로 다듬는다.

→ 비근부의 융비술(augmentation)이나, 비첨성형술(tip surgery)를 시행

6. 비첨성형술(Nasal tip surgery)

■ 비익연골(LLC) 해부학적 특성 때문에 필요함

: 비익인골(LLC) 은 상외측 연골ULC 과는 달리 비중격의 지지를 받지 못하고, 몇 가지 연조직에 의해 지탱되고 있기 때문이다.

1) 비첨의 지지

비익 연골은 내측각, 외측각, 그리고 부연골(accessory cartilage)로 구성되어 비첨의 뼈대를 형성하며, 이를 둘러 싸는 피부 및 연조직의 두께에 따라 비첨부의 주요 형태가 결정된다.

(1) 외측각 복합체(Lateral crural complex)

→ 부연골은 비익연골의 외측각과 이상구(pyriform aperture)를 연결하며 대개 몇 개의 조각으로 구성되는데 이렇게 연결된 지지구조

- 비중격각(Septal angle)과는 현수인대(suspension lig).와 연결
- 상외측비골이나 이상구와는 직접 또는 섬유조직(Fibrous connection)으로 연결

- 내측각은 탄성결합조직에 의해 비중격선단(Caudal septum)에 연결

2) 기본개념

- 삼각이론(Tripod theory)
  - Projection : Tip의 높이
  - Rotation : Tip이 들려있는지 쳐저있는지
  - Definition 코끝이 각지고 날씬하게 돌출된 느낌
  - dome convexity
  - lateral curs concavity
  - Width : Interdomal distance

3) 수술적 접근방법

비외 접근법 : colummellar incision 시 비주의 가장 좁은 부분에 incision을 넣는데, 이는 그 곳이 피부와 비익연골의 내측각이 가장 근접한 곳으로 안쪽 다리가 지지구조로 작용하여 반흔으로 인한 피부 수축을 줄일수 있다.

4) 비첨 성형을 위한 술식

(1) 비첨성형술을 위한 비첨의 조작방법

- Modification of tip soft tissue
- Defatting
- Direct modification of tip cartilage
- Excision & suture
- Graft on the tip
- Septal extension graft

(2) 비첨높이의 변화

가. 비첨융기

① 버팀목(columellar strut)

비주 측면에 수직절개나 비외접근법을 통하여 비익연골의 내측각 사이에 삽입

② 연골간봉합(Transdormal suture)

- Transdomal suture
- Interdomal suture
- Intercrural suture

③ 비익연골의 절개후 봉합(Dome division technique)

④ 방패이식(Shield graft)

TDP(tip defining point)를 나타낼 수 있도록 상부는 6-8mm 정도의 폭을 갖는 것이 좋다.

- 방패이식의 길이에 따른 효과

A. 길이가 길면 비첨융기는 물론 코전체의 길이를 늘릴수 있다.

B. 길이가 짧은 경우 비첨융기와 함께 뒤로 젖혀질 가능성이 있으므로, 비첨의 상방향 회전이 커질수 있다.

C. 더 높여야 되거나 연골이 약해 꺽어질수 있으므로, 뒤쪽에서 연골 조각으로 보강해 주어야 한다.

⑤ 모자이식(Cap graft, onlay graft, supradomal graft, umbrella graft)

비첨 한정점을 나타낼 수 있게 6-8mm 폭으로 원하는 높이로 여러 겹 겹쳐서 사용

⑥ 받침이식(Plumping graft)

내측각 아래를 연골조각으로 받쳐주는 술식

나. 비첨 저하

동양인은 비첨저하술은 드물다

내측 및 외측다리를 모두 절제 후 겹쳐서 봉합하거나, 비익저 절제술(alar base resection)으로 비첨저하를 유도할수 있다.

(3) 비첨 방향의 변화

비첨 방향의 변화는 대개 상방향 회전(Cephalic rotation)을 뜻하며, 비

첨의 융기는 상방향 회전과 상승작용을 한다.

가. 연속띠법(Complete strip)

상방향 회전의 가장 큰 억제요소인 상외측비연골과의 부착을 끊고 그 공간의 상처조직이 수축하므로써 장기적으로 상방향 회전을 유도하게 된다.

나. 단속띠법(Incomplete strip)

(4) 기타 비첨의 교정

가. 주먹코(Bulbous nose) : divergence angle 60보다 적은경우

나. 편평코(Boxy nose) : divergence angle 60보다 큰경우

- Bulbous nose는 비익연골이 크고, 폭이 넓으므로, 비익연골의 상부절제로 교정
- Boxy nose는 비익연골간 봉합을 통해 교정한다.

7. 특수 성형 술식(Special rhinoplasty technique)

1) 비익저 절제술(Alar base resection)

코하부가 지나치게 평퍼짐 하거나, 콧구멍(nares)가 너무 큰 경우 이를 좁게 하는 술식

콧구멍의 모양에 따라 바깥쪽을 많이 절개할 것인가, 안쪽을 많이 절개할 것인가, 혹은 안팎을 같은 크기로 절제할 것인가 결정한다.

2) 어린이와 노인의 비성형술

어린이 : 코의 급성장 Growth spurt는 13-16세 사이에 일어난다

어린이들의 비성형술을 위한 술식들은 코 및 비중격의 성장점(Nasoseptal growth center)에 장애를 주어 코변형이 발생할 것이라는 우려로 금기시 했으나, 코막힘이 심한 경우에는 비중격교정술과 비성형술을 시행하는 것이 좋다.

■ 주의점

(1) 가능한 한 비주부위나 비첨부위의 피부 절개를 피해야 한다.

(2) 비중격연골을 최대한 보존하며, 특히 비중격선단은 꼭 보존한다.

(3) 절골술이 필요한 경우 2mm 의 날카로운 골절단기를 이용한다.

: 16-17세 이상이면 큰 문제가 없는것으로 보고있다.

■ 노인

(1) 가동성 있는 부분이 늘어나고, 비순각(Nasolabial angle) 이 90이하로 저하

(2) 상외측비연골과 비익연골의 부착도 약해짐

(3) 연골들은 골화되고, 코뼈는 얇아져 깨지기 쉬우며, 피부는 탄력을 잃게됨

(4) 대개 코 끝이 처진 경우가 많으므로 비교적 강력한 비첨성형술이 필수적

(5) 코뼈가 부스러지기 쉬우므로 예리한 골절단기를 사용하는 것이 좋다.

3) 비밸브 성형술(Valvuloplasty)

내비밸브(Internal nasal valve) → 비경을 통한 이학검검사 or Cottle검사

외비밸브(External nasal valve) → 정상상태나 흡기시 비익의 위축(alar collapse)

비성형술후 발생하는 비폐색은 내비밸브에 장애 때문에 발생.

4) 쐐기이식(Spreader graft)

주로 내비밸브에 의한 코막힘 교정에 사용

Middle valut 함몰 방지, Roof유지 Nasal Valve 유지

5) 외측각보강이식(Lateral crural graft)

6) 외비공의 교정

(1) 비익 절흔(Notched alar rim)

(2) 외비공(Nares)모양의 교정

가. 비익연골이 약해서 외비공 모양이 변형된 경우 → 비익연골을 보강한 후 비첨성형술

나. 비주(columella) 가 짧고 삼각형인 경우 → 비익을 절개하여 비주쪽에 더해줌으로써 비주를 연장

다. 비익연골 발생 부전 → 이개연골로 비익연골 보강

7) 함몰된 비주(retracted colunmella)의 교정

SMR 시행후 발생

비첨융기를 통해 함몰된 비주를 펴줄 수 있다.

8) 코길이의 연장(lenghthening of the short nose)

비근점부터 비첨까지 길이는 얼굴전체의 1/3

들창코(Shrot nose) : 그 보다 작거나, 비순각(Nasolabial angle)이 정상보다 큰 경우

- 비첨저하를 위한 방법
  - (1) 코끝의 피부하 조직의 박리 undermining
  - (2) 상외측비연골과 비익연골의 분리
  - (3) 비중격후단 post.caudal septum의 절제
  - (4) 내측각 medial curs과 비중격의 분리
- 비근부를 올려주는 방법
  - (1) 모자이식 cap graft
  - (2) 쐐기이식 spreader graft
  - (3) 귀복합이식 composite graft

Catholic University of Korea 임상진료지침

15 Otolaryngology Head & Neck Surgery

안면성형과 재건술 (Other reconstructive surgery)

안면성형 및 재건외과(Facial plastic and reconstructive surgery)는 이비인후과의 한 분과로서 안면의 재건과 성형을 담당하며, 줄여서 안면성형외과(Facial plastic surgery; FPS)로 불린다. 미국과 유럽을 비롯한 세계각국에 안면성형외과분과는 이미 이비인후과의 한 분야로 확립되어 있으며 미국의 경우 미국안면성형재건학회(American Academy of Facial Plastic and Reconstructive Surgery; AAFPRS)를 중심으로 미국의학협회에서 발행하는 Archives 학회지에서 정식학회지(Archives of Facial Plastic Surgery)를 발간하고 있으며, 분과 전문의 제도도 시행하고 있다. 안면성형의 지식과 술기를 습득해야하는 것은 이비인후과를 전공하는 전공의에게는 선택이 아닌 필수이다. 안면성형외과에서 다루는 분야는 매우 광범위하여 한정된 지면으로 자세히 기술하기에는 한계가 있다. 본장에서는 안면성형외과의 영역과 주로 사용하는 술기에 대해 개략하고 전공의로서 필요한 지식과 술기에 대해 소개하고자 한다.

2. 안면성형재건외과의 영역

1) 재건성형

선천성 기형

Facial trauma

코재건(Nasal reconstruction)

안검재건(Eyelid reconstruction)

귀재건(Auricular reconstruction)

입술재건(Lip reconstruction)

Scalp and calvarial reconstruction

Craniomaxillofacial reconstruction

Graft and Flap surgery

Facial paralysis

2) 미용성형

코성형(Rhinoplasty)

상하안검성형(Upper and lower blepharoplasty)

Canthal surgery

귀성형(Auriculoplasty)

안면거상술(Face lift)

- Forehead lift
- Brow lift
- Midface lift
- Neck lift

Orthognathic surgery

Fat injection and grafting

Neuromodulator(Botox)

Laser

Skin resurfacing

Facial filler

Hair restoration

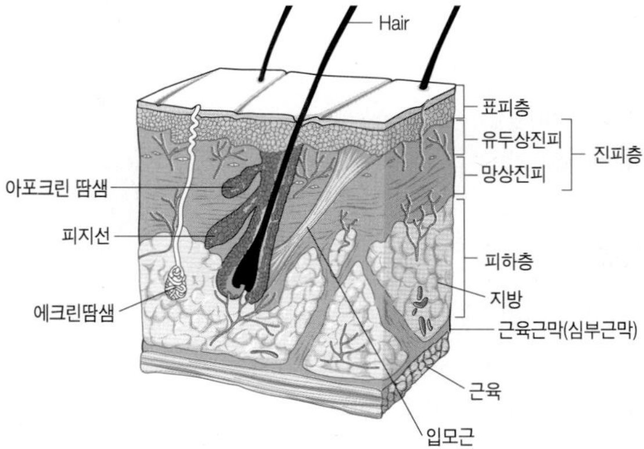

그림 15-1 피부의구조

2. 피부 및 피부하층

1) 피부구조(그림 15-1)

(1) Epidermis

stratified, keratinized epithelium으로 이루어짐

가. Stratum germinativum

나. Stratum spinosum

다. Stratum granulosum

라. Stratum lucidum

마. Stratum corneum

(2) Dermis

가. Papillary dermis

나. Reticular dermis

(3) Superficial fascia(=subdermis, subcutis)

2) 피부부속기

(1) Hair and hair follicle

(2) Eccrine glands

(3) Apocrine glands

3. 창상치유

- 3 단계로 이루어짐.

1) Inflammatory phase; 수상후 즉시 - 2-3일

2) Proliferative phase; 수상후 3일-3주

3) Remodeling phase; 수상후3주-1년

4. 봉합시기에 따른 창상치유

1) Primary intention healing ; 수상후 바로 봉합

2) Delayed primary closure ; 괴사되거나 오염된 창상의 경우

3) Secondary intention healing ; 일차봉합없이 수축과 육아조직 형성으로 창상치유

5. 창상봉합의 원칙

1) 이완피부장력선(RSLT)를 따라서 봉합(그림 15-2)

2) 안면의 미적아단위(Aesthetic subunit) 내에서 봉합(그림 15-3)

3) 최소한의 장력-피하봉합, 피하박리

4) 절반의 법칙 적용(Principle of halving)

5) 정확히 봉합부를 맞춘다.

6) 봉합면이 약간의 외번(Eversion)되도록

7) 괴사부는 제거

8) 창상부를 깨끗이 한 후 봉합

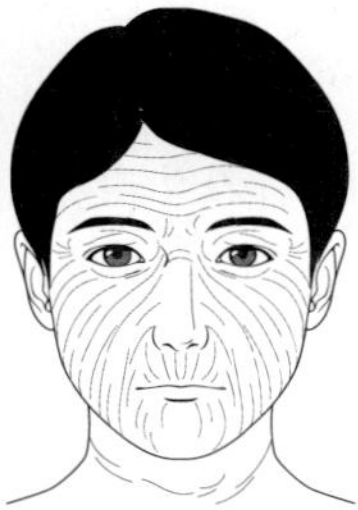

그림 15-2 이완피부장력선

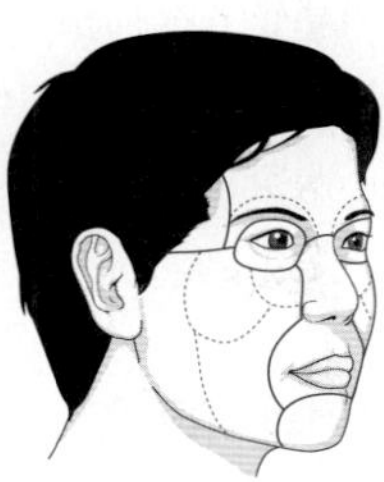

그림 15-3 안면의 미적 아단위

6. 안면의 연조직 조작에 쓰이는 여러 기구

1) 10,11,15번 수술도(주로 15번 사용)
2) Brown-Adson tissue forcep
3) Bishop-Harman tissue forcep
4) Webster needle holder
5) Castroviejo needle holder
6) Stevens iris scissor
7) Skin hook
8) Cutting scissor

7. 봉합의 종류

1) 단순단속봉합(Simple interrupted suture)
2) 수직석상봉합(Vertical mattress suture)
3) 수평석상봉합(Horizontal mattress suture)
4) 반매몰수평석상봉합(Half-buried horizontal mattress suture)
5) 연속봉합(Continuous suture)
6) 연속피내봉합(Continuous subcuticular suture)
7) 연속잠금봉합(Continuous locking suture)

8) 쌈지봉합(purse-string suture)

* 발사(stitch out) 시기

얼굴은 통상 5-7일. 발사 후 Steri-strip 들을 이용 추가적 지지를 해줄 수 있다.

8. 이식편과 피판(Graft and flap)

일차봉합이 가장 좋은 방법이지만 조직이 모자라는 경우 사용.

1) 이식편

(1) 부분층피부이식편(Split-thickness skin graft, STSG)

(2) 전층피부이식편(Full-thickness skin graft, FTSG)

(3) 골이식편(Bone graft)

(4) 연골이식편(Cartilage graft)

(5) 지방이식편(Fat graft)

(6) 진피이식편(Dermal graft)

(7) 복합이식편(Composite graft)

2) 피판

- 피판은 이식편과 달리 조직에 산소와 영양을 공급하는 혈관계를 포함하여 이식하는 것으로 혈관계를 수여부의 혈관과 이어주어야 한다.
- 혈관공급패턴에 따른 피판의 분류

  (1) Random-pattern flap

  (2) Axial longitudinal flap
- 공여부와 수여부의 위치에 따른 분류

  (1) 국소피판(Local flap)

  (2) 유리피판(Free flap)
- 안면성형에 흔히 사용되는 국소피판술

  (1) Z-성형술(Z-plasty) -피판각도가 60도일 때 길이 75% 증가(그림

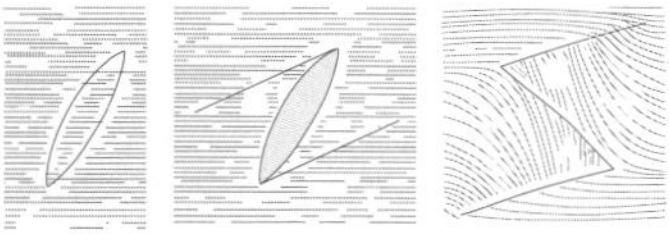

그림 15-4 Z-성형술

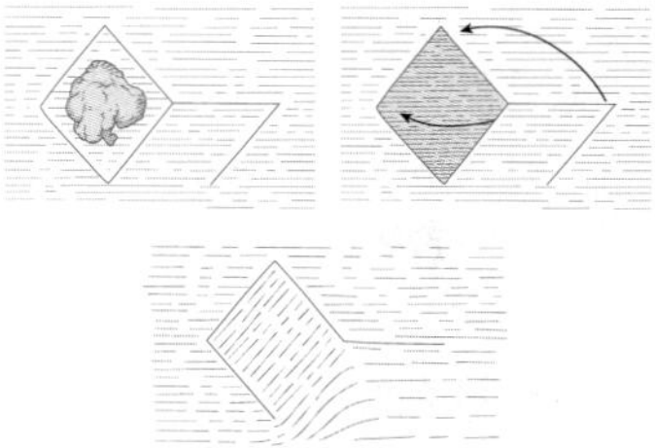

그림 15-5 마름모 피판

15-4)

(2) 전진피판(Advancement flap)

(3) 마름모피판(Rhomboid flap)(그림 15-5)

(4) 회전피판(Rotation flap)

9. 반흔성형술(Scar revision)

1) Z-plasty

2) Multiple Z-plasty

3) W-Plasty

4) Geometric broken line closure

10. 레이저

- 안면성형외과 영역에서 흔히 이용되는 방법이다.
- 종류

  1) CO_2 laser

  2) Er:YAG laser

  3) KTP laser

  4) Argon laser

5) Ruby laser

- 이용
  1) 피부재표면화(Skin resurfacing)
  2) 혈관성병변(Vascular lesion)
  3) 색소성병변(Pigmented skin)
  4) 비주Rhinophyma
  5) 문신제거(Tattoo removal)
  6) 두발제거 및 복원(Hair removal and restoration)
- 주의사항
  1) 시술시 반드시 눈보호구를 착용
  2) 화재로부터 보호-불연성 재료 사용(특히 마취기구)

11. Facial aesthetics

안면은 미학적 평가가 중요하다. 나이, 성별, 개인적 취향 등에 따라 미적 기준은 차이가 있을 수 있으나 미적으로 아름다운 얼굴의 일반적인 기준은 있다. 여기에 중요한 요소들은

1) 얼굴 좌우의 대칭(Symmetry)
2) 각부분의 비율(Proportion)
3) 서로 다른 얼굴의 미적아단위와의 균형(Balance)

12. 안와부 성형술

우리나라에서 가장 많이 시행되는 안면성형수술 중 하나라 할 수 있으며 그중 단안검(외꺼풀)을 쌍꺼풀로 만드는 상안검성형술(쌍꺼풀수술)이 가장 많이 시행된다.

1) 종류

(1) 상안검성형술

(2) 하안검성형술

(3) 안각성형술(Canthal surgery)

가. 내안각성형술(medial canthoplasty, epicanthoplasty)

나. 외안각성형술(lateral canthoplasty)

2) 술후치료

(1) 얼음주머니

(2) 항생제연고

(3) 직사광선 피할 것

(4) 운동제한

(5) 발사; 통상 pod 4-5일경

3) 합병증(수술동의서)

(1) 감염

(2) 출혈 및 혈종, 멍

(3) 반흔

(4) 결막부종(Chemosis)

(5) 토안(Lagophthalmos)

(6) 실명

(7) 재발

13. 코성형술

'코성형술' 장 참조

14. 안면노화

1) 안면부 노화의 소견들

(1) 피하지방의 소실(Loss of subcutaneous fat)

(2) 피부이완(Skin laxity)

(3) 주름(Wrinkles)

(4) 안와지방돌출

(5) 눈썹처짐

(6) 미간골(Glabellar furrow)

(7) 눈가주름-까마귀발(Crow`s feet)

(8) 하악선의 늘어짐(Sagging of mandibular line)

(9) 코끝의 처짐

(10) 눈물골(Tear-trough)

(11) 비구순구의 심화(Nasolabial fold)

(12) 광경근띠(Platysmal banding)

2) 안면노화의 치료와 수술

대표적 수술적 치료는 안면거상술(Facelift)로 주름제거술(Rhytidectomy)과 혼용하여 사용.

(1) 이마거상술(Forehead lift)

(2) 눈썹거상술(Brow lift)

(3) 상안검성형술(Upper lid blepharoplasty)

(4) 하안검성형술(Lower lid blepharoplasty)

(5) 중안면거상술(Midface lift)

(6) 경부거상술(Neck lift)

(7) 지방흡입술(Liposuction)

(8) 지방주입술(Fat injection)

(9) 안면임플란트(Facial implant)

(10) 보툴리너스톡신(Botulinus toxin, Botox)

(11) 필러(Filler)

(12) 피부와 피하에 대한 술식(IPL, mesotherapy, laser skin resurfacing, radiofrequency ablation 등)

3) 수술면 및 박리범위에 따른 안면거상술의 종류

(1) Subcutaneous facelift(피하 안면거상술)

(2) SMAS Rhytidectomy(SMAS 안면거상술)

(3) MACS facelift(MACS 안면거상술)

(3) Deep Plane facelift(심부면 안면거상술)

(4) Triplane facelift(삼중면 안면거상술)

(5) Composite facelift(복합 안면거상술)

4) 안면거상술 술후처치

(1) 강하지 않은 압박드레싱

(2) 연고도포

(3) 얼음주머니

(4) 운동제한

(5) 발사; 통상 술후1주정도

5) 안면거상술의 합병증(수술동의서)

(1) 감염

(2) 출혈 및 혈종

(3) 안면신경손상

(4) 수술부 감각이상

(5) 피판괴사

(6) 외이변형

(7) 탈모

(8) 이하선손상

(9) 반흔

(10) 피부색깔의 변화

(11) 재발

15. 필러

피부와 피하조직의 구성성분을 정제 또는 합성하여 용적의 확대가 필요한 부분에 주입.

1) 종류

(1) 콜라겐 성분 : Zyderm, Zyplast, Dermalogen, CosmoDerm, CosmoPlast, Cymetra, Alloderm, Evolence

(2) 하이알루론산(Hyaluronic acid) 성분 : Restylane, Hydra Fill, Hylaform, Captique, Juve' derm

(3) 하이드록시아파타이트(Hydroxyapatite) : Radiesse

Catholic University of Korea 임상진료지침

16

Otolaryngology Head & Neck Surgery

수면 호흡 장애

1. 용어 및 정의

1) 무호흡(apnea) : 구강과 비강을 통한 호흡기류가 10초 이상 정지하는 것

2) 저호흡(hyponea) : 호흡기류가 완전히 정지하지는 않은 상태로, 호흡량과 산소포화도를 기준으로 정함.

(1) Medicare 기준 : 호흡량이 일호흡량(tidal volume)의 30%이상 감소하고 산소포화도가 4%이상 저하된 상태가 10초 이상 지속되는 경우로 정의

(2) 미국 수면학회 기준 : 10초이상 호흡량의 50% 이상 감소 또는 10초 이상 확실한 호흡량의 감소가 있으면서 이와 동반된 뇌파의 각성이 있거나, 3% 이상의 산소포화도 감소가 관찰되는 경우

3) 무호흡-저호흡 지수(apnea-hypopnea index;AHI) : 시간당 무호흡과 저호흡을 합한 것

4) 호흡노력관련각성(respiratory effort related arousal; RERA) : 호흡노력의 증가에 의해 초래되는 각성.

(1) 식도내압이 증가하다가 각성과 함께 식도내압이 갑자기 떨어지는 현상이 나타나는 것

(2) 이 현상이 10초 이상 지속되며

(3) 호흡의 변화가 저호흡의 기준에 들지 못함.

2. 진단

1) 병력

수면무호흡의 다양한 증상과 동반질환 병력을 확인하고 특히 환자와 같이 자는 사람으로부터 코골이, 무호흡, 수면 중 이상행동 유무를 확인해야 한다. 특히 주간의 활동 시간에 졸리는 정도를 알아보기 위하여 주간기면지수(Epworth Sleepiness Scale; ESS)라 하여 그 정도를 파악하는 설문조사 방법이 있다.

2) 신체검사

신체검사로는 신체계측검사, 상기도 검사, 얼굴형태에 대한 검사, 체중, 체질량지수(body mass index, 비만 정도, 지방침윤의 분포, 목둘레, 배둘레 등의 측정치가 필요하다. 무호흡 환자의 특징적인 소견인 과도한 양의 연구개 조직, 낮게 내려앉은 연구개, 편도비후, 구개수 비대, 심한 인두점막 주름, 거대설이나 구강공간에 비해 상대적으로 큰 혀 등의 연조직 이상이 있는 지 확인한다. 골부구개의 궁이 높거나(high arched palate), 부정교합(malocclusion), 하악후퇴증(retrognathia), 소하악증(micrognathia), 상악이나 하악의 이상구조 등 골부이상을 관찰한다. 비강에서는 다발성 용종, 상악동후비공 비용(antrochonal polyp), 종양 등 병변의 동반 유무를 확인하고, 심한 비중격만곡과 하비갑개 비후 소견이 있는지 검사한다. 하인두와 후두에서는 설근부, 후두개곡, 후두개 등에 낭종성 병변이나 종양, 성대마비 소견이 있는지 확인한다. 환자가 누운 자세에서 비강을 통하여 굴곡형 비인두내시경을 넣어 환자의 기도모양과 기도협착 부위 및 정도를 측정하고, 기도의 허탈(collapsibility)을 알아본다.

방법: 호기 말에 환자의 기도 모양을 본 다음, 환자의 입과 코를 막은 뒤 숨을 들이쉬게 하여 음압을 형성시켜 생기는 변화를 비인강에서, 그리고 연구개를 지나 혀의 기저부 위에서 관찰하여 좁아지는 부위와 허탈 정도를 판정한다.

표 16-1 Epworth Sleepiness 척도- 한국 version

0. 졸리지 않다	
1. 아주 가끔	
2. 자주 졸림	
3. 거의 매번 졸림	
	점수
상황	
책을 읽는 경우	
TV를 시청 중인 경우	
회의실이나 극장 등과 같은 공공장소에서 가만히 앉아 있는 경우	
차 안에서 신호대기에 걸려 잠시 정차한 경우	
오후에 쉬기 위해 누워 있는 경우	
앉아서 다른 사람과 이야기할 때	
점심식사 후 조용히 앉아 있을 때 (술은 마시지 않음)	
	총점:

Modified from Rosenberg R, Mickelson SA. Obstructive sleep apnea evaluation by history and polysomnography. In: Fairbanks DNF, Mickelson SA, Woodson BT, eds. Snoring and obstructive Sleep Apnea, 3rd ed. Philadelphia: Lippincott Williams & Wilkins, 2003, p.42.

3) 검사

(1) 수면다원검사

수면다원검사(full PSG)로, 이 검사는 코와 입을 통한 공기의 출입, 가슴과 복부의 호흡운동, 뇌파, 안구운동, 혈중 산소포화도, 심전도, 근전도 등 7가지 이상을 동시에 검사할 수 있다. 수면다원검사는 무호흡의 원인에 따른 분류, 즉, 중추로부터의 호흡자극이 없는 중추성, 자극은 있으나 기도 일부가 막혀서 생기는 폐쇄성, 그리고 양자가 혼합된 혼합성 수면무호흡을 감별 진단할 수 있다

표 16-2 폐쇄성 수면무호흡 증후군의 진단기준

※ 진단기준 : A, B, D 혹은 C, D

A	아래 증상 중 하나 깨어있는 동안 의도하지 않은 잠에 빠진 경우unintentional sleep apisodes during wakefulness, 주간졸림증daytime sleepiness, 원기회복이 되지 않는 수면 unrefreshing sleep, 피로fatige, 불면증insomnia
B	수면다원검사 소견 수면 중 호흡사건이 시간당 5회 이상five or more scorable respiratory event (apnea, hyponea, RERA)/hr 호흡사건 중 호흡노력의 증거evidence of respiratory effort during respiratory event
C	수면다원검사 소견 수면 중 호흡사건이 시간당 15회 이상fifteen or more scorable respiratory event/hr 호흡사건 중 호흡노력의 증거evidence of respiratory effort during respiratory event
D	다른 수면장애로 설명되기 어려울 때not better explained by another current sleep disorders

Modified from AASM: The international Classification of Sleep Disorders. Diagnostic and coding manual. 2. Westchester, IL: AASM, 2005

(2) 방사선검사

두개골계측(cephalometry)에서는 두경부 측면촬영상에서 여러 해부학적 지표를 계측한다. CT, MRI 등를 이용한 상기도의 여러 부위를 삼차원적으로 재구성

(3) 기타 검사방법

수면검사에서 중추성 수면무호흡을 보인 환자에서는 뇌간의 이상 여부를 알기 위해 자세한 검사를 시행해야 한다. 비강 개존도의 객관적인 측정방법으로 비강의 저항 정도를 측정하는 비강통기도검사, 비강내 좁은 부위의 위치와 면적을 측정하는 음향비강통기도검사가 있다. 폐기능검사에서 호기, 흡기곡선에서의 톱니바퀴 모양의 존재여부, 또는 흡기와 호기의 비율을 관찰함으로써 기도폐쇄 여부를 알 수 있다. 동맥혈 가스분석은 깨어있을 때의 폐포환기, 저산소증의 정도, 산 · 염기상태 등의 정보를 제공해준다. 혈액검사에서는 적혈구 증가 여부를 알 수 있다. 갑상선, 성장, 성 호

표 16-3 수면무호흡증의 객관적 심각도

심각도	무호흡-저호흡지수 (/hour)	최저 산소포화도 (%)
경도	5~14	86~90
중등도	15~29	75~85
중증	≥30	〈75

Modified from Rosenberg R, Mickelson SA. Obstructive sleep apnea evaluation by history and polysomnography. In: Fairbanks DNF, Mickelson SA, Woodson BT, eds. Snoring and Obstructive Sleep Apnea, 3rd ed. Philadelphia: Lippincott Williams & Wilkins, 2003, P.48.

표 16-4 Modified Friedman 병기

Stage	Palate position	Tonsil size	Body mass index (kg/m2)
I	1, 2	3, 4	〈40
II	1, 2	1, 2	〈40
	3, 4	3, 4	〈40
III	3, 4	0, 1, 2	〈40
IV	Any	Any	〉40

Modified from Friedman M, Ibrahim H, Bass L. Clinical staging for sleep disordered breathing. Otolaryngol Head Neck Surg 2002;127:13-27

르몬 분비 장애에 대한 검사가 필요할 수 있다.

이 척도는 일상생활에서 환자가 잠들 수 있는 8가지 상황에서 각각의 경우에 얼마나 졸리는지를 0~4점으로 점수화하여 합하는데 점수의 합이 8 이하면 정상, 10 이상이면 주간기면증이 있다고 보고, 16 이상이면 중증의 주간기면증을 의미한다.

3. 치료

1) 비수술적 치료

(1) 위험인자의 제거

(2) 약물 요법

(3) 기구 요법

가. 지속성 비강 기도 양압술

나. 구강내 장치

2) 수술 치료

(1) 비강 수술

(2) 인두부 수술

가. 구개부 수술(구개수구인두 성형술, 구개수구개 피판술, 고주파 구개 축소술)

나. 설근부 수술(고주파 설근부 축소술, 이설근 전진술, 설골근 절개 거상술)

(3) 상하악 전진술

(4) 기관절개술

4. 동의서를 받을 때 필요한 사항들(예상되는 합병증과 후유증)

1) 구개 인두부전(역류): 음식물 섭취 후 코로 나올 수 있다. 드물게는 영구적인 장애로 남을 수 있다.
2) 비인두 협착 드물게 나타나며 수술적인 교정이 필요할 수 있다.
3) 감염, 통증
4) 음성의 변화
5) 수술 후 기도 부종이나 폐쇄
6) 출혈 가능성 : 음식물 주의 뜨겁고 딱딱한 음식 섭취 후 일어날 수 있다.
7) 수면 무호흡 재발 수술 후 일시적으로 더 심하게 코를 골 수 있으며 증상 호전이 만족스럽지 않을 수 있다.
8) 미각 변화 가능성 : 대개 일시적이나 영구적일 수도 있다.
9) 전신마취로 인한 합병증

5. Order form

입원시

1) check Vital sign
2) get op permission
3) midnight NPO(전신마취시)
4) 하트만액 1 L
5) 항생제

수술 후

1) 5% 포도당 주사액
2) 항생제
3) 진통제
4) 가글(gargle)
5) mucolytics

퇴원 약

1) 항생제
2) 진통제
3) 소염제
4) 가글(gargle)
5) mucolytics

| 참고 문헌 |

1. Aldrich MS. Automobile accidents in patients with sleep disorders. Sleep 1989;12:487-494.
2. American Academy of Sleep Medicine. The International Classification of Sleep Disorders, 2nd ed. Westchester: American Academy of Sleep Medicine, 2005.

3. Blakley BW, Mahowald MW. Nasal resistance and sleep apnea. Laryngoscope 1987;97:752-754
4. Bonnet MH, Arand DL. Clinical effects of sleep frag - mentation versus sleep deprivation. Sleep Med Rev 2003; 7:297-310.
5. Carskadon MA, Dement WC. Normal human sleep: an overview. In: Kryger MH, Roth T, Dement WC, eds. Principles and Practice of Sleep Medicine. Philadelphia: WB Saunders, 1994, pp. 16-25.
6. Clinical practice guideline: diagnosis and management of childhood obstructive sleep apnea syndrome. Pediatrics. 2002;109:704-712.
7. Dickens C. The Posthumous Papers of the Pickwick Club. London: Chapman & Hall, 1837
8. Friedman M, Ibrahim H, Bass L. Clinical staging for sleep disordered breathing. Otolaryngol Head Neck Surg 2002; 127:13-27.
9. Gastaut H, Tassinari CA, Duron B. Polygraphic study of the episodic diurnal and nocturnal(hypnic and respira - tory) manifestations of the Pickwick syndrome. Brain Res
10. Gislason T, Lindholm CE, Almoquist M. Uvulopalato- pharyngoplasty in the sleep apnea syndrome: predictors of results. Arch Otolaryngol Head Neck Surg 1988; 114: 45-51.
11. Goh DY, Galster P, Marcus CL. Sleep architecture and respiratory disturbances in children with obstructive sleep apnea. Am J Respir Crit Care Med 2000;162:682-686.
12. Gozal D. Sleep-disordered breathing and school perfor - mance in children. Pediatrics 1998;102:616-620.
13. Guilleminault C. Clinical features and evaluation of ob - structive sleep apnea. In: Kryger MH, Roth T, Dement WC, eds. Principles

and Practice of Sleep Medicine. Phila - delphia: WB Saunders, 1991.

14. Guilleminault C, Dement WC. Sleep apnea syndromes and related sleep disorders. In: Williams RL, Karacan I, eds. Sleep Disorders: Diagnosis and Treatment. New York: Wiley, 1978.
15. Guilleminault C. Sleep Apnea syndrome: impact of sleep and sleep stage. Sleep 1980:3-227-234.
16. Harman EM, Wynne JW, Block AJ. The effect of weight loss on sleep disordered breathing and oxygen desatura- tion in morbidly obese men. chest 1982;82:291-294.
17. Hermann DM, Bassetti CL. Sleep-disordered breathing and stroke. Curr Opin Neurol 2003;16:87-90.

Catholic University of Korea 임상진료지침

17

Otolaryngology Head & Neck Surgery

비골골절

비골골절은 안면부 외상 중 가장 흔한 골절형태로 외래나 응급실을 통하여 흔히 볼 수 있다.

1. 병력 청취 및 이학적 검사

젊은 남자에게서 흔하며 흔히 운동, 폭행, 사고가 원인이 되며, 골절부위가 붓고, 통증을 느끼며, 발적된다. 또한 비중격 또는 비밸브의 손상이 있는 경우 비폐색이 올수 있다. 이학적 검사가 중요한데 특히 촉진을 통하여 압통, 마찰음(crepitus), 계단형 변형(stepladder deformity) 여부를 확인해야 한다. 또한 동반 손상 여부를 평가하는 것이 중요하다. 또한 내시경을 이용하여 외비 뿐만 아니라 비중격 등 코안쪽의 상태도 함께 평가해야 하며, 술전 후각상태로 평가해야 한다.

---

crepitus : 골절부위의 부러진 골편이 움직이면서 통증과 함께 소리(딸깍딸깍)가 나거나 움직임이 느껴진다

stepladder deformity : 부러진 골편 부위가 가라앉아 계단같이 층이 져서 촉진된다.

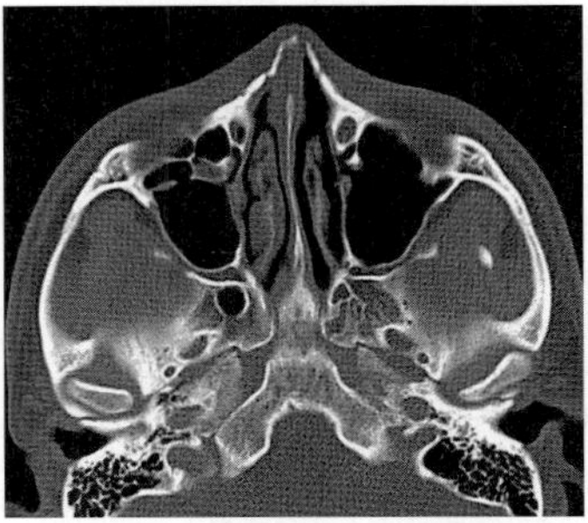

그림 17-1 우측 비골의 내측 함몰이 관찰된다.

2. 검사실 검사 및 영상 검사

1) 검사실 검사

수술적 교정이 필요한 경우 마취형태에 따라 마취에 필요한 검사를 시행한다.

2) 영상 검사

(1) 단순방사선사진(Nasal bone series & Water`s view)

기본적으로 시행한다. 골절부위의 원위부가 꺾어져 있거나 가라앉아 있다. Water`s도 같이 시행하는 것이 좋은데 동반 안면골 골절을 평가하기 위해 필요하다.

(2) 안면골 CT(Facial bone CT)(그림 17-1)

이학적 검사와 Nasal bone series로 진단이 애매한 경우 안면골 CT를 찍는 것이 좋다. 단순 방사선검사보다 골절여부와 위치를 더 정확히 평가할 수 있다.

3. 치료

수술적 교정이 치료이다.

- 적절한 수술시기 : 일반적으로 부기가 빠지고 시행 너무 시일이 경과하면 골유합이 진행될 수 있음.

성인 : 5-10 일, 소아 : 3-7 일

1) 폐쇄정복술(Closed reduction)

절개를 넣지않고 각종 Elevator(eg. Boies, Freer elevator)를 이용하여 함몰된 비골의 골편을 들어올린다. 골편부위를 확인한 후 Elevator를 골절부위에 맞는 만큼 비강내로 넣은 다음 지렛대 원리를 이용하여 정복한다. 보통 원래 위치로 복원되면서 딸깍하는 소리(또는 느낌)를 느낄 수 있다. 외상으로 인해 비중격까지 골절이 있는 경우 Asch 겸자를 이용하여 같이 정복한다.

2) 개방정복술(Open reduction)

골편이 여러 조각으로 되어 폐쇄정복술만으로 충분히 교정하기 힘든 경우나 외부 창상이 있는 경우골절부에 절개를 넣어 골절된 부위를 직접 보면서 정복할 수도 있다. 또 양측성 골절, 비배부 함몰골절, 연골부의 골절 있는 경우 고려할 수 있다.

3) 수술후 처치

외비에 부목(Aqua splint 또는 Denver splint)을 대고 정복한 비강내를 패킹한다. 외부 부목과 패킹은 통상 술후1주에 제거한다.

4) 합병증과 후유증(수술 동의서)

(1) 출혈

(2) 감염

(3) 비폐색

(4) 동반수술로서 비중격 교정술 가능성

(5) 외비변형(사비, 안장비) - 교정이 안되면 추후(통상 6개월이후) 추가적 수술(비성형술) 가능성

(6) 외부 접근시 흉터

Catholic University of Korea 임상진료지침

18 악안면 외상

Otolaryngology Head & Neck Surgery

본장에서는 안와외향골절 및 기타 안면골절의 치료에 대해 알아본다.

1. 안면외상의 초기 처치

안면외상을 평가하기 전 기도 확보, 호흡 및 환기, 순활 및 지혈에 대한 처치를 한다.

1) 기도 확보

안면 외상 환자는 후두나 기관지의 직접적인 손상이나 구강 및 인강의 부종, 출혈로 인한 이차적인 기도폐쇄가 일어날 수 있다.

(1) 환자의 체위

반복와위(semi-prone position): 혈액, 타액, 뇌척수액의 배출을 돕고 입술 및 협부 연조직에 의한 기도 폐쇄를 예방한다.

앙와위(supine position): 경부 손상 외에는 피한다.

(2) 구강 기도 유지기 및 기관 삽관

구강기도 유지기를 사용할 수 있으나 불안정한 하악골 골절 시에는 비인두 튜브가 더 좋다. 기관삽관을 하는 경우에 의식이 있는 환자에 대해서 diazepam, propofol, 근이완제 등을 이용해 마취한 후 삽관한다.

(3) 기관절개술

윤상갑상막절개술(cricothyroidotomy)를 시행해야하는 아주 응급 상황이 아니라면 기관절개술이 적절하다. 환자가 두부외상 후 반의식(semicoma) 또는 무의식(coma)상태이거나 심한 손상이나 다발성 골절로 인하여 여러 번의 전신 마취가 필요한 경우, 지속적인 간헐적 양압 환기가 필요한 경우, 기존에 있던 폐질환이나 이차감염으로 인한 가래가 문제가 될 때 기관절개술이 필요하다.

2) 지혈

일반적으로 비출혈은 자연적으로 멈추지만 경우에 따라서는 패킹이 필요할 수 있다. 구개부 혈관 손상에 의한 심한 출혈은 혈관, 골막, 골에 이르도록 깊게 봉합하여 지혈할 수 있으며 실패한다면 구개공을 폐쇄하거나 외경동맥을 결찰하여 출혈을 막는 방법도 있다.

3) 쇼크의 처치

동반된 다발성 골절, 주요 혈관 손상 등으로 출혈시 쇼크를 일으킬 수 있다. 빈맥, 저혈압이 발생하고 사지가 창백해지며 호흡수가 증가하고, 동공 확대 등이 나타나면 쇼크를 의심해야 한다.

Glasgow Coma Scale

Eye opening	Verbal response	Motor response
4 spontaneous(자발적)	5 oriented(적합한)	6 obeys(잘 시행)
3 to loud voice(큰 소리에)	4 confused, disoriented (혼동된)	5 localizes(국소적)
2 to pain(통증에)	3 inappropriate words (부적절한 단어들)	4 withdraws (flexion) 굴절된 자세
1 nil(없음)	2 incomprehensible sounds (이해할 수 없는 소리들)	3 abnormal flexion posturing (비정상적 굴절된 자세)
	1 nil(없음)	2 extension posuring (신전된 자세)
		1 nil(없음)

4) 동반 손상의 평가와 처치

의식의 평가는 보통 Glasgow Coma Scale(GCS)을 이용한다.

안면외상 환자의 경우 두부외상을 잘 동반하므로 두피의 타박상, 열상, 두개골 골절의 유무를 관찰하고 동공의 산대를 살펴보아야 한다. 양측 동공산대가 있고 양측이 동일하게 동공반사 반응이 떨어진다면 압박성 두개내 혈종(intracranial hematoma)을, 일측일 경우 시신경 손상을 의심할 수 있다.

2. 안와 외향골절

안와벽이 안와의 외측으로 골절, 전위되는 것을 말하며, 안와하벽과 안와내벽에서 흔하다.

1) 임상양상

복시, 안구함몰, 안면부 지각이상이 흔하다.

2) 진단 및 방사선 촬영

수상 초기 안구 전체에 대한 검사를 시행한다. 견인검사는 안와 내 근육이 포착된 것을 진단하는 검사로, 국소 마취제 점적후 하직근이나 각막윤부(corneal limbus)의 공막(sclera)를 잡고 눈을 위로 당겨본다. 반대편 정상안과 비교하여 위로 당겨지지 않거나 저항이 심하면 양성으로 판정한다.

3) 치료

(1) 보존적 치료

코풀지 말도록 주의를 주고 수상 후 2~3일간 얼음찜질한다. 경구 prednisolone 1mg/kg/day를 1주간 투여하면 안구의 부종을 줄이고 장기적인 안구운동장애를 줄이는데 도움이 된다.

(2) 수술의 적응증과 시기

안구 운동의 기계적 제한이 있거나, 복시가 2주 이내에 소실되지 않거나, 복시가 새로 나타날 경우, 2mm 이상의 안구함몰이 있거나 방사선학적으로 광범위한 골절이 있는 경우 수술을 한다. 수술 시기는 7~14일 째하는 것이 안와 종창이 충분이 소실되어 수술 적응 유무를 판별할 수 있다.

(3) 수술

안와 하벽 골절의 수술은 경안와(transorbital) 접근법과 경상악(transmaxillary) 접근법, 경비강(transnasal) 접근법으로 나눌 수 있다.

경안와 접근법은 안와 하벽 뒤쪽 골절을 정복하기 어렵고, 삽입물의 탈출, 감염, 안검외반, 반흔의 부작용이 있어 경상악동 접근법을 사용한다. 비강 상악동 창이나 Caldwell-Luc 접근법을 통하여 상악동 내에 일시적으로 패킹이나 Foley 카테터, hydroxiapatitie 블록, 실리콘 블록, 실리콘 튜브 등을 삽입하여 골절편을 정복한다.

안와 내벽 골절의 수술은 비내시경을 이용한 비내 재건술이 주로 이용된다. 먼저 사골동 비내수술을 시행하고, 돌출된 안와 내용물을 외측으로 밀어 안와내로 위치시킨다. 이후 silastic sheet 와 merocel을 패킹하여 고정한 뒤 4주후 제거한다. 수술 직후와 silastic sheet 제거 후 CT촬영을 해 정복 유무를 확인한다.

4) 합병증

복시, 안구운동 장애, 안면부 지각 이상, 안검하수 등이 있으며 시력 소실이 있으면 응급수술을 한다.

술후 24시간 이내: 안구혈종, 복시, 안구 장애

24시간에서 2주 이내: 안구함몰, 이식물의 감염 및 탈출

2주 이상 : 안면부 지각이상, 지속적인 복시, 안구운동 장애, 안구함몰, 안검외반, 구강상악동 누공

3. 전두동 골절

전두동 골절은 크게 전벽골절, 후벽골절, 비전두관 골절로 분류할 수 있다. 술전 가장 중요한 사항은 뇌척수액비루의 유무이다. 뇌척수액비루가 확인되면 이는 뇌막손상을 동반한 후벽골절이다. 골절의 진단에 CT가 유용하다.

1) 수술의 적응증

2) 전두동 골절의 치료 방법

전위가 없는 전두동 골절은 경과 관찰 6주 후 X-ray 확인, 병변 있으면 내시경 배액, 없으면 6개월~1년 후 CT 확인

(1) 적응증

가. 전두동 전벽에 함몰골절이 있는 경우

나. 방사선 소견상 비전두관에 골절이 있는 경우

다. 비전두관이 폐쇄된 경우

라. 전두동 후벽골절로 인해 경막이 찢어진 경우

마. 지속되는 뇌척수액 유출

바. 동 내에서 기수면이 보이거나 두개강에 기뇌가 있어 시험개방이 필요한 경우

3) 합병증

초기: 전두동염, 뇌막염

후기: 해면정맥동의 혈전, 뇌염, 점액류, 뇌농양

4. 협골골절

협골골절은 협골궁 골절(zygomatic arch fracture), 삼각골절(tripod fracture), 다골편 협골골절(multifragment zygomatic fracture)이 있다.

1) 협골궁 골절

주로 협골측두봉합선(zygomaticotemporal suture line)주위에서 골절이 일어난다. 협골궁 부위의 함몰이나 개구 시 하악의 근돌기(coronoid process) 운동장애, 측두근 손상으로 인한 악관절 강직이 나타날 수 있다.

골절이 7~10일 이 지나면 부분적으로 치유되므로 10일내에 치료를 시행한다. 주로 비관혈적 방법으로 치료 하며 구외 접근법과 구내접근법이 있다. 구외 접근법 중 Gillies 방법이 가장 많이 이용된다. 그림과 같다. 구내 접근법으로는 최근 내시경을 이용한 방법이 있다.

2) 삼각골절

협골골절 중 가장 흔하며, 안와외연, 안와하연, 그리고 궁의 골절이 특징적이다. 시력장애, 복시, 안구함몰 등의 안증상이 흔히 나타난다. 대부분 협골융기(malar eminence)가 편평해진 소견을 볼 수 있으며, 협골전두봉합선(zygomaticofrontal suture)이나 협골상악봉합선(zycomaticomaxillary suture) 부위의 계단상 변형이 만져지면 삼각골절을 의심해야 한다.

안와저나 안와하연의 골절이 심하지 않고 정복 후 골절의 안정성이 유지된다면 수상 후 4~5일 이내에 비관혈적 정복을 한다. 비관혈적 정복은 구강 내로 접근하거나 이개 전방부위로 접근하여 갈고리를 이용하여 골절편을 정복할 수 있다.

관혈적 정복에서는 외측 눈썹 절개(lateral eyebrow incision), 안검 절개(eyelid incision), 구내 절개(gingivobuccal incision)등을 통하여 골절부에 접근한다. 정복 시 협골전두(zygomatico-frontal)부위, 안와하연, 협골상악(zygomatico-maxillary) 부위의 세 지점이 삼차원적으로 정확히 맞도록 골편을 정복한다.

3) 다골편 골절

심각한 협부함몰을 동반하기 때문에 반드시 수술적 정복을 한 후 고정해야하며 분쇄골절이 심하면 골이식을 시행한다.

4) 합병증

합병증으로 안구병변, 신경학적 손상, 개구장애, 안검외반, 안검부종이 발생할 수 있다.

5. 상악골 골절

1) 분류

Le Fort I형 골절: 치조릉(alveolar ridge)의 바로 윗부분에서 상악골과 비중격을 가로지르는 수평방향의 골절

Le Fort II형 골절: 추체형(pyramial)골절로 골절이 비부를 가로지른 후 상악골을 따라 경사를 이루면서 상악골의 하부벽을 침범하고 익돌판의 골절로 이어지는 골절

Le Fort III형 골절: 상악골과 비부가 두개저로부터 분리되는 두개안면분리(craniofacial dysjunction) 라고도 한다. 이 골절은 비골, 비중격, 양측 안와의 내벽, 외벽, 하벽, 협골궁, 익돌판, 그리고 하측두와로 이어진다.

2) 임상소견과 진단

상악골 골절에서는 상악이 후하방으로 전위되면서 기도폐색이 발생할 수 있고, 인두나 구개부위의 혈종, 부종, 좌상 또는 부러진 의치나 치아 때문에 호흡곤란을 일으킬 수 있다.

Le Fort I형 골절의 경우 엄지손가락을 치조릉의 앞부분과 전비극(anterior nasal spine)에 그리고 다른 손가락은 hard palate에 놓아 상악골을 쥔 후 반대쪽 손의 손가락으로 상악골의 아래부분을 촉지하여 상악골의 움직임을 알 수 있는 부유구개(floating palate)소견이 있다.

Le Fort II형 골절은 비배부(nasal dorsum)나 안와내연을 촉지할 때 가동성이 있다.

Le Fort III형 골절은 안와외연 골절 혹은 분리된 협골골절이 동반되어 있다면 안와하연에서 가동성이 느껴지고, 협골골절이 동반된 경우에는 협골

궁의 소실과 협골전두 봉합 부위의 계단 모양을 확인할 수 있다. II형과 III형에서는 안와골절의 가능성이 있기 때문에 반드시 안과 협진을 실시한다.

3) 치료

비관혈적 정복술은 스테인레스강 철사를 이용하여 교합면에 맞게 고정하고 하악골의 치아와 교합이 일치하도록 상하악골을 고정한다.

교합기능의 장애가 있고, 비관혈적 정복술로 안면의 미용적인 면을 해결할 수 없으면 관혈적 정복술을 시행한다.

6. 하악골 골절

하악은 저작기능에 매우 중요한 부분으로 치료 후 외상 전의 저작 기능을 회복하기 위해서는 정상적인 교합회복이 중요하다. 교합의 정의는 다음과 같다.

정상교합: 상, 하악골의 위치와 크기가 정상범주에 있고 치아 배열이 정상 상악 제1대구치의 근심협교두(mesiobuccal cusp)가 하악 제1대구치의 buccal groove에 위치 전치부의 수직 및 수평 피개 overbite, overjet가 정상

제1 부정교합: 아래위턱의 상태는 정상이나 각 치아가 정상적으로 배열하지 못하거나 치아 사이의 간격이 넓어진 경우

제2 부정교합: retrognathia

제3 부정교합: prognathia

1) 부위

관절돌기(condylar process)(m/c), 하악체(body), 하악각(angle), 하악결합(symphysis), 치조릉(alveolar ridge), 하악지(ramus), 근돌기(coronoid process)

2) 분류

(1) 불리골절(unfavorable fracture) 과 유리골절(favorable fracture)

불리골절은 근수축력이 골절편에 이동에 크게 작용하여 예후가 불량

(2) 골절의 양상

단순골절, 복합골절, 불완전골절, 분쇄골절, 복잡골절, 병적골절

(3) 골절의 위치

가. 하악결합골절: 상악의 두 중절치 사이의 치조돌기에서 하악골의 하연까지 골절

나. 하악결합방골절: 절치부위의 치조돌기에서 하악 하연까지

다. 하악체골절: 견치의 근심면과 제2대구치 원심면사이

라. 하악각골절: 제2대구치의 원심부 골절

마. 하악지골절: 하악지의 전연에서 후연까지, 또는 수직으로 하악 절흔에서 하악골의 하연까지

바. 관절돌기골절: 하악 절흔에서 하악지 후연, head, neck, subcondylar fx. 낭내 or 낭외 골절

사. 근돌기골절: 하악 절흔에서 하악지 전연까지

아. 치아치조 골절: 골절이 하악골의 하연에 이르지 않는 유치부위의 골절

3) 진단

(1) 증상

가. 저작 곤란

나. 하치조신경 분포지역의 이상감각: 하악체나 하악각부위에 전위된 골절 의심.

(2) 촉진

환자의 뒤에서 손가락을 하악의 하연에 놓고 하악의 정중앙에서 하악각까지 촉진

환자의 앞에서 외이도 입구를 통해 관절돌기 촉진

양측 하악각을 압박하면 골절 부위에 통증

(3) 기타 이학적 검사

가. 구강검사: 연조직, 잇몸, 치아, 구강저 검사, 치아궁의 교합평면

나. 고막검사: 두개저 골절의 확인

(4) 방사선검사

가. 하악골의 측사면영상, 후전방영상, 역Towne영상(condyle), 파노라마영상.

나. 하악골 골절: 파노라마(90% 진단), 통상적인 방사선 촬영(66%)

다. 하악교합영상(mandibular occlusal view): 하악 결합 골절 판별에 유용

라. 근첨주위영상(periapical view): 치근골절, 근첨주위부, 치아주위 병리, 골절선~치주인대

마. 나선형 CT: 치근 골절을 제외하고 모든 부위에서 파노라마보다 우수

4) 치료

정복 후 고정 및 부동화

고정: 직접고정-골절부위를 개방하여 가시화한 후 정복 후 고정

간접고정: 골절선에서 멀리 떨어진 부위에서 골절편을 고정

부동화: 골유합을 얻기 위해서 골절부위를 충분한 기간 동안 안정시키는 것, 간접고정시 4주

(1) 보존적 처치

적응증 : 광범위한 분쇄골절(감염의 위험성), 심하게 위축된 무치악 골절(골형성 능력 떨어짐), 발육 중인 치열이 관련된 어린이 골절(치아손상 가능성)

가. 악간고정(intermaxillary fixation)

- 주위철사 결박(circumferential wiring): 치아가 주변 치아 없이 홀로 있거나 무치악인 경우
- 고무줄 : 고정효과가 좋으나 교근 및 주위의 근수축과 통증 유발,

깨끗이 유지하기 힘들다.

철사: 깨끗하게 유지 가능, 시간이 지나면서 헐거워져 다시 조이거나 교체 필요

- 성인의 하악골 골절시: 6주간 악간고정

단점 : 체중감소, 구강위생악화, 직장복귀지연, 측두하악관절 조직학적 변화

단순 하악골 골절: 소아 2-3주, 성인 3-4주, 고령자 6-8주

나. 단악고정(monomaxillary fixation)

- 하악 단독으로 비관혈적으로 정복하고 고정하는 방법

: Gunning 부목 등을 이용하는 방법, 치간 철사 결박, 아치바 고정, 외부고정 등

- 외부고정 : 총상, 병리적 골절 혹은 골수염 등으로 골소실이 있는 무치하악골이나 골이식시 사용
- 단악고정 : 위축되고 무치악인 하악골의 골절이나 빠르고 간단한 고정방법이 필요한 안면 중간부위의 골절과 연관된 하악골 골절에 사용

(2) 수술

가. 관혈적 정복의 적응증

- 불리골절
- 연조직이 삽입되어 있고 골절치료가 많이 늦어진 경우
- 복잡 안면골 골절
- 관절돌기 골절 및 하악골의 또 다른 부위가 골절된 경우
- 다른 신체적 문제로 악간 고정이 곤란한 환자

나. 구강외접근법: 시간이 많이 소요, 상흔, 안면신경의 하악지 등 주위 구조물 손상

다. 경구강접근법: 수술시간이 짧고, 구강 외에 상흔 없고, 안면신경 손상이 없음.

치아가 있는 부위인 하악골의 하악체, 하악각, 하악결합 골절에 유용

(3) 내고정

장기간의 악간 고정이 필요 없고 치유 기간 중에 기능하여도 골절의 움직임을 막을 수 있는 관혈적 정복술

가. 철사고정
- 부드러운 스테인리스강 철사 사용
- 철사결박 : 단순 직선 철사결박, 8자모양 철사결박, 하악주위 철사결박 등

나. 경직고정(rigid fixation)
- 강판과 나사못을 사용
- 하악골 하연에는 나사못(bicortical screw)과 압박 강판(eccentric dynamic compression plate) 상연에는 밴드(tension band)를 사용
- 장점: 일차적 골유합을 유발, 통증 없이 조기에 하악운동 가능, 악간고정을 하지 않고, 다발성 외상환자에서 기관절개 없이 기도유지 가능, 입원기간과 재활기간 단축
- 단점: 구강외접근으로 인한 반흔, 안면신경 손상 가능성, 술 후 강판 제거

5) 합병증

(1) 초기 합병증

가. 출혈, 기도폐쇄, 상처 감염(m/c)

나. 골절선상에 골절된 치아가 있거나 개방 골절시 감염 증가

다. 예방: 괴사제거, 이물질제거, 정확한 고정, 항생제 투여

(2) 후기 합병증

가. 신경 손상
- 하악체와 하악각에서 전위골절 시 하지조 신경 손상(1~15%)

- 관절돌기 골절 시 이개측두신경과 교근신경 손상

나. 지연유합과 유합결여

- 정상적인 하악골절의 유합: 4-8주
- 유합결여(nonunion): 4-8주 이내 골유합이 일어나지 않는 경우, 1-4% 부적절한 정복과 고정, 감염, 무치악골절 등에서 발생
- 지연유합(delayed union): 정복과 고정이 적절히 이루어져 골유합이 되기 전의 일시적인 상태
  개방골절, 무치악골절에서 과도한 골막박리, 신진대사결핍, 알코올 중독

다. 부전유합

- 유합된 골절부위에 여전히 전위가 있는 상태, 1-18%
- 치료: 초기에 악간고정 시행, 악간고정 기간연장, 치아 연마, 치아 교정, 유합 후 절골술 등

라. 악관절 강직

- 소아에서 많이 발생, 관절낭내 골절과 장기간 악간 고정과 연관
- 원인 : 관절낭내 출혈로 인한 비정상적인 섬유화
- 치료 : 수술적 치료-측두하악관절성형술, 강직부위의 골절제, 근돌기 절제술, 늑연골 이식술

Catholic University of Korea 임상진료지침

19 비강과 부비동의 악성 종양

Otolaryngology Head & Neck Surgery

비강과 부비동 악성 종양은 전체 악성 종양의 약 1%, 상부기도와 소화관에 발생하는 악성종양의 약 3~5%를 차지하는 드문 종양으로, 70% 이상이 상피조직에서 발생하는 암종이고, 병리조직학적으로 편평세포암종이 대부분을 차지한다. 진단 시 이미 여러 부비동을 침범한 예가 흔하므로 발생부위를 정확히 파악하기가 어려우나 상악동(60%), 비강(20%), 사골동(15%)에 주로 발생하며, 접형동과 전두동 또는 비전정(5%)에 발생하는 예는 드물다. 45세 이상에서 주로 발생하며, 남성에서 2배 정도 호발 한다. 두경부 영역의 다른 종양에 비해서 비교적 젊은 연령에서도 발생할 수 있으며, 여성에게 상대적으로 많이 발생한다.

상악암의 발생은 작업환경과 연관이 있다. 즉 니켈, 가죽건조, 광물성 기름, 크롬, 이소프로필알코올, 칠기, 땜질, 용접, 나무 등을 취급하는 노동자에서 발생하기 쉽다. 특히 니켈은 편평세포암종, 나무분진은 선암종의 발생과 관련이 있다.

1. 증상 및 이학적 소견

초기증상은 비부비동염과 유사하여 외래에서 조기발견이 어렵고, 대부분 진행되어서 늦게 발견되므로 예후가 비교적 불량하다.

비강내 종괴들은 대개 표면이 괴사되어 있으며 때때로 가피가 종괴를

표 19-1 비부비동에 발생하는 악성 종양의 분류

상피성 악성 종양	비상피성 악성 종양	
편평세포암종 이행세포암 선암 선양낭성암 흑색종 후각신경아세포종 미분화암	연조직육종	횡문근육종 평활근육종 섬유육종 지방육종 맥관육종 혈관주위세포종
	결합조직육종	연골육종 골육종
	림프세망종양	림프종 형질세포종 거대세포종

덮고 있는 경우가 있다. 그러나 비용 모양의 점막 또는 양성 종괴를 보이는 비용이 종괴를 가리고 있어서 발견되지 않는 수가 있다. 상악동의 내측벽이 비강내로 돌출하거나 일측 자연 공으로부터 분비물이 관찰될 경우에는 악성종양을 의심할 수 있다.

안 증상은 종양의 침범정도에 따라 다양하여 안와주위부종, 결막부종, 외안근 운동장애에 의한 복시, 안구돌출, 시력감소등이 나타날 수 있다. 접형동을 침범한 경우 안구 후방에 둔탁한 통증을 유발할 수 있다.

특별한 원인 없이 의치가 불안정하거나 치아가 흔들리는 것은 상악동의 종양이 경구개와 상악치조릉을 침범하여 나타나는 초기증상일 수 있다. 따라서 의치를 장착하는 환자는 의치가 잘 맞는지 살펴보고, 이를 제거한 후 경구개나 상악치조릉에 돌출이 있는지, 치아가 흔들리는 것이 있는지 살펴보아야 한다.

개구장애는 악성종양에 의한 익돌근이나 교근의 침윤을 시사 하기도 한다.

상악동 종양이 골벽을 파괴하고 협부의 연조직까지 진행하면 안면부에 비대칭이 나타나고 제 5번 뇌신경을 침범하여 안면의 통증이나 이상감각을 유발할 수 있다.

종양이 두개저로 침범하면 여러 뇌신경의 마비 가능성이 있으므로 모든 뇌신경에 대한 기능검사를 철저히 하여야 한다. 전두개저를 침범한 경우 안와와 부비동을 침범하여 비폐색, 비루, 비출혈, 후각 장애, 시력저하, 안구돌출 등이 발생할 수 있으며 뇌척수액의 유축이나 안면의 침범이 나타날 수 있다. 중두개저 침범의 경우 제3,4,6번 뇌신경을 침범하여 안구의 운동이상이나 제5번 뇌신경을 침범하여 안면의 감각이상, 저작기능의 장애등을 일으킬 수 있으며, 초기에 이관폐쇄로 인한 중이염이 발생할 수 있다.

주로 후인두 림프절을 통하여 상부 심경부 림프절로 전이되므로, 경부 림프절이 촉진되는 지를 철저히 조사해야 한다.

2. 진단

1) 영상진단

부비동 단순촬영은 초기단계의 검사로서는 가치가 있으나, 종양을 진단하거나 범위를 파악하는 데는 한계가 있다.

CT 촬영은 두개저의 골미란 여부를 판단하는 데 유익하다. 조영제를 사용할 경우 종양과 연조직을 구분할 수 있어 안와, 두개내, 안면주 연조직, 익돌상악와로의 침범범위를 아는 데 어느 정도 도움이 된다. 그러나 CT 로는 종과-(괴) 자체의 연조직 음영과 부비동 자연공이 폐쇄되어 속발하는 염증성반응, 즉 점막부종과 분비물 저류를 구분하기 어렵다.

MRI는 CT 의 진단적 한계를 극복하는 데 도움이 된다. 연조직 영상이 우수하므로 종괴 자체의 연조직 음영과 부비동내에 축적된 분비물이나 염증성 점막부종을 구분하는 데 매우 유용하다. 또한 신경주위 침범을 아는 데 도움이 된다. 관상면이나 시상면상이 깨끗하므로 두개저와 두개내 침범 여부, 특히 정원공, 난원공, 시신경, 익돌기관의 침범을 파악하는 데 우수하다. 그러나 골 파괴를 보는 데는 CT 보다 큰 도움이 되지 못하므로 치료 계획을 수립하려면 CT 촬영과 병행하여 시행하는 것이 바람직하다. 비록 림프절 전이가 흔치 않다 하더라도 후인두림프절 전이여부는 촉진으로 파악할 수 없기 때문에 경부를 포함하여 림프절 전이 여부도 CT 나 MRI 로 확인하여야 한다.

CT 에서 조영 증강된 병변이 있는 경우 다른 혈관성 종양과 감별하기 위해 혈관조영술을 시행한다. 해면정맥동의 침윤이 의심되거나 종양이 내경동맥과 인접해 내경동맥 절제의 가능성이 있는 경우 수술 전에 미리 혈관조영술을 시행한다.

PET-CT 를 통해 전신전이여부를 조사한다. 10~20%에서 이차암이 발생하므로 치료 후 추적관찰시 전이가 의심되면 핵의학검사 혹은 PET-CT 를 시행한다.

2) 병기

2009 AJCC(American Joint Committee on Cancer) 7th edition.

3) 조직생검

조직생검을 먼저 하고 방사선 검사를 할 경우에는 종양 범위를 파악하는 데 혼동을 초래할 수 있으므로, 생검전에 방사선검사를 시행하여 종양의 발생부위, 범위, 혈관성 등을 미리 파악한다. 직접관찰이나 접근이 어려운 경우에는 해당부위를 시험적으로 개방하여 조직을 채취하며, 괴사조직을 피하고 내시경으로 보면서 정확히 하는 것이 좋다. 종양이 상악동 내에 국한되어 있으면 하비도를 통해 상악동을 천자하여 세척하고, 세척액을 모아 세포검사를 할 수도 있다.

3. 치료

비강과 부비동 악성종양의 치료는 다른 부위의 악성종양에서와 같이 정상조직을 포함하여 충분한 절제연을 두고 일괴 절제술을 시행하는 것이 이상적이나 수술요법 단독으로는 생존율이 낮기 때문에 술전 또는 술후 방사

표 19-2 비부비동 종양의 분류 (AJCC, 2009)

Tx	원발종양의 병기를 파악할 수 없는 경우
T0	원발종양이 없는 경우
Tis	상피내암
상악암	
T1	종양이 상악동 점막에 국한되어 있으면서 골의 미란이나 파괴가 없는 경우
T2	상악동 후벽이나 익돌판을 제외한 부위에 골의 미란이나 파괴가 있는 경우 (경구개 또는 중비도를 침범)
T3	종양이 다음 구조물 중 어느 하나라도 침범한 경우: 상악동 후벽, 협부의 피하조직, 안와의 저부나 내벽, 익돌와 또는 사골동
T4a	종양이 다음 구조물 중 어느 하나라도 침범한 경우: 안와 전방 구조물, 협부피부, 익돌판, 하측두와, 사상판, 접형동 또는 전두동
T4b	종양이 다음 구조물 중 어느 하나라도 침범한 경우: 안와첨부, 경막, 뇌실질, 중두개와, 삼차신경의 상악분지를 제외한 뇌신경, 비인두강 또는 사대
비강 및 사골동암	
T1	골파괴 없이 하나의 subsite에 국한된 경우
T2	둘 이상의 subsite를 침범한 경우 또는 주변조직으로 파급되었으나 비사골 복합체 안에 국한된 경우 (골파괴는 있을 수도 없을 수도 있다.)
T3	종양이 안와의 저부와 내벽, 상악동, 구개 또는 사상판을 침범한 경우
T4a	종양이 다음 구조물 중 어느 하나라도 침범한 경우: 안와 전방 구조물, 코와 협부의 피부, 전두개와의 최소 침습, 익돌판, 접형동 또는 전두동
T4b	종양이 다음 구조물 중 어느 하나라도 침범한 경우: 안와첨부, 경막, 뇌실질, 중두개와, 삼차신경의 상악분지를 제외한 뇌신경, 비인두강 또는 사대

선치료와, 필요한 경우 유도항암요법 또는 보조적 항암요법을 병용한다. 악성도가 높은 종양에서는 필요하면 안구적출, 개두술을 포함하여 광범위하게 적출해야 한다. 근치적 목적의 치료를 위해서는 광범위하게 절제해야 하지만, 환자의 전신상태, 술후 외형적 기능적 장애, 수술과 방사선치료와 항암요법을 모두 시행할 수 있는 시설 등 모든 조건을 고려해서 치료방법을 선택한다.

1) 비강악성종양

부비동에 발생한 경우보다 증상 발현이 더 빠르기 때문에 일반적으로

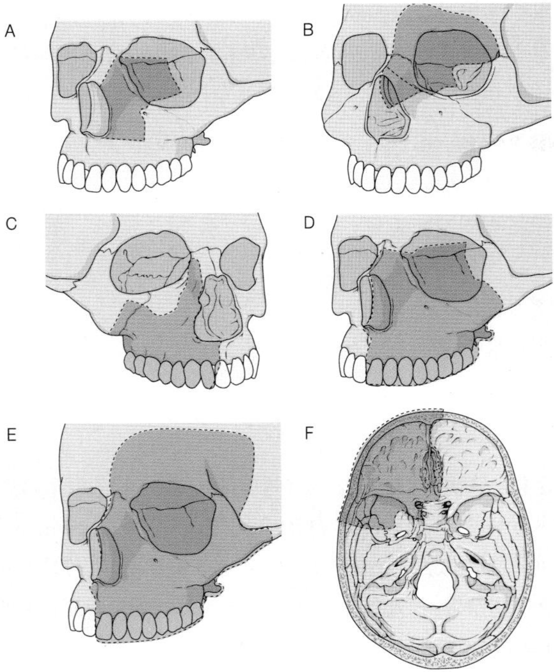

그림 19-1 A. 내측상악절제술, **B.** 상부구조 상악절제술, **C.** 하부구조 상악절제술, **D.** 상악전적출술, **E.** 두개안면절제술

예후가 좋다. 비전정에 발생한 경우 안면변형의 위험으로 인해 방사선치료를 우선하지만, 진행된 종양은 방사선 치료 성적이 좋지 못하여 고식적 수술이 필요한 경우가 많다. 비강저, 측벽, 비중격에 발생한 종양에는 외과적 절제수술이 좋다. 수술 후 절제연의 종양세포가 양성인 경우에는 수술 후 방사선 치료를 시행한다.

2) 상악동 악성종양

상악동에 국한된 경우에는 방사선 단독 또는 수술 단독으로 치료가 가능하지만, 대부분 발견했을 당시 T3나 T4이기 때문에 수술과 방사선 치료 및 필요할 경우 항암요법까지 포함하는 다병용 요법이 생존율을 향상시킨다.

3) 수술적 치료(그림 19-1)

가. 내측상악절제술
나. 상부구조 상악절제술
다. 하부구조 상악절제술
라. 상악전적출술
마. 두개안면절제술

4. 합병증

수술의 합병증 - 상악절제술 중 비루관이 제거되거나 술후 협착으로 인해 유루증이 발생한다. 외안근의 손상이나 외안근포착(entrapment)에 의한 복시가 발생할 수 있으며, 안구조작이나 절골술로 인해 시신경이 압박을 받아 실명이 발생할 수 있으며 이때는 고용량의 스테로이드요법과 함께 응급 안구감압술이 필요하다.

방사선치료의 합병증 - 안구에 대한 침범이 없을 경우 안검/결막/누선/각막/안구 전방구조물은 차폐가 가능하나 안구에 대한 침범이 있을 경우 안구 전체가 방사선 조사 영역에 포함된다. 전방구조물을 차폐한 경우에는 술후 3-5주년째에 지연성으로 망막병증이나 시신경병증이 발생하게 되는데, 이는 망막과 시신경 자체가 방사선에 저항성이 있으나 미세혈관은 저항성이 없기 때문이다. 안구 전체가방사선조사를 받은 경우에는 안구건조증으로 인한 결막염, 전안구염 등이 발생하여 1년 내에 실명하게 된다. 항암화학요법, 당뇨, 동맥경화가 있는 경우에는 방사선에 의한 합병증이 더 잘 발생한다. 합병증의 빈도는 총 방사선 조사량과 분할 조사량에 비례한다.

최근에는 강도변조 방사선 치료가 도입됨으로써 안구로 가는 방사선 양을 줄이고 비교적 균일한 양의 방사선을 조사할 수 있어 후유증을 상당히 줄일 수 있게 되었다.

5. 예후

상악동 종양 자체가 늦게 발견되고, 진행이 빠르며 효과적인 치료법이 아직 확립되지 않아 예후는 불량한 편이다. 하지만 두개저 수술의 발전, 내시경의 도입, 병용항암요법의 발전 그리고 방사선조사기법의 발달에 힘입어 생존율이 높아지는 추세다. 치료실패 원인으로는 국소재발이 가장 흔하다.

- 전이암

다른 원발병소에서 비부비동으로 전이되는 경우는 1%에 불과하다. 주로 신장, 기관지, 유방 등에서 비부비동으로 전이되며, 비뇨생식, 위장관, 갑상선, 췌장, 부신, 피부 등에서도 전이될 수 있다. 그중 가장 대표적인 것이 신세포암이다. 전이된 종양은 상악동, 사골동, 전두동, 접형동 순으로 호발하고, 간혹 비인두, 경구개 등에도 전이될 수 있다.

6. 처방례

[preoperation]

양팔/양다리 보호 및 채혈금지, OS 바지 - flap 예상되는 경우

Skin preparation ; eyebrow에서 knee까지 - flap 예상되는 경우

L-tube insertion(수술 반대쪽), foley insertion

PRC 준비

Antibiotics

[post operation]

Check I/O

ABR

Apply vaporizer(mucomist)

Foley training

Routine lab - CBC/BC/Chest PA/EKG/ABGA

Antibiotics(consider triple anti)

Pain killer

Heparin / volume expander / prostaglandin(flap 시행한 경우)

Dressing as needed

Steroid(필요시)

Tracheostomy care(필요시)

Conservative and symptomatic medication

Catholic University of Korea 임상진료지침

20 비강과 부비동의 양성 종양

Otolaryngology Head & Neck Surgery

1. 비부비동의 양성종양

염증성 질환은 주로 주로 양측으로 발생하나 종양은 대부분 한쪽에서 병발하므로 지속적인 일측성 코막힘이나 반복되는 비출혈이 있는 경우에는 종양을 의심해야 한다. 골종이 가장 흔하나 실제 치료를 요하는 경우는 반전성 유두종이 가장 흔하다. 임상 증상은 종양의 위치, 진행정도, 병태생리 등에 따라 코막힘, 콧물, 비출혈, 두통, 후각이상, 안구돌출, 유루, 복시 등이 다양하게 나타나며 이 중 코막힘이 가장 흔하다.

1) 상피성 종양

(1) 유두종

가. 폴립상 유두종(fungiform papilloma)

- 특징 : 대부분 비중격의 앞쪽에 발생하며 악성 변화는 드물다.
- 증상 : 무증상인 경우가 대부분이나 코피나 코 자극 증상을 나타낼 수 있다.
- 치료 : 완전 절제이며 절제 후 기저부를 소작하여 재발을 방지한다.

나. 반전성 유두종(inverted papilloma)

- 특징 : 주로 일측성으로 비측 벽에서 발생하여 중비도에서 흔히 발견된다.

- 증상 : 종양의 크기가 증가할 때까지는 대부분 무증상이나, 종양의 크기가 커지면서 일측성 코막힘, 비출혈, 콧물, 양측성 코막힘 등이 나타날 수 있으며 두통이나 복시, 얼굴감각 저하 등의 증상을 나타낼 수도 있다. 반전성 유두종은 국소적 침습성으로 인해 주위 조직을 파괴하며, 다발성 원발 부위가 존재하고, 치료 후 재발률이 높으며, 약 10% 전후에서 악성으로 전환하는 임상적 특징을 보인다.
- 진단 및 검사 : 병리조직 검사로 확진하며 내시경 검사, CT, MRI 같은 방사선학적 검사는 원발부위와 침습범위를 평가하여 치료방침을 세우는 데 도움을 준다.
- 치료 : 치료는 광범위한 제거가 가장 효과적이며 수술 시 지도화 mapping된 조직검사를 시행하여 악성 종양의 동반 여부를 확인한다. 과거 광범위 근치술이 최상의 치료로 인정되어 보다 침습적인 방법이 선호되었으나 최근에는 비내시경하에 절제술로 제거를 많이 한다.

다) 소타액선 종양(minor salivary gland tumor)

- 특징 : 비강과 부비동에 존재하는 작은 침샘에서도 드물지만 종양이 발생하며 이 중 약 50%는 악성이다. 다형성 선종(pleomorphic adenoma)이 가장 흔한 양성 종양이며 대개 비중격에 발생하며 비측벽이나 비갑개에서도 발생한다.
- 치료 : 치료는 충분한 변연을 확보한 외과적 절제가 원칙이다.

2) 간엽성 종양

(1) 혈관섬유종(angiofibroma)

- 특징 : 비인강 혈관섬유종은 주로 사춘기 남자에게 호발하는 혈관이 풍부한 양성 종양이다. 조직학적으로 양성이나 매우 공격적이어서 주위 조직 침윤이 흔하며 비교적 재발이 높고 대량 출혈과 두개내 침범 등으로 환자가 사망할 수도 있다. 종양은 접구개공(sphenopalatine foramen)의 상연(superior margin)에서 기원하여 후비공(choana), 익구개와(pterygopalatine fossa), 측두하와(infratemporal fossa)로 확장되고, 안와나 두개 내로 침범하기도 한다. 종양의 주된 영양동맥은 외경동맥(external carotid artery)의 가지인 내상악동맥(internal maxillary artery)과 상행인두동맥(ascending pharyngeal artery)이다.

- 증상 : 반복적인 비출혈과 일측성 코막힘이 가장 흔한 증상이며, 종양의 주위침범 정도에 따라 후각이상, 이충만감, 얼굴부종, 콧물, 얼굴 및 입천장의 변형, 협부의 통증 등이 나타날 수 있고, 상안와열을 통해 해면정맥동(cavernous sinus)을 침범하면 안구돌출이나 상안와열증후군의 징후가 나타나며 두개 내로 침범하면 뇌막자극 증상이 나타난다.
- 진단 및 검사 : 자세한 병력 청취, 비내시경 소견, 방사선검사와 술전 혈관조영술로 영양혈관을 확인하여 확진하게 된다. 혈관섬유종이 의심되는 환자를 진찰할 때는 반드시 뇌신경에 대한 검사와 비내시경검사를 시행한다. 내시경검사에서 선홍색의 미끈한 표면을 가진 폴립모양 종양을 관찰할 수 있다. 이관기능장애로 인한 중이 삼출액이나 고막함몰이 있는지 이경검사로 확인한다. 술전 방사선 검사로 CT, MRI가 필요하다. 혈관조영술은 술전 영양동맥을 확인하고 색전하여 술 중 출혈을 줄이는 데 도움을 줄 수 있으며 색전술 시행 후 24-48시간 이내에 수술하는 것이 출혈을 가장 최소화할 수 있고 색전물질에 의한 염증반응을 피하는 데 좋다.
- 치료 : 수술적 완전 절제가 원칙이다. 접형동이나 해면정맥동 등을 침범한 경우 종양의 완전 절제가 불가능한 것이 재발의 가장 큰 원인이다.

(2) 혈관종

- 특징 : 혈관종(hemangioma)의 50%이상이 두경부 영역에서 발생하며 그중 구순부, 혀 부위 및 구강 안 점막부에 호발하고 비강에서의 발생은 드문 것으로 알려져 있다. 비강 혈관종은 비중격이나 비전정에서

발견된 경우가 가장 많으며 특히 혈관분포가 풍부한 Little 부위에 호발한다.

- 증상 : 비출혈과 서서히 진행하는 일측성 코막힘이 가장 많고, 특별한 증상 없이 우연히 발견되는 경우도 있다. 진찰 시에 비강 내의 적색의 종물로 관찰되며 쉽게 출혈하는 성질을 띤다.
- 진단 및 검사 : CT, MRI, 혈관조영술, Technetium 스캔, 도플러 초음파 검사법 등을 사용한다. 감별을 요하는 질환들로는 단순 육종, Kaposi 육종, 혈관 육종, 편평세포암종, 비색소침착형 흑색종, 치성종, 림프종 등이 있다.
- 치료 : 대부분은 자연적으로 소실되기 때문에 추적관찰이 주된 요법이나 이 중 10-20%는 적극적인 치료가 필요하다. 비수술적 치료 방법으로는 고용량의 스테로이드가 사용되며 종양이 커지는 것을 막는 데 효과가 있다고 알려져 있으나 주로 소아에서 효과가 좋으며 이에 반응이 없을 때는 수술치료가 필요하다.

(3) 소엽성 모세혈관종(lobular capillary hemangioma,pyogenic granuloma)

- 특징 : 혈관종의 한 형태로 급속하게 성장하며 쉽게 출혈하는 경향을 보인다.
- 증상 : 편측성 비출혈이 가장 흔한 증상이며 그 외에 코막힘, 비강종물이 나타난다.
- 진단 : 유두종 혹은 비용으로 오진하기 쉽고 악성 종양 또는 혈관 섬유종 등과 감별해야 한다.
- 치료 : 단순절제로 대부분 치유되고, 재발의 원인은 병변의 불완전한 절제이다.

(4) 신경종양

- 특징 : 신경종양(neurogenic tumor)은 중추신경 및 말초신경에서 드물게 발생하는 양성 종양으로 Schwann 세포, 섬유아세포 및 신경외초에서 유래된다.

가. 신경초종(neurilemmoma)은 주로 비강과 사골동 부위에 발생하며 단발성이고, 피막이 잘 형성되며, 악성화되는 경우가 드물다. 출혈성 괴사나 낭성 변성 등의 퇴행성 변화를 잘 일으키고 신경을 압박해 동통을 유발하는 경우가 많은 편이다.

나. 신경섬유종(neurofibroma) 은 대부분 다발성 신경섬유종의 일부로서 발생하지만, 비부비동에 발생한 경우에는 거의 다 단일 병변으로 존재하며, 비부비동에 발생했을 때는 비강과 사골동의 동시침범이 가장 흔하다. 피막은 보통 없으며, 악성화되는 경우가 간혹 있고, 퇴행성 변화는 드물며 증상 없이 나타나는 경우가 많다. 증상으로 코막힘, 비출혈, 코동통과 부종, 안구 돌출, 시력저하 및 유루epiphora 등이 나타날 수 있다.

3) 골성 양성 종양

(1) 골종(osteoma)

- 특징 : 부비동에서 가장 흔히 발견되는 양성 종양이며 약 95%가 전두사골 부위 frontoethmoid region에서 발생한다. 골종은 시간이 지날수록 점차 성장하여 주위조직을 압박하여 증상을 유발할 수 있지만 악성변화의 증거는 없다.
- 증상 : 전두부 골종frontal osteoma의 경우 대개 지속적인 두통을 호소하며, 종양이 안구로 성장하면 복시, 유루, 얼굴변형이 나타날 수 있고 종양이 두개 내로 성장하는 경우 경질막을 침범하여 수막염이나 기종pneumatocele, 뇌척수액 누출 등이 생길 수 있다. 또 종양이 부비동자연공을 막으면 급성 혹은 만성 부비동염이나 점액낭종을 생성하는 경우가 발생하기도 한다.
- 진단 및 검사 : CT 등의 방사선검사로 이루어진다.
- 치료 : 증상이 없는 경우 주기적으로 관찰하는 것이 좋다. 치료는 증상이 있을 때는 수술적 완전 절제가 원칙이다. 주의 해야 할 것으로 전두동에 발생한 골종 제거시 비전두관(nasofrontal duct)을 손상할 수 있

다는 점이다.

(2) **골화성 섬유종(ossifying fibroma)**

- 특징 : 경계가 뚜렷한 양성 종양으로 국소적으로 주위 조직을 파괴하는 공격적인 성향이 있다. 주로 하악골에서 발생하는데 하악골 이외에 발생하는 골화성 섬유종일수록 임상적으로 더 공격적이다.
- 진단 및 검사 : 중심부가 방사선투과성이고 달걀껍데기 같은 테두리를 가진 둥근 종괴로 나타나며, 조직학적으로는 아교질과 섬유모세포로 구성된 섬유기질(fibrous stroma)내에서 골모세포(osteoblast) 테두리를 가진 유골(osteoid)을 관찰할 수 있다.
- 치료 : 치료로 수술적 완전절제가 필요하다.

(3) **섬유성 이형성증(fibrous dysplasia)**

- 특징 : 정상적인 골조직이 아교질이나 섬유아세포 및 유골로 대치된 상태로 다양한 분포의 섬유조직과 해면골로 이루어져 있다. 악성변화는 매우 드문 편이다.
- 증상 : 종양의 크기가 자라면서 발생하며 주로 안면변형이 생기고 병적 골절, 뇌신경마비 등이 있을 수 있다.
- 진단 및 검사 : 단순촬영이나 CT에서 특징적인 간유리(groundglass) 모양으로 나타나며, MRI에서는 T1 강조영상에서 중간강도, T2강조영상에서 저강도 종물로 나타난다.
- 치료 : 안면변형이 심하고 종양에 의한 증상이 생길 때는 수술적 치료를 시행한다. 안면변형을 교정하는 보존적 수술을 하고 술후 반드시 주기적으로 추적관찰을 한다.

2. 부비동의 낭성 질환

1) 술후협부낭종(postoperative cheek cyst)

- 특징 : 상악동 근치 수술 후 발생하는 합병증으로 보통 수술한 지 10-

30년 후에 발생한다.

- 증상 : 낭종이 확대되어 상악동벽을 자극하거나 골파괴 또는 낭종의 감염으로 증상이 나타나기 시작한다. 협부의 종창이 가장 많으며 그 외 얼굴 동통, 치통, 두통과 안와저를 침범하여 안구돌출, 시력저하, 복시 등의 안구 증상이 나타난다.
- 진단 및 검사 : 상악동 근치수술을 받은 과거력이 가장 중요하고 그 외 증상, 진찰소견과 함께 경구적으로 견치와에서 상악동을 시험천자하여 초콜릿색의 점액을 확인하면 진단할 수 있다. CT는 낭종의 위치와 팽창 정도를 알 수 있어 수술방법을 결정하는 데 유용하다.
- 치료 : 치료를 위해 과거에는 상악동근치술을 다시 시행하였으나 최근에는 내시경수술의 발달로 비내시경수술이 많이 시행되고 있다. 그러나 모든 술후 협부낭종이 비내시경수술로 치료 가능한 것은 아니며 상악동근치술이 필요한 경우도 종종 있다.

2) 부비동 점액낭종(mucocele)

- 특징 : 부비동 점막에 의하여 경계 지어지는 공간 내에 점액이 저류되는 확장성 낭종성 병변이다.
- 증상 : 점액낭종의 위치와 크기, 주위 조직의 침범 여부와 정도에 따라 다르며 시간이 경과함에 따라 점액의 저류가 증가되어 부비동의 팽창과 주위 조직의 압박 정도도 달라진다. 전두동 및 전사골동의 점액낭종은 안구돌출, 안구동통, 시력장애 등 안와증상을 나타내며, 상악동에 발생한 경우에는 코막힘 등의 코증상을, 후사골동이나 접형동에 발생한 경우에는 시력장애, 두통, 복시 및 안구 전위 등의 증상이 나타나게 된다.
- 진단 및 검사 : CT에서 병변이 부비동을 꽉 채워 공기가 보이지 않으며, 골 재형성과 부비동의 팽창된 모습이 관찰되며 조영증강되지 않는 연조직 음영이 보이면 점액낭종으로 진단한다.
- 치료 : 내벽을 포함하여 점액낭종을 완전히 절제하거나 점액낭종의 내

벽을 대부분 보존하면서 환기 및 배액 통로를 유지시키는 조대술 marsupialization 이 있으며, 최근에는 대부분 비내시경 접근법에 의한 조대술을 시행한다.

3) 상악동 저류낭종(retention cyst)

- 특징: 비교적 드물지 않게 발견되는 양성 낭종으로, 부비동 방사선검사에서 우연히 발견되는 경우가 많다.
- 증상 : 대개 무증상이지만 이마부위 두통이나 안와 주위 또는 협부 통증 등의 증상이 나타날 수 있고 그 외 콧물, 코막힘, 후비루, 부비동염 등을 동반할 수 있다.
- 진단 및 검사 : 방사선검사에서 원형 혹은 돔 형태를 띠며 대부분 일측성, 단발성으로 상악동 하벽에 위치한다.
- 치료 : 특이증상이 있는 경우에 내시경을 이용한 수술적 치료가 필요할 수 있으나 대부분의 경우 외래추적 관찰만으로 충분하다.

3. 비부비동 양성 종양의 비내시경 수술

비부비동 양성종양의 치료로 비내시경 수술이 발달하기 전에는 충분한 시야를 확보하기 위해 측비절개술(lateral rhinotomy), 안면중앙부 노출술(midfacial degloving approach), Caldwell-Luc 수술 등의 비외접근법이 선호되어 왔으나, 반흔에 의한 미용적 문제, 광범위한 절제에 의한 비강점막 기능의 손실 같은 문제를 야기할 수 있다. 최근에는 비부비동 염증성 질환 치료의 표준이 된 내시경을 이용한 비부비동 양성 종양이 많이 행하여 지고 있다. 비내시경을 이용한 수술의 방법은 각 질환에 따라 치료원칙이 조금씩 다를 수 있으나 일반적 수술의 방법은 염증성 질환에서의 내시경을 이용한 수술과 거의 같다. 비내시경 수술 전에 종양의 침범범위를 확인하기 위해 면밀한 비내시경 검사를 시행하며 모든 환자에 대해 술전 방사선 검사도 실시한다. CT는 비강, 부비동 및 두 개저의 뼈 형태를 이해하는 데 보아 효과적이며, MRI는 종양과 주위 연조직, 분비물 등을 구별하는 데 유용하다. 조직 생검은 수술계획을 세우는 데 도움이 되나 비강인두 혈관섬유종 같은 출혈의 위험성이 많은 종양은 외래에서 생검하면 위험할 수 있다.

4. 수술 시 동의 받아야 할 사항들(예상되는 합병증과 후유증)

1) 비출혈 및 혈종 : 수술 당일이나 2,3일 후와 드물게는 1주일 후에도 출혈이 있을 수 있으며, 출혈량이 많은 경우, 수혈이 필요할 수도 있음.
2) 재발의 가능성 : 항상 있으며 여러 차례의 수술이 필요한 경우도 있음.
3) 안구 동통 및 시신경 손상 : 혈종형성, 시신경 손상, 안근 손상으로 안구 돌출, 시력저하 및 안구 운동 장애로 인한 복시가 올 수 있으며 아주 드물게 실명의 가능성도 있음.
4) 후각 감퇴 및 변화 : 코 위쪽 손상으로 드물게 영구적인 장애가 일어날 수 있음.
5) 누관 손상 : 비루관(눈물관) 폐색으로 눈물의 과다누출 및 누낭염이 올 수 있으며 누관수술이 필요한 경우도 있음.
6) 안면부종 및 감각이상 : 안면부 및 치아주위로 감각 이상이 올 수 있음.
7) 혈종 및 창상 감염
8) 뇌척수액루 및 두개내 합병증 : 코의 천정이 뇌의 바닥을 이루고 있기 때문에, 수술 중 뇌를 둘러싸고 있는 뇌척수액이 새어나와 두통 및 감염(뇌막염)을 초래할 수 있으며, 절대 안정 및 항생제 치료를 위해 입원기간이 길어질 수 있음.
9) 전신마취로 인한 합병증

5. Order form

1) preop order

(1) 하트만액 1000 ml

(2) 항생제

(3) 음향 통기도 검사, 후각 역치 검사, 후각 인지 검사

2) postop order

(1) 5% 포도당 주사액

(2) 항생제

(3) 진통제

(4) mucolytics

(5) 소염제

3) 퇴원약

(1) 항생제

(2) 소염제

(3) mucolytics

(4) nasal spray

| 참고 문헌 |

1. Annino DJ, Domanowski GF, Vaugham CW. A rare cause of nasal obstruction: a solitary neurofibroma. Otolaryngol Head Neck Surg 199l:104:484-488.
2. Basley NJ, Jones NS. Paranasal sinus mucoceles: modern management. Am J Rhinol 1995;9:361-375.
3. Bielamowicz S, Calcaterra TC, Watson D. Inverting papil - loma of the head and neck: the UCLA update. Otolaryngol Head Neck surg 1993;109:71-76.
4. Bordley JE, Bosley WR. Mucoceles of the frontal sinus: causes and treatment. Ann Otol 1973;82:696-702.
5. Canalis RF, Zajtchuk JT, Jenkins HA. Ethmoid mucoceles. Arch

Otolaryngol 1978;104:286-291.

6. Casamassimo PS, Lilly GE. Mucosal cysts of the maxillary sinus: a clinical and radiographic study. Oral Surg 1980;50:282-286.
7. Compagno J, Wong RT. Intranasal mixed tumors (Pleomor - phic Adenomas): a clinicopathologic study of the 40 cases. Am J Clin Path 1977;68:213-218.
8. Cummings CW, Goodman JL. Inverted papilloma of the nose and paransal sinuses. Arch Otolayngol 1970;92:445-449.
9. Eller R SM. Common fibro-osseous lesions of the paranasal sinuses. Otolaryngol Clin North Am 2006;39:585-600.
10. El-Sayed Y, Al-Serhani A. Lobular capillary hemangio- ma(pyogenic granuloma) of the nose. J Laryngol Otol 1997;111:941-945.
11. Gluckman JL, Barrord J. Nonsquamous cell tumors of the minor salivary glands. Otolaryngol Clin North Am 1986;19:497-505.

Catholic University of Korea 임상진료지침

21 Otolaryngology Head & Neck Surgery

전두개저와 중두개저의 수술

1. 경접형동 접근법

본장에서는 뇌하수체 선종 pituitary adenoma를 비롯한 전, 중두개저 수술 접근법 중 흔히 이용되는 경접형동 접근법(transspehonid approach, TSA)에 대해 알아본다. 현재 신경외과와 협진으로 수술하는 경우가 흔하므로 주로 이비인후과에서 다루어야 할 부분에 대해 기술한다.

2. 경접형동 접근법

비중격 수술이나 비성형수술을 받은 환자에서도 적용가능

- 적응증 : 주로 pituitary tumor에서 이용되었으나 최근에는 extended endoscopic approach 로 parasellar와 midline skull base lesion(lamina cribrosa~cranio-cervical junction)에 이르기 까지 적용이 가능
- 금기증 : 급성 부비동염, ICA가 접형동 내측에 위치해 접근 어려운 경우, suprasellar tumor(금기증은 아니나 수술이 어려움), 섬유화, 칼슘 침착으로 인해 단단한 병변, 중요구조무과 유착, 심하게 확장된 경우

1) 술전 준비

(1) 비과 수술의 과거력, 부비동염의 병력 확인

(2) 전비경 및 비내시경 검사(비중격 및 하비갑개 수술 등이 필요한지

평가)

(3) PNS CT(신경외과에서 brain CT를 시행하였어도 필요-PNS anatomical variation 확인)

(4) 후각 검사

2) 수술

(1) 경비중격 접근법(transseptal approach)

가. 경비주 접근법(transcolumellar approach)

: 외비성형술 절개를 이용하여 비익연골 Lower lateral cartilage의 내측각 medial crura를 벌리거나 내측각 하부를 분리, 비주 피판 columellar flap을 젖히고 비중격 점막과 비강저의 점막이 연결되도록 박리

: 수술 시간이 짧음

나. 구순하 접근법(sublabial approach)

: 양측 견치 사이에 해당하는 상악의 치은(gingiva)에 절개를 넣고 상방으로 박리하여, 이상구(piriform aperture)를 노출, 점막과 골격을 분리

: hemitransfixion incision을 넣어 비점막을 박리하고 구순하절개와 연결시키기도함

: 비공이 작은 소아의 경우 시야확보에 유리

다. 이후 과정

: 비중격 점막의 박리 후 bone-cartilage junction 분리하고 박리한 쪽의 반대쪽으로 연골 밀음

: 후방의 peependicular plate of ethmoid, 서골(vomer)는 접형동의 전벽이 노출되도록 절제 - 크게 떼어 내면 수술 부위 닫을 때 두개저 결손 부위 재건에 사용가능

: 전벽에 붙은 양측 비중격점막을 외측으로 밀면서 접형동의 양측 자

연공을 노출, Hardy 견인기 장착

: Kerrison 골겸자로 중앙 쪽에서 자연공 확장하여 전벽 제거

: 접형동 내 중격 septum 제거, 터키안(sellar turcica) 노출

: navigation 등으로 위치 확인

: 신경외과에서 병변 제거

: 비중격에서 얻은 골편이나 medpore, silicon plate 등으로 두개저 결손 부위 막기도

: surgicel, gelfoam등으로 두개저 결손 부위 채우고 dura 로 덮음

: tissue glue를 접형동 내부에 뿌린 후 Hardy 견인기 제거

: 절개부위 봉합과 패킹(merocele 이나 nasopore 이용)

: 과거 접형동을 지방조직으로 obliteration하기도 하였으나 현재는 잘 시행 안함.

(2) 내시경접근법(endoscopic approach)

가. 장점

: 비중격 파괴하지 않아도 되며, 터키안 주변 병변의 panoramic view 가 가능

: 낮은 이환율, 재원기간 단축

: 재수술 환자에서도 유용

나. 수술 과정

- 비강 단계

: 하비갑개, 중비갑개, 상비갑개의 외향화(lateralization) 및 접형동 자연공 확인

: 접형동 절제술 시행

- 접형동 단계

: 비중격 후방부 제거, 접형동 내 중격 제거

: landmark 확인- sellar floor, planum sphenoidale, clivus, optic nerve, ICA, opticocarotid recess

- 터키안 단계
  : 터키안 개방
  : 종양 제거

3) 술후 치료

(1) 시력 확인, 출혈 유무 확인
(2) 비흡수성 물질 패킹 시 제거
(3) 퇴원 후 생리식염수 세척 교육, nasal spray 처방

Catholic University of Korea 임상진료지침

22 Otolaryngology Head & Neck Surgery

뇌척수액 비루 (Cerebrospinal fluid leak)

뇌척수액비루는 비공으로 부터 지주막하강subarachnoid space를 흐르는 뇌척수액이 지주막, 경막, 골의 결손부위를 통해서 유출되는 것을 의미하며 최근 교통사고 등과 같은 외상의 증가와 부비동염, 비강내 종양, 뇌하수체 종양, 뇌종양 등의 치료에 비내시경 수술이 많이 이용되면서 수술에 의한 합병증으로 뇌척수액 비루의 발생률이 높아지고 있다.

뇌척수액 비루는 원인과 임상양상에 따라서 크게 외상성과 비외상성으로 나뉜다. 외상성 원인은 우발적 사고나 수술과 같은 의인성등이 있고, 비외상성 원인은 뇌척수압의 상승유무에 따라 나누어서 선천성 기형이나 골수염과 같은 정상 뇌척수압인 경우와 종양이나 뇌수종처럼 고뇌척수압으로 세분화할 수 있다. 우발적 사고가 뇌척수액 비루의 가장 많은 원인으로 약80%를 차지하며 수술에 의해 발생하는 경우는 약 16%이고 약 3~4%만이 비외상성 원인에 의한다.

외상성 뇌척수액 비루는 외상후 55%에서 48시간 이내에 생기며, 외상후 일시적으로 뇌척수액 유출을 막고 있던 부종이 가라앉는 시기인 1주일 정도가 되면 70%로 증가하며 지연되어 생기는 경우 95%에서 3개월 이내에 발생한다. 뇌척수액 비루의 유출부위는 전두동, 사상판 혹은 사골동와, 접형동 등이 있을 수 있으며, 특히 사상판은 사골동와에 비하여 하부에 위치하고 두꺼우나 후각신경에 의해 여러개의 열공이 존재하며 경막이 매우 밀착되어 있어 골손상이 있을 때 뇌척수액 비루가 생길 가능성이 높다고

한다.

비외상성 뇌척수액 비루는 뇌압이 상승되는 종양이나 뇌수종에서는 골의 미란을 일으켜서 비루를 초래하고 뇌압이 정상인 경우에는 비정상적인 해부학적 교통로에 의해서 발생한다.

1. 진단

자세한 문진 및 이학적 검사가 가장 중요하다. 뇌척수액 비루가 의심되는 경우 우선 뇌척수임을 확인하고 원인을 규명하여 정확한 출현부위를 찾아야 성공적인 치료를 할 수 있다.

1) 뇌척수액의 확인

(1) 문진 및 이학적 검사

뇌척수액은 맑고 비점액성으로 주로 편측성이며 기침이나 재채기를 할 때 체위를 변화시키거나 경정맥을 압박할 때 더 많이 흐를 수 있다.

젖은 손수건에 비루를 묻힌 후 말렸을 때 응집되지 않거나 (handkerchief test) 뇌척수액과 혈액이 섞였을 때 이를 종이나 수건에 떨어뜨리면 달무리 모양이 보이는 halo sign(그림 22-1)으로 진단할 수 있다.

(2) 생화학적 검사

충분한양의 뇌척수액을 얻기가 힘들고 눈물이나 혈액 등과 섞여있을 때는 신뢰도가 떨어진다.

의심되는 액체에서 측정한 당이 30 g/ml이상이거나 염소수치가 120mEq/l이상시에 뇌척수액을 확인할 수 있다.

(3) 면역전기영동검사.

결과의 특이도가 높고 극히 소량으로도 검사 할 수 있는 방법으로 β2 transferrin 검사를 통하여 뇌척수액임을 확인한다.

2) 유출부위의 확인

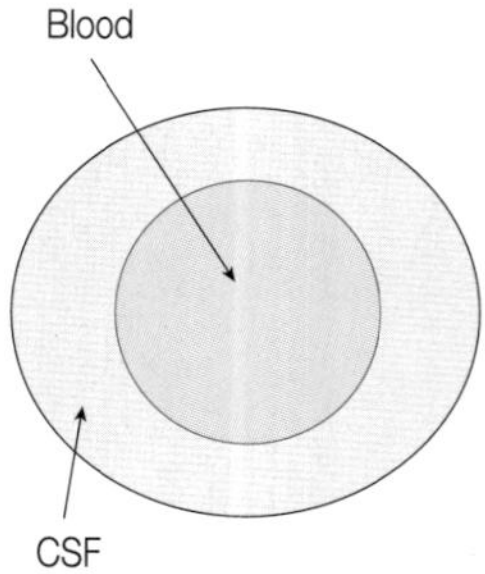

그림 22-1 Halo 징후

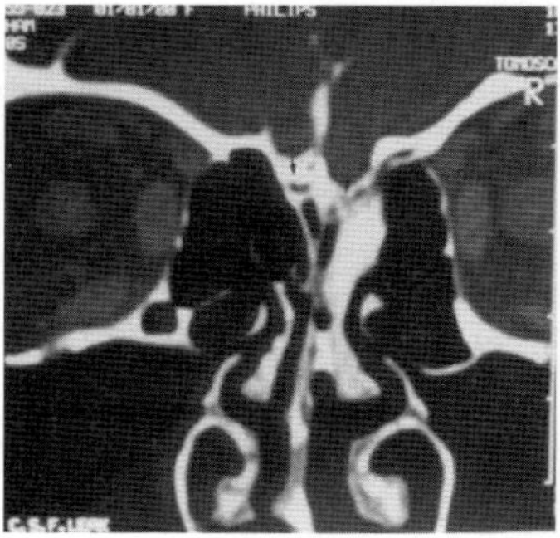

그림 22-2 Metrizamide CT cisternography. 화살표머리부분에서 뇌척수액 누출소견이 보인다.

(1) Metrizamide CT cisternography(그림 22-2)

유출부위를 찾는 가장 정확한 검사법으로 metrizamide투여 후에 두통 등의 부작용이 있어서 부작용이 적은 isopamidol, isovist, isohexol등을 이용하고 있다.

(2) Intrathecal dye injection(그림 22-3)

색소(fluorescein dye) 를 지주막하에 넣고 비강내로의 유출을 봄으로 진단하는 방법이다.

작은 거즈절편을 비강내에 좌우 사판, 좌우 중비도, 좌우 접형사골함요, 그리고 하비갑개 후방 하측에 삽입한 후 요추 천자하여 얻은 9.5 ml와 5% 형광색소 0.5 ml를 섞은 후 다시 지주막하에 주입하고 약 30분 동안 횡와위를 취한 다음 비강안의 거즈절편을 검사하여 누공 위치를 추측한다.

척수강내 fluorescein은 간질 등의 신경계 부작용을 유발할 수 있어 사용에 논란의 여지가 있지만, 대부분의 부작용이 fluorescein이 다량이거나 고농도일 때 생기므로, 척수강내 fluorescein 투여가 뇌척수액 비루의 진단과 위치확인에 있어 적절한 농도로 사용하면 비교적 부작용 없이 할 수 있는 유용한 방법이다.

(3) 방사선동위원소검사

111In-DTPA, 99mTc-DTPA 등의 방사선 동위원소를 지주막하에 주입 후에 radionuclide cisternography를 시행하여 진단하는 방법으로 유출부위의 정확한 측정보다는 전반적인 부위의 조영이라는 제한점을 가지고 있다.

2. 치료

뇌척수액 비루의 치료는 보존적 치료와 수술적 치료로 이루어지는데 손상범위와 정도, 수액의 유출부위에 따라 적당한 치료법을 선택한다. 대개는 보존적 요법으로 자연 치유되지만 지속적으로 뇌척수액 비루가 존재하는 경우에는 반드시 수술로 교정해주어야 한다.

1) 보존적치료

일반적으로 뇌척수액 비루가 있는 모든 환자에서 시행되어지는 방법이다.

(1) 침상안정과 머리를 약 10~15도 정도 올리는 자세를 취하게 한다.

(2) 코를 세게 풀거나 재채기 등을 피하게 하고 변비를 예방한다.

(3) 뇌막염 등의 합병증을 예방하기 위한 항생제 요법을 시행한다.

(4) 경우에 따라 요추 천자로 뇌척수액을 4~7일간 100~150 ml/일 배액을 하여 뇌척수액압을 낮추는 방법을 사용한다.

2) 수술적 치료

수술적 치료의 적응증은 다음과 같다.

(1) 4~6주간의 보존적 요법에도 불구하고 비루가 지속되는 경우

(2) 뇌막염, 기뇌증 등의 합병증이 발생한 경우

(3) 수상직후 발생한 비루가 수상 1주 이상 지속될 때

(4) 뇌실질이 골편에 의해 압박받는 증거가 있을 때

(5) 비외상성 정상압성 뇌척수액 비루

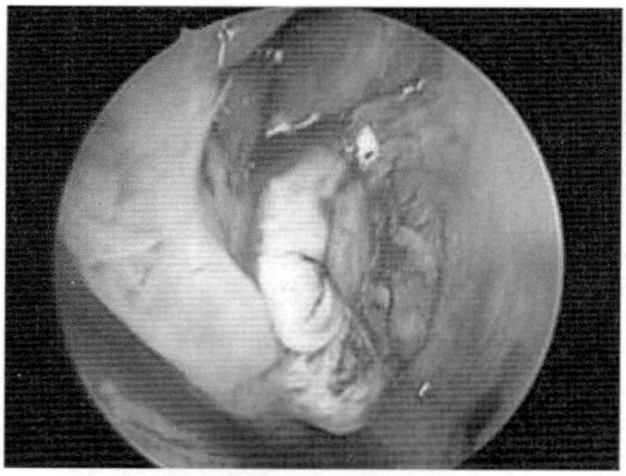

그림 22-3 척수강내의 염색 주입

(6) 비외상성 고압성 뇌척수액비루가 상승된 두개내압을 정상화시켜도 계속될 때

(7) 수술 후 의인성으로 생긴 다량의 비루의 경우

특히 수술 중에 의인성으로 발생한 경우 뇌경막의 손상은 열상보다는 결손이 흔하여 자연 회복의 가능성이 적기 때문에 즉각적인 처치를 해야 한다

수술적 치료는 두개내 접근법과 두개외 접근법으로 구분되며 두개내 접근법은 손상된 경막을 직접 볼 수 있고 동반된 주위 손상을 함께 치료할 수 있으며 복합적 유출 부위에 대해서도 치료 가능한 장점이 있지만, 이환율, 사망률이 높고 후각 소실 등의 가능성이 높다. 두개외 접근법은 이환율이 적고 무취증을 피할 수 있으며 접형동, 터어키안 주위, 후사골동 부위의 노출이 우수하다.

두개외 접근법에는 비내접근법과 골성형적 전두동 수술법, 비외사골동 수술법, 경비종격 접형동 수술법 등이 있다.

비내시경을 이용한 치료가 많이 이용되고 있는데 이 방법은 수술시야가 광범위하며 밝고 확대된 상을 통하여 수술시야가 명확하여 유출부위를 정확히 확인할 수 있고 손상부위가 크지 않은 경우 골결손부위로부터 점막을 깨끗이 제거한 후 이식물을 정확한 위치에 놓아 재건할 수 있다는 것과 추적관찰이 용이한 장점이 있다.

유출 부위를 폐쇄하거나 재건하는 방법으로는 점막 혹은 골점막을 이용한 피판법과 점막, 지방, 근육, 근막 등을 이용한 유리 이식법이 있다

Catholic University of Korea 임상진료지침

23 Otolaryngology Head & Neck Surgery

악안면의 선천성 질환

1. 선천성 후비공폐쇄(choanal atresia)

1) 분류

골성폐쇄, 막성폐쇄, 혼합성 폐쇄로 분류하며, 그중 90%가 골성 후비공폐쇄이며 나머지 10%는 막성과 혼합성 후비공폐쇄이다.

2) 증상

편측성일 때에는 증상이 신생아기에는 없을 수 있으나 성장하면서 일측성 비폐색과 만성 농성 비루를 호소한다. 양측성일 경우에는 출생 직후부터 심한 호흡곤란과 청색증이 반복해서 나타나는 주기적 청색증을 보인다.

3) 진단

내시경을 이용한 직접적 관찰, 소식자나 6~8F 카테터를 전비강으로 삽입하여 후비공으로의 통과 여부를 확인하는 방법, 비강 앞에 반사경을 놓고 콧김이 서리는 것을 관찰하는 방법, methylene blue를 비강 내에 점적하고 비인강으로의 통과 여부를 확인하는 방법, 앙와위에서 환자의 전비강에 조영제를 주입한 다음 단순 측면 방사선촬영을 시행하거나 CT를 통하여 확인할 수도 있다.

4) 치료

양측성인 경우에는 내과적 응급질환으로 근본적 수술에 앞서

McGovern' s nipple이나 구인강 튜브로 구강기도를 확보하고 튜브를 통해 영양을 공급한다. 수술은 생후 1년경에 시행한다. 일측성의 경우는 구개가 충분히 성장한 뒤 적절한 치료방법을 선택한다. 근본적 수술법으로는 경비강법, 경구개법, 경비중격법, 경상악동법이 있으며, 그 중에서 경구개법과 경비강법이 널리 이용된다.

2. 선천성 정중선 종양

1) 유피종(dermoid cyst, dermoid sinus)

선천성 정중선 종양 중 가장 흔한 질환으로, CT와 MRI로 진단한다. 약 4%에서 45%까지 중추신경계와의 연결이 보고되어 있다. 따라서 조영증강 누공촬영술(dye contrast fistulogrparhy)의 시행에는 신중해야 한다. 치료는 낭종과 도관의 완전 적출술이다.

2) 신경교종(glioma)

중추신경계 밖에 존재하는 교세포의 집합으로 약 15%에서 중추신경계와 연결되어 있어나, 뇌척수액으로는 연결되지 않는 것이 특징이다. 비외 신경교종은 부드러운 비압축성 종물로, 비내 신경교종은 견고하고 비압축성의 적홍색 비용성 종물로 관찰된다. 양측 경정맥을 동시에 눌렀을 때 종양의 크기가 변하는지 알아보는 Furstenberg 검사상에서 크기가 변하지 않는다. 술전 생검은 금기이며 CT와 MRI를 통해 진단한다. 근치적 치료는 완전적출술이다.

3) 뇌류(encephalocele)

지주막하 연결을 유지한 채로 신경 조직이 중추신경을 탈출한 것을 의미한다. 환아가 울거나 경정맥 압박시 뇌류가 확장되는 Furstenberg 징후 양성을 보인다. 임상적으로 장액성 비루, 재발성 뇌막염, 비배부의 확장, 안와 격리증이 있을 때 의심할 수 있다. CT와 MRI로 진단하며 보조적이로 뇌조영술을 고려할 수 있다. 치료는 뇌수막류의 절제와 결손된 두개골과 뇌경막의 복원이다.

3. 구순열과 구개열(cleft lip, cleft palate)

유전양상은 다인자유전의 양상으로 나타나타며, 다른 기형의 동반율은 10~30% 정도이다. 완전구순열은 비전정의 바닥을 보함한 일술 전체에 결손이 있는 것으로 보통 치조궁의 결손을 동반한다. 불완전 구순열은 이술 부위만 결손이 있는 경우부터 피부만 정상인 경우까지 다양하게 나타나다. 구개열의 경우 완전 구개열은 구개 전체와 치조궁에 결손이 있는 경우이며, 불안전 구개열은 이차구개에만 결손이 있는 것을 의미한다.

1) 치료

(1) 일반적 치료

(2) 수술적 치료

구순열의 경우 일측성은 구순유착술(lip adhesion procedure), 회전 피판법, 삼각 피판법 등을 이용하며 양측성인 경우에는 보통 시간 간격을 두고 단계적으로 수술하거나, 단일단계수술을 시행한다. 방법에는 직선 봉

표 23-1 일반적 치료

연령	치료
출생시	부모상담, 수술 전 보조기
3개월	구순열 교정수술
12~30개월	구개열 교정수술
2~5세	언어치료
4~5세	구개인두부전증의 수술, 세부 언어치료
4~9세	최초 치아교정치료, 아치 확장 (arch expansion)
9세	이차 치조 이식, 비첨융기술
12세	최종 치아교정, 임시 보조기
17세	치아교정술과 정악술, 영구 보조기, 외비 성형술

합법, Venu III operation, Millard 술식, Manchester 술식, Mulliken 술식 등이 있다. 구개열의 경우 일차 구개성형술(primary veloplasty), Von Langenbeck 구개성형술, V-Y pushback, Two-flap 구개성형술, Double opposing Z 성형술 등의 방법을 이용한다.

(3) 점막하구개열(submucous cleft palate)

연구개의 구강점막과 비강점막은 정상이나 정중앙의 근육이 없는 것으로, 중요한 증상은 구개인두전에 의한 언어장애이다. 그러나 점막하구개열이 있어도 약 60~90%의 경우에는 기증적 및 언어적 결함을 보이지 않는다. 보통 식이문제나 귀 문제, 언어문제가 있을 경우 수술하며, 2세 이전에 수술해 주면 대부분 정상적으로 발달한다. 2세 이후에 수술할 경우에는 72%에서만 언어능력이 호전된다.

4. 구개인두부전(velopharyngeal incompetence)

구개인두괄약근(velopharyngeal sphincter)이 제 기능을 다하지 못 하는 상태를 의미한다. 구개가 선천적으로 짧거나, 구개열이나 점막하구개열이 있는 경우, 구개수술 후 구개가 짧아진 경우, 아데노이드 절제술 후, 구개인두의 기능성 이상, 편도 비대가 원인이 될 수 있다. 과비음과 발음약화를 호소할 수 있으며 이를 보상하기 위한 노력이로 인해 이차적으로 목소리가 거칠어지거나 후두 결절이 발생할 수 있다. 초기에는 언어치료를 시도하도록 하며, 이것으로 효과가 없을 경우에는 발음보조장치나 수술을 고려한다. 수술방법에는 인두후방삽입술(retropharyngeal implant), 인두피판술(pharyngeal flap), 괄약인두성형술(pharyngoplasty, sphincter pharyngoplasty) 등이 있다.

Catholic University of Korea 임상진료지침

24

Otolaryngology Head & Neck Surgery

치성 질환

1. 치성 부비동염과 치성 감염증

1) 치성 상악동염

대부분 충치와 비롯된다. 급성 치성 상악동염이 의심되면 치과와 협진하여 해당 치아를 검사한 후 치료하며, 혐기성 세균에 효과가 있는 광범위 항생제를 처방한다. 만성 치성 상악동염은 만성 상악동염에 준하여 치료하나, 먼저 원인 질환이 치유되었는지 확인해야 한다. 대부분의 경우에는 수술적 치료가 요구된다.

2) 구강저 봉와직염

대부분 하악골의 대구치가 원인이 된다. 초기에는 항생제 처방 후 경과 관찰 가능하나, 심한 부종이 1주 이상 지속되면 반드시 기관절개술을 시행한다. 화농낭을 형성하게 되면 절개 및 배농을 하게 되는 경우도 있으며, 이 경우 구강 내 접근법은 흡인의 위험이 있으므로 주의한다.

3) 구강상악누공

발치나 외상으로 구강과 상악동이 비정상적으로 연결된 병변으로, 발치 후 가장 많이 발생한다. 천공의 크기가 작고 상악동 질환이 없으면, 발치와에 혈병을 채워 자연 치유를 기대할 수 있다. 절개 부위를 봉합하고 1~2시간 거즈를 물고 있도록 하거나, gelfoam 등으로 발취 부위를 패킹하고 2~3

주 관찰하면서 최소 10~14일간 재채기를 할 때 입을 벌리고 빨대를 이용하지 않으며 코를 풀지 않도록 주위를 준다. 만성의 경우 대부분 수술적 치료를 요한다. 수술적으로는 국소피판, 원피판, 이식편 등을 이용하여 누공을 막는 방법을 이용한다. 수술 이후에는 6시간 금식하고 24시간 활동을 피하며 누워 있을 때는 머리를 높인다. 코를 풀지 않게 하고 재채기가 날 때는 입을 벌리도록 하며 1주일간은 유동식을 섭취하게 하고 금연시킨다. 격렬한 신체활동도 피하도록 한다.

2. 치성낭

1) 악안면골 낭의 분류

<table>
<tr><td rowspan="3">상피성 낭</td><td rowspan="2">발육성 낭 (developmental cyst)</td><td>치성낭 (odontogenic cyst)</td><td>1. 유아의 치은낭 (gingival cyst of infants, Epstin' s pearls)
2. 치성 각화낭 (odontogenic keratocyst)
3. 함치성 낭 (dentigerous cyst, follicular cyst)
4. 맹출성 낭 (eruption cyst)
5. 측방 지주낭 (lateral periodontal cyst)
6.석회화 치성낭 (calcifying odontogenic cyst)
7.성인의 치은낭 (gingival cyst of adults)</td></tr>
<tr><td>비치성낭</td><td>1.비구개관낭 (nasopalatine duct cyst, incisive canal cyst)
2.비순낭 (nasolabial cyst, nasoalveolar cyst)
3.구강상악낭 (globulomaxillary cyst)
4.정중구개낭 (median palatal cyst)</td></tr>
<tr><td>염증성 낭</td><td colspan="2">치근낭 (radicular cyst)
치근단 (apical), 측방 (lateral), 잔류 (residual)
치아주변낭 (paradental cyst)</td></tr>
<tr><td rowspan="2">비상피성 낭</td><td>원발성 골낭 (idiopathic bone cyst)</td><td colspan="2">단순성 (simple)
외상성 (traumatic or hemorrhagic)</td></tr>
<tr><td colspan="3">동맥류성 골낭(aneurysmal bone cyst)</td></tr>
</table>

2) 치성낭의 진단과 치료

파노라마 촬영과 같은 단순 방사선 검사로 치성낭의 위치를 확인하고, 흡입세포검사를 시행한다. 대부분의 치성낭의 경우 옅은 밀짚색의 액체가 나오며, 이차 감염이 발생하면 짙은 초록색 화농성 액체가 흡입되기도 한다. 혈액이 나오면 동맥류성 골낭을 의심할 있다. CT와 MRI 역시 종양의 위치와 감별에 대한 정보를 제공해 줄 수 있는 검사이다. 치료의 원칙은 조대술(marsupialization)과 낭전적출술(enucleation)이다. 치성낭은 이차적으로 악골의 골절, 상악동염, 누공, 감각이상을 발생시킬 수 있다.

3. 치성종양

1) 상피성 치성종양

(1) 법랑모세포종(ameloblastoma)

가장 흔한 상피 치원성 종양으로 지속적으로 천천히 자라나고 침습적인 특징을 갖는다. 30대와 40대에 호발하며, 80%가 하악에 발생, 20%가 상악에 발생한다. 17%는 매복치아와 관련하여 나타난다. 드물지만 악성화 가능성 있다. 근치적 절제술로 치료한다. 블록절제는 15%, 소파술은 55~90%의 재발율을 보이며, 첫 5년 재발율이 50%로 나타나, 추적관찰을 요한다.

(2) 석회화 상피성 치성종양 (calcifying epithelial odontogenic tumor, Pindborg tumor)

방사선학적으로 상피섬 내에서 모이는 모래종 같은 동심성의 석회화(Liesegang rings)를 보인다. 치료는 절제술로 보통 보존적으로 시행하고, 장기간 추적 관찰을 요한다.

(3) 편평상피성 치성종양(squamous odontogenic tumor)

방사선학적으로 투과성이 좋은 단낭성의 병변으로 보이며, 때로 중심부가 낭성 변화와 일부 석회화를 보이기도 한다. 치료는 절제술이며 재발율이 높아 추적관찰을 요한다.

2) 혼합성 치성 종양

(1) 법랑모세포성 섬유종(ameloblastic fibroma)

주위조직으로 침습하지 않아 보존적 절제술로 치료하나, 재발의 가능성이 있어 추적관찰 요한다.

(2) 선양치성종양(adenomatoid odontogenic tumor)

20대 여자에 호발하며, 매복치와 관련되어 나타나면 관련치아도 같이 절제하여 치료한다.

(3) 법랑모세포성 섬유치아종(ameloblastic fibroodontoma)

침습적이지 않으므로 보존적 절제술을 시행한다.

(4) 법랑모세포성 치아종(ameloblastic odontoma)

매우 드물다. 법랑모세포종과 동일한 기준으로 치료한다.

(5) 복합/ 복잡 치아종

절제술로 치료한다.

3) 간엽조직성 치성종양의 양상과 특징

(1) 치성 섬유종(odontogenic fiibroma)

소아와 청소년에 호발히며, 치료는 보존적 절제술이다. 약간의 재발 가능성 있다.

(2) 치성 점액종(odontogenic myoma)

치성 종양의 3~5%에서 나타나며, 서서히 성장하는 양성 확장성 종양이다. 절제술로 치료하고, 재발율이 25%로 나타난다. 악성 변화는 하지 않으나, 15년 후에도 재발 가능하다.

(3) 양성 백악아세포종 benign cementoblastoma

4) 기원 불명 종양 melanotic neuroectodermal tumor of infancy

드물지만 악성화 가능하다. 절제술로 치료한다.

5) 악성 치성 종양

악성법랑모세포종(malignant ameloblastoma), 일차성 골내암종(primary intraosseous carcinoma), 법랑모세포성 섬유육종(ameloblastic fibrosarcoma)이 있으며, 광범위한 절제술로 치료한다.

6) 소아 치성종양

법랑모세포종은 보통 하악대구치와 연관되며, 박리술로 치료한다. 치료하지 않으면 침습적 법랑모세포종으로 진행할 수 있다. 그와 선양치성종양, 법랑성 섬유종, 치아종이 있다.

7) 치성 종양의 진단과 치료

CT, MRI, 절제생검으로 진단하며, 완전 절제술로 치료하고 필요시 항암치료나 방사선 치료도 가능하다.

4. 비치성 종양

1) 비치성 종양의 분류

상피성 비치성 종양
- 유두종 papilloma
- 모반 nevus

간엽조직성 비치성종양
- 골종 osteoma
- 연골종 chondroma

섬유종 fibroma
골화성 섬유종 ossifying fibroma
대식세포육아종 giant cell granuloma
- 중심성 대식세포육아종 central giant cell granuloma
- 주변성 대식세포육아종 peripheral giant cell granuloma

기타 종양성 병변
- 섬유 이형성증 fibrous dysplasia
- 백악 골 이형성증 cement-osseous dysplasia
- 가족성 섬유성 이형성증 familial fibrous dysplasia of the jaws, cherubism
- 혈관종 hemangioma
- 전이성 종양 및 골육종

Catholic University of Korea 임상진료지침

25 Otolaryngology Head & Neck Surgery

안질환의 비과적 치료

본장에서는 안와감압술(orbital decompression), 시신경감압술(optic nerve decompression), 누낭비강문합술(dacryocystorhinostomy, DCR)에 대해 알아본다.

1. 갑상선 안질환

주로 안구내 용적이 증가하여 발생하며 미용상의 문제부터 심하면 실명

Grave병(m/c), Hashimoto갑상선염, 갑상선암, 원발성 갑상선 기능 항진증

1) 임상양상

안검부종, 안검후퇴, 결막충혈, 결막부종, 노출성 각막염, 각막궤양, 안구돌출, 외안근마비, 시신경장애, 시력소실

2) 진단 및 방사선 촬영

(1) 안과적 검사

안구돌출은 양측 안구의 차이가 2mm 이상 or 안구돌출계로 17mm 이상의 수치를 보일 때 비정상으로 간주

(2) CT 측정

안와 내측벽의 위치를 확인, 안와하벽이 너무 두꺼운 경우에는 내시경

을 이용한 접근법이 어려우므로 하벽의 두께를 확인

(3) 갑상선 기능검사

3) 내과적 치료

대다수의 환자들은 전신적 스테로이드, 국소적 안구치료, 항갑상선제 등으로 호전

(1) 스테로이드 prednisolone 60~100 mg/day

안검부종, 충혈, 결막부종, 유루증, 안구돌출 및 안신경염 환자
이뇨제와 함께 투여 시 안검부종을 줄이는데 도움
보통 2주 이내에 효과가 나타나며 효과가 없으면 사용을 중단

(2) 방사선치료

스테로이드 투여가 불가능한 환자

4) 안구 감압술

(1) 적응증

노출성 각막염이나 각막 궤양, 안구운동 장애, 스테로이드 투여나 방사선 조사에 실패하거나 적응증이 아닌 압박성 시신경병증, 안구돌출로 인하여 외관상 문제

(2) 술전 준비

가. 갑상선 기능을 정상화 한 후 수술
나. 증상이 더 심한 쪽의 눈을 먼저 수술
다. 술전 항생제와 스테로이드
라. 수술 직후 고용량의 스테로이드 치료를 시작하여 임상경과를 관찰하며 감량

(3) 경상악동 접근법

가. Caldwell-Luc 술식대로 상악동내로 접근
나. 심한 안구돌출을 제외하고는 안와신경의 내측부위만 제거

다. 안와 내측벽은 비상악동창(nasoantral window)를 만든 후에 사골동 절제술을 시행 내측벽을 노출시켜 제거

(4) 내시경을 이용한 안와감압술

가. 경상악동 접근법에 비해 안와 내벽 및 후방의 감압이 우수

나. 안와벽의 골성 비후가 있거나 비중격만곡증이 심한 경우에는 어려움

다. 접형동사골동절제술을 완료한 뒤 골편을 제거해 안와골막을 노출 뒤에서 앞으로, 이후 위에서 아래로 골막을 절개, 안구를 외부에서 부드럽게 눌러주어 안구 내용물이 나오게 함

(5) 합병증

(1) 급격한 시력소실, 뇌척수액비루, 비루관 협착, 부비동염

(2) 복시 : 술후 69%까지 발생, 감압에 의해 안구돌출의 원인이 제거되면서, 섬유화되었던 외안근들이 제 기능을 하지 못해 발생
→ 술전 복시가 없는 경우에도 술후 복시가 발생할 가능성이 있으며, 감압술 후 2~3개월 후에도 지속시 안과적 수술이 필요함을 미리 환자에게 충분히 설명해야 함

2. 비루관폐쇄

1) 원인과 증상

(1) 원인을 알 수 없는 기능적 폐쇄와 해부학적 폐쇄로 구분(기능적〈해부적)

(2) 해부적 폐쇄의 원인이로는 염증(성인에서 가장 흔한 원인), 종물, 이물, 외상

2) 진단

(1) 과거력을 포함한 자세한 문진

(2) 안구와 부속기관에 대한 외진

(3) 누액분비계 검사와 누액배출계 검사

(4) CT: 종양, 누도결석의 진단, 만성 부비동염의 동반 유무와 비강 내 구조

3) 치료

(1) 초기 치료

항생제의 점안, 누낭 세척, 누낭 부위 마사지, 소식자법

(2) 수술

내시경적 비내누낭비강 문합술(endoscopic dacryocystorhinostomy)

- 결국 누액배출로의 원위부를 하비갑개가 아닌, 비강 외측벽으로 뚫어 주는 수술
- 저항없이 probe 가 들어가면 stent 는 꼭 삽입하지 않아도 됨.

가. 적응증 : 누낭 이하 부위에 폐쇄, 누선와의 심한 손상, 종양, 누도결석, 누낭 피부누공

나. 장점 : 반흔이 없고, 수술 시 비강질환은 함께 확인하고 치료 가능

다. 실패의 원인 : 비강측 개구부의 육아종, 치료 후 개구부의 폐쇄, 누소관염, 실리콘 튜브의 돌출, 비점막의 유착, 총누소관 폐쇄, 안와지방 돌출

(3) 술후 관리

가. POD# 7~10일간 전신 항생제

나. 비강내 패킹: POD#1 제거 후 비강 세척

다. 점안액: 항생제+스테로이드

라. POD# 1주일째부터 비강내 가피를 제거

마. 튜브 : 튜브의 자극으로 육아종이 과도하게 형성 시 튜브 조기에 제거 재수술인 경우 6개월 정도 유치

(4) 합병증

비강측 개구부의 육아종 혹은 유착(m/c), 출혈, 안와내 합병증, 두개내 합병증

3. 시신경 손상

1) 원인 및 예후

- 직접손상 : 시신경관이 골절되어 골편이 시신경을 손상하거나 절단
- 간접손상 : 시신경의 혈류를 공급하는 미세 혈관의 출혈, 신경내 부종 및 혈종, 열관 연축, 뇌척수액 순환장애, 축삭원형질 이동의 중단
- 나쁜 예후 소견: 스테로이드 치료에 반응하지 않는 완전 시력 소실, 시유발 전위검사에서 파형이 나타나지 않는 경우, 시신경관 골절

2) 치료

(1) 내과적 치료

- 스테로이드 요법 : 시신경 내외의 부종을 줄이고 혈류량을 늘려 시신경 섬유를 감압 다음 2가지 방법

  가. methylprednisolone 30mg/kg 초회 투여, 매 6시간마다 48시간동안 15mg/kg 투여 또는

  나. dexamethasone 0.75mg/kg 초회 투여, 매 6시간마다 48시간동안 0.3mg 투여

  → 이후 시력이 좋아지는 경우에는 5일에 걸쳐서 점차 스테로이드 용량 감소

(2) 수술 적응증

가. 수상 직후에 즉시 시력이 완전 소실되면서 CT에서 시신경에 대한 뚜렷한 손상이 있는 경우

나. 48 시간 동안 고용량 스테로이드 치료에도 시력이 돌아오지 않는 경우

다. 초기 반응 후에도 점차 시력이 좋아지지 않거나 더 나빠지는 경우

3) 시신경 감압술

(1) 수술 방법

가. 사골동 절제술 후 접형동을 개방하고 접형동 내에서 30도 내시경을

이용하여 내경동맥과 시신경의 융기를 확인하며 시신경의 주행방향을 추적

나. 시첨부로부터 시신경의 주행방향이 확인되면 시결절의 7~10 mm 앞에서부터 지판을 안와막이 손상되지 않도록 주의하면서 거상기나 절제도로 제거

다. 신경감압을 할 때는 3~4mm 신경외과 다이아몬드 드릴을 이용하여 시첨부에서부터 시신경교차 쪽으로 시신경관의 뼈를 얇게 만들며 안면신경 감압술과 마찬가지로 충분히 세척하여 열로 인한 손상을 피하도록

라. 미세 거상기로 골절을 만든 후 조심스럽게 제거, 시신경관은 가능하면 접형동 측벽에서 180도가 개방되도록 제거

마. 시신경초 절개를 안동맥의 주행방향에 유의하며 시행

바. 시신경초를 열어준 후 뇌척수액의 누출을 방지하기 위해 fibrin glue를 뿌린다.

(2) 술후 합병증

가. 안와 후방 혈종, 시력 악화, 복시

나. 뇌척수액비루, 뇌손상, 내경동맥에 대한 손상이나 출혈

Catholic
University of Korea

가톨릭대학교 임상진료지침

3. 이과

Otolaryngology Head & Neck Surgery

Catholic University of Korea 임상진료지침

01 귀의 구조와 해부

Otolaryngology Head & Neck Surgery

1. 외이(External ear)

1) 이개(Auricle)

가. Frame work : 0.1 - 1mm elastic cartilage, absent in lobule

Perichondrium, Subcutaneous tissue(thin anterior, thick posterior) and Skin

나. Innervation :

Auriculotemporal n. from V3:Ant.sup

Greater auricular n. from C3:Post&Ant.Inf

Lesser auricular n. from C2,C3:Post

VII, IX, X nerve : cavum concha.

2) 외이도(External auditory canal)

- 길이 : 2.5-3.0cm in adult Ant.inf가 Post.sup보다 4-5mm 길다.
- 내경 : 7-9mm, S in shape.

가. Lateral 1/3 : cartilaginous portion

피부가 두껍고 모낭, 피지선, 이구선이 있다.

나. Medial 2/3 : bony portion

피부가 얇고 모낭, 피지선, 이구선이 없다. Isthmus

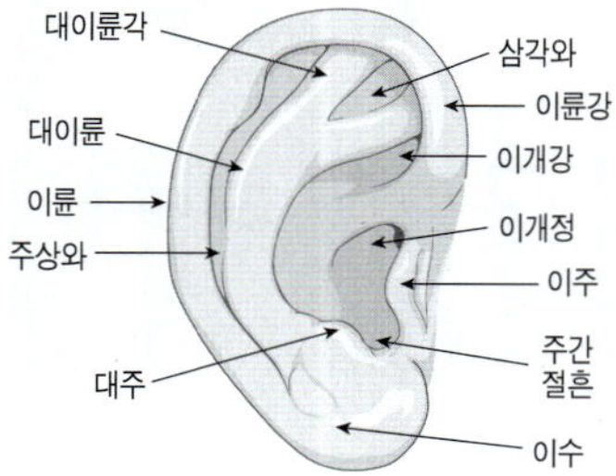

그림 1-1 외이의 구조

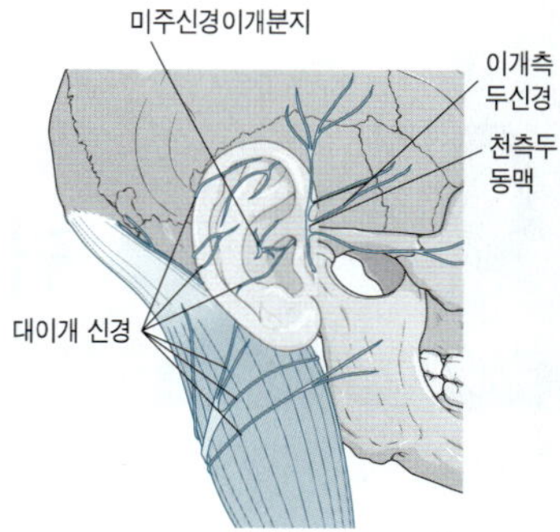

그림 1-2 이개의 신경지배

다. Santorini fissure : 연골부 외이도 하부의 연골 결손 부위로 혈관 및 신경의 통로로 염증이나 종양의 파급 통로가 된다.

라. 이구선: 땀샘이 변한 형태로 지방성 황갈색 액체를 분비하고 탈락한 상피세포와 피지가 합쳐져 귀지를 이룬다. 물기가 스며 들지 못하게 하고, 산성(pH 6.5-6.8)을 유지, 병원균의 증식을 억제

라. 'self cleansing mechanism'

- lateral migration of ear canal skin

마. 외이도의 공명(resonance)

: 2.5 - 4.0 KHz resonance effect, 약 10dB의 음의 증강 효과

2. 중이(Middle ear)

1) 고막(Tympanic membrane)

- 가로 세로 약 8 x 9mm의 타원형, 약 0.1mm 두께, 중심부의 내측 함몰: umbo
- pars tensa와 pars flaccida

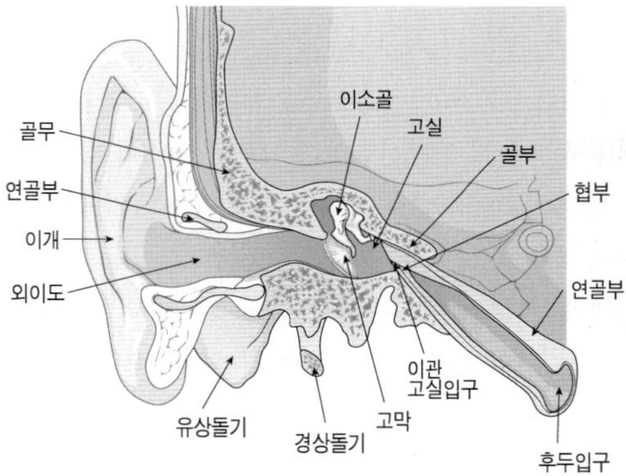

그림 1-3 중이의 구조

- 전방이 후방보다, 하방이 상방보다 내측으로 기울어진 형태

  가. 3 layer : outer epidermal layer
  middle fibrous lamina propria
  inner mucosal epithelial layer

2) 이소골(Ossicles)과 이내근

가. 추골(malleus), 침골(incus), 등골(stapes)

나. Tensor tympani m. - 추골 경부의 내측에 insertion(V3)
Stapedius m. - 등골의 후방에 insertion(VII)

3) 고실의 구조

가. 상벽 : Tegmen tympanum으로 middle cranial fossa와 경계
하벽 : 후방의 jugular bulb와 전방의 internal carotid a.와 경계
후벽 : 상방에 aditus ad antrum으로 유양동과 연결, 후방 중간 부위에서 chorda tympani가 안면신경의 유양분절에서 분지되어 중이강으로 들어 온다.
외벽 : 고막

내벽 : Promontory

Oval window: 2.5x1.5mm, stapes foot plate가 위치

Round window:1.2x1.5mm 내측의 scala tympani와 경계

내벽 상부에 안면신경의 고실분절관이 위치

전벽 : Eustachiantube골부의 중이 개구부가 위치

나. 중이의 신경지배

- Glossopharyngeal nerve 의 tympanic branch인 Jacobson' s n.

: 교감신경인 caroticotympanic n.(from carotid plexus)와 함께 tympanic plexus를 이룬다.

3. 내이(Inner ear)

아주 복잡한 구조로 이루어져 미로(labyrinth)라 불리며, 단단한 뼈 속에 막성 미로(membranous labyrinth)가 들어 있고 외측 골부와 막성미로 사이에는 perilymph가 막성미로 내부에는 endolymph가 채워져 있다.

내이는 와우(cochlea), 전정(vestibule) 및 세 개의 반고리관(semicircular canal)으로 이루어 진다.

1) 와우(cochlea)

- 달팽이 모양으로 2와 3/4회전하며, 기저, 중간 및 첨단회전부로 나눈다. 내부는 Reissner membrane과 basilar membrane으로 세부분 즉, scala vestibuli, Scala media(=cochlear duct), Scala tympani로 나뉜다. scala vestibuli와 Scala tympani는 첨단 회전부에서 서로 통해져 있으며 perilymph로 채워져 있는데 세포외액과 성분이 비슷하며, Scala media에는 endolymph로 채워져 있고 세포내액과 성분이 흡사하다.
- basilar membrane 위에는 소리를 받아들이는 중심적 역할을 하는 Corti organ이 있고 내측에 일렬의 내유모세포와 외측에 세 열의 외유모세포가 배열되있고 주변에는 지주세포들로 이루어져 있다.

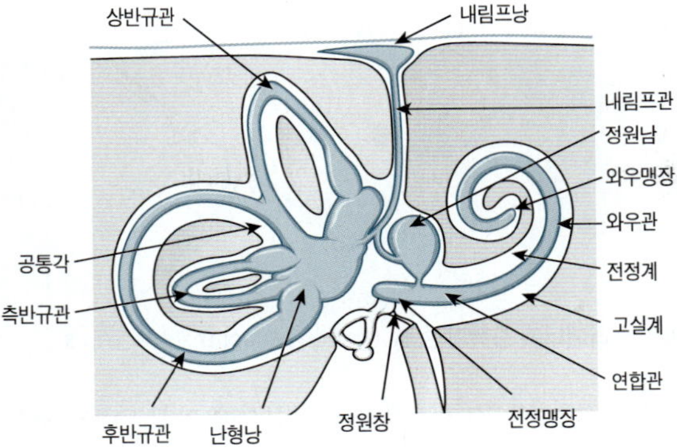

그림 1-4 내이의 구조

2) 전정(vestibule)

와우의 후상방 반규관의 전하방에 위치하며, 막전정은 구형낭(saccule)과 난형낭(utricle)으로 이루어지는데, 그 내부에는 macula 가 위치한다. 이는 섬모가 있는 neuroepithelium 과 그 위를 덮고있는 gelatin membrane 및 막의 상부에 박혀있는calcium carbonate성분의 이석(otolith)으로 이루어져 있다.

3) 반규관(semicircular canal)

외측반규관, 후반규관 및 전반규관으로 이루어지며, 각각 서로 직각의 평면에 위치한다. 반규관의 한쪽 끝은 부풀어져 있는 모양으로 팽대부(ampulla)를 이루고 있고 이곳의 막성미로 내에는 섬모가 있는 neuroepithelium으로 구성된 팽대부릉과 그상부에 팽대부릉정(cupula)으로 이루어져 있다.

4. 귀의 기능 및 생리

1) 외이의 기능

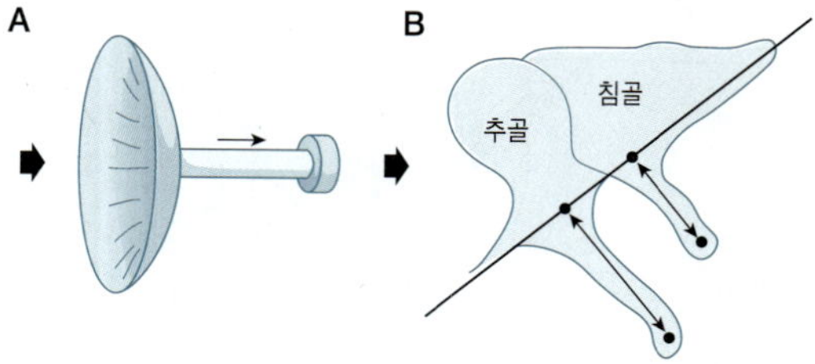

그림 1-5 중이의 소리에너지 증폭기전. **A.** hydraulic effect **B.** Lever effect

- 이개와 외이도는 1.5-7KHz의 음을 공명현상에 의해 10-15dB 증폭
- 양측 귀에 도달하는 소리의 시간차를 이용 sound localization
- 이물질로부터 이물질이 들어 오지않게 방어

2) 중이의 기능

가. 외이로 들어온 소리를 내이로 전달해 주는 기능

: 소리의 본질은 음압의 변화이며 전달 매체가 필요하다. 음압은 전달 매체의 특성이 변화 할 때 경계면에서 반사되어 전달 효과가 떨어진다. 즉, 외이에서는 공기가 매체이며 내이에서는 와우림프액이 매체로서 대부분의 소리에너지는 공기에서 액체로 바뀌는 경계면에서 97%가 반사되어 실제 내이로는 막대한 소리에너지가 감소되어 전해진다. 이러한 반사 소실을 극복하고 소리에너지 전달 효율을 높혀 주는 것이 중이의 중요한 기능으로 1-2KHz의 음을 주로 증폭해 준다.

나. Hydraulic ratio : 고막과 등골판과의 면적비는 17:1

Lever ratio : 추골과 침골의 길이 비가 1:1.3

→ 17x1.3=22배로 음압을 증가 시켜 약 27dB 정도 음이 커지게 된다.

이외에 buckling effect가 있는데, 고막의 가운데가 오목하게 당겨져 있어 이로써 다시 두 배 정도의 음압 상승 효과가 있다.

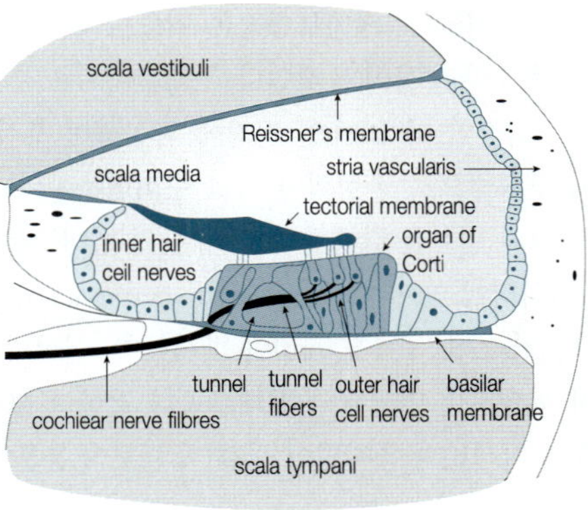

그림 1-6 와우의 구조

3) 와우의 기능

가. 유모세포 : 와우관내의 Corti organ에는 감각세포인 유모세포가 기저막 위에 위치하여 소리에너지에 의한 기저막의 진동을 전기적 에너지로 변환하게 된다. 감각신경세포는 내유모세포(3500개)와 외유모세포(12,000개)로 이루어지는데, 외유모세포는 음의 자극에 의해서 자체의 길이를 능동적으로 늘이거나 줄여 그 결과 기저막의 진동을 억제하거나 도와주게 된다.

나. 기저막 : 섬유결체조직으로 기저부에서 약 15mm 첨부에서 450mm 넓이이며 기저부에서 더 두껍고 경직성이 높아 고음은 주로 기저부에서 저음은 첨부의 기저막을 더 잘 진동시키게 된다.

4) 전정의 기능

전정기관은 세 개의 반규관과 두개의 이석기관으로 이루어진다.

가. 반규관 : 하나의 수평관과 두개의 수직관으로 각각 서로 직각을 이룬다. 반규관의 한쪽 끝은 직경 2mm로 팽대부를 형성하고 팽대부릉과 팽대부릉정이 위치한다.팽대부릉에는 감각세포인 전정유모세포가 있고 표면의 섬모(부동모와 운동모)중 운동모가 상부에 팽대부

룽정에 삽입되어있다. 팽대부릉정은 비중이 내림프와 동일하며 내림프의 이동에 따라 같이 움직인다.

나. 이석기관 : 직경이 약 4mm인 전정에 위치하며 후상방의 난형낭과 전내측의 구형낭으로 구성되며 서로 수직면을 이루고 있고 선형가속도와 중력의 변화를 감지한다. 반규관의 팽대부릉정과 같은 역할을 하는 이석막이 있으며 이는 gelatinous membrane위에 다양한 크기의 이석(otoconia, 0.5-30mm)이 박혀있다. 이석막의 아래에 감각세포층이 위치하며 반규관의 팽대부릉과 같이 유모세포가 있어 선형운동으로 이석막의 움직임이 생길 때 세포의 흥분이 시작된다.

Catholic University of Korea 임상진료지침

02 이과적 증상

Otolaryngology Head & Neck Surgery

난청, 이루, 이통, 이충만감, 이명에서부터 현기증, 안면신경마비등 다양한 증상을 보임.

1. 난청

- 전음성, 감각신경성, 혼합성 난청으로 분류하거나 선천성과 후천성으로 분류하기도 함.
- 일측성인지 양측성인지, 난청의 시작이 돌발적인지 진행적인지를 확인
- 동반증상의 유무(이충만감, 이명, 이통, 이루, 현기증, 안면신경마비등) 확인
- 기왕력(심혈관 질환, 내분비 질환, 귀 수술의 과거력, 이독성 물질의 사용, 난청의 가족력, 두부외상, 소음노출) 확인

1) 급성 편측성 난청

돌발성 난청, 한쪽의 급.만성 중이염에 따른 화농성 내이염, 외림프누공, 측두골 골절 혹은 내이진탕(Labyrinthine concussion)등에 의해 발생

2) 진행성 난청

- 노인성 난청, 소음성 난청, 가족력이 있는 난청, 이독성 약물의 사용, 자가면역기전등에 의해 발생

- 전신질환으로는 갑상선기능저하증이나 당뇨병, 만성신부전 고혈압

3) 변동성 난청

외림프누공, 전신성 홍반성 루프스(SLE), 베체트병등의 자가면역 질환 및 메니에르병등에 의해 발생

4) 신생아 및 유아 난청

- 생후 즉시 또는 늦어도 3개월 이전에는 진단되어 난청에 대한 재활치료를 받아야 함
- 내이기형등이 대표적이며 유전적인 원인에 의해서도 발생가능

2. 이루

3. 이통

- 귀의 병변이 유발하는 원발성 이통과 귀에 분포한 감각신경의 분지가 다른 부위에서 자극받아 발생하는 연관통으로 인해 발생함.
- 이통의 약 50% 이상이 연관통임
- 통증의 부위, 지속시간, 시작의 완급, 심한정도등이 진단에 도움을 주므로 병력청취가 중요

1) 급성 중이염(Acute otitis media)

- 귀 심부의 압박감으로 시작하여 30분 이상에 걸쳐 점차 심해지는 이통
- 발열, 청력감소, 약간의 현기증을 동반하기도 함
- 이루가 발생하면 이통은 사라짐

2) 추체염(Petrositis)

고막 천공이 있는 만성중이염에서 미로보다 내측의 함기세포중 추체부위에 있는 염증이 있는 경우 발생

표 2-1 이루의 원인

외이	중이
급성 외이도염	급성 중이염
국한성, 미만성	만성 중이염
만성 외이도염	비진주종성
세균성, 진균성	진주종성
수포성 고막염	유양돌기염
악성 외이도염	중이환기관 합병증
이성대상포진	중이술후 상태
외이 피부염	중이종양
외이도 종양	측두골 골절
폐쇄 각화증	
과립성 고막염	
외이도 이물	

3) 연관이통(Referred otalgia)

- 귀 이외 부위의 병변으로 인한 통증
- 연관 이통과 관련된 신경 및 부위

가. 편도염, 편도염 수술후, 편도주위 농양, 편도종양, 인두이물, 인두의 궤양성 질환시

: 고실신경 - 설인신경

나. 후두, 식도의 염증, 이물질, 궤양

: 이개신경 - 미주신경(상후두신경)

다. 비강, 부비강, 비인강의 수술이나 염증, 소아에서 이가 날 때, 성인에서의 사랑니, 부정교합

: 이개측두신경 - 악하신경

4. 이충만감

- 귀에 무엇이 차 있거나 막힌 듯한 느낌으로 청력이 감소하거나 자신의

목소리나 숨소리가 크게 들림

- 외이도 이구 및 이물, 중이 저류액이 있을 경우, 지속적인 이관 개방이나 폐쇄, 외림프 누공, 뇌척수액 이루, 메니에르병 등에서 발생

5. 현훈

1) 정상 청력을 유지하는 현훈

가. 전정신경염(Vestibular neuritis)

- 돌발적으로 시작되는 현훈이 특징으로 현훈이 서서히 회복되나 수개월에 걸쳐 두위현훈이 계속될 수 있음
- 초기에는 자발안진이 병변의 반대쪽으로 후에는 두위 안진만 보임
- 온도안진검사상 반고리관 마비(Canal paresis)가 영구적으로 남게됨

나. 양성발작성두위현훈(Benign paroxysmal positional vertigo, BPPV)

- 난형낭반(Macula utriculi)에서 떨어져 나온 이석(Otoconia)가 반고리관의 내림프에 떠다니는 상태
- 검사시의 특징
  : 2-5초간의 잠복기
  : 30-45초간의 지속시간
  : 피로현상
- 노인이나 두경부 외상, 귀수술 병력이 있는 사람에게 잘 나타남

다. 경부현훈(Cervical vertigo)

- 목을 움직일때 순간적으로 현훈이 나타나거나 경부통과 함께 비특이적 어지럼증을 호소함

라. 편두통성 현훈(Migrainous vertigo)

- 전형적인 편두통 환자의 40%에서 현훈이 동반됨
- 두통이 없이 오는 현훈도 편두통 치료로 증세가 소실되는 경우 편두통성 현훈의 변형으로 볼수 있음.

2) 청력감소를 동반하는 현훈

메니에르병, 청신경 종양, 이경화증, 외림프주공, 진주종성 중이염 등에서 발생함

3) 혈행장애에서 나타나는 현훈

- 척추뇌저동맥 허혈(Vertebro-basilar artery insufficiency,VBI)등과 같이 뇌관과 소뇌의 허혈을 초래하는 혈행장애가 있을 경우 발생
- 3D증상인 복시(Diplopia), 연하곤란(Dysphagia), 구음장애(Dysarthria)와 동반되어 현훈이 나타남

4) 중이염이나 중이수술 후 나타나는 현훈

가. 장액성 내이염(Serous labyrinthitis)

경도의 현훈과 난청을 동반하나 일과성으로 회복되기도 혹은 일부 난청이 남기도 함

나. 화농성 내이염(Supprative labyrinthitis)

- 진주종에 의한 골파괴, 등골적출술, 뇌막염으로 인하여 발생
- 내이는 완전히 파괴되어 기능을 잃게됨

6. 이명

일상생활중 흔히 발생하는 경우는 상기도 감염후나 큰 소리에 노출된 후 나타나며 대부분 단기간에 사라짐

Catholic University of Korea 임상진료지침

03 청력검사

Otolaryngology Head & Neck Surgery

1. 음차검사

- 휴대하기 간편하며 검사하는 장소와 시설의 제약을 받지 않음. 선별검사로 유용
- 128Hz, 256Hz, 512Hz, 1024Hz, 2048Hz 5가지
- 엄지손가락이나 손등에 가볍게 두드려 소리를 낸 다음 검사

1) Weber 검사

가. 사용 예 : 편측성 난청시 전음성 혹은 감각신경성 감별 하는 방법
청력손실 정도가 다른 양측성 난청시 어느쪽의 난청이 심한가 구별하는 방법

나. 검사방법 : 일반적인 512Hz 음차를 진동, 손잡이 끝을 전두부 or 상절치에 대고 크게 들리는 쪽 확인

- 결과 해석 : lateralization 한측에서 크게 들릴 때 표현하는 법
  한쪽정상,다른쪽CHL → 환측으로 lateralization
  한쪽 정상, 다른쪽 SNHL → 정상측으로 lateralization
- 이유 : 정상적으로 골전도를 통해 내이로 전달된 음파의 일부분은 외이, 중이 전음계 통해 밖으로 유출
  CHL → 음파유출의 방해 → 환측이 크게 들림
  SNHL → 내이 진동은 동일한 강도로 일어나지만 내이의 감음역치

표 3-1 Rinne test에 따른 hearing loss level

256 Hz	512 Hz	1024 Hz	HL level
-	+	+	20-30 dB
-	-	+	30-45 dB
-	-	-	45-60 dB

상승 or 후미로 병변으로 인해 환측이 정상측보다 음이 잘 들리지 않아 정상측으로 편위

2) Rinne 검사

가. 사용 예 : 동측의 기도와 골도 청력을 비교, 난청의 유형 감별하는 검사법

나. 검사방법: 256 or 512Hz 음차 진동, 유양돌기부에 손잡이 끝을 대어 골도 검사 (BC)

피검자가 안들린다고 하면 즉시 외이도 입구 2.5cm 떨어진 곳에서 음차로 기도청력 검사 (AC)

- 결과 해석

Rinne 양성 : 15dB 이내의 전음성 난청의 경우

- 정상 : AC〉BC
- SNHL : 기도, 골도 모두 떨어지므로 AC〉BC

Rinne 음성 : 30dB 이상의 CHL의 경우 항상, 적어도 20dB 이상의 CHL

- CHL : 기도청력은 전도 장애로 떨어짐, 골도청력은 음파유출이 적음 BC〉AC

3) Schwabach 검사

가. 사용 예 : 정상 청력의 검사자와 피검자의 골도 청취시간을 비교

나. 검사방법 : 256Hz의 음차 진동, 손잡이 끝을 피검자의 유양돌기부에 대고 안 들린다고 할 때, 즉시 검사자의 유양돌기부에 옮겨 청취 유

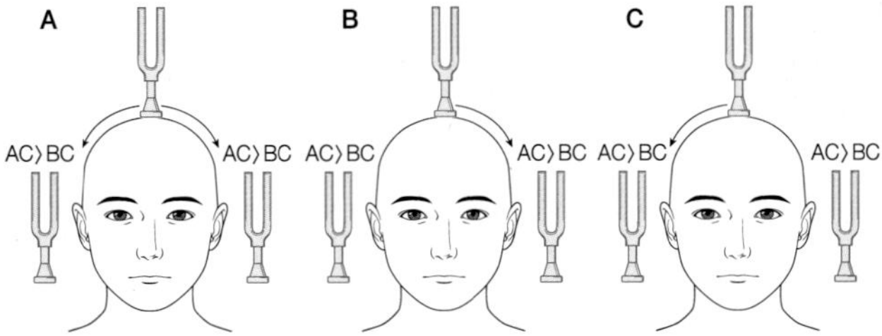

그림 3-1 Weber 검사와 Rinne 검사의 예 **A.** 정상 **B.** 우측 감각신경성난청 **C.** 우측 전음성난청. AC:기도청력,BC:골도청력

무 확인

- 결과 해석 : CHL → 검사자 〈 피검자

SNHL→ 검사자 〉 피검자

4) Gelle 검사

가. 사용 예 : 이소골 연쇄, 등골 운동성과 고막의 신축성 등을 검사하는 방법

나. 검사방법 : 음차를 진동, 손잡이 끝을 유양돌기부에 대고 골도청력을 검사하면서 Politzer bag이나 pneumatic otoscope등을 이용하여 외이도에 압력을 가한다. 고막을 통한 압박효과를 유발, 이소골 연쇄나 stapes foot plate의 움직임을 억제한 상태에서 골도청력 비교

- 결과 해석

Gelle 양성 : 외이도에 압력 가하면 음이 작게 들림 → 정상귀

Gelle 음성 : 압력을 가해도 골도 청력 변화 없음 → 이경화증 등으로 이미 등골의 움직임이 나쁜 경우

5) Bing 검사

가. 사용 예 : 골도 청력검사 중 외이도를 일시적으로 막아 음파의 유출을 차단하는 폐쇄효과(occlusion effect)를 유발, 난청이 CHL or

SNHL를 감별하는 검사법

나. 검사방법 : 음차를 진동, 손잡이 끝을 유양돌기부에 대고 안들린다고 하면 즉시 손가락으로 피검자의 tragus를 눌러 외이도를 막는다

- 결과 해석

양성 : 다시 들린다고 함 → 정상 or SNHL

음성 : 들리지 않는다고 함 → CHL

2. 순음청력검사(Pure tone audiometry)

- 순음을 전기적으로 발생, 각 주파수별 청력역치를 측정, 청력손실의 정도를 정량적으로 평가, 청력 손실의 유형과 양상도 파악 가능한 방법
- 기계의 구성 : 진동기(oscillator), 증폭기(amplifier), 감쇄기(attenuator), 이어폰(earphone), 골전도 진동기(bone conduction vibrator), 차폐음 발생기 (masking noise generator)

1) 역치의 측정방법

- 피검자가 50%정도의 확률인 2/3, 3/5회 들을 수 있는 해당 주파수 최소음의 강도(dB)
- 잘 들리는 귀부터 측정, 양측 동일시 우측 먼저
- 소리는 3초간격으로 주면서 1-2초간 유지
- 자극음을 주는 방법은 하강법, 상승법, 혼합법 중 선택

: 하강법 -음을 뚜렷하게 들을 수 있는 높은 강도에서 점차 강도 낮추며 측정하는 방법

: 상승법 - 들리지 않는 약한 강도에서 차츰 강도를 높여가며 측정하는 방법

: 혼합법 처음에는 0dB HL부터 20dB 단위로 높여가며 최초 응답 확인, 응답 후부터 10dB씩 낮춤, 다음 5dB 씩 높이며 조절하여 최소 가청역치를 구함.

: 상승법이 하강법에 비해 청력역치 결과 5-10dB 더 높다.

2) 기도청력검사

가. 측정 방법

- 방음실에서 기계의 조작이 보이지 않는 위치에 피검자를 앉히고 헤드폰 or 삽입형 이어폰을 귀에 맞게 댄 다음 음자극을 주어 양측 각 주파수별 기도청력역치를 측정 검사음이 들리면 스위치를 누르라고 지시
- 1kHz → 2k → 3k → 4k → 8k → 1k → 500 → 250 → 125
- 1kHz 두 번 검사 결과가 10dB 이상 차이나면 신뢰도가 없으므로 재검 필요

3) 골도청력검사

■ 골도 청력 : 두개골에 주어진 음의 진동이 직접 내이로 전달, 피검자가 음을 청취하는 것. 외이, 중이의 상태에 거의 영향을 받지 않음. 내이와 그 이상의 청각 전달로의 기능 반영

■ 세가지 경로 : 압축(compression) 골전도, 관성(inertial) 골전도, 골고막(osseotympanic) 골전도

- 압축 골전도 : 두개골에 주어진 진동은 압축, 신장을 반복하며, 이러한 두 위상의 운동은 내이에서도 동일하게 일어남, 전정계와 고실계는 림프액량의 차이로 인해 각기 다른 정도로 변화하여 기저막의 움직임을 유발 가장 큰 부분 차지
- 관성 골전도 : 두개골이 진동운동을 할 때, 난원창, 고막, 중이 골벽에 약하게 부착되어 있는 이소골의 관성으로 인해 골기전도 때와 같이 내이로 전달되는 이소골의 움직임이 발생, 전도되는 것.
- 골고막 골전도 : 두개골의 진동은 외이도로 이어지며, 외이도의 진동은 대부분 외부로 유출, 일부만 고막, 이소골을 통하여 내이로 전달.

가. 측정방법

- 골도청력검사는 골전도 진동기를 통해 자극을 주기 때문에 이를 정확하게 장착하는 것이 매우 중요
- 대개 유양돌기부에 모발을 피해 고정함, 유양동 삭개술이나 피부 병변 등으로 인해 장착이 곤란한 경우 전두부에 장착하여 검사함
- 250, 500, 1k, 2k, 3k, 4k 검사. 최대 강도는 대개 60-75dB HL 정도
- PTA 상 BC〉AC 인 경우 : Environmental noise, vibrator불량, calibration failure, thick mastoid skin, poor pneumatization, technical error, validity of patient

4) 차폐

가. 개념

청력손실이 심한 쪽을 검사할 때, 자극음은 골전도를 통하여 반대쪽 귀로 교차하여 들릴 수 있는데 검사를 하지 않는 귀에 검사음이 들리지 않도록 잡음을 들려주어 반대측의 청력역치를 일시적으로 상승, 교차청취를 방지하는 것.

나. 이간감약(Interaural attenuation)

일측귀에 주어진 음이 반대측 귀의 와우에 도달할 때 감소하는 음의 강도

다. 검사하는 귀의 기도청력역치와 검사하지 않는 귀의 기도 혹은 골도 청력과의 관계에 의해 차폐 여부를 결정하게 되는데 두귀의 차이가 이간감약과 같거나 큰 경우 차폐 시행.

라. 일반적인 차폐의 방법

수평법을 사용하여 차폐음의 강도를 결정함(그림. 3-2)

표 3-2 기도청력 검사시 주파수별 이간감약

	주파수(Hz)						
	125	250	500	1000	2000	4000	8000
이간감약(dB)	35	40	40	40	45	50	50

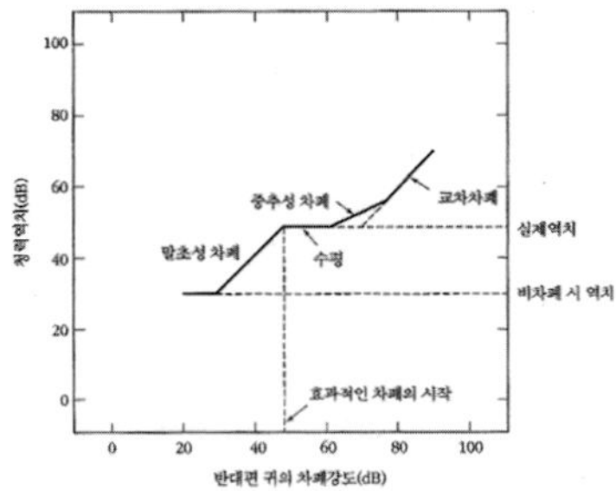

그림 3-2 수평법에 의한 차폐음 강도의 결정

: 비검사측의 차폐음 강도를 증가시켜도 검사측의 청력역치가 상승하지 않는 즉, 수평을 이루는 부분의 차폐음 강도가 적정한 차폐강도이며, 이때의 청력역치가 검사측의 올바른 역치이다.

마. 부족차폐(Undermasking)

차폐량이 충분치 못한 경우 검사측의 실제청력역치보다 낮은 강도의 음을 비검사 측에서 인식

수평법에서 수평에 이르기 전의 차폐 강도

바. 과잉차폐(Overmasking)

차폐량이 과도한 경우 차폐량이 검사측 귀로 교차, 청력역치를 상승시켜 실제보다 높게 평가됨.

수평법에서 수평에 이른 후의 차폐 강도

사. 차폐난(Masking dilemma)

양측 전음성 난청이 심한 경우 즉, 기도골도차가 이간감약을 초과하는 경우 과잉차폐를 일으켜 정확한 차폐가 어려움

아. 중추성 차폐(Central masking)

과잉차폐 바로 아래의 차폐량을 주었을 때, 중추신경의 작용으로 약 5dB 정도의 역치 상승이 발생하는 것

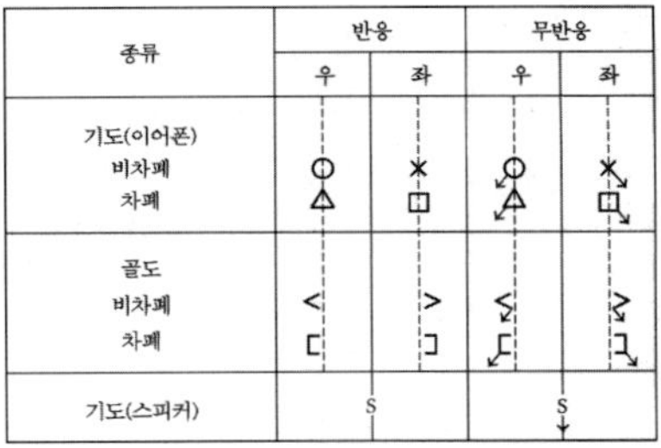

그림 3-3 순음청력도상의 청력역치 표기방법

표 3-3 청력장애의 정도

청력역치 dB HL (1951 ASA 기준)	청력역치 dB HL (1964 ISO 기준)	표현법
15 이하	25 이하	정상 normal hearing
16-29	26-40	경도난청 mild HL
30-44	41-55	중등도난청 moderate HL
45-59	56-70	중등고도난청 moderately to severe HL
60-79	71-90	고도난청 severe HL
80 이상	91 이상	농 profound HL

5) 순음 청력도 및 순음 청력검사 결과의 판독

횡축은 주파수, 종축은 강도. 주파수 따른 청력역치 표시한 것이 순음 청력도

- 청력역치 평균 구하는 방법 - 전주파수, 회화음역, 특정주파수

가. 전주파수 청력역치 산술평균법

전주파수의 청력역치를 산술평균.

언어 청취 장애 유무 사회적 측면에서 볼 때 타당성이 떨어짐.

나. 회화음역 청력역치 산술평균법 : (500 + 1k + 2k) / 3

사회적 측면의 타당성과 계산의 편리로 널리 이용.

다. 특정주파수 청력역치 산술평균법 : 4분법, 6분법

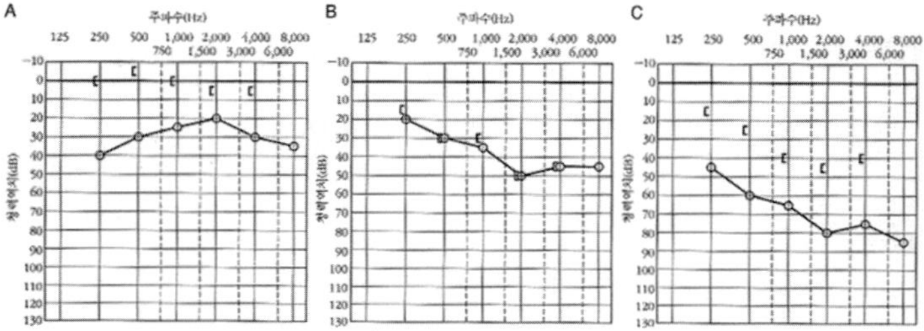

그림 3-4 청력장애의 유형별 순음 청력도
A. 전음성 난청 B. 감각신경성 난청 C. 혼합성 난청

4분법 = (500 + 1k + 2 x 2k) / 4

6분법 = (500 + 2 x 1k + 2 x 2k + 4k) / 6

AAO-HNS = (500 + 1k + 2k + 3k) / 4

3. 어음청력검사(Speech audiometry)

- 보통 회화에서 사용되는 어음에 대한 청취와 이해능력을 정확하게 측정하기 위해 자극음을 어음으로 사용
- 난청의 감별진단, 사회적응능력의 평가, 보청기 사용지침, 청력개선술의 적응 등 임상적 중요성을 가짐.
- 자극음 : 단음절 or 이음절, 문장등을 사용함.
- 청력이 좋은 귀부터 검사하며 차폐가 필요한 경우 순음청력검사에 준하여 시행함.

1) 어음청취역치검사(Speech reception threshold test;SRT)

- 검사어음의 50%를 정확하게 알아들을 수 있는 어음의 최소강도
- 주로 하강법을 사용하며 충분히 들을 수 있는 음압(PTA평균 + 25dB)에서 점차 강도를 약하게 하여 역치를 구함
- 피검자가 청취한 어음을 복창하게 하거나 받아쓰게 함.

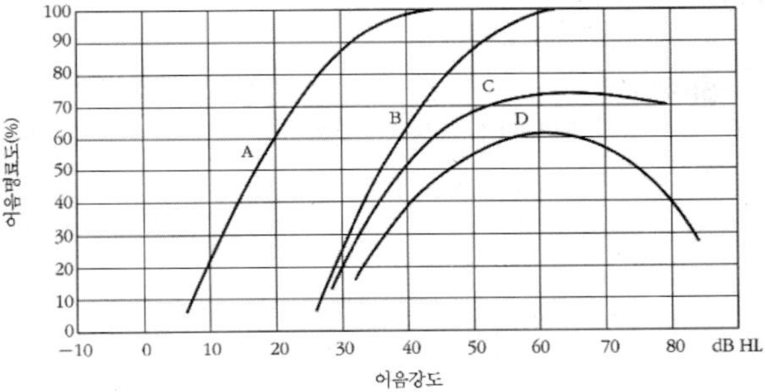

그림 3-5 정상 및 청력장애의 유형에 따른 어음명료도 곡선
A.정상 B.전음성난청 C.미로성난청 D.후미로성난청

- 결과 : 일반적으로 SRT와 순음평균역치는 거의 일치, 대개 10dB 이내의 차이를 보임

2) 어음명료도검사(Speech discrimination; SD test)

- 어음청취 역치상에서 가장 편안하게 느끼는 어음강도, 즉 최적안정역치에서 검사어음을 얼마나 정확히 이해하는가를 측정
- 어음청취역치보다 35-40dB 높은 강도로 어음을 청취 시키고 이를 복창하게 하거나 받아쓰도록 하여 피검자가 정확히 들은 검사어음의 수를 백분율로 환산

3) 최대명료도치(Maximum discrimination score;PBmax)

- 어음 강도에 상관 없이 가장 좋은 명료도치를 지칭
- 일반적으로 정상 혹은 전음성 난청에서는 어음청취역치상 35-40dB의 어음강도에서 PBmax를 얻을 수 있다.

4) 어음 청력도(Speech audiometry)

- 횡축에 어음강도, 종축에 어음명료도치를 표시함
- 명료도치 15%길이와 어음강도 10dB의 길이가 같도록 하여 어음강도에 따른 검사성적을 기입한 그래프

5) 최적안정역치와 불쾌역치

가. 최적안정역치(Most comfortable level of loudness;MCL)

- 어음청취역치에서부터 음강도를 높이면서 들려주었을 때 피검자가 가장 편하게 느끼는 강도
- 어음으로 검사, 대개 어음청취역치보다 35-40dB 높은 강도에서 나타남.
- 보청기의 적정이득 결정하는 기준

나. 불쾌역치(Uncomfortable level of loudness;UCL)

- 최적 안정역치에서부터 음강도를 높이면서 들려주었을 때, 피검자가 자극음으로 인하여 불쾌감이나 압박감, 통증 등을 느끼는 강도.
- 어음청취역치보다 75-90dB 정도 높은 어음강도에서 나타남.

다. 역동범위(Dynamic range)

- 어음청취역치와 불쾌역치 사이
- 보청기 장착할 때 이 범위내에서 출력되게 조정해야 함.

6) 검사결과의 판독

- SDS : 90-100% 정상
- SRT 〈50dB, SDS 〈50% : social hearing이 없다고 생각
- 전음성 난청, 미로병변(Cochlear lesion) : SDS 〉90%
- 후미로병변(Retrocochlear lesion) : SDS 낮다

4. 청성뇌간유발반응 (Auditory brainstem response;ABR)

- 음자극 후 1-10msec 사이에 청신경 및 뇌간내 청각 전도로에서 일어나는 일련의 전기적인 변화를 표면전극을 이용하여 기록하는 검사
- 마취, 수면에 영향을 받지 않고 비침습적이어서 임상에서 널리 이용
- 5-7개의 파를 보이며 이중 I, III, V가 가장 잘 나타나고 V파가 가장 크

고 안정적으로 기록됨.

- I파 : 청신경의 말단부
- II파 : 청신경의 근위부
- III파 : 와우핵(Cochlear nucleus)
- IV파 : 상올리브핵(Superior olivary complex)
- V파 : 외측융대(Lateral lemniscus)
- VI파와 VII파 : 하구(Inferior colliculus)

1) 청성뇌간유발반응의 분석

- 뚜렷한 파의 정점 및 골(Negative through)을 가진 5개의 파형을 보임.
- 잠복기와 진폭에 대한 분석은 I, III, V파를 주로 이용하며 특이 잠복기는 판독에 있어서 이용되는 가장 중요하고 안정된 요소임.
  - 60dB nHL의 충분한 자극의 경우 I파의 잠복기는 약 1.5-2.0msec, V파의 잠복기는 5.5-6.0msec
  - I-V파간의 잠복기는 약 4.0msec임
- V파는 정상성인에서 10-20dB nHL 이하의 자극음에 파형을 보이며 V파의 반응역치를 ABR의 역치라고 함.

2) 임상적 적용

가. 청각평가

- V파의 반응역치를 통해 청력역치를 평가할 수 있어 유.소아, 협조가 곤란한 피검자, 위난청의 감별에 널리 이용되고 있으며, 난청의 유형감별에도 도움이 됨
- ABR의 역치는 순음 청력검사와 비교하여 성인에서 5-10dB, 소아에서 10-20dB정도 높음

나. 신경학적 진단

- 소뇌교각종양(청신경종양, 수막종등), 연수내 종양, 다발성 경화증, 혼수등의 진단에 이용
- 특히 청신경종양의 진단에 90%이상의 매우 높은 민감도를 보임

다. 신생아 선별청력검사

라. 고도 이상의 감각신경성 난청 환자에서 청신경과 청각중추로를 평가할 때, 와우이식술 대상자를 선정할 때, 와우이식술이 결정된 환자에게 적절한 장채를 결정할 때 이용

5. 청성안정유발반응 (Auditory steady state evoked response;ASSR)

- 청성유발반응은 그 잠복기에 따라서 초기(10-15 msec), 중기(10-80msec), 후기반응(80-750 msec)으로 나뉠 수 있는데 중기반응의 특수한 형태로 지속적이거나 규칙적인 소리의 자극에 대한 뇌의 반응임

1) 임상적 적용

- 주파수 특이성을 가지는 청력검사방법으로 매우 유용하므로 특히 유소아나 협조가 되지 않는 성인에서의 정확한 청력역치의 측정과 난청 정도의 판정에 많은 도움을 줌
- 유소아의 보청기처방에도 효과적으로 이용할 수 있음
- 인공와우이식을 필요로하는 경우에 있어서도 정확한 잔존 청력의 측정과 120 dBHL까지도 검사가 가능하므로 수술 전후의 효과판정에 적극 활용

6. 임피던스 청력검사

1) 종류

고막운동성 계측(tympanometry)

등골반사(acoustic reflex)

등골반사 피로(acoustic reflex decay)

이관기능검사 (Eustachian tube function test)

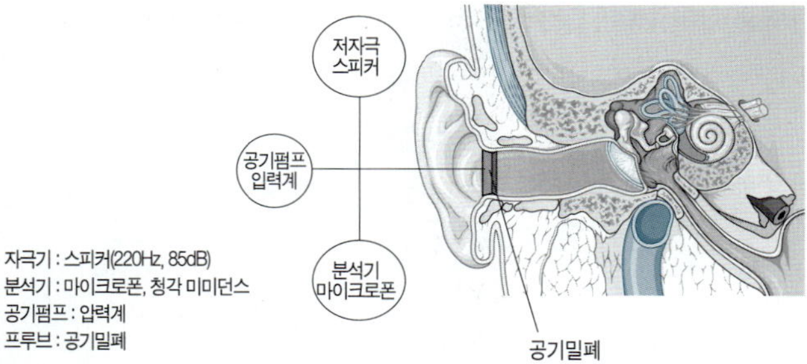

그림 3-6 임피던스 청력검사의 모식도

2) 원리

외이도를 밀폐한 상태에서 외이도 내의 압력을 변화시키면서 특정 주파수와 강도의 음을 줄 때, 고막에서 반사되는 음향에너지를 측정함으로써 중이강의 상태를 간접적으로 평가하는 검사

- 질량효과 : 고막, 이소골, 중이강의 질량 등에 영향을 받음
- 강직효과 : 고막, 이소골의 견고성을 의미 중이내의 근육과 인대 이소골 관절의 상태에 영향

가. 고막 운동성 계측(Tympanometry)

외이도 입구를 외부와 완전 차단 후 자극음을 주고 고막에서 반사되는 음향에너지를 외이도 내의 압력변화(-400~+200mmH2O)에 따라 측정하는 것을 말하며 admittance의 변화를 연속적으로 도표에 그린 것을 tympanogram이라고 한다.

- Compliance : 중이강과 외이도의 압력에 같아지는 지점이 고막 탄성의 최고가 된다.

중이강내의 압력, 고막의 운동성, 이소골 연쇄의 상태, 외이도와 중이강의 최대음향전달공명점.

가) 고실도의 유형

A type : 고실도 최고 압력 (TPP) : (-100 ~ +100 daPa)

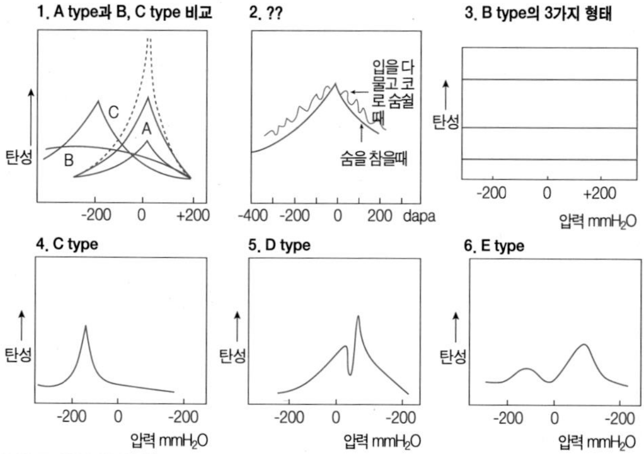

그림 3-7 고실도의 유형

정적탄성 : (0.2 ~ 2.5 mmhos)

대상군 : 정상, 감각신경성난청, 이경화증

As type : 고실도 최고 압력 (TPP) : (-100 ~ +100 daPa)

정적탄성 : (0.2 mmhos)

Mass 혹은 stiffness effect의 증가

대상군 : 이소골경화, 이경화증, 고실경화증, 중이 삼출액

Ad type : TPP (-100 ~ +100 daPa)

정적탄성 : (2.5 mmhos 이상)

대상군 : 이완성 고막, 이소골 연쇄탈구

B type : 탄성의 최고치가 없는 경우로(그림 6-3) 측정된 외이도 용적과 함께 판독해야한다.

- 소아의 외이도 평균치 (0.42~0.97 ml)
- 성인의 외이도 평균치 (0.63~1.46 ml)

→ 정상 외이도 용적인 경우(a) : 삼출성 중이염, 고막 비후

→ 외이도 용적이 과소 측정된 경우(b) : 이구전색, 프루브 끝이

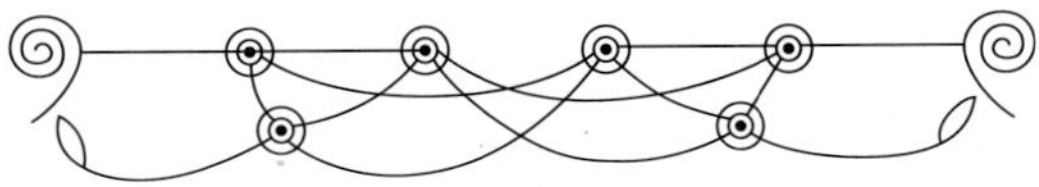

그림 3-8 음자극에 의한 등골 반사의 반사궁

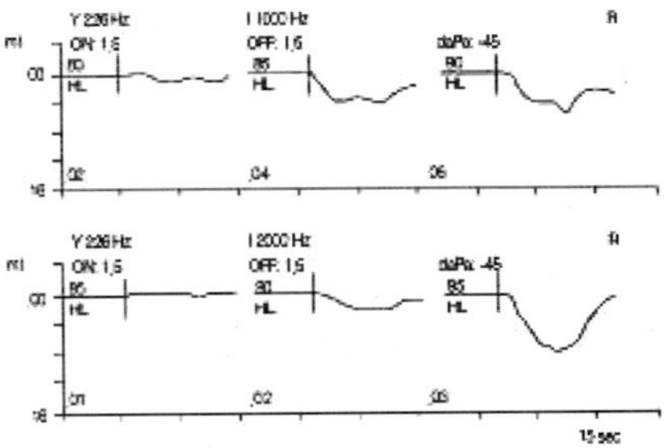

그림 3-9 등골반사 사례

외이도 벽을 향한 경우

→ 외이도 용적이 과다 측정된 경우(c): 환기관 삽입, 고막 천공

C type : 고실도 최고 압력 (TPP) : (-150 daPa 이하)

정적 탄성 측정가능

중이강이 상당한 음압상태인 경우

대상군 : 고막함몰, 삼출성 중이염

D type : 두개의 최고점을 가지며 정점간 압력차이가 적다.

대상군 : 치유된 고막천공healed perforation, 중이병리나 이소골 연쇄탈구 후 회복, 고막표면에 귀지가 있는 경우

E type : 두 개의 최고점을 가지며 정점간 압력차이가 넓다.

대상군 : 운동성 높은 이완성고막, 제umbo수위 까지의 삼출액저류 물방울이 고막의 외이도 면이나 중이강 면에 맺힐때, 신생아

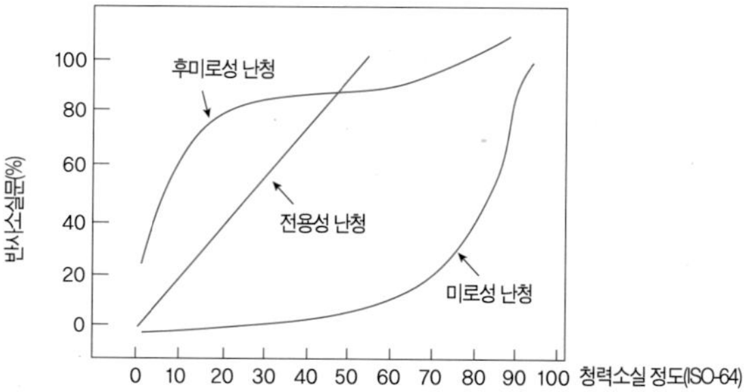

그림 3-10 난청종류에 따른 반사소실률의 차이

나. 등골반사

가) 원리 : 강한 소리가 들어오면 중이강내 등골근 (stapedial muscle)은 내이를 보호하기 위해 뇌간에 이르는 반사궁(reflex arc)을 통하여 수축하는대 등골근이 수축하면 이소골 연쇄는 강직되고 중이내의 임피던스는 증가하여 고막의 탄성이 감소하게 된다.

나) 의의 : 반사궁과 관련된 청력손실, 이소골연쇄 등의 중이강 상태, 청신경, 안면신경 및 뇌간하부의 이상유무 평가

다) 방법 : 고막윤동성 계측시 최대 탄성의 압력점을 기억하여 등골반사 검사시 자동 설정되며 자극음은 500Hz, 1000Hz, 2000Hz 4000Hz로 선택하고 정상인의 유발역치(70~100Db HL) 또는 이보다 낮은 음부터 음 강도를 올려주어 탄성이 외이강 용적의 1%인 0.02 이상 감소하는 최소의 음 강도를 찾는다.

라) 판독: 정상인에서 순음으로 반대측 귀에 자극음을 주면 70~100DB HL에서 반사가 나타남 ,동측 자극식 이보다 2~16DB 낮은 강도에서 반사가 나타남. 잡음 자극시 순음보다 역치가 약 10~20DB 낮다. 일반적으로 청력손실의 정도에 따라 등골반사 역치가 상승하며 난청의 정도가 심하면 등골반사가 관찰 되지 않는다.

누가현상이 있는 감각신경성 난청일 때는 정상보다 훨씬 낮은 역치

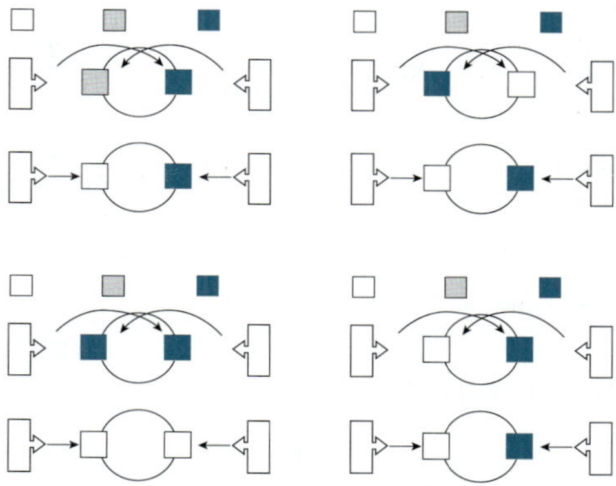

그림 3-11 질환에 따른 등골반사의 유형

강도인 60DB SL이하에서 반응역치가 나타난다.

다. 등골반사 피로 검사

후미로성 난청시 나타나는 청각피로 현상의 유무를 알 수 있으며 등골반사 역치보다 10DB 높은 강도의 500HZ 또는 1000hz 연속음을 반대측에 10초 동안 자극하면서 탄성의 변화를 관찰 한다.

가) 판독 : 만약 10초 이내에 감소된 탄성이 50% 이상 회복되면 등골반사 피로검사 양성으로 후미로성 난청의 10~30%정도에서 관찰된다.

라. 이관기능검사

가) 고막천공이 없을 때 (indirect method)

먼저 고막운동성 계측도를 측정한 후 외이도에 양압을 가하면서 수차례의 연하운동을 시킨 후 다시 고막운동성 계측도를 구한다.

외이도에 양압을 가할 때에는 고막을 내측으로 이동시키면서 중이강의 압력을 높인다.

- 판독 :
- 정상 : 이관 기능이 정상이면 연하운동 시 중이강의 공기가 이관을

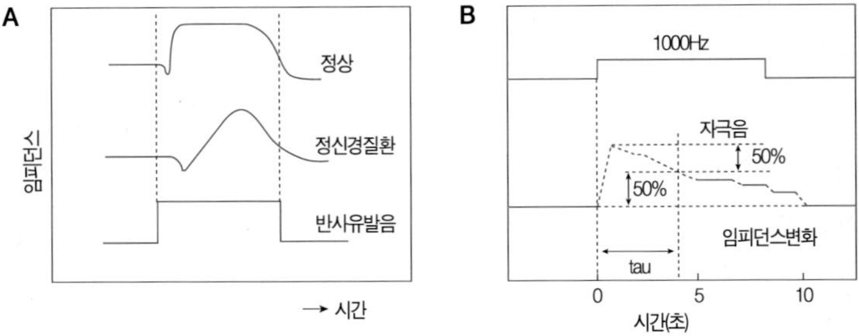

그림 3-12 등골반사 피로검사 사례

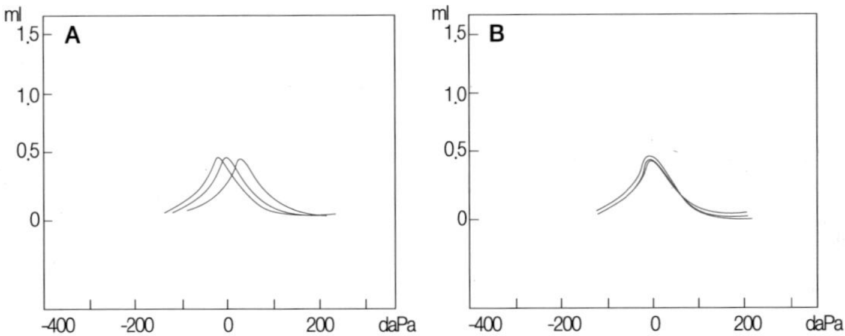

	daPa	ml
TYMP 1 :	5	0.4
TYMP 2 :	-20	0.5
TYMP 3 :	20	0.5

	daPa	ml
TYMP 1 :	-5	0.4
TYMP 2 :	-4	0.5
TYMP 3 :	-5	0.5

그림 3-13 이관기능검사 사례(indirect method)

통하여 빠져나가게 되고 이 상태에서 외이도의 압력은 다시 대기압과 같게 하면 고막은 외측으로 이동되며 중이강내에서 일시적으로 최초의 압력에 비해 상대적 음압을 보인다.(고막운동성 계측시 최고점은 최초 검사시 보다 약간 음압쪽으로 이동) 외이도에 음압을 가하면서 수차례의 연하운동을 시킨 다음 세번째 고막운동성 계측도를 구하면 반대의 원리로 탄성의 최고점은 최초 검사시 보다 약간 양압쪽으로 이동

- 이관 기능 이상시 : 탄성의 최고점 이동이 거의 없다.

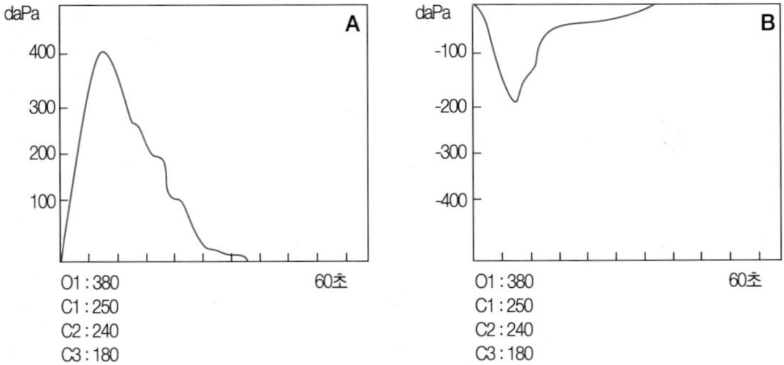

그림 3-14 정상인의 전기와우도

나) 고막천공시(direct method)

외이도에 양압이나 음압을 가한 후 환자로 하여금 침을 5회 정도 삼키게 하여 이관을 통한 압력조절을 유도해 남아있는 압력이 얼마나 되는지 검사한다.

판독 : 이관기능 정상시 남아 있는 압력은 0 에 가깝다.

7. 전기 와우도 검사(Electrochchleography;ECoG)

1) 정의 : 음자극을 받아 와우에서 발생하는 세가지 유발전위를 측정

2) 장점 : 와우 및 청신경에 대한 많은 정보를 얻을 수 있으며, 검사 받지 않는 귀의 차폐가 필요없고 의식 수준이나 중추 신경계의 변화에도 영향을 받지 않아 수면 및 전신 마취하에서도 검사 가능, 반응의 재현성과 민감도도 우수

3) 응용 : 메니에르 병의 진단, 내림프낭 감압술중 이용, 청신경종양의 진단, 수술시 내이의 감시

와우음전기전위(cochlear microphonic potential; CM)

가중전위(summating potential; SP)

복합 활동전위(compound action potential; CAP) 또는 활동전위

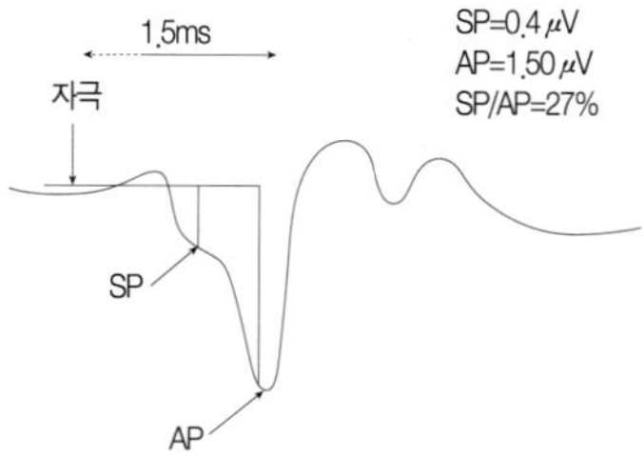

그림 3-15 임피던스를 이용한 이관기능 검사 직접법의 가압검사와 감압검사 사례

(action potential; AP)

- CM : 자극음이 와우에 도달한 즉시 나타나는 자극음과 같은 주파수의 교류전위 와우의 유모세포 기원
- SP : 자극음의 지속시간과 일치하여 계속 나타나는 직류전위 와우의 유모세포 기원
- AP : 청신경의 집합이 동시에 나타내는 활동전위

SP와 AP는 자극음의 빈도와 강도, 전극의 위치에 따라 음전위 혹은 양전위를 보임

- 측정방법 : 외이도 유도법(extratympanic ECoG), 고막유도법(tympanic membrane ECoG), 경고막 유도 (transtympanic ECoG)
- 해석 :
- 경고막 유도법 : 침습적 방법 (청력역치상 5~10dB에서 나타나기 시작하여 자극음의 강도가 증가함에 따라 활동전위의 진폭이 커지며, 반대로 잠복기는 짧아지는 변화)으로 청력을 평가 할 수 있다.
- 메니에르병의 진단시 : 현저한 음전위의 SP (내림프압의 증가로 기저막이 고실계 쪽으로 전위되는 것으로 추정) 절대치 보나는 SP/AP ratio 측정값을 이용한다. 0.45 이상시

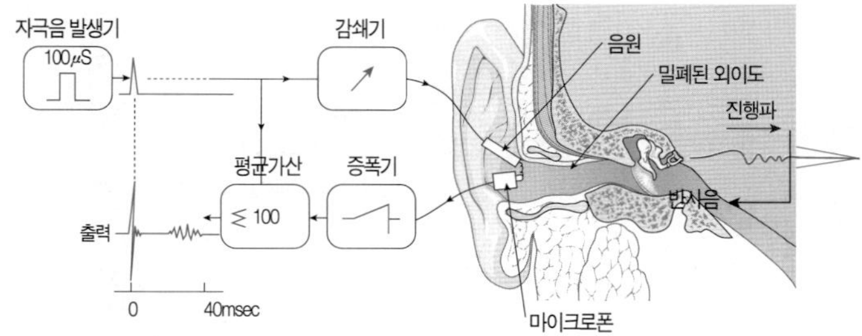

그림 3-16 유발 이음향방사검사를 위한 시스템

8. 이음향방사검사

1) 원리

와우 외유모세포의 능동적 작용에 의해 발행하여 중이를 거쳐 외이도에 전파 청신경이 차단되어도 발현되고, 이독성 양물이나 소음에 큰 영향을 받으며, 30Db HL이상의 감각신경성 난청이 있으면 발현율이 현저히 감소

2) 특징

- 장점 : 객관적잉고, 비침습적이며, 검사시간이 짧고, 비교적 저렴하고 조작이 간편하며, 내이 특히 외유모세포에 대한 특이적 검사
- 단점 : 내.외부의 소음에 많은 영향을 받고, 중이병변에 민감하게 영향을 받으며 청력손실의 정량적인 평가가 어렵다.

3) 응용

유소아의 청각 선별검사, 미로성 난청인 이독성 난청, 소음성 난청, 메니에르병의 진다. 위난청의 감별, 술중 내이기능의 감시

4) 종류

자발 이음향방사(spontaneous otoacoustic emissions)

유발 이음향방사(evoked otoacoustic emissions)

일과성 유발 이음향방사(transient evoked otoacoustic emissions)

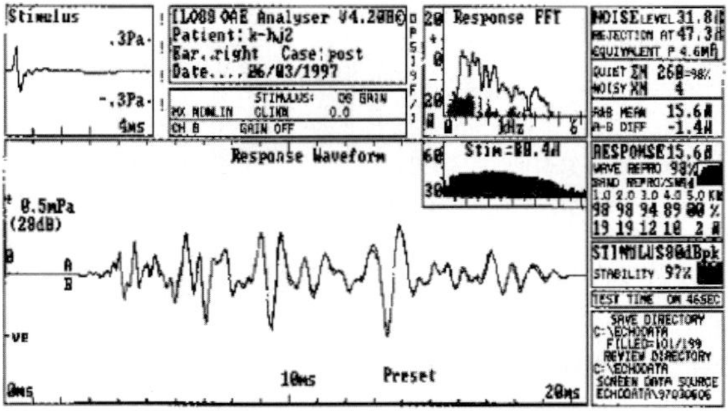

그림 3-17 정상인에서의 일과성음 유발 이음향방사 : 자극음과 방사음을 각각 시간축에서 주사수를 분석하여 나타냈다. 자극음은 0~6 kHz의 주파수를 포함하며 80dB SPL의 클릭음이다. 방사음의 평균 자극음강도 echo response는 15.6dB SPL이며 재현성은 98% 이다.

TEOAE

주파수반응 이음향방사(stimulus frequency evoked otoacoustic emissions)

변조 이음향방사(distortion product otoacoustic emissions) DPOAE

가. 일과성음 유발 이음향방사

클릭음으로 자극

정상청력을 가진 사람에서 거의 100% 발현

잠복기 1~12msec

반응의 분석구간 : 2.5~20msec

가) 양성 기준 (1991년)

자극음강도 echo response 5dB SPL

재현성 reproducibililty 50%이상

■ 주파수 분석

1~4KHz의 광대역 소음 broad band noise가 나타나고 그위에 방사음의 다수의 협대역 정점 multiple narrow band peak가 나타남

A

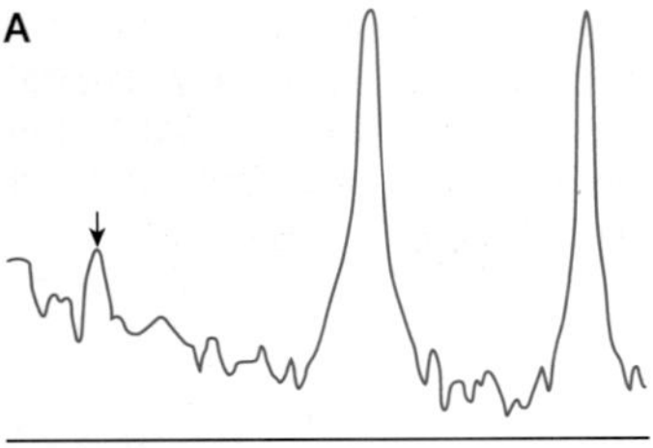

F1 = 1.82kHx 79.9dB
F2 = 2.2kHx 79.2dB
Fup = 1.43kHx 25.9dB(Fu=2.00kHz)

그림 3-18 정상 신생아에서의 변조 이음향방사 A. 두가지 종류의 주파수로 동시에 자극했을 때 내이에서 발생하는 변조음을 fast Fourier transformation으로 산출하였다.

B

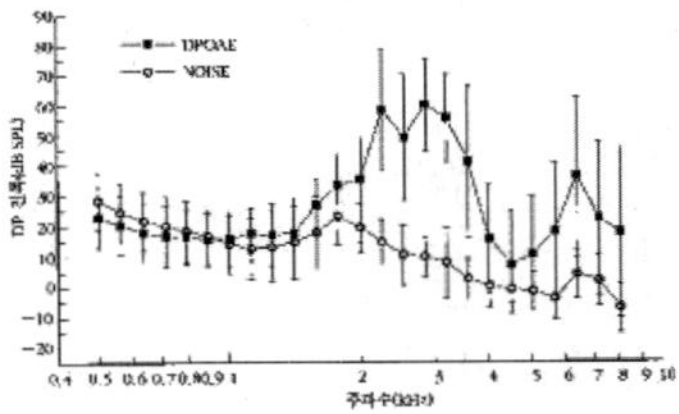

그림 3-19 정상 신생아에서의 변조 이음향방사 B. 변조음의 청력도에서 3kHz와 6kHz 부근에서 유의한 방사음을 관찰할 수 있다.

정점은 주로 1~2kHz에서 발견되고 자극음이 커지면 비선형적 형태로 방사음도 커지며 인접 주파수대로 확산

회화음역의 청력역치가 30~40dB HL을 넘으면 잘 나타나지 않으므로 청력손실의 정략적 평가는 못하지만 역치가 30dB HL이 넘는 외유모세포의 장애로 인한 청력 손실여부를 결정하는데 사용.

Tone burst나 tone pip등으로 와우의 주파수별 반응을 어느정도 알 수 있다.

나. 변조 이음향방사

가) 원리

두개의 서로 다른 주파수 f1 과 f2 의 순음을 동시에 자극하였을 때 내이에 발생하는 여러 주파수(nf1-nf2)의 방사음을 말한다. 2f1-f2의 변조음이 가장강하다.

DPOAE 반응은 두음의 상대적, 절대적 강도와 주파수의 비율에 영향을 받는다.

DPOAES 는 f1/f2의 비가 1.22이고 L1(f1의 강도)이 L2(f2의 강도)보다

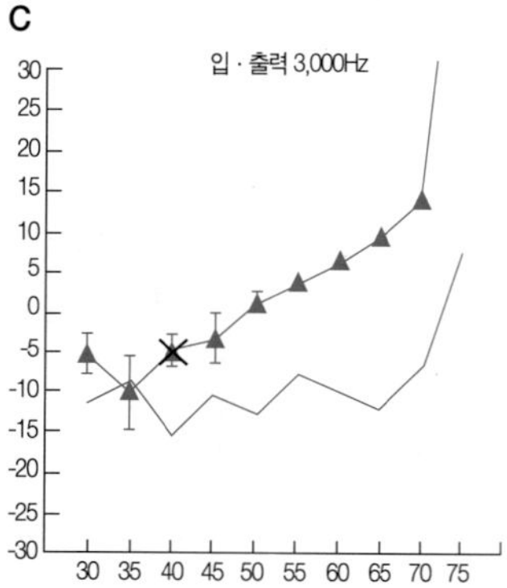

그림 3-20 3kHz 입출력곡선은 f1은 2,720Hz, f2 는 3,300Hz에서 30dB에서 5dB 씩 증가시켜 75dB까지 주며 변조산물의 진폭을 측정하였다. 역치(x)가 40dB SPL임을 알 수 있다.

10dB 에서 15dB 정도 강할 때 잘 발현한다.

나) 판독

일반적으로 방사음이 평균 배경소음보다 1~2 표준편차 또는 3~4dB이상이면 의미있는 것으로 평가. 청력 소실 정도에 따라 15dB HL을 넘지 않으면 대부분 관찰되고 청력손실이 50~60dB HL을 넘으면 발현하지 않는다.

와우의 특정 부위가 손상되면 해당 주파수에 의한 자극시 변조 이음향방사가 감소 또는소실 되므로 변조 이음향방사는 와우기능검사로 주파수 특성을 잘 나타낼 수 있다.

다) 임상적 적용

선별검사의 목적으로는 TEOAEs가 선호되고 임상적으로 와우의 변화를 추적하는 데는 DPOAEs 가 더 유용

Catholic University of Korea 임상진료지침

04 어지럼증에 대한 접근법

Otolaryngology Head & Neck Surgery

1. 어지럼증에 대한 이해

신체의 위치에 대한 정보는 시각계, 체성감각계 및 전정계를 통해서 뇌로 전달되며, 중추신경계에서 이들의 정보를 종합하여 신체의 균형을 잡게 되는데, 이러한 감각기들이나 뇌에 이상이 생기면 어지럼증을 느끼게 된다. 어지러움(dizziness)은 현훈(vertigo), 전신실어지럼(presyncopal dizziness), 평형이상(disequilibrium), 심인성어지럼(psychogenic dizziness), 생리적어지럼(physiological dizziness) 등 모든 것을 지칭하는 대표개념이고, 이 중에서 중력지남력(gravitational orientation)의 이상으로 인해 자기자신 혹은 세상이 실제론 정지해 있지만 움직인다고(대개는 회전한다고) 잘못 지각하는 현상을 현훈(vertigo)이라고 정의할 수 있다. 우리가 일상에서 움직이고 있을 때는 자신의 신체가 움직이고 있다는 것을 지각하게 되지만, 현훈이 발생하면 정지해 있는 세상의 물체들이 마치 움직이고 있는 것처럼 잘못 지각하게 되는데 이는 공간 항상성 기전(space constancy mechanism)의 장애 때문에 초래된다. 이 때, 안진, 안구편위 등의 안구운동장애, 운동실조나 넘어짐 등의 자세장애, 오심, 구토, 불안 등의 자율신경장애가 동반되어 나타난다.

2. 어지럼증의 병력 청취법

1) 환자가 느끼는 어지럼증의 양상
2) 실제로 환자가 느끼는 어지럼증이 회전성인가 혹은 비회전성인가
3) 회전성의 어지럼증이라면,
   (1) 몇 번의 어지럼증을 경험하였는가
   (2) 한 번 어지럼증이 발생하면 얼마나 오랫동안 지속되는가
   (3) 어지럼증이 자발적으로 생기는가 아니면 유발되는가
   (4) 두위나 두위변화에 따라 증상이 악화되는가
4) 다음과 같은 동반되는 증상이 있는가
   (1) 청각과 관련된 증상 : 이명, 이충만감, 청력소실 등
   (2) 신경학적인 증상 : 뇌신경마비, 운동장애, 감각이상 등
   (3) 자율신경 증상 : 오심, 구토, 발한, 설사 등
   (4) 두통
   (5) 기타
5) 회전성의 어지럼증이 아니라면 전정장애로 인해 야기되는 다른 증상이 있는가
   (1) 주위환경이 기울어져 있다는 착각
   (2) 순간적으로 쓰러지는 경우
   (3) 땅이 위아래로 흔들리는 느낌
6) 기타 병력청취
   (1) 편두통
   (2) 약물복용경험
   (3) 외상

3. 어지럼증의 구분 및 주요 감별법

1) 전정성 어지럼증 vs 비전정성 어지럼증

표 4-1

전정장애	비전정장애
회전성 어지럼증	비회전성 어지럼증
돌발적 발생, 수일~수주내 소실	수개월 이상 지속적 증상
체위, 두위의 변화로 악화	과호흡, 부정맥, 스트레스로 유발
오심, 구토로 유발	감각이상, 실신
이명, 청력소실 동반	집중력장애, 두통 동반
자세변환이나 머리 움직임에 의해 증상 악화	스트레스, 과호흡이나 특정상황일 때 증상 악화

표 4-2

특징	말초성 현훈	중추성 현훈
안진의 형태	수평, 회전 복합안진	순수 수직 또는 회전 안진
안진의 방향	거의 일정방향	일정방향 또는 변함
시고정의 효과	안진의 감소 또는 소멸됨	안진은 영향 받지 않음
적응	빠르다	느리다
어지럼의 정도	심하다	경하다
와우 증상	청력감소, 이명이 동반될 수 있다	없다
동반 징후	없다	뇌간, 소뇌 등의 징후

2) 말초성 어지럼증 vs 중추성 어지럼증

4. 어지럼증의 이학적 검사법

1) 척수반사 및 소뇌의 기능을 평가하기 위해 자세의 불안정을 보는 검사

(1) 직립반사 검사

가. Romberg 검사 : 환자의 양발 끝을 모아 직립시키고, 정면을 보고 서 있게 한다.

나. Mann 검사 : 양발을 전후로 일직선상에서 한쪽 발의 발끝을 다른 발의 발꿈치에 대도록하여 기립시키고, 양발을 똑바로 펴게 한 후 정면을 보게 한다.

(2) 편의 검사

가. 지시검사(past pointing test)

의자에 앉히고, 무엇을 가리키는 것처럼 시지를 펴고 상지를 수직이 되게 올린 위치에서 어깨를 축으로 하여 앞으로 수평 높이까지 내리게 하여 그 위치에 있는 일정한 목표물을 가리키게 한다.

우선 개안하고 2-3회 시행한 다음 폐안하고 같은 동작을 3-4회 반복시킨다.

나. 제자리걸음 검사(Stepping test)

마룻바닥에 30도씩 분도한 반경 0.5m, 1m의 2개의 동심원의 중심에 피검자의 양발을 모아 기립시킨 후 양눈을 가리고 양팔을 전방으로 뻗게 한 뒤 무릎을 높이 올려 수평이 되도록 가볍게 제자리걸음을 하게 한다. 1분에 100보 정도의 걸음을 걷게 한다.

다. 보행검사(Gait test)

6m 직선 위를 똑바로 보통의 보행 보조로 전진 및 후진시키고 폐안 또는 차안 상태에서 같은 방법으로 전진, 후진시키면서 편의방향, 크기, 전도 경향을 관찰하는 검사

2) 소뇌의 운동조화를 보는 검사

(1) Finger-to-nose test : 환자의 코와 검사자의 손가락을 교대로 대어보아 겨냥이상(dysmetria)이 있는지 확인한다.

(2) Rapid alternating movement : 손의 회내운동(pronation)과 회외운동(supination)을 빠르게 반복하도록 하여 검사한다. 소뇌병변에서는 느리고 어색하게 된다(dysdiadochokinesia)

(3) Heel-to-shin test : 발을 높이 들어 발꿈치를 무릎에 대고, 종아리 앞

을 따라서 발뒤꿈치를 아래로 미끄러지게 한다.

3) 안진 검사

(1) 자발안진검사 : 외부자극이 없는데도 나타나는 안진. Frenzel glass를 착용시키고 검사한다.

(2) 주시안진검사 : 피검자의 정면, 좌, 우, 상, 하의 다섯 방향에 대하여 눈 앞 약 50cm의 한 점을 주시시키면서 안진의 유무, 정도, 속도 등을 관찰한다. 측면 주시는 정중선에서 30도를 넘지 않는 범위 내에서 시행한다.

(3) 두위안진검사 : 정두위에서 안진이 나타나지 않더라도 머리를 전후좌우로 기울이면 안진이 나타나는 수가 있는데 이것을 두위안진(positional nystagmus)이라고 한다. 앙와위에서 머리를 정중위, 좌, 우로 돌려서 시행하고, 또 머리를 검사대 끝에 떨어뜨린 현수두위(head hanging position)에서 정중위, 좌, 우로 돌려서 검사한다. 주의할 점은 두위를 가능한 서서히 바꾸어야 한다.

(4) 두위변환 안진검사 : 두위안진검사는 머리가 움직이지 않을 때의 안진을 검사하지만 두위변환안진 검사(Positioning nystagmus test)는 머리의 운동 후에 볼 수 있는 유발안진을 검사한다. 이 검사도 환자에게 Frenzel 안경을 착용시키면 안진을 관찰하기가 용이하다.

가. Roll test(Head turning test on supine) : 앙와위에서 두위를 좌우로 돌리면서 안진 유발 유무를 관찰한다.

나. Dix-Hallpike test : 좌위에서 머리를 좌측 또는 우측으로 돌린 후 빠르게 현수두위로 변환시킨다. 반대로 이런 위치에서 좌위로 돌아가게 하면서 안진의 유발 유무를 관찰한다.

Catholic University of Korea 임상진료지침

05 전정기능검사

Otolaryngology Head & Neck Surgery

전정계와 시각계의 말초기관에서 수집된 정보를 종합하여 발현되는 안구의 운동을 검사하는방법을 "안진검사(nystagmography)" 혹은 "안구운동기(oculography)" 라고 하는데, 중추성과 말초성 어지러움을 감별진단하거나 안구의 운동을 기록하기 위하여 시행된다.

안구의 운동을 검사하기 위한 안진검사 혹은 안구운동기의 방법으로는 infrared optokinetic nystagmography, magnetic scleral search coil nystagmography, videonystagmography(VNG), electronystagmography (ENG) 등이 있다.

이중 전기안진검사(electronystagmography)는 전극을 안구 주위에 붙이고 각막과 망막의 전위 차이를 이용하여 안구 운동시 변하는 자장을 기록하는 방법이다. 이중 현재 가장 많이 이용되는 검사로는 VNG와 ENG가 있는데, 전자는 수직, 수평 안구운동 뿐만 아니라 회전 안구운동까지 기록이 가능하다는 장점이 있고 이에 비하여 후자는 눈을 감았을 때에도 기록이 가능하고 눈 깜박임에 영향을 덜 받는다는 점이 장점이다.

보통의 ENG는 다음의 세가지로 구성된다 : 1) 시운동검사(Oculomotor test), 2) 두위변화/두위검사(Positioning/positional test), 3) 온도검사(Caloric test).

1. 검사방법

1) 일반적인 주의사항

- Oculomotor test동안에는 환자는 목표점을 주시하도록 교육시킨다. 시각이 없는 경우라도 Oculomotor test를 제외한 나머지 Positioning/positional test와 Caloric test는 가능하므로 계속 진행한다.
- Positioning/positional test을 하기 전에는 반드시 전신상태를 살핀다. 경추손상 유무, 요추질환 유무는 병력을 통하여, vertebrobasilar insufficiency의 유무는 간단한 이학적 검사로 살피는데 의자에 앉거나 누운 상태에서 환자의 머리를 뒤로 천천히 젖히고 최대 두부 신전상태로 유지하면서 숫자 세기, 구구단 등으로 환자의 의식 상태를 확인한다. 만약 인지능력이 떨어지거나 의식소실이 있으면 이는 vertebrobasilar insufficiency를 시사한다.
- Caloric test를 하기 전에는 반드시 외이 및 중이의 상태를 점검하여 외이도가 막힌 경우에는 이를 해결하여야 한다. 또한 이루가 심한 경우에는 주어진 온도 자극이 약해지므로 공기 온도를 보정할 필요가 있다. 중이내 환기관이 있거나 고막 천공이 있는 경우에는 보통 흔히 사용하는 개방회로법 냉온수 온도검사보다는 공기 온도검사를 혹은 폐쇄회로법 냉온수 온도검사를 하여야한다.
- 검사 24-72시간 전부터 모든 약물을 중단한다.
- 검사 72시간 전부터 금주를 한다.
- Oculomotor test는 경련을 유발할 수 있으므로 경련의 병력이 있는지 확인한다.
- 심박동기를 착용한 환자는 피하는 것이 좋다.

2) 검사실 준비

- 쾌적한 환경을 만든다 : 온도=18-22℃, 습도=40-60%, 조명 밝기=10 lux 이하, 소음=30 dB 이하.

- 검사실 및 검사 장비 주변에 불필요한 전선이나 전자기구를 제거한다. 환자의 위치도 가능하면 전기 콘센트로부터 멀리한다.
- 밀폐된 공간이나 암실에 대한 공포심이 많거나 불안해하는 노약자, 소아의 경우 보호자를 검사실 내에 동석시키고 이들이 환자를 관찰할 수 있는 공간을 마련한다.

3) 환자 준비

- 검사 도중 구역, 구토가 일어남을 사전에 환자에게 주지시킨다. 따라서 검사 1-1.5시간 전부터 금식을 시킨다.
- 전극과 피부사이의 저항을 줄이기 위하여 검사 당일에는 화장이나 로션 등의 사용을 금하게 한다.
- 암실에서 검사를 하므로 환자의 집중력이 떨어지거나 졸수 있으므로 중간 중간 환자에게 말을 걸어 환자의 주의를 환기 시킨다.
- 전극을 붙일 부위(이마 정중앙 1곳, 우측 안구의 상, 하 2곳, 양측 안구의 외측 2곳; 총 5군데)를 알콜 솜으로 다시 한번 깨끗하게 닦고 붙이는데, 양측 안구의 외측 2곳과 우측 안구의 상, 하 2곳 pupil line에 맞추어 각각의 일직선 상에 붙인다. 이후 약 15분 정도 암실에 대기한 뒤에 전극의 저항(impedance)를 측정하여 5 kΩ 이하가 되도록 한다.
- 검사 장비의 calibration을 한다.

2. 결과 판독

1) Oculomotor test

시각계는 주변 환경이 정적인지 동적인지에 대한 정보를 제공하는데, 사람과 같이 frontal-eyed, foveated animal은 망막의 중심와(fovea)에 물체의 상을 맺는 foveation을 통하여 시각계의 안정을 꾀하는데, 시각계는 saccadic eye movements, pursuit, vergence를 통하여 안구의 운동을 결정한다. 본 검사는 전정자극이 없는 상태에서 여러 가지 시자극에 대한 안구

운동을 기록하는 검사이다.

(1) Saccade test 혹은 calibration test

- 검사개요 : 단속안구운동 혹은 충동성안구운동(saccadic eye movement)을 검사하는 것으로 단속안구운동은 안구를 재빨리 움직여 물체의 상을 중심와에게 맺도록 하는 것이다. 수평성 단속안구운동은 중심옆교뇌그물형성체(paramedian pontine reticular formation, PPRF), 수직성 단속안구운동은 내측세로다발(medial longitudinal fasciculus, MLF)이 관여한다.
- 검사방법 : 환자의 머리를 검사대에 고정한 상태에서 눈동자만을 움직여서 전방 light bar에 있는 불빛을 주시시킨다. 이때 불빛은 중앙과 상하좌우로 10°, 20°, 30°씩, 환자가 미리 예측을 할 수 없도록 무작위로 갑자기 움직인다. 이 동안 환자는 불빛을 쫓아서 주시하도록 한다.
- 판독방법

가. 결과에 영향을 미치는 인자 : 환자의 협조도, 시력, 각종 약물

나. 판독 인자 : 정확도, 잠복기, 속도

- 정확도(Accuracy)

① Hypermetric 혹은 calibration overshoot : 목표지점에서 안구가 멈추지 못하고 지나치는 것으로 지나친 후에 다시 주시할 지점으로 돌아오는 correction을 동반하기도 한다. 꾸준하게 hypermetric saccade를 보이는 환자는 ocular dysmetria를 갖고 있음을 의미하는데 이는 소뇌 수준의 중추신경계 병변을 시사한다.

② Ocular flutter : spiky overshoot를 연달아 수차례 보이는 경우로 이도 중추신경계 병변을 시사한다.

③ Hypometric : 목표지점까지 안구가 도달 못하는 것으로 정상인에서도 곧잘 나타난다. hypometric saccade가 반복적으로 자주 나타나면 병적으로 기저핵 변병을 시사한다.

④ Multistep saccade : 목표지점까지 안구가 도달을 못 하고는 남은 거리를 여러 번의 작은 saccade로 도달하는 것으로 중추신경계 병변을 시사한다.

⑤ Postsaccadic drift 혹은 glissade : saccade가 일어난 후에 안구가 멈춰있지 못하고 그냥 흘러 움직이는 것으로 소뇌 병변을 시사한다.

⑥ Pulsion : vertical saccade에서 보이는 형태로 vertical saccade가 끝난 후에 안구가 우측이나 좌측으로 움직이는 것으로 posterior inferior or superior cerebellar artery syndrome을 시사한다.

• 잠복기(Latency)

① 잠복기의 단축 : 검사 오류이거나 환자가 불빛을 예측한 경우에 발생한다.

② 잠복기의 연장 : 환자의 협조도를 먼저 점검한다. 만약 환자의 충분한 협조 하에 진행된 검사에서 400 ms이상 연장되면 중추신경계 병변을 시사한다.

③ 양측 비대칭 : occipital or parietal cortex 병변을 시사하는데, 이 경우 한쪽의 saccade는 정상이지만 반대측 saccade의 잠복기가 길어진다.

• 속도(Velocity)

① 속도의 감소 : 환자가 졸고 있거나 약물의 영향이 아닌지를 먼저 점검한다. 그렇지 않으면서 속도가 감소하면 중추신경계 혹은 안구 병변을 시사한다.

② 속도의 증가 : 잠복기가 짧으면서 속도가 빨라지면 검사 오류를 의미한다. 하지만 간혹 지나치게 빠른 속도는 중추신경계 혹은 안구 병변을 시사한다.

③ 양측 비대칭 : 시신경이나 안구 근육 병변을 시사한다. 중추

신경계 병변의 가능성도 있다 : MLF병변에 의한 internuclear ophthalmoplegia.

(2) Gaze test

- 검사개요 : 전정자극이 없는 상태에서 안진의 유무를 확인하는 것으로, 보통 다음 3가지를 검사하는데 자발안진의 유무, off-center gaze를 시켜서 나타나는 자발안진의 변화(유, 무, 악화), 자발안진의 시고정 억제를 검사한다.
- 검사방법 : 환자의 머리를 검사대에 고정한 상태에서 눈동자만을 움직여서 전방 light bar에 있는 불빛을 주시시킨다. 이때 불빛은 중앙과 상하좌우로 30°씩 움직이며, 각각의 위치에서 30초간 불빛을 주시시키고, eccentric gaze에서는 10초간 불빛을 주시시킨다.
  자발안진을 관찰하기 위하여 시고정 억제를 제거하는데 Frenzel 안경을 씌우거나 암시야에서 검사한다.
- 판독방법
  ① Square-wave jerks : 눈을 감아서 시고정을 제거했을 때 나타나는 가장 흔한 형태이고 정상인에서도 시고정을 제거하면 잘 나타나며 나이가 증가면서 square-wave jerks의 빈도도 증가하므로, 결과 판독시 주의해야한다. 어린 환자에서 초당 1회 이상 자주 나타나거나 시고정이 있는 상태에서 나타나면 소뇌 병변을 시사한다.
  ② Spontaneous nystagmus : 시고정에 의하여 억제되는 안진, 수평성 혹은 수평-회전성 안진, 방향비전환성 안진, 안진의 fast phase로 주시할 때 증가하는 안진은 말초성 병변을 시사한다. 시고정에 의하여 억제되지않는 안진, 수직성 안진, 방향전환성 안진는 중추성 병변을 시사한다.
  ③ Alexander의 법칙 : 시고정이 되는 방향비전환성 안진이 안진의 fast phase 방향으로 주시할 때 커지는 경우 말초성 병변을 시사한다.
  ④ 편측 주시마비성 안진(gaze-paretic nystagmus) : 한 방향으로

eccentric gaze를 했을 때에만 나타나는 안진으로 주시 방향으로 안진이 나타나는데, 중추신경계 병변을 시사한다.

⑤ 양측 주시마비성 안진 : 우측 주시시 우측으로 안진이 나오고 좌측 주시시 좌측으로 안진이 나오는 것으로 중추신경계 병변을 시사한다.

⑥ Bruns 안진 : 편측 주시마비성 안진과 전정 안진의 조합으로, 양방향으로 주시시 비대칭인 안진으로 나타난다. 즉, 병변측 주시시에는 그쪽으로 느리고 큰 편측 주시마비성 안진이, 반대측으로 주시시에는 그쪽으로 빠르고 작은 전정 안진이 생긴다. 편측 주시마비성 안진이 있는 부위의 extra-axial mass 병변을 시사한다.

⑦ 선천성 안진 : spiky 모양을 보이며 편측 주시시에 안진이 커진다.

⑧ Rebound nystagmus: 중앙으로 안구가 되돌아갈 때 발생하는 약 5초간 지속하는 안진으로 뇌간 혹은 소뇌 병변을 시사한다.

⑨ 시고정 억제 : Frenzel 안경을 착용하거나 암시야에서 검사할 때 있던 안진이 눈을 뜨고 주시하는 시고정에 의하여 억제 혹은 감소하면 말초성 병변을 시사하고, 그렇지 않으면 중추신경계 병변을 시사한다.

(3) Smooth pursuit tracking

- 검사개요 : 원활시추적계(smooth pursuit system)는 시야 내에서 움직이는 물체의 상을 중심와에 맺도록 해주는 것으로 수평과 수직 추적이 있지만 정상인에서도 수직 추적은 수평 추적만큼 원활하지 못하다. 인간과 같은 영장류에서 가장 발달된 안구 운동으로 두부 회전 동안에 물체의 선명한 상을 유지하는데 있어서 가장 중요한 안구 운동인 VOR과 상호 작용을 가져 시각 정보를 통해 VOR을 억제하거나 보강한다. 이 검사 결과는 노인이나 소아에서는 신중하게 판독해야하는데, 검사 자체가 환자의 집중력과 협조에 크게 좌우된다.
- 검사방법 : 환자의 머리를 검사대에 고정한 상태에서 눈동자만을 움직

여서 전방 light bar에 있는 불빛을 주시시킨다. 이때 불빛은 sinusoidal 하게 움직인다.

- 판독방법 : smooth sinusoid의 형태로 안구가 움직여야하는데, 그렇게 못하면 중추신경계 병변을 시사한다.

  자발안진이 있는 경우에는 이 검사를 할 때 안진이 같이 섞여서 나타나므로 판독시 이를 감안한다. 즉, 자발안진에 의한 abnormal smooth pursuit인지, 중추신경계 병변에 의한 abnormal smooth pursuit를 감별해야 하는데, 자발안진에 의한 abnormal smooth pursuit인 경우에는 자발안진의 fast phase방향으로 smooth pursuit을 하지 못한다.

(4) Optokinetic test

- 검사개요 : 시운동계(optokinetic suystem)는 계통발생학적으로 오래된 체계로서 원활시추적계가 중심와에서 움직이는 물체의 주시에 관여하는데 반해 시운동계는 전체 망막이 관여하는 원시적인 형태의 시추적 안구운동이다. 원활시추적계와 마찬가지로 머리를 회전시킬 때 움직이지 않는 물체의 상을 안정적으로 유지하는데 관여하며, 토끼와 같은 lateral-eyed, afoveated animal에서 가장 잘 발달되어 있다. 사람에서는 VOR의 기능이 부적절하거나 밝은 곳에서 일정 속도로 매우 느리게 지속적으로 머리가 회전할 때 이 체계가 작동하는데, 후자의 경우에는 VOR과 상호보완적으로 작용한다. 즉, 머리 회전이 지속되는 동안 시간이 지나면서 VOR이 저하됨에 따라 smooth pursuit system의 보완을 받아 시운동계가 VOR의 감소를 보충하고, 회전이 끝나면 속도저장 기전에 의해 시운동후 안진(optokinetic after nystagmus, OKAN)이 나타난다.
- 검사방법 : 환자의 머리를 검사대에 고정한 상태에서 눈동자만을 움직여서 시각자극을 주시시킨다. 이때 시각자극은 light bar를 이용하거나 rotating drum을 사용한다.

- 판독방법 : 반응의 대칭성을 확인하는데, 비대칭인 경우 중추신경계 병변을 시사한다. 다만 말초성 병변의 경우에도 자발안진이 있으면 비대칭이 나올 수 있으므로 판독에 주의한다.

2) Positioning and Positional test

(1) Dix-Hallpike maneuver

- 검사개요 : BPPV의 진단에 이용하는데, ENG는 VNG와 달리 회전성분을 기록하기 어려우므로 이를 감안해야한다.
- 검사방법 : 고식적인 Dix-Hallpike maneuver를 시행하면 된다. sitting position으로 위치시키면서 안진의 reversal를 확인하고 안진이 관찰되면 검사를 반복하여 fatigability를 확인한다.
- 판독방법 :
  ① 회전성 안진이 관찰되고 다음의 4가지가 나타나면 PSCC BPPV를 시사한다 : Delayed onset, Transient burst of nystagmus, Subjective report of vertigo, Fatigability.
  ② sitting position으로 위치시키면서 안진의 reversal이 나타나면 PSCC BPPV를 시사한다.

(2) Positional tests

- 검사방법 : 여러 가지 위치로 환자의 두위를 변화시키면서 안진의 유무를 관찰한다. 이 검사를 할 때에는 암시야에서 검사하거나 Frenzel 안경을 착용하여 반드시 시고정을 차단해야한다. 보통 다음 9가지 위치에서 검사를 한다 : sitting &supine position에서 각각 정면, 좌측 회전, 우측 회전 및 supine position에서 head hanging, 우측 head hanging, 좌측 head hanging.
- 판독방법 : 어느 두위 위치에서도 안진이 안 나타나면 정상이다. 6 °/초의 안진이 나타나거나 1가지 이상의 두위에서 방향전환성 안진이 나오거나 3가지 이상의 두위에서 안진이 나타나면 비정상이다.

두위를 바꾸면 방향이 바뀌는 안진이 보이거나 하나의 두위에서 방향전환성 안진이 보이고 안진의 fatigability가 없으면 중추신경계 병변을 시사한다.
두위를 바꾸어도 방향이 안 바뀌는 안진이나 BPPV의 양상(geotropic pattern : latency of onset : fatigability)을 보이는 안진은 말초성 병변을 시사한다.

- Aschan 분류

안진의 지속시간 → persistent → 머리의 위치를 바꾸면 안진 방향이 변화 = 1형
↘ 머리의 위치를 바꾸면 안진 방향이 고정 = 2형
↘ transient, 특정 머리의 위치로 바꾸기 전에 안진이 소실 = 3형

1형 : 말초성 병변의 가능성 〈 중추신경계 병변의 가능성
2형 : 말초성 병변의 가능성 = 중추신경계 병변의 가능성
3형 : 말초성 병변의 가능성 〉 중추신경계 병변의 가능성

3) Caloric stimulation

- 검사개요 : 외측반규관에서 입력된 정보를 반영하는 검사이다. ENG중에서는 유일하게 각각의 외측반규관의 상태를 반영하는 검사이다(나머지는 양측 전정기관에서 올라오는 정보의 합을 나타내는 검사이다). 따라서 병변을 localizing하는데 큰 도움이 된다. 하지만 단점으로는 다음과 같은 점이 있다.

1) 자극이 non-physiologic하므로 환자의 임상 상태를 정확하게 반영한다고 볼 수 없다. 실제 사람의 두위 회전은 0.5-5.0 Hz이지만 이 검사에서의 온도자극에 의한 내임프액의 회전은 0.003 Hz정도이다(회전의자검사는 0.01-0.64 Hz의 자극이, head-shaking test는 1-2 Hz의 자극이, head thrust test는 3-5 Hz의 자극이 가능하므로 이 세 가지가 온도안진검사보다 더 physiologic하다).
2) 검사가 non-physiologic하므로 환자의 임상 상태를 정확하게 반영한다고 볼 수 없다. 실제 사람의 평형은 양측 전정기관의 작용에 의하여 유지되는데 이 검사는 한번에 한쪽 전정기관만을 평가한다(회

전의자검사와 head-shaking test, head thrust test는 동시에 양측 전정기관을 자극하므로 회전의자검사가 온도안진검사보다 더 physiologic하다).

3) 자극의 크기를 조절할 수 없다. 온도자극은 물을 이용하는 개방회로법의 경우 44℃와 30℃(각각 40초간), 물을 이용하는 폐쇄회로법의 경우 44℃와 26℃(각각 40초간), 공기를 이용하는 경우 50℃와 24℃(각각 60초간)를 사용한다. 이중 개방회로법 냉온수 온도검사가 가장 안정적이다.

4) 정상 범위가 넓다. UW(unilateral weakness) 혹은 CP(canal paresis)가 20-30%까지는 정상으로 간주한다.

5) 외이나 중이의 상태에 영향을 받는다.

6) 수평 혹은 수직반규관의 상태는 반영이 안 된다.

- 검사방법 : 환자를 눕힌 상태에서 고개를 30° 굴곡시켜서 외측반규관을 수직으로 만든다. 온도자극은 물을 이용하는 개방회로법의 경우 44℃와 30℃(각각 40초간), 물을 이용하는 폐쇄회로법의 경우 44℃와 26℃(각각 40초간), 공기를 이용하는 경우 50℃와 24℃(각각 60초간)를 사용하는데, 보통은 검사 결과가 가장 안정적인 개방회로법(44℃ 온수와 30℃ 냉수 : 각각 40초간)을 쓴다. 자극을 주는 방법은 양온 교대(alternating binaural bithermal), 양온 동시자극(simultaneous binaural bithermal), 단일자극(monothermal)이 있는데, 양온 동시자극은 거의 안쓰이고 양온 교대 온도검사가 가장 많이 쓰인다.

시고정을 제거하기 위하여 암시야에서 검사하거나 Frenzel 안경을 씌운다. 검사 전에 외이와 중이의 상태를 확인한다. 검사 도중에는 수시로 환자의 각성 상태를 점검한다.

양온 교대 온도검사의 경우 자극 순서는 보통 좌측 냉수, 우측 냉수, 좌측 온수, 우측 온수의 순으로 한다. 각 자극의 시간은 3분이고, 각 자극 간에는 최소 5분의 안정기를 둔다. 또한 각 자극 직전에 매번

calibration을 한다.

각 자극시마다 적절한 자료가 기록되었으면 시고정 억제를 기록한다.

■ 단일자극 온도검사(Monothermal caloric test)

환자의 불편을 줄이고 검사에 소요되는 시간이나 장비를 줄일 수 있는 방법으로 주로 선별검사 목적으로 사용한다. 44℃ 온수만을 이용하는데, 이는 냉자극보다 온자극이 반응이 더 크고 위음성율이 적기 때문이다. 이 검사에 양측 반응이 25-30%이상이면 양온 교대 온도검사를 한다.

■ 얼음물 온도검사(Ice water caloric test)

잔존하는 전정기능이 있는지를 확인할 때 사용한다. 얼음물만 있으면 검사가 가능하지만 정상 전정기능을 가진 사람에게는 너무 심한 어지러움을 유발한다. 환자를 눕히고 고개를 30° 굴곡한 상태에서 머리를 검사 반대측으로 살짝 돌린다. 주사기로 2-5 mL의 얼음물을 외이도에 주입하여 20초간 지속시킨 후에 머리를 검사측으로 돌려서 외이도의 얼음물을 따라 버리고 다시 고개를 중앙으로 바로 한다. 이후 나타나는 안진의 유무를 관찰한다.

- 판독방법 : 정상 전정기능을 가진 사람은 각 자극시 적절한 안진과 어지러움이 관찰된다. 하지만 적절한 안진과 어지러움이 있다고 반드시 정상 전정기능을 시사하는 것은 아니다.

  안진의 Slow phase velocity를 계산하여 다음과 같이 UW(unilateral weakness) 혹은 CP(canal paresis)와 DP(directional preponderance)를 계산한다.

  ① UW 혹은 CP(%) = [((RC + RW) (LC + LW))/(RC + RW + LC + LW)] X 100

  20-25%이상이면 비정상이고, 양의 값은 우측, 음의 값은 좌측 Unilateral weakness를 의미하는데, unilateral weakness은 그쪽의 전정기관이나 전정신경의 이상, 즉 말초성 전정병변을 시사한다.

  ② Bilateral weakness : 각 자극시 안진의 Slow phase velocity가 6 °/초 이하인 경우이다. 이것은 양측 말초성 전정병변이나 중추성 병변을 시사한다. 7-9 °/초인 Borderline bilateral weakness는 약물에

의한 반응을 의심해야한다.

③ DP(%) = [((LC + RW) (RC + LW))/(RC + RW + LC + LW)] X 100. 20-30%이상이면 의미가 있는데, 자발안진이 있으면 DP가 나온다.

④ 시고정 억제: 자극을 하면서 나오는 최대 안진반응을 기록하자마자 즉시 정면의 불빛을 주시시키면서 나오는 반응을 기록한다. 이러한 시고정은 유발된 안진을 감소시키거나 소실시키는데, 이러한 시고정 억제가 없으면 뇌간 수준의 중추성 병변을 시사한다.

시고정지수(fixation index : FI)을 다음과 같이 계산하여 70%이상(시고정억제지수가 30%이하)이면 "시고정 억제 실패(failure of fixation suppression)" 이라고 한다.

FI (%) = Slow phase velocity of nystagmus with eyes open(visual fixation) / Slow phase velocity of nystagmus with eyes closed(without visual fixation) X 100

시고정억제지수(fixation suppression index :%) = 100 - FI(%)

4) 기타

(1) Pressure Fistula Test

- 검사개요 : 외임프액 누공을 진단하는 검사로 보통 tragus pressure, Politzer' s bag 혹은 Siegel' s speculum과 Frenzel 안경을 이용하여 bedside test로 하지만 진단 및 기록 목적으로 immittance와 ENG를 이용할 수도 있다.
- 검사방법 : 환자를 앉힌 상태에서 시고정을 제거하기 위하여 암시야에서 눈을 뜨게 하거나 Frenzel 안경을 끼게 한다. 검사 측 귀에 immittance 검사장비의 probe를 삽입한다. 먼저 200 mmH2O까지 올려서 15초간 유지했다가 0 mmH2O으로 압력을 내린다. 그리고 압력을 -400 mmH2O까지 내려서 15초간 유지했다가 0 mmH2O으로 올린다. 현훈에 대한 증상의 유무와 안진의 유무를 기록한다.
- 판독방법 : 안진이 유발되는 측에 외임프액 누공이 있음을 의미한다.

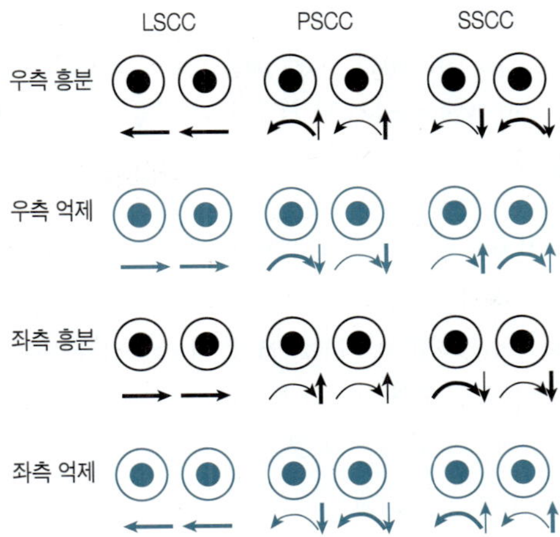

그림 5-1 안진의 방향

양압을 가하면 병변측으로 향하는 안진이 나타나고, 음압을 가하면 병변 반대측으로 향하는 안진이 나타난다. 안진의 양상은 각 반규관이 자극(양압시) 혹은 억제(음압시)될 때 나타나는 양상과 동일하다.

다음의 것을 고려하여 판독한다.

① False positive fistula test = Hennebert sign : Congenital syphilis(stapes footplate가 hypermobile해서 stapes footplate의 과도한 움직임이 인접한 utricular macule을 자극하여 발생), 25% cases of Meneire' s disease(utricular macule과 stapes footplate간에 연결된 fibrous band 때문에 발생).

② False negative fistula test : Dead ear(와우 및 전정기능이 없으므로 반응이 없다), 진주종이 누공을 덮고 있는 경우

(2) Tullio Phenomenon

- 검사개요 : 소리에 의하여 유발되는 전정 증상, 즉 현훈, 안진, oscillopsia, 자세 불균형을 지칭하는데, SSCC dehiscence, Meniere' s syndrome, vestibulofibrosis. 일부 perilymph fistula, S/P fenestration surgery(for otosclerosis)에서 "stapedivestibular coupling"에 의하여 나타난다. Barany noise box와 Frenzel 안경을 이용하여 bedside test로 하지만 진단 및 기록 목적으로 immittance와 ENG를 이용할 수도 있다.

- 검사방법 : 환자를 앉힌 상태에서 시고정을 제거하기 위하여 암시야에서 눈을 뜨게 하거나 Frenzel 안경을 씌운다. 검사측 귀에 순음청력검사의 probe를 삽입하고 0.5 kHz, 95 dB의 소리자극을 3초간 준다. 현훈에 대한 증상의 유무와 안진의 유무를 기록한다.
- 판독방법 : 안진이 유발되면 양성반응을 의미한다.

(3) Head-Shake Nystagmus Test

- 검사개요 : 전정기능의 비대칭이 있는 경우 진단에 유용한 검사이다. 뇌간에 있는 "속도저장"과 "신경적분"을 통하여 low-frequency VOR performance을 증폭시킨다. 즉, 머리를 정상측으로 돌리면 정상측 속도저장에 흥분이 축적, 병변측으로 돌리면 병변측 속도저장에 흥분이 저장 안되는데, 이 과정을 여러 번 반복하면 회전하는 동안 차이가 점점 축적되어 회전을 멈춘 후에 병변측으로 slow phase, 정상측으로 fast phase의 안진이 발생된다.
- 검사방법 : 환자를 앉힌 상태에서 고개를 30도 굴곡한다. 좌우로 각 45도씩 양쪽으로 환자의 머리를 2회/초의 속도로 30회 돌린다. 머리 회전이 끝난 후에 안진의 유무를 확인하고, 안진이 있으면 적어도 1분간 안진을 기록한다.
- 판독방법 : 2 °/초 이상의 안진이 5번 이상 있으면 전정병변을 시사하는데, 이 검사에서 안진이 없다고 전정병변이 없다고 할 수는 없다. 보통 HSN은 말초성 전정병변의 반대측으로 뛰지만 민감도는 낮다.
  양성반응인 경우 안진을 다음과 같이 6가지로 분류한다. 이중 Cross-coupled HSN은 중추신경계 병변을 시사한다.

① Monophasic : 방향이 변하지 않는 경우
② Biphasic : 안진이 있다가 점점 약해지더니 방향이 반대로 바뀌는 경우
③ Paretic : 처음 안진이 병변의 반대측으로 뛰는 경우
④ Reversed : 처음 안진이 병변측으로 뛰는 경우
⑤ Cross-coupled : 강한 수직성 안진이 생기는 경우

(4) Head Thrust Test

- 검사개요 : 전정기능의 비대칭이 있는 경우 진단에 유용한 검사이다. high acceleration에서 반규관을 흥분시키는 방향의 머리 회전은 억제시키는 방향의 회전보다 강한 반응을 유발한다. 즉, 정상측으로 머리를 돌리면 정상측 반규관에서 나오는 흥분신호가 compensatory VOR response를 만들어서 머리와 안구가 함께 회전한다. 하지만 병변측으로 머리를 돌리면 병변측 반규관에서는 신호가 못 나오고 정상측 반규관에서 억제신호가 나오기는 하지만 흥분때보다 작은 반응을 유발하여 compensatory VOR response를 못 만들어서 안구가 미처 머리의 회전을 따라가지 못한다. 보통은 bedside test로 하지만 진단 및 기록 목적으로 ENG를 이용할 수도 있다.

※ 전정병변을 localizing하는데 도움되는 검사로는 caloric test, rotatory chair test, head-shaking nystagmus test, head thrust test가 있는데, 다음과 같은 차이가 있다. 실제 생활에서 사람의 두위회전의 주파수는 0.5-5.0 Hz이다.

① 온도검사는 0.003 Hz의 회전자극 : 한쪽 반규관만 자극
② 회전의자검사는 0.01-0.64 Hz의 회전자극 : 양측 반규관 동시 자극
③ head-shaking nystagmus test는 1-2 Hz의 회전자극 : 양측 반규관 동시 자극
④ head thrust test는 3-5 Hz의 회전자극 : 양측 반규관 동시 자극

- 검사방법 : 환자를 앉힌 상태에서 환자의 얼굴을 정면으로 쳐다보고 환자로 하여금 검사자의 코를 주시하도록 한다. 환자의 머리를 두손으

로 잡고 빠르게 45도 정도 돌리고 환자의 안구가 검사자의 코를 계속 주시하는지를 관찰한다. 만약 주시하지 못하고 머리와 함께 안구가 돌아가면 머리 회전이 멈춘 후에 안구가 corrective saccade를 하는지를 관찰한다.

- 판독방법 : 머리가 회전을 할 때 검사자의 코를 주시하지 못하고 같이 돌아갔다가 corrective saccade를 하여 검사자의 코를 주시하는 경우 회전하는 측의 전정병변을 시사한다. 민감도는 낮으나 특이도가 높은 검사이다.

(5) Vibration-Induced Nystagmus

- 검사개요 : 전정병변을 localizing하는데 도움이 되는 검사 중의 하나이다. 진동유발안진의 기전은 명확하지는 않으나 전정기관 뿐 아니라 경부 근육으로 전달된 진동 자극이 근육

  자체의 고유감각수용체를 자극하여 발생할 것으로 생각하고 있다. 일측성 전정병변이 있으면 양측에서 전달되는 정보는 비대칭적으로 받아들여져서 병적 진동유발안진이 유발되는 것으로 생각한다. 보통은 진동자극기와 Frenzel 안경을 이용하여 bedside test로 하지만 진단 및 기록 목적으로 ENG를 이용할 수도 있다.
- 검사방법 : 검사 전에 환자에게 망막 박리의 병력이 있는지 확인한다. 환자를 앉힌 상태에서 시고정을 제거하기 위하여 암시야에서 눈을 뜨게 하거나 Frenzel 안경을 씌운다. 100 Hz의 진동자극기를 양측 유양돌기 및 흉쇄유양돌기근 부위에 교대로 각각 10초간 댄다.
- 판독방법 : 진동자극 시에 없던 안진이 유발되면 양성을 의미하며, 안진이 유발되는 반대측의 전정병변을 시사한다. 다만 메니에르씨 병의 경우 안진이 아무 방향으로 유발될 수도 있다.

  만약 자발안진이 있는 경우에는 유발된 안진의 slow phase velocity를 구하여 모든 4가지 자극 검사 결과에서 최대 slow phase velocity가 자발 안진보다 2°/초 이상 크거나, 양측 유양돌기 혹은 양측 흉쇄유양돌

기근에서의 최대 slow phase velocity의 평균이 자발안진보다 5 °/초 이상 크고 방향이 동일할 때 양성을 의미한다. slow phase velocity는 수평성분의 안진만을 계산한다.

2) 회전검사

회전검사는 회전자극으로 전정안반사vestibulo-ocular reflex : VOR를 유발하여 전정기관의 병변이 있는지를 감별하는 검사이다.

(1) 기본원리

피검자를 회전의자에 앉힌 후 컴퓨터로 정량화된 회전자극을 피검자에게 가하여 피검자의 외측 반고리관을 자극하고, 자극된 외측 반고리관에 의해 유발된 전정안반사를 안구운동을 통해 평가하는 방법이다. 예를 들어 피검자가 우측으로 회전하는 자극을 받을 때 우측의 외측 반고리관의 팽대부릉의 감각세포는 난형낭 방향(ampullopetal)으로 일어나는 내림프의 이동으로 흥분하게 되고 우측안구의 내측직근(medial rectus m.)과 좌측안구의 외직근(lateral rectus)을 수축시켜 좌측으로 향하는 안구운동과 우측안진이 유발된다. 유발된 안구운동의 크기를 주어진 회전자극에 대한 적절성을 평가하여 전정기능을 평가하게 된다. 한편, 좌측의 외측반고리관의 감각세포는 우측방향의 회전자극에 억제되게 되며 좌측으로의 회전자극에는 위와 동일한 방식으로 흥분이 일어난다.

회전자극의 종류로 정현파 자극, 순간적인 각가속 자극, 지속적인 회전자극으로 줄 수 있으며, 자극의 종류에 따라 회전검사를 정현파회전검사와 등속회전검사로 나눌 수 있다.

(2) 회전검사의 특징

가. 온도안진검사에 비해 일상생활의 머리운동속도에 가까운 회전자극을 주어 생리적인 검사이다.

나. 양측의 외측반고리관에 회전자극이 동시에 주어지므로 결과에 양측 귀의 기능이 반영된다.

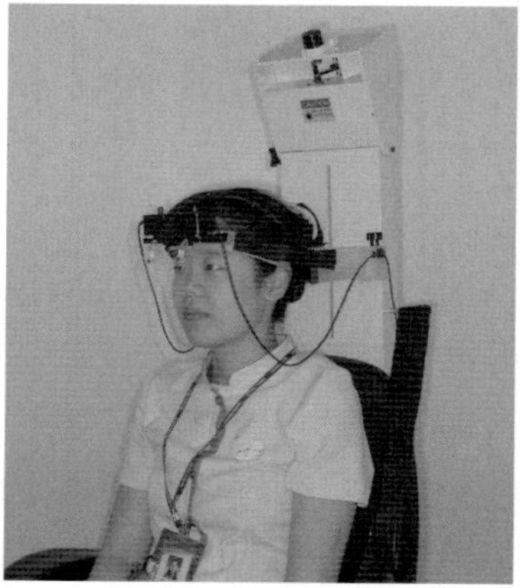

그림 5-1

다. 머리운동의 속도로 여러 단계로 조절할 수 있으며, 단시간의 여러 번의 자극이 가능하다.

라. 전정기관의 회복상태를 알 수 있다.

마. 온도안진검사를 시행하기 어려운 유아나 소아에게서도 유용하다

바. 시-전정상호작용을 파악하여 중추질환의 감별에 이용할 수 있다

(3) 정현파회전검사

가. 검사방법 (그림 5-1)

현재 가장 많이 이용되고 있는 회전검사이다. 수평 반규관이 회전하는 면에 오도록 환자의 머리를 30도 전방으로 굴절시킨 상태에서 의자에 앉게 하고 정현파 진동(Sinusoidal oscillation)으로 의자를 회전시킨다. 주파수는 0.01, 0.02, 0.04, 0.08, 0.32, 0.64 Hz로 점점 빨리 움직이며, 최대 각속도는 50degree/sec.이다.

나. 검사판독의 지표 (그림 5-2)

- 이득(gain)

; 회전자극 최고 속도와 자극의 결과 나타나는 안진의 느린성분의 최고속도와의 비율. 속도가 같으면 값은 1, 안구운동이 없으면 0.

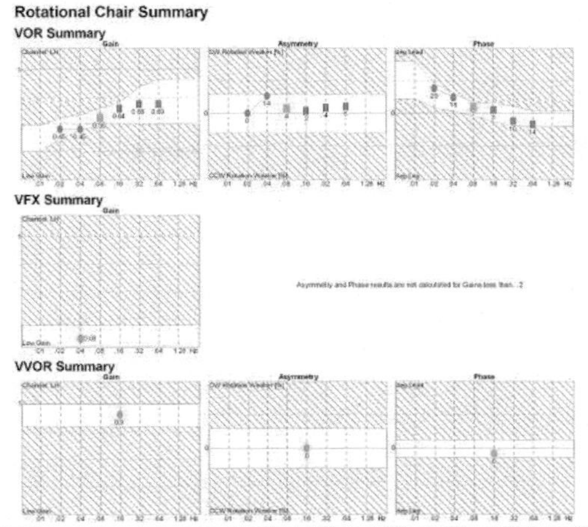

그림 5-2

; 이득의 감소 → 한쪽의 말초병변, 이득의 증가 → 소뇌병변

- 대칭(symmetry)

  ; 좌측 회전으로 나타나는 안구운동의 느린 성분과 우측 회전으로 나타나는 느린 성분의 최고속도의 비율.

  ; 보상되지 않은 한쪽의 말초병변은 저하됨

- 위상차(phase lead or phase lag)

  ; 위상은 최고 자극속도, 즉 의자의 최고회전속도와 그 결과 나타나는 안구운동의 느린성분의 최고 속도외의 각 차이(angular difference)이다. 안구운동의 속도가 자극속도보다 빨리 나타나는데 이를 위상차 선행(phase lead)이라고 한다.

  ; 위상차 선행의 증가 → (중추 혹은) 말초전정기관의 이상.

다. 결과의 판독

- 급성 말초전정병변

  ; 0.1 Hz이하의 저주파에서 이득이 감소, 병변쪽으로 비대칭. 자발

안진이 있는 경우 자발안진의 반대방향으로 비대칭 나타남.

; 양측성 병변 : 모든 주파수에서 이득의 감소. 양측의 병변이 비슷하면 비대칭은 없다.

; 보상(compensation) 후 : 저주파에서 위상차 선행은 계속되며, 보상의 정도에 따라 이득이 회복되고 비대칭은 개선된다.

라. 정현파회전검사에서 다른 지표의 검사

- 시선고정검사(visual fixation test : VFX test)

; 시선고정에 의한 전정안반사의 이득의 감소 여부를 측정하는 검사법. 0.04-0.32 Hz로 회전시키면서 눈앞에 레이저 광선을 주시시킨다.

; 정상 → 전정안반사 억제, 뇌간이나 소뇌손상 → 억제 안됨

- 시각전정안반사검사(visual-vestibulo ocular reflex : VVOR)

; 0.04-0.16 Hz의 속도로 의자를 회전시키면서 지속적인 시선이동성 자극을 가하면 전정안반사와 시선이동성 안진이 상승효과를 일으켜 안진반응을 증가시킨다.

; 소뇌병변 → 비정상적으로 높은 VVOR, 뇌간병변 → 낮은 VVOR

(4) 등속회전검사

연속적인 회전자극, 즉 velocity step으로 의자를 회전시켜 나타나는 회전중 안진과 회전후 안진을 분석하는 검사이다. 급격히 회전의자를 가속회전 시킨 후 등속운동을 시키면, 가속시 최대안구속도를 갖는 안구운동이 나타나고 등속운동을 시작하면 점차 안구운동의 속도는 감소하여 1-2분 전후에 안진은 소실된다. 안진이 없어진 후 등속운동을 하고 있는 회전의자를 갑자기 멈추면 반대방향으로 회전 후 안진이 발생한다. 의자의 회전방향이 시계방향이면 회전중 안진은 우측으로 회전후 안진은 좌측으로 나타나며, 반시계방향에선 그 반대이다.

- 우측 수평반규관의 기능 : 시계방향회전의 회전중 안진과 반시계방향 회전의 회전후 안진

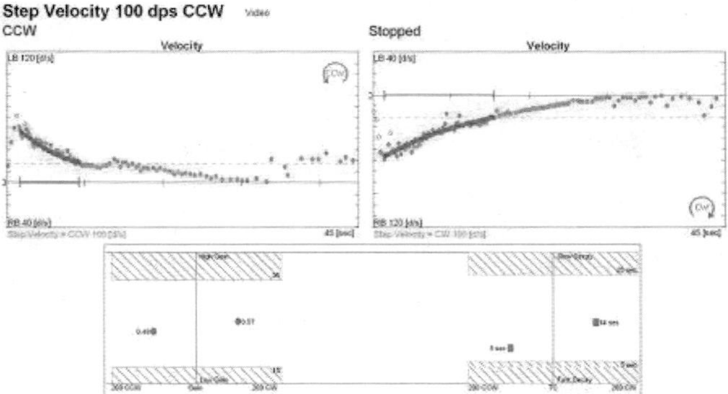

그림 5-3

- 좌측 수평반규관의 기능 : 반시계방향회전의 회전중 안진과 시계방향 회전의 회전후 안진
- 시간 상수(time constant) (그림 5-3) : 초기 최대안진속도에서 느린 안구성분의 속도가 37%로 감소할 때까지의 시간.
- 말초전정기능 이상 : 좌우측 시간상수를 비교하여 감소 있을 시

3) 동적자세검사

신체의 평형유지에 필요한 시성, 체성, 미로성 자극을 조합하여 개별적 및 종합적으로 지각계와 운동계의 기능을 평가하는 방법으로 지각계를 평가하는 지각조절검사와 운동계를 평가하는 운동조절검사로 구성되어 있다.

(1) 장치와 검사방법

이 설비의 외부장치는 그림 5-4와 같이 움직일 수 있는 시야장치, 움직이는 발판, 컴퓨터 장치로 구성되어 있다. 시야장치는 움직일 수 있어 마치 포장되지 않은 시골길을 버스가 달릴 때 주변시야가 움직이는 것 같은 동요시각(sway-referenced view)으로 자극할 수 있다. 발판은 전후방향, 발가락 상향, 발가락 하향으로 움직일 수 있어 동요체성감각(sway-referenced somatosensation)으로 자극이 가능하다.

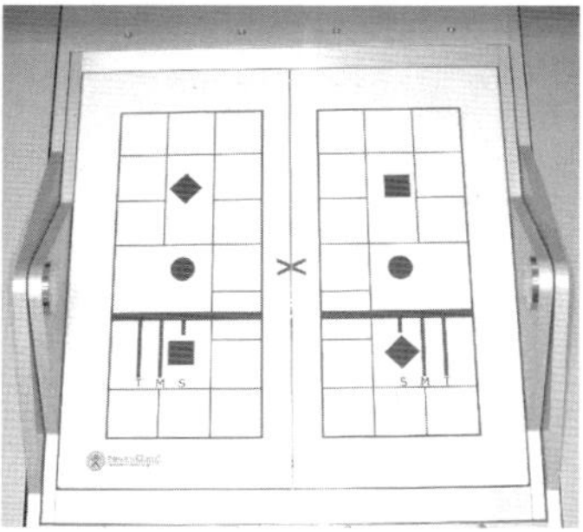

그림 5-4

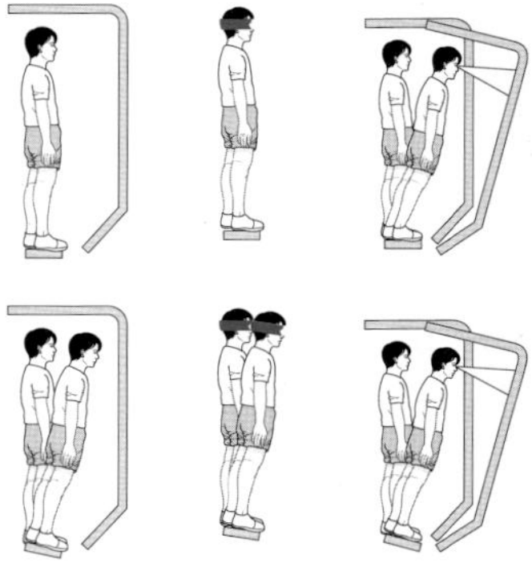

그림 5-5

(2) 지각조절검사

체성감각을 선택적으로 자극하기 위해 발판의 움직임 여부와 시각계의 선택적 자극을 위해 개안, 폐안, 혼동시각을 조합한 6조건의 검사로 구성된다. (그림5-5)

조건 1, 2, 3은 고정된 지지면에서 각각 정상시각, 폐안, 동요시각으로 검사하여 평형의 유지에 정상시각이 필요한지와 부적절한 시각의 영향을 억제할 수 있는가를 검사하며, 조건 4,5,6은 움직이는 지지면, 즉 체성감각의 동요상황에서 다른 시각 조건으로 검사하여 비교하고, 조건 5,6은 특히 전정계의 역할만을 검사할 수 있다. 지각조절 검사는 평형점수(equilibrium score), 전략점수(strategy score), 신체의 무게중심정렬(center of gravity alignment)을 알기 위해 각 조건에서 1회에 20초씩 평형을 유지하게 하여 전후 방향에서 신체의 움직임의 각도를 측정한다.

가. 평형점수 : 0(전후방향에서 족관절을 중심으로 평형을 유지할 수 있는 최대 한계인 약 12.5도 이상의 동요) - 100(완전한 평형으로 동요가 없을 때)

나. 전략점수 : 0(기립한 자세에서 평형을 유지하기 위한 이용되는 족관절과 고관절의 비율로 고관절만을 사용할 때) - 100(족관절만을 사

표 5-1

비율명	비율의 계산	낮은 점수의 의미
체성감각장애	조건 2/ 조건 1	체성감각의 낮은이용
시각장애	조건 4/ 조건 1	시각의 낮은 이용
전정장애	조건 5/조건 1	전정감각의 낮은 이용
시각동요상태	조건 3+6/ 조건 2+5	부정확한 시각의 이용

용할 때)

(3) 운동조절검사

발판의 움직이는 속도와 시간에 따라 결정되는 발판의 움직임의 크기와 발판의 전,후 방향을 조합한 6가지 검사로 구성되며, 적응도를 평가하기 위해 별도의 발가락 상향 5회, 발가락 하향 5회의 검사를 시행한다. 이 검사는 정지 및 자세를 유지하기 위한 동작에서 양쪽 다리에 가해지는 힘의 정지 강도(weight symmetry), 발판을 움직이고 난 후 자세를 유지하기 위한 동작까지의 시간인 잠복기, 자세를 유지하는 힘의 강도, 반복 상황에서의 적응의 정도를 나타내는 적응도 등의 항목을 측정할 수 있다.

(4) 결과의 해석

가. 지각조절검사

나. 운동조절검사

운동조절 검사의 이상은 정형외과적인 문제, 혹은 자동자세 반사계의 긴고리 경로의 이상으로 전정계외의 중추신경이상을 강하게 시사한다.

(5) 임상적 적용

이 검사의 임상적 가치는 말초성 병변의 확정적인 자료를 제공하며, 중추성 병변과 전정계 이외의 병변에서 유일한 양성검사가 될 수 있다. 또한 평형장애에서 기질적 이외의 요소, 예를 들면 심리적 요인이나 증상의 과장 등을 알 수 있고 기능성 장애의 객관적인 평가와 기록, 노인에서 넘어질 위험성을 알 수 있다는 점이다.

가. 적응증 : 만성 재발성 현기증, 급성기를 넘겼거나 치유되지 않는 전정신경원염, 수술 전 평가, 산재환자 및 법적인 문제, 노인성 현기증, 신경학적 증상, 약물치료에 반응이 없는 경우 등.

나. 부적절한 적응증 : 전정신경원염 등의 급성 현기증, 발작사이에 무증상기의 현기증, 심한 정형외과적인 문제, 심하게 쇠약해져 있을 때 등.

Catholic University of Korea 임상진료지침

06 Otolaryngology Head & Neck Surgery

외이도 질환

1. 이개질환

1) 이개혈종(그림 6-1)

가. 원인 : 복싱이나 레슬링 같은 운동, 교통사고나 낙상등의 이개의 둔상으로 발생

나. 증상 : 이개의 전면, 주로 상반부의 청적색의 파동이 있는 혈종, 내용물은 초기에는 혈액성이며 시간이 경과하면 장액성으로 바뀜.

다. 치료 : 피부와 연골막을 절개한 후 혈종을 제거한 후, 이개를 붕대로 누르거나 치과용 면구를 대고 관통봉합을 하여 2-3주간 압박한다.(그림 6-2) 다른 방법으로 혈종을 세침흡인한 후 같은 양의 triamcinolone을 주입하여 연골과 연골막사이의 유착을 유발시킬 수 있다. 외상의 정도에 따라 항생제를 사용하지만 단순한 이개혈종의 경우에는 제한적으로 사용한다.

2) 화상과 동상

가. 화상의 치료 : 1-2도 화상의 경우의 치료에서 화농성 연골염을 예방하는 것이 가장 중요하며, 상처부위를 자주 세척하며 gentamicin등의 항생제 연고를 도포한다. 항생제 연고 대신 mafenide acetate연고 또는 sulfadiazine연고 등을 도포할수도 있으며 환부의 압박이나

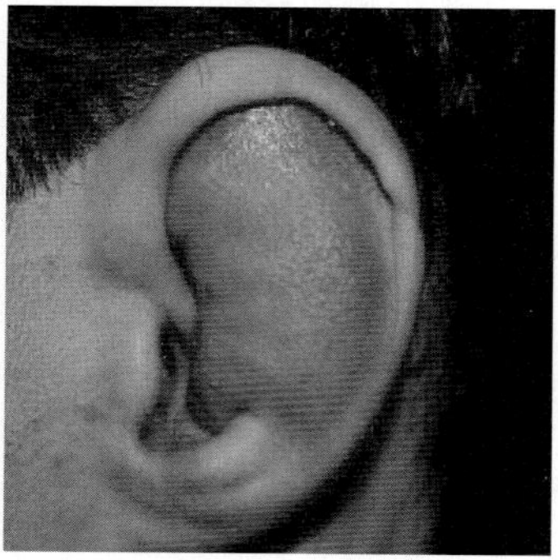

그림 6-1

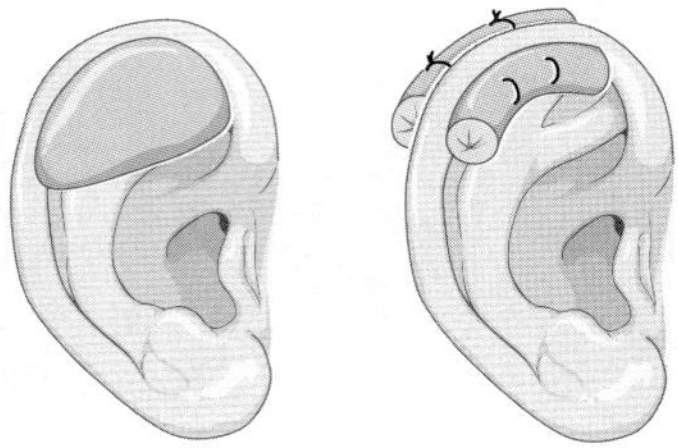

그림 6-2

마찰을 피한다. 3-4도 화상에서는 피부이식 등이 필요할 수 있다.

나. 동상의 치료 : 경한동상의 경우에 조직을 따뜻하게 해주면 수일 후에 원상으로 회복되며, 심한경우는 피부하 혈종, 조직 괴사가 생기고 최종 단계에서는 괴저gangrene가 진행하여 이개 전체 손상될 수 있다. 동상을 입은 귀는 38-42도의 따뜻한 물을 적신 면 거즈를 20분 정도 대어주고 진통제, 항생제를 함께 사용한다. 수포는 저절로 흡수되는 것이 좋으나 흡수 안되면 세침으로 흡인하며, 동상부위는 잘 세정 후 gentamicin 크림, silver nitrate 용액을 도포한다.

3) 봉와직염

찰과상, 자상, 귀걸이를 위해 구멍을 뚫은 다음 생긴 외상에 세균이 감염되어 발생한다.

가. 증상 : 이개 발적, 부종과 함께 통증이 있으며, 움직이면 통증이 심해진다.

나. 원인균 : Staphylococcus, Streptococcus(그람양성 구균), Pseudomonas

다. 감별진단 및 치료 : 외상없이 발생한 경우에는 국소 알레르기 반응. 재발성 다발연골염 가능성 있으므로 주의를 요하며, 치료로는 경구 항생제와, 국소치료를 병행한다. 봉와직염 중, group A b-hemolytic

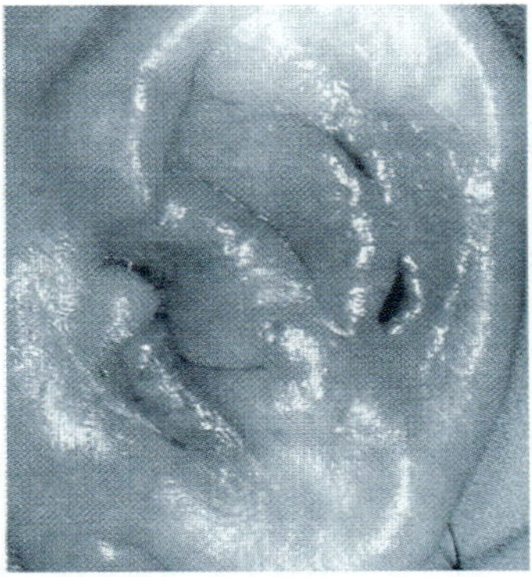

그림 6-3

streptococcus 감염으로 인한 봉와직염을 단독이라 하며, 병변부위가 발적되고 부풀며 정상부위와 뚜렷한 구분을 보인다. 이 경우 penicillin G를 처방하거나 주사하면서 국소치료를 병행한다.

4) 연골막염과 연골염

대부분 봉와직염, 급성 외이도염, 외상을 적절히 치료하지 못해 연골막이 손상되고 이차적으로 세균감염이 일어나면서 발생한다.

가. 증상 : 감염부위에 동통, 발적, 부종과 함께 장액 및 화농성 삼출액이 흐르며, 주위 연조직으로도 염증이 넓게 파급된다.

나. 원인균 : 녹농균(Pseudomonas)

다. 치료 : 초기의 경우는 quinolone 계 항생제 복용, 국소적인 항생제 용액을 도포하고 괴사조직 제거하며 지켜볼 수 있지만, 진행시에는 입원 치료가 필요하고 ceftazidime 또는 fluoroquinolone 같은 항생제 정맥주사하고 광범한 국소절제가 필요하다. 하지만 국소절제 전에 병변을 부분 절개하고 항생제 용액으로 세척하는 방밥을 시도해 볼 수 있다.

2. 외이도 질환

1) 급성 국소형 외이도염

세균감염으로 인한 모낭염에서 시작하여 화농봉소, 즉 이절로 진행한다. 원인균은 대개 staphylococcus aureus이며 모낭이 많은 외이도 연골부에 국한해서 발생한다.

(1) 증상 : 외이도의 국한된 부위에 경도의 종창과 발적이 있고 진행하면 통증이 심해지고 부종이 심해져 외이도를 막으면 이충만감을 호소한다.

(2) 치료 : 초기에는 항생제 복용만으로 지켜보다가 화농 봉소가 커지면 절개 배농을 시행한다. 배농 후에는 외이도를 청결히 하고 항생에 연고를 묻힌 면구로 압박 치료한다.

2) 범발성외이도염

정상적인 외이도 피부의 지방층은 방수기능을 하고 세균이 외이도 피부로 통과하는 것 막는데, 이 지방층이 파괴되면 급성 외이도염이 유발된다. 이러한 지방층의 파괴의 선행요인으로 잦은 수영, 아열대성 습한 기후, 좁고 털이 많은 외이도, 외이도 외상, 이물, 보청기, 이어폰 이용, 습진, 지루성피부염등이 있다.

(1) 증상 : 동통, 소양증, 이충만감, 청력감소를 호소하고 외이도에 압통이 있으며 외이도의 발적과 부종으로 외이도가 많이 좁아진 소견을 보인다. 전형적으로 이개를 후상방으로 움직이면 통증이 유발된다.

(2) 치료 : 원칙은 외이도 청결유지. 통증 조절, 증상에 따른 약제사용, 외이도의 산도유지, 원인인자 제거, 외이도를 건조하게 유지하는 것이다. 외이도가 부분적으로 열려있는 경우는 외이도의 산도 유지와 건조 상태를 위하여 gentian violet, castellani등을 도포하고 항생제와 스테로이드 포함한 점이액을 하루 3-4회 증상이 완화될 때까지 수일간 사용하며 목욕을 삼가며 면봉이나 귀 후비개 등으로 외이도

를 자극하지 말라고 알려준다. 부종이 심해 외이도가 폐색되면 약제를 함유한 면조각이나 merocel을 2-3일 넣어두어 외이도의 부종을 가라앉히고 외이도 세정을 시도한다.

3) 만성외이도염

수개월 또는 수년간 외이도에 경도의 감염과 염증 반복되며, 피부소양증을 주소로 하며 외이도 피부가 두꺼워지는 것이 특징이다. 박테리아성, 진균성 외이도염이 만성화되어 발생하거나 피부병변인 지루성 피부염, 건선, 신경피부염 등이나 이용액에 대한 감작 때문에도 발생가능하다

- 치료 : 외이도 폐색 방지하고 외이도의 피부를 정상을 회복시키는 것이 원칙으로 가장 중요한 것은 외이도를 자주 검사하고 깨끗하게 해주는 것이다. 치료 중에는 환자가 면봉등을로 귀를 파지 않도록 주의시키고 분비물이 많은 경우는 gentian violet과 castellani, otic powder가 유용하며, 소양증이 심한 경우는 항진균제가 암유된 triamcinolon/nystatin cream이 효과적이다. 항생제와 스테로이드가 들어있는 이용제는 외이도의 부종과 염증이 심한 경우 사용할 수 있다.

4) 이진균증

원인균은 Aspergillus가 가장 흔하고 외이도 골부나 고막에 발생한다. 대개 다양한 국소 혹은 경구 항생제로 치료 받은 만성 외이도염 환자에게 흔히 발생하며, 증상으로 소양감(주 증상), 난청, 이루, 이충만감, 이물감, 불편감을 호소하며 외이도 소견은 홍반성의 외이도 피부에 검은색 혹은 흰색의 곰팡이가 자라거나, 그 파편이 관찰된다. 치료로써 외이도를 자주 세척하고 gentian violet, thimerosal 같은 외이도를 산성화하고, 건조시키는 약제를 도포한다. 분말 혹은 크림 형태의 항진균제를 도포하는 것도 효과적이며 국소약제로 잘 호전되지 않을 경우 경구용 항진균제를 사용하기도 한다.

5) 이구

이구는 피지선(sebaceous gland)과 이구선(ceruminous gland)에서 분

비되는 지질과 단백질 그리고 외이도 피부 표재층에서 떨어져 나온 각질세포가 합해져서 만들어지며 약산성 (pH 6.5~6.8)으로 라이소자임이 있어 감염에 대한 방어작용이 있다. 이구의 양은 개인마다 다른데, 노령화 되면서 외이도 연골부의 굴곡이 심해지면, 자정작용이 떨어져서 이구에 의한 외이도 폐색이 흔하게 발생하고 정신지체자의 경우, 위생적인 무관심으로 이구에 의한 외이도 폐색이 흔하다

(1) 치료 : 피부를 자극하지 않고 이구를 없애는 방법 중 수분이 가장 효과적이다. 고막 천공여부를 물어보아 천공이 없는 경우 외이도 세척을 시도한다. 물, 식염수, 초산을 이용해 주사기 끝이 외이도 상벽을 향하게 하고, 부드럽게 주입하여 넘쳐서 흘러나오도록 하며 세척 후 면봉이나 흡입기로 외이도를 완전히 건조한다. 한국인에서 흔히 보는 마른 이구의 경우에는 세척 없이 소겸자로 쉽게 제거가 가능하며, 외이도 전체를 완전히 채우고 있는 이구전색의 경우, 폐색감, 불쾌감, 전음성 난청 초래하는데, 이런 겨우, 이구의 제거시 통증이나 외이도의 손상을 유발하므로 이구 용해제(Cerumenex)를 처방하고 3-5일 후 제거하는 것이 좋다.

6) 외이도 이물

(1) 증상 : 이물의 종류에 따라 다른데, 식물성 이물은 작은 경우도 습기를 흡수하여 커지므로 충만감, 압박감, 전음성 난청 초래하고 동물성 이물은 외이도 내에서 움직여 잡음이 들리고, 발로 외이도 피부를 긁아서 심한 통증 유발할 수도 있다

(2) 치료 : 작은 무생물은 외이도 손상을 최소화하면서 간단히 제거하고 오래된 이물이 분비물이나 육아로 덮여 있으면, 수술현미경하에서 외이도 소독 후 이물을 제거하고 항생제 점이액을 투여하며 경우에 따라서는 외이도 협착을 방지하기 위해 패킹하기도 한다. 협조가 어려운 소아의 경우, 부분마취나 전신마취 하에서 이물을 제거할 수 있다. 식물성 이물이 습기로 불어있으면, 알코올로 탈수하여 용적을

줄이고, 에피네프린을 주입하여 외이도 충혈을 감소시킨 후 제거하고 생물인 경우 알코올이나 기름을 몇 방울 주입해서 죽인 후 제거한다.

7) 악성 외이도염

외이도가 녹농균에 감염되어 발생하며 사망할 수도 있는 진행성 괴사성 외이도염이다. 주로 고령의 당뇨병 환자에서 호발하나 면역력이 저하되는 다양한 질환에서 발생할 수 있고, 외이도와 주변연조직의 염증에서 시작하여 두개저까지 점진적으로 침범한다.

(1) 증상 및 소견 : 심한 이통과 농성 이루를 보이며 두개저까지 진행한 경우는 안면마비나 9,10,11번 뇌신경 마비증상을 보이기도 한다. 당뇨나 면역 억제 상태인 환자에게서 외이도염이 발생하였을 경우에는 반드시 의심해 보아야 하며 이경검사에서 특징적으로 외이도 바닥의 골-연골 접합부위 근처에서 육아조직이 보이는 것이 악성외이도염의 전형적인 소견이다.

(2) 진단검사 : 농성이루를 세균배양검사하면 녹농균이 검출되며 항생제 감수성검사를 실시하며, ESR은 비특이적이지만 항생제 반응 추적하는데 유용하게 쓸 수 있다. 외이도 육아조직은 외이도 악성종양, Aspergillus에의한 두개저 골수염등을 감별하기 위해 시행한다. 영상의학적 검사로 HRCT는 처음 환자를 평가하고 질환의 범위파악에 유용하며, MRI는 골 변화를 보기는 힘들지만 뇌막의 조영증강 여부나 골성 수질강의 변화 같은 연조직의 침범여부와 추적관찰에는 우수하다. Technetium-99m scan은 골침윤 상태파악에 유용하며 골수염에 대한 민감성은 CT보다 좋다. 하지만, 골수염이 호전 후에서 Tc scan 계속 양성으로 남는 경우가 있으므로 치료효과판정에는 부적절하며, Gallium-67 scan은 감염 상태를 민감하게 반영하며 치료경과와 호전상태를 파악하는 데 가장 좋은 검사이며 항생제 사용할 기간을 정하는데 매우 유용하다

(3) 치료 : 다음과 같은 원칙으로 치료를 진행한다.

- 악성 외이도염의 치료에는 당뇨의 엄격한 조절이 필수적이므로 입원하여 조절
- 조기에 외이도 괴사조직을 국소항생제를 이용하여 적극적으로 치료함
- 병변이 외이도의 주위를 벗어난 경우 6주이상의 장기간 동안 충분한 양의 적절한 항생제 사용
- 괴사된 외이도와 주위조직을 외과적으로 치료하며 경우에 따라 광범위 절제술이 필요

ceftazidime 등 3세대 cephalosporin 계열 항생제나 경구용 fluoroquionolone계 약물을 나오면서 정맥주사혹은 경구로 장기간 투약하며 국소적으로 거즈를 외이도에 넣고 녹농균에 감수성이 있는 이용액을 스며 들게하는 치료도 시행할 수 있다. 항생제 치료 기간은 4주간격으로 시행하는 Ga scan 결과를 보고 결정하며, 치료에 반응하는 첫번째 임상징후는 통증의 감소이다. 항생제에 반응하지 않는 경우, 안면신경감압술과 유양돌기절제술, 아전추체절제술, 부분측두골절제술이 필요할 수도 있다.

3. 고막 질환

1) 외상성 고막 천공

외이도 압력의 급작스러운 변화, 액체나 기구 등에 의한 손상등 다양한 원인에 의해 발생한다. 파열성 외상(explosive injury, 손바닥이나 주먹에 의한 구타)인 간접적 손상이 관통외상(penetrating injury, 면봉) 등의 직접적 손상보다 훨씬많다. 가격이 원인인 경우 오른손에 의한 좌측 손상이 대부분으로 좌측 고막천공이 더 많다. 고막은 자연재생 능력이 뛰어나 외상성 천공의 경우, 천공의 크기가 50% 이하이면 대부분 저절로 막히나, 어지

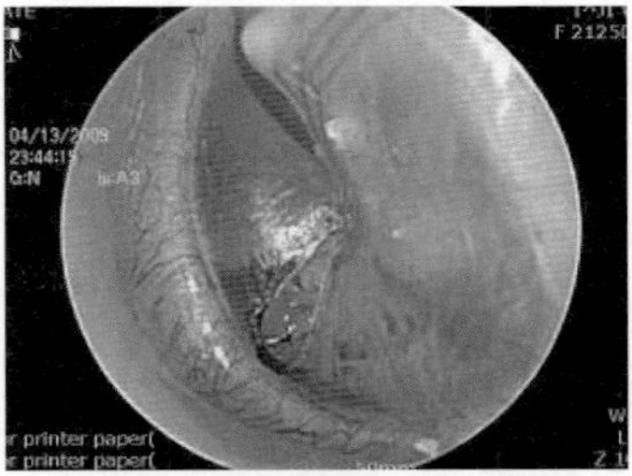

그림 6-4 외상성 고막천공

러움증이 있거나, 안구진탕이 있으면 내이 손상을 의심하고 반드시 외림프액의 누출을 유발할 수 있는 정원창 부위의 이상과 등골의 탈골이나 손상 유무 확인해야 한다. 치료는 이차 감염의 예방을 위해 손상된 고막의 조작을 최소화하는 것이 중요하다. Staphylococcus 감염을 예방할 수 있는 cephalosporine 계열의 항생제를 며칠간 사용하고 외이도에 물이 들어가지 않도록 주의시킨다. 외이도의 건조함을 유지하기 위하여 따로 점이액을 사용할 필요는 없으나 화농성 이루가 계속된다면 경구용 항생제와 스테로이드가 섞인 점이액을 사용하며, 3개월이 지나도 완전치유가 안 될 때는 수술적 방법을 고려한다.

2) 육아성 고막염

환자는 대개 경한 이통과 이루를 호소.하고 이경검사상, 정상 고막의 일부 혹은 전체에 발생하는 육아조직이 보이고 건드리면 쉽게 출혈하며 고막이 비후되고, 염증이 있으며 악취가 나는 분비물로 젖어 있다. 원인은 불명확하나 외상이나 감염으로 인한 고막 상피층의 소실로 추정되며 치료로 Pseudomonas, Proteus, Staphylococcus 등의 균주를 치료할 수 있는 경구용 항생제와 스테로이드 점이액을 도포하고 육아조직을 소작하고 상피화를 촉진하는 질산은 같은 물질을 국소 도포한다.

Catholic University of Korea 임상진료지침

07
Otolaryngology Head & Neck Surgery

측두골 골절

측두골은 squamous bone, petrous bone, tympanic bone, mastoid bone 또는 styloid process들로 이루어지는데 두부외상 시 흔히 손상 받는 부위다.

1) 원인

교통사고가 가장 많고 낙상, 타박상, 총상 등에 의해서도 발생한다.

2) 종류

골절선이 추체축(petrous pyramid)의 long axis와 이루는 각도에 따라 종골절(longitudinal fracture), 횡고절(transverse fracture) 그리고 혼합골절(mixed fracture)로 나눈다.

(1) 종골절(Longitudinal fracture)

more common (70 - 80%)

Fx는 mastoid process나 squamous temporal bone의 posterior portion에서 시작한다.

즉 골절선이 외이도의 후상방과 중이의 천정을 지난다.

- ossicular chain injury(subluxation of incudostapedial joint) - conductive HL
- ruptured tympanic membrance
- facial nerve injury - perigeniculate ganglion (10 - 20%), delayed onset.

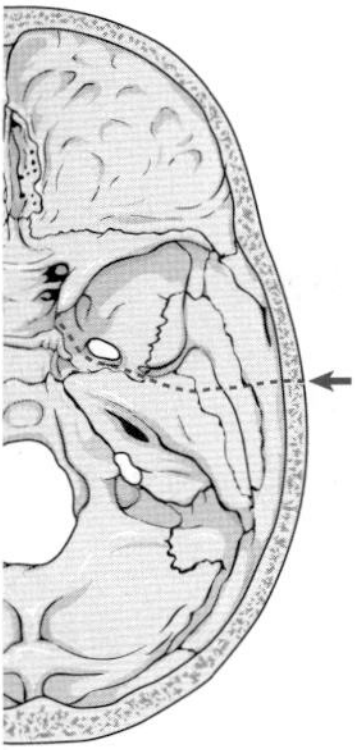

그림 7-1 종골절

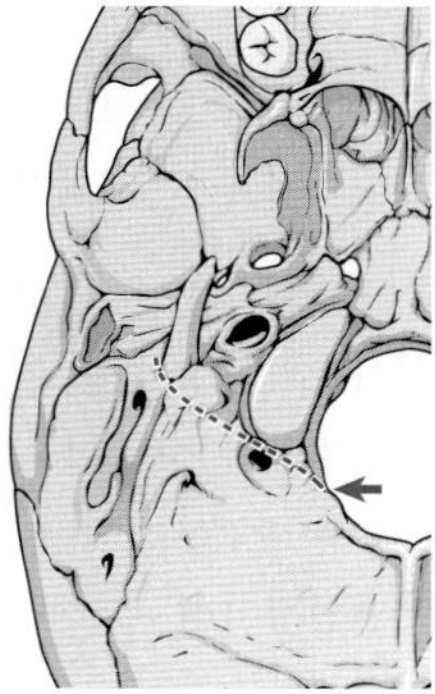

그림 7-2 횡골절

- CSF otorrhea or rhinorrhea with involvement of tegmen tympani

(2) 횡골절(Transverse fracture)

jugular foramen, foramen magnum 근처에서 시작하여 middle cranial fossa로 진행

주로 골절선이 고막의 내측을 지난다.

- bony labyrinth를 침범 - SNHL, vertigo
- 흔한 hemotympanum
- facial nerve injury - labyrinthine segment (up to 50%)
- CSF leak or meningitis with involvement of otic capsule

3) 증상과 징후

(1) 이출혈 : 골절선이 외이도를 통과하는 종골절 때 많이 발생

(2) 혈골실 : 중이나 유양동에서의 출혈이 중이에 저류되어 발생

(3) 난청 : 전음성난청은 이소골 골절, 탈골, 고막파열, 혈고실등으로 발생하며 종골절에 흔하다. 감각신경성난청은 내이의 직접적인 손상이나 진탕으로 발생하며 횡골절시 흔하다.

(4) 안면신경마비, 현기증, 뇌척수액 유출, Battle 징후

4) 진단

병력, 이학적 검사, 고행상도 CT, 청력검사

5) 치료 : 응급처치

(1) 외이도의 구조변형, 열상 - 원위치 시킨 후 패킹

(2) 고막천공의 경우 혈종을 조심스럽게 제거 후 항생제 사용

(3) 이소골 골절 - 시험적 고실개방술

(4) 안면신경마비 - 외상 후 6 - 8주 후에 90% - 95%의 자연회복율을 보인다.

■ 수술(안면신경감압술)의 적응증

① 신경전도검사에서 90% 이상의 변성

② 즉시성, 완전마비

③ 마비 발생 후 5일째 까지 전기적 반응을 안보일 때

④ CT상 안면신경관 파괴소견이 있을 때

⑤ 상해 후 6개월 후에도 회복의 소견이 없을 때.

Catholic University of Korea 임상진료지침

08

Otolaryngology Head & Neck Surgery

소아 중이염

1. 급성 중이염

정의 : 중이강에 발생하는 모든 급성 염증

특징 : 고막의 발적, 팽창, 이충만감, 이통, 난청, 발열, 천공시 이루

■ 삼출성 중이염 : 고막의 천공없이 만성화 될 경우 중이강내 염증성 액체가 지속적으로 고여 이충만감과난청을 호소하며 고막 함몰등의 변형이 발생. 통증이나 발적은 소실됨.

1) 원인

바이러스와 세균의 감염

이관 기능 부전

알레르기

유전적 환경적 요소

■ 중이염이 성인보다 유소아 에서 흔한 이유

면역기능미숙

잦은 상기도 감염

이관의 구조 : 넓고, 짧고 수형에 가까워 이관을 통해 역류감염

2) 경과

가. 발적기

나. 삼출기

다. 화농기

라. 융해기

마. 합병증기

3) 문진 및 검진 내용

가. 발열, 이통, 난청, 이명, 이루 여부 및 기간

나. 기타 전신징후(구토, 설사, 소화불량, 식용부진, 무기력감, 불안, 초조)확인

다. 어지럼증, 안면신경마비, 이개후부종창 여부 확인

4) 진단

증상과 고막 소견으로 진단

5) 치료

가. 안정

나. 세균배양검사 : 고막이 천공되면 외이도 분비물과 혼합되어 부정확

다. 항생제 치료

원칙 : 초기 충분한양의 적절한 항생제 사용, 통상 10일 투여

두개내 합병증의심시 혈액뇌장벽(blood-brain barrier)통과 약물 투여

대표균주 : S. pneumoniae, H. influenzae, M. catarhhalis

치료약제 : Penicillin, erythromycin 사용

일차항생제 : Amoxicilline(80~90mg/kg/day)

이차항생제 : amoxicilline-clavulanate(Augmentin), Cefaclor

페니실린 과민반응시 erythromycin, sulfonamide

라. 국소이용액 :고막 천공 및 이루 시

마. 소염진통제와 비점막 수축제 : 직접적인 치료효과는 없으나 비강호흡을 돕고, 이관의 배출기능을 도울 수 있다.

바. 고막절개 또는 고막 천자

목적 : 배농의 촉진, 이통의 경감

적응기준 : 고막의 발적, 팽륭이 있고 심한 이통이나, 두통, 고열, 유아의 경련발작시, 세균 배양검사

■ 세균 배양검사가 필요한 경우
전신상태 극히 불량, 항생제 치료에 반응이 없을 때, 두개내 합병증, 신생아나 면역 결핍 상태

사. 원인 질환의 치료

구개편도, 아데노이드 절제술, 만성 부비동염의 치료

6) 후유증 및 합병증의 설명

가. 경과 : 급성중이염은 2~4주내에 완치

나. 후유증: 고막천공, 석회침착, 전음성 혹은 감음성 난청, 만성 중이염

다. 합병증: 급성 유양돌기염, 안면신경마비, 추체염, 화농성 미로염, 수막염, 경막외농양, 정맥동염, 뇌농양

2. 삼출성 중이염

1) 정의

이통이나 발열 등의 급성 증상 없이 중이강 내에 삼출액이 고이는 중이염으로 급성 중이염에 속발하거나 감염없이도 생길 수 있다.

급성중이염의 2/3에서 발생 → 80~90% 3개월내 자연치유

삼출액의 종류 : 장액성, 점액성, 화농성

2) 원인

이관 기능장애, 감염, 알레르기

3) 증상

전음성 난청, 이명, 이폐색감, 자성강청

■ 소아에서는 청력장애 등의 증상을 잘 표현 못 하므로 부모는 통증감소등의 급성 증상의 소실만으로 중이염이 치유된 것으로 알고 추적 관찰이 안 되는 경우가 있

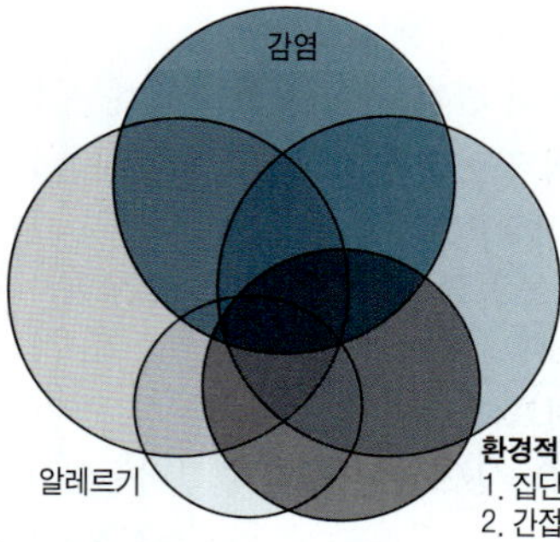

그림 8-1 중이염의 원인과 발병기전에 관여하는 요소

으므로 주의해야한다.

4) 진단

- 고막소견 : 고막함몰, 광택소실, 삼출액선, 기포관찰, 고막색깔이 장액성시 황갈색화(amber color), 점액성시 암회색(dirty gray), 혈액성시 청색고막(blue ear drum)
- 검진기구 : 통기이경(pneumatic otoscope)으로 고막의 가동성 확인
- 임피던스 청력검사 : 고실도 B형 혹은 C형
- 순음청력검사 : 10~40의 기도골도차 점음성 난청
- 고막천자

5) 치료

■ 유소아 삼출성 중이염 치료 지침

(2004년 American Academy of Family Physician, American Academy of Otolaryngology-Head and Neck Surgery, American Academy of Pediatrics Subcommittee on otitis media with effusion)

초진시 문진과 세밀한 진찰을 통해 언어발달이나 학습장애 등을 유발하는 위험인자가 없으면 3개월간 추적 관찰 하고 3개월 이상 지속 되면 난청

언어발달지연, 학습장애가 의심되는경우 청력검사를 시행한다.

추적관찰 동안 양측 청력손실이 20dB 이상인 경우는 경구 항생제 투여, 양측고막절개 및 환기관 삽입술 시행할 수 있다.

반복적인 환기관 삽입술 시행 시는 아데노이드 절제술을 고막절개술, 혹은 환기관 삽입술 과 동시 시행하여 보다 근본적인 치료 접근을 한다.

가. 약물 요법

항생제의 선택 : 급성 중이염 시기에 부적당한 양을 투여했거나, 조기 중단하여 저류액이 생긴 경우, 점액성 또는 농성 저류액시 사용하며, 대부분 10일 정도 투여가 바람직하다.

나. 원인질환의 제거

다. 이관통기도법

라. 수술적 처치

염증이 생기거나 환기관이 조기 이탈하면 치료후 재 삽관하고 삽관후 1~2년 이상 자연 배출되지 않고 중이염이 1년 이상 재발하지 않은 경우 제거,

- 환기관의 합병증 : 이루, 고막위축, 고막경과, 만성 고막천공, 이소골 연결단절, 진주종형성

마. 예방

(가) 내과적예방

조기에 수술해야 하는 경우
Bilateral disease
Bilateral hearing loss
Speech delay
Behavior problems
Structural changes in the tympanic membrane
Antibiotic allergy
High-risk for recurrent acute otitis media

표 8-1 삼출성 중이염에 권장되는 약물요법

Agents	Comments	Pediatric Dose	Dosage interval	B-lactamase Resistance
Prophylactic antibiotics				
Amoxicillin(Amoxil)	Repuires refrigeration, every 2weeks	20mg/kg/d	Daily	None
Sulfisoxazole (Gantrisin)		50~70mg/kg/d	Daily	Good
1st-line antibiotic therapy				
Amoxicillin(Amoxil)	If penicillin tolerant	40mg/kg/d	8h	None
TMP-SMZ (Bactrim; Septra)	If penicillin allergic	1tsp each 10lb	12h	Good
2nd-line antibiotic therapy				
Amoxicillin-clavulanatez (Augmentin)	15~20% GI upset based on AMX	40mg/kg/d based on AMX	8h	Excellent
Cefaclor(Ceclor)	Serum sickness	40mg/kg/d	8~12h	Fair
Cefprozil(Cefzil)		15mg/kg/d	12h	Good
Cefixime(Suprax)	20~30% GI upset	8mg/kg/d	Daily	Excellent
Cefpodoxime (Vantin)	Well tolerated Broad spectrum	10mg/kg/d	12h	Excellent
EM-sulfisoxazole (Pediazole)	Inconvenient dosage schedule	50mg/kg/d based on EM	6h	Good
Loracarbef(Lorabid)	Give 1hour before or 2hours after meals	30mg/kg/d	12h	Good
Oral steroids				
Prednisolone (Pediapred, Prelone)	Together with antibiotic	1mg/kg/d for 5d; 0.5mg/kg/d for 5d	Daily	-
Prednisone(Luquid Pred)	Together with antibiotic	Same as Prednisolone	Daily	-

항생제 예방법

면역예방법

(나) 외과적 예방

환기관 삽관

편도와 아데노이드 절제술

비 부비동 수술

구개인두성형술 : 구개파열이나 연구개 마비등의 구개인두부전 등시 수술하면 호전됨.

Catholic University of Korea 임상진료지침

09

Otolaryngology Head & Neck Surgery

만성 중이염과 합병증

1. 만성 중이염과 진주종 (Chronic Otitis Media & Cholesteatoma)

중이염은 중이강 내에 일어나는 염증성 변화를 총칭하는 것으로 중이강, 중이점막 상피세포와 상피하 조직의 변화와 구조물의 골파괴를 동반하는 병리 조직 소견을 보인다. 만성 중이염은 고막이 천공된 천공성 만성 중이염과 고막의 천공 유무와 관계없이 진주종 형성이 나타나는 진주종성 만성 중이염으로 나뉜다.

1) 원인과 발병 기전

만성 중이염은 여러 가지 요소들이 복합적인 작용하여 발생하는데 이관 기능 장애와 감염이 가장 중요한 요인이다.

병원균에서는 Staphylococcus aureus, Pseudomonas aeruginosa, Klebsiella pneumoniae, bacteroides, Coagulase(-) staphylococcus aureus 등이 많이 검출되며, 적절한 항생제 선택을 위해 세균배양검사와 항생제 감수성 검사가 중요하다.

그리고 중이의 염증이 재발하거나 이관이 지속적으로 패쇄되면 고실 협부와 상고실, 유돌공구와 유양동 점막에 만성 육아 조직이 형성되고 이로 인하여 고실 협부과 유돌공구의 지속적인 패쇄를 초래하여 만성중이염에서 보이는 비가역적인 변화를 일으키게 된다.

진주종성 중이염에 있어서 진주종의 임상적 분류는 진주종의 기원에 따라 특별한 선행 질환 없이 정상 고막 뒤에 하얀 종괴가 관찰되는 선천성 진주종과 후천적인 원인에 발생하는 후천성 진주종, 그리고 수술 후 재발하거나 잔종하는 recidivistic 진주종으로 크게 나뉜다. 후천성 진주종은 일반적으로 후천성 일차성 진주종과 후천성 이차성 중이염으로 다시 나누며, recidivistic 진주종은 잔류성(residual)진주종과 재발성(recurrent) 진주종으로 세분한다(표 9-1).

후천성 일차성 진주종은 가장 흔한 형태로서 이관의 기능장애로 중이강에 음압이 발생하여 고막의 상부 또는 후방부가 상고실이나 scutum의 내측으로 내함되면서 내함낭을 형성하고 그 안에 keratin이 축적되어 발생한다. 후천성 이차성 진주종은 이미 존재하는 고막의 결손부위를 통해 외이도 피부가 중이강으로 자라 들어가서 발생하는 진주종을 말한다. 고막의 변연부 천공이 있을때 흔히 볼 수 있다. 진주종을 치료하기 위한 수술 후 다시 자라나 발생한 진주종을 recidivistic 진주종이라 한다. 잔류성 진주종은 anterior epitympanum, sinus tympani, oval window niche 가 호발 부위이며, 재발성 진주종은 외이도 후벽을 보존하는 술식에서 잘 나타나며 수술 후 이관기능 장애로 진주종이 발생하게 된다.

이와 함께 진주종의 발병 기전에 따른 가설들은 표 9-2와 같다.

표 9-1 진주종의 분류

선천성 진주종
후천성 진주종
일차성 진주종
이차성 진주종
Recidivistic 진주종
잔류성 진주종
재발성 진주종

표 9-2 진주종의 발병기전에 대한 가설

후천성 진주종
함입설
상피 침입설
기저세포 과증식설
상피 화생설
선천성 진주종
고실륜 결손설
표피양 형성설
상피 화생설

2) 증상과 징후

이루는 가장 흔한 증상이며 그 성상에 따라 염증상태의 정도나 진주종의 등의 동반 상태를 알 수 있다. 점액성으로 악취를 동반하면서 지저분한 이루인 경우 진주종이나 골파괴가 있는 경우에 관찰된다. 무통성의 묽은 이루는 결핵성 중이염을 의심해야 하며, 악취를 동반하면서 묽은 혈성 이루인 경우는 악성 종양의 가능성도 고려하여야 한다.

청력 장애는 대부분 전음성 난청이며, 미로염 등의 합병증이 동반된 경우는 혼합성 혹은 감각신경성 난청을 보이게 된다. 전음성 난청의 경우 저주파수에서의 기도 청력 손실이 심하며, 고막 천공의 크기나 위치, 이소골 연쇄 상태와 운동성 등이 복합적으로 작용하다. 만성 중이염에서의 청력 손실의 정도는 표3과 같다.

이통은 흔하지 않으나 증상이 있다면 측두골이나 두개내 합병증 가능성을 염두에 두어야 하며, 두통의 동반 여부를 잘 확인해야 한다.

현기증을 호소하면 골성 미로에 누공이 발생하였을 가능성이 많으며, 미로염이 발생한 경우에도 현기증을 호소할 수 있다.

3) 진단

문진을 통해 앞서의 증상 유무를 확인한다. 이경, 현미경 또는 이내시경 등을 통해서 외이도, 고막, 중이 상태를 확인하며, 이루가 있는 경우 세균 배양검사와 항생제 감수성 검사를 시행한다. 외이도에 용종이 관찰되는 경우 대개 내부의 진주종과 연결되어 있으므로 잡아당기지 말고 일부분만 절단해 조직검사를 시행하도록 한다. 고막을 관찰하면서 Valsalva법을 시행하여 이관 기능을 확인하고, 누공 검사를 통해 누공 유무를 확인한다. 고막 천공이 있는 경우 patch test를 통해 이소골의 연쇄의 상태를 간접적으로 추정할 수 있다.

순음 청력 검사와 어음청력 검사를 시행하여 정확한 청력을 확인한다. 현기증이 동반된 경우는 전정기능검사도 고려해 볼 수 있다.

측두골 단순 방사선 검사로서 Law' s view, Towne 's view, Stenver' s

표 9-3 만성 중이염에서 청력 손실의 정도

질병상태	순음 청력 손실
고막 천공	30 dB
고막 천공과 이소골의 연쇄 단절	38 dB
고막과 이소골의 전체 결손	50 dB
고막 천공 없이 이소골의 연결 단절	55-60 dB

view는 유양동과 추체부의 함기하 정도와 골 파괴 유무를 확인할 수 있다. 측두골 CT 는 중이와 내이의 모든 구조물을 정확하게 보여주므로 환자의 상태를 정확히 파악하고 수술전 계획을 세우는데 있어서는 필수적이다.

4) 치료

만성 중이염의 치료의 목적은 염증의 제거와 재발의 방지, 청력의 회복, 그리고 합병증의 예방에 있다.

수술적 치료 이전에 내과적 치료가 중요하다. 이루가 있는 경우 외이도와 중이강을 청결히 하며, 세균검사를 통해서 적절한 국소 항생제와 전신적 항생제를 투여한다. 외이도 용종이 있는 경우는 이소골과의 연결 가능성이 있으므로 잡아 당겨 제거하기 보다는 조심스럽게 절제를 한다. 국소 이용액은 중이염 치료에 효과적이며 때로는 적절한 온도의 등장액 등을 이용한 고실 세척이 치료에 도움이 된다.

전신적 항생제 투여시에는 세균배양 검사가 필수적이며, 합병증이나 전신 질환이 있는 경우에 사용된다.

2. 선천성 진주종(Congenital Cholesteatoma)

선천성 진주종은 일반적으로 정상 고막 내측에 백색의 종물로 나타난다. 소아 진주종의 4- 24%를, 전체 진주종의 2-5 %를 차지한다.

선천성 진주종의 진단 기준은 다음과 같다.

- 정상적인 고막의 내측에 존재하는 백색의 종물

- 정상 소견을 보이는 고막의 이완부와 긴장부
- 이루나 천공의 과거력이 없음
- 이과적 수술의 과거력이 없음
- 외이도 폐쇄증, 고막내 진주종, 거대 진주종은 진단에서 제외함
- 중이염의 병력은 진단에 영향을 주지 않음

임상 증상은 일측성 전음성 난청이 가장 흔하고, 그 외 이충만감, 이명, 안면신경마비, 삼차신경장애 등을 나타내기도 한다.

진단은 특징적인 고막 소견과 임상 증상이 중요하며, 측두골 CT 가 병의 진행정도와 수술 방법 결정에 중요하다.

조기 발견이 중요하며, 치료는 수술적 방법을 통하여 병변을 완전히 제거하고 청력을 보전하는 것이다.

3. 무기증과 유착성 중이염 (Atelectasis & Adhesive Otitis Media)

무기증과 유착성 중이염은 이관의 기능장애로 인해 급.만성의 삼출성 중이염이 반복해서 발생함에 따라 동반된 고막의 함몰상태가 진행하면서 중이와 유양동에 일어나는 만성 염증의 결과이다.

Sade 와 Becro는 고막의 함몰 상태를 4단계로 분류하였다.(그림 9-1)

제1단계 : retracted tympanic membrane

제2단계 : retraction with contact onto the incus

제3단계 : atelectasis-tympanic membrane contact with promontory

제4단계 : adhesive otitis media-tympanic membrane adhere to promontory

최선의 치료는 예방이며, 경과를 관찰하면서 환기관삽입술을 시행할 수 있다. 이소골에 고막 유착이 지속되거나 청력 소실이 발생하는 경우는 고실 성형술이나 이소골 성형술을 시행할 수 있다.

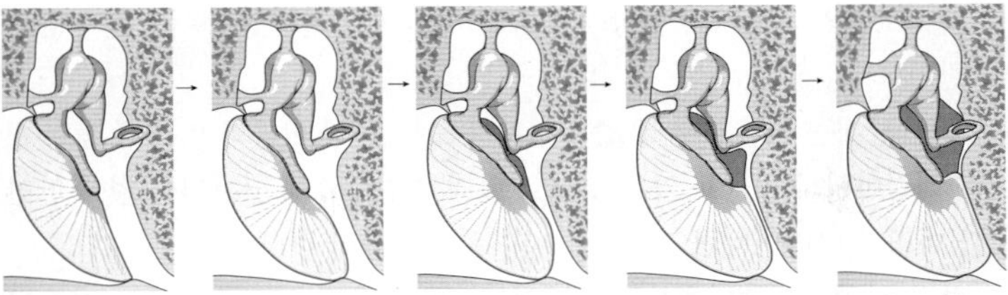

그림 9-1

4. 고실 경화증(Tympanosclerosis)

고실 경화증은 고막이나 중이 점막의 고유층에 유리와 같은 석회성분인 유리질판(acellular hyaline plaque)이 침착되는 질환으로, 급성 재발성 혹은 만성 감염의 치유 과정중에 생긴 후유증의 최종산물로 생각된다.

고실 경화증의 호발부위는 등골, 등골건, 난원창 주변, 침골장돌기, 고막, 안면신경관 하부, 고실 갑각상부 등이며, 특히 고막, 등골, 난원창 등에서 빈발한다.

증상이 없는 경우가 대부분이나 증상이 생기는 경우는 난청이 주된 증상이다.

발병을 예방하거나 막는 약물 요법은 없으며, 수술 치료의 목적은 난청을 해소하는데 있다.

5. 결핵성 중이염(Tuberculous Otitis Media)

결핵성 중이염은 발병률이 낮아 만성 중이염의 감별진단이 어려우며 임상 소견이 비특이적이어서 조기 진단이 어렵다. 과거에는 다발성 고막 천공을 통한 무통성의 삼출성 이루가 보이는 경우가 결핵성 중이염의 특징 소견이라 알려져 있었으나, 최근의 보고에는 단발성 천공이 많다고 보고되고 있다. 따라서 다른 장기에 결핵이 있거나 가족력이 있는 경우, 일반적인 항생제의 치료에도 불구하고 만성 이루나 육아종이 발견될 때, 중이 수술

후 육아조직의 재발이나 창상의 치유가 지연되면 결핵성 중이염을 의심해야 한다.

청력 장애는 다른 화농성 중이염보다 중도 난청 이상의 비율이 높으며, 안면신경마비의 비율도 높은 것으로 알려져 진주종성 중이염이 없이 안면신경마비가 나타난다면 결핵성 중이염을 의심해야 한다.

병력, 이학적 소견, 측두골 방사선 소견, 흉부 방사선 소견, 투베르쿨린 반응검사, PCR 검사 등을 통해 임상적 진단이 가능하며, 항산균 도말검사와 배양검사에서 결핵균을 확인하거나 조직검사를 통해 확진한다.

치료는 약물치료를 진행하면서 귀의 국소 치료를 병행한다. 그러나 안면신경마비, 골막하농양, 후이개농양, 미로염, 두개내 합병증 등이 있는 경우는 수술적 치료를 선행한 후 항결핵제를 투여한다.

6. 중이염의 합병증

중이염의 합병증이란 감염으로 인한 중이의 염증이 중이-유양골부의 함기화 세포들과 그 점막의 경계를 지나서 측두골 주위 또는 두개강 내부로 파급되는 것을 말한다. 중이염의 합병증은 파급 범위에 따라 두개 내로 염증이 파급되는 intracranial complications 과 extracranial complications 로 분류할 수 있다(표9-4).

1) 진단

(1) 병력조사

만성 중이염에서 이루가 그치면서 통증이 유발된다면 합병증의 발생을 암시하며, 심한 현훈이 동시에 발생하면 내이염을 시사한다. 두개내 합병증에서는 환자의 의식 상태가 시간이 경과함에 따라 변할 수 있다. 뇌수막염일 때는 하루 이틀 내에 의식이 급격하게 나빠지지만 뇌농양일 때는 발병한 지 수주일이 지난 후에 갑자기 의식이 나빠질 수 있다. 적절한 치료에도 불구하고 심한 이통, 두통, 발열이 있거나 병의 경과 중 구토, 경부 강직,

표 9-4 중이염 합병증의 분류

Extracranial Complications	Intracranial Complications
* extratemporal complication - postauricular abscess - Bezold' s abscess - zygomatic abscess * intratemporal complication - coalescent mastoiditis - facial nerve palsy - labyrinthitis - petrositis	* lateral sinus thrombophlebitis * meningitis * extradural abscess * brain abscess * otitic hydrocephalus

경련, 시력변화 및 의식 수준 변화 등의 증상이 나타날 때에는 두개내 합병증을 의심해야 한다.

(2) 진찰

활력 징후와 전신적인 신경학적 진찰을 시행한다. 시신경, 안구운동신경, 안면신경 및 감각신경을 포함하는 모든 뇌신경 검사를 시행하고, 소뇌 기능에 대한 검사를 한다.

이비인후과적인 진찰을 시행할 때에는 수술 현미경을 이용하여 외이도, 고막의 상태를 관찰하며, 이때는 외이도의 부종, sagging, 고막의 천공, 육아조직, 각질 형성, scutum의 미란을 확인한다. 또한 누공 검사를 통해 안진이 유발되는지 확인한다.

(3) 영상 및 진단검사의학적 검사

기본적인 혈액검사, 전해질 검사, 요 검사 및 흉부 방사선 검사 등의 결과를 확인하여 신체의 상태를 미리 파악하고, 타과로 의뢰 내지는 추가 검사를 할 것인지 판단한다.

중이염에 의한 합병증이 의심되는 경우 측두골 CT는 가장 필수적인 검사이며, 두개내 합병증 등의 확인을 위해서는 조영 증강을 하면서 촬영한다.

측두골 MRI는 두개내 합병증의 진단에 있어 CT 보다 더 정확하고 신뢰도가 높은 검사 방법이며, 조영제를 사용하면 뇌염이나 뇌수막염, 뇌농양을 손쉽고 정확하게 진단할 수 있다.

2) 각 합병증의 진단 및 치료

(1) 유양돌기염(mastoiditis)

유양돌기염은 급성, 아급성, 만성 유양돌기염으로 분류할 수 있으며, 급성 유양돌기염은 다시 급성 고실 유양돌기염과 골막염을 동반한 급성 유양돌기염, 급성 융합성 유양돌기염으로 나눌 수 있다.(표 9-5)

급성 유양돌기염은 대부분 자연적으로 호전되거나 급성 중이염 치료로 치유될 수 있는 가역적인 과정이다. 이단계에서 염증이 해결되지 않으면 골막염을 동반하거나 골염을 초래할 수 있다.

골막염을 동반하는 경우는 보통 mastoid emissary vein을 통해 염증이 파급되며, 소아에서는 발열, 이통, 후이개 홍반, 압통과 부종이 나타나 이개가 전하방으로 전위될 수 있다. 치료는 고막 절개와 환기관 삽입을 시행하고, 전신적 항생제를 투여를 한다.

골염을 동반한 경우를 급성 융합성 유양돌기염(acute coalescent mastoiditis)라 하며, 농양을 형성한 후 주위로 파급될 수 있다.(표 9-6)

임상 증상을 골막염을 동반한 경우와 비슷하며, 임상 소견과 측두골 CT 촬영으로 유양돌기의 골벽 구조를 확인하는 것이 중요하다. 치료는 단순 유양동삭개술을 통하여 농양을 배출하는 것이 가장 좋은 방법이다.

(2) 골막하 농양(subperiosteal abscess)

골막하 농양의 발생 경로로는 혈행성과 직접 전파가 가능하다. 진단을 위해서는 천자 흡인을 통해 농양을 확인하고, 정확한 범위를 알기 위해 CT 촬영을 한다. 고막 절개와 항생제의 정맥 투여를 통해 치료될 수 있는 유소아 급성 중이염으로 인한 골막하 농양을 제외하고는 대부분 유양돌기 수술이 필요하다. 절개배농과 동시에 고실부를 포함하지 않는 단순 유양돌기 절제술을 시행한다. 중이환기관 삽입술을 동시에 시행할 수도 있다.

표 9-5 유양돌기염의 분류

급성 유양돌기염
- 급성 고실유양돌기염 - 골막염을 동반한 급성 유양돌기염 - 급성 융합성 유양돌기염
아급성 유양돌기염
만성 유양돌기염

표 9-6 급성 융합성 유양돌기염에서 농양의 파급 경로

경로	합병증
외측	골막하 농양
내측	미로염, 안면신경마비, 추체염
전방	중이강으로의 자연 배출
하방	Bezold 농양
후방	Citelli 농양, 혈전성 정맥염
두개내	경막하 농양, 뇌막염

이개후부농양은 가장 흔한 골막하 농양으로 Macewen' s triangle에 있는 작은 혈관을 통한 감염 또는 유양돌기 외측 피질의 침식으로 인해 발생한다.

Bezold' abscess는 중이염의 염증이 유양돌기첨 내측의 digasric groove의 골피질을 뚫고 digastric muscle 또는 sternocleidomastoid muscle을 따라 심부경부의 농양을 형성하는 것을 말한다.

Zygomatic abscess(협골 농양)는 함기화가 잘된 협부 봉소의 감염이 골피질을 뚫고 나와 temporal fossa에 농양을 형성하는 것을 말하며, 흔치 않다.

(3) 안면신경마비

급성 중이염에 의한 경우는 안면신경관의 결손(주로 horizontal segment)이 관찰되며, 예후는 좋은 편이다. 치료에 있어서는 최대한 빨리 항생제를 투여하고 고막 절개 배농을 한다.

만성 중이염에 의한 경우는 염증성 육아조직이나 진주종에 속발한 신경관의 골미란으로 발생한다. 최대자극검사에서 진행성 손상을 보이거나 전기신경도 검사에서 90% 이상의 변성을 보이거나, 또는 근전도에서 voluntary action potential이 경과중에 사라지는 소견을 보이면 수술적 치료를 고려한다.

(4) 미로염

급성 중이염에 의한 미로염은 주로 정원창을 통해서 전파되고, 등골 적출술 후의 미로염은 난원창을 통해서 전파된다. 진주종을 동반한 만성 중이염의 경우에는 주로 미로 누공을 통해서 전파된다.

장액성 미로염은 세균의 침입 없이 염증성 물질의 독성으로 인한 발생하며, 보존적 치료로서 대부분 회복된다.

화농성 미로염은 균이 내이 외림프액으로 침입하는 것으로 대개 3가지 경로를 취한다. 첫째는 중이의 화농성 염증이 정원창이나 난원창을 통해 직접 전파되는 경우와, 둘째로 세균성 뇌수막염에서 내이도나 와우도수관을 통해 전파되는 경로, 마지막으로 전신적 폐혈증으로 인해 혈행성으로 전파되는 경우이다.

임상 증상으로는 심한 이명과 어지럼증을 호소하며 오심과 구토 및 자율신경증상을 동반한 중이염 소견을 보이고 중이 병변의 반대측으로 향하는 안진을 보인다.

치료는 뇌수막염으로 진행되는 것을 예방하기 위해 적합한 항생제를 10-14일간 투여하며, 수술적 치료는 적응되지 않는다. 일단 증상이 시작되면 병의 경과를 중단시킬 방법이 없으므로 Mondini 기형이나 EVAS 이상이 있는 소아에서는 Haemophilus influenza type B에 대한 Hib 백신과 폐렴구균에 대한 PCU-7(Prevnar)백신을 미리 접종할 것을 추천한다.

미로 누공은 반고리관 또는 와우를 둘러싼 골의 국소적 미란으로 인해 내이미로가 얇은 막을 사이에 두고 외부와 소토오디는 상태를 말한다.

증상으로는 현훈과 감각신경성 난청 소견을 보이며, 누공검사나 큰 소음(Tullio 현상)과 찬 공기에 노출되어도 현훈을 느낄 수 있다. 측두골 CT 촬영을 통해서 확인한다.

(5) 추체염(Petrositis)

추체염은 유양돌기와 중이의 감염이 유양봉소 함기로를 따라 함기화가 양호한 측두골의 추체첨부로 파급된 상태이다. 증상으로는 과거에는

Gradenigo 증후군이라 하여 지속적인 이루, 안구후부동통, 외전근 마비의 세증상 중요하다고 알려졌지만 최근에는 세 증상을 보이는 경우는 드물고, 안구후부 동통이 가장 흔하다. 중이염 환자에서 설명하기 어려운 지속적인 두통과 이통을 호소하거나 유양돌기 수술 후 동통과 지속적인 이루가 있을 시에는 일단 추체염을 의심한다. 진단에 있어서는 측두골 CT가 필수적이며, MRI도 유용하다. 치료로서 항생제 투여와 수술적 치료를 시행하며, 유양돌기절제술에 추가하여 추체첨부의 병변을 제거하고 배농한다.

(6) **경막외 농양**(extradural abscess)

농양보다는 육아조직의 형태로 더 흔하게 발견되며, S상 정맥동 주위나 후두개와 경막에 흔치 생기고 진주종에 의한 경우는 중두개와에서 농양을 형성한다.

증상은 일정치 않으며 무증상인 경우가 많으며, 수술 중 우연히 발견되기도 한다. 농양이 크다면 CT나 MRI로 수술전 어느 정도 확인이 가능하다. 치료는 유양돌기절제술을 이용한 수술적 제거이다.

(7) **경막하 농양**(subdural abscess)

경막하 농양은 dura와 pia arachnoid 사이에서 발생하는 화농성 중이염으로서, 진단되면 즉시 신경외과적 수술이 필요한 초응급 질환 중 하나이다.

증상으로는 두통이 가장 먼저 지속적으로 나타나며 고열, 전신쇠약, 경부 경직, 기면 등의 증상이 진행되면서 발작, 반신마비, 실어증 등의 국소신경 증상과 함께 혼수 상태를 초래한다.

발견 즉시 신경외과적 수술로써 경막하 농양을 배농하고 적절한 항생제를 사용하면서 원인 질환에 대한 치료를 한다. 급성 중이염의 경우는 고막절개술을 시행하고, 만성 중이염의 경우는 전신 상태가 좋아진 후 중이염 수술을 시행한다.

(8) **측정맥동 혈전정맥염**(lateral sinus thrombophlebitis)

유양골의 진주종이나 육아조직 또는 융합성 유양돌기염이 있을때 정맥동 주위 농양으로부터 염증성 골판의 미란 과정을 통해서 정맥동 내로 직접 염증이 전파되어 혈전이 생기거나 유양동 emissary vein 을 통해서 정맥동에 염증을 일으켜 초래되는 질환으로 S상정맥동 혈전정맥염이라고도 한다. 직접적인 골미란에 의한 경우는 진주종성 중이염에 의한 것이 흔하고 드물게 급성 중이염이나 유양돌기염에 의한 경우는 골혈전 정맥염의 경로를 통해 발생한다.

증상을 패혈증 증상과 뇌 정맥혈의 폐쇄로 인한 증상이 기본적인 증상들이다. 40℃를 넘는 고열, 특히 간헐적 고열 (picket-fence fever)이 특징적이고, 두통과 유양돌기 부위의 발적과 압통 그리고 흉쇄유돌근을 따라 경부 통증을 보인다. 이와 함께 뇌 정맥혈 폐쇄로 인해 기존의 두통이 점점 더 심해지거나 의식 수준이 떨어지는 상태가 된다.

진단에 있어서는 MRI 와 MRA 촬영을 통해 혈전의 위치와 범위를 알 수 있고, 다른 합병증의 유무를 확인할 수 있어 매우 유용하다. 이와 함께 신속한 뇌 CT 촬영이 중요하고 세균배양검사, 요추천자 등을 시행하여 진단하다.

가장 기본적인 원인 병소의 치료는 유양돌기절제술이다. 수술은 가능한 한 빨리 하는 것이 좋고 48시간의 집중적 항생제 치료로써 증상이 호전되지 않을때 시행한다.

혈전 처리 방법에는 정맥동내 혈전 제거, 항응고제 사용 그리고 내경정맥 결찰 등이 있다.

(9) 뇌수막염(meningitis)

뇌수막염은 중이염으로 인한 두개내 합병증 중 가장 흔하며, 주로 유소아에서 급성 중이염에 의한 경우가 제일 많으며 주로 전신적 혈행선 전파로 인해 발생한다. 항생제 치료가 원칙이며, 급성 중이염에 의한 경우에는 항생제 정맥 투여와 고막 절개술이 기본적 치료이며, 필요에 따라 스테로이드를 사용할 수 있다.

적극적인 치료에도 불구하고 1/3 정도에서 신경학적 후유증이 남기 때문에 예방이 최선의 방법이다. Haemophilus influenzae type B에 대한 Hib 백신과 폐렴구균에 대한 PCU-7(Prevnar)백신 접종으로 이성 뇌수막염의 빈도가 현저히 감소가 보고된바, 유소아의 인공와우이식 대상자를 비롯한 고위험군에 대해서는 현재 사용 가능한 모든 백신을 접종하는 것이 중요하다.

만성 중이염에 의한 뇌수막염인 경우 전신 증상이 호전된 후 유양돌기 절제술을 시행하여 중이와 유양돌기의 병소를 완전히 제거해 준다.

재발성 뇌수막염의 경우 영상의학적 검사를 통해 Mondini 기형이나 meningoencephalocele 동반 유무를 확인하여 이에 대한 조치를 취한다.

(10) 뇌농양

측두엽과 소뇌에 발생하는 이성 뇌농양은 전체 뇌농양의 절반 정도를 차지하며 대부분 만성 중이염, 특히 진주종에 의한 합병증으로 발생하고, 중이염을 앓고 있는 쪽으로 발생한다. 발생 빈도는 측두엽 뇌농양이 발생빈도는 높으나 사망률은 소뇌 농양인 경우 더 높고 다발성으로 발생한다.

항생제의 정맥내 투여가 뇌농양의 주된 치료이며 원발 병소를 찾아 염증을 처치하고, 증상에 대한 처치가 중요하다. 급성 중이염에서는 고막 절개와 배농이 필요하고, 융합성 유양돌기염인 경우는 유양돌기절제술을 시행한다. 경우에 따라서는 유양돌기내의 잔존하는 진주종과 육아조직을 수술적으로 제거해 주어야 한다. 이과적 수술은 신경외과적 처치 후 10-14일 후 환자 상태가 호전된 후 시행하는 것이 일반적이다.

(11) 이성 수두증(otitic hydrocephalus)

급성 또는 만성 중이염 발생후에 뇌수막염이나 뇌농양의 증거 없이 두개내 압력이 증가되는 상태를 말한다. arachnoid granulation에서의 뇌척수액 흡수 기능이 손상되어 생기거나 횡정맥동 혈전증으로 뇌 혈액의 배출이 장애를 받아 생긴다고 추측된다. 지속적인 두통과 의식 수준 저하, 어지럼증, 시야 혼탁, 복시 및 유두 부종의 소견을 보인다. 이비인후과적인 원인 질환을 제거하고 상승된 뇌압을 낮추기 위한 조치를 취한다.

Catholic University of Korea 임상진료지침

10 감각 신경성 난청

Otolaryngology Head & Neck Surgery

본 장에서는 소아와 성인의 감각 신경성 난청의 진단 방법을 통한 원인과 분류에 대해 알아본다.

1. 난청의 진단을 위한 병력 청취
   1) 난청의 발현 시기와 양측성 난청의 유무, 난청의 정도와 진행 상태, 변동성인지 정지형인지 질문한다.
   2) 가족력과 다른 장기의 이상을 동반하고 있는지, 임신 중 감염, 저체중과 미숙아, 고빌리루빈증, 뇌막 염이나 인공 호흡기 사용 등 출생시 문제와
   3) 이독성 약제 사용과 소음 노출, 두부외상의 병력을 질문한다.
   4) 동반 증상 : 현기증, 이명, 이통, 두통, 이충만감, 안면마비가 있었는지
   5) 심혈관, 신경, 내분비, 신장계 질환 등 전신 질환

2. 난청의 진단을 위한 고막 소견을 비롯한 이과적 진찰과 안면과 두경부의 기본적인 진찰로 증후군을 감별한다.

3. 난청의 진단을 위한 방사선학적 검사로 선천성 내이 기형을 알기 위한 HRCT,(단 High-resolution T2-weighted MRI is superior to CT

because it shows the endolymphatic sac and eighth nerve.) 와 후미로성 난청이 의심되는 경우는 gadolinium 증강 MRI를 시행한다.

4. 난청의 진단을 위한 청력 검사
병력 청취와 이과적 진찰 후 감각 신경성 난청의 진단을 위한 기본검사는 순음청력 검사와 어음청력검사, 임피던스 청력 검사, 뇌간유발 청력검사이다. 이음향방사
   1) 순음청력검사의 기도와 골도 역치값을 구하지 못하는 유소아에서는 등골반사 청력검사와 뇌간 유발 청력 검사를 얻어 진단에 도움을 줄 수 있다.
   2) 어음 청력검사
      (1) 최적안정역치 : MCL(most comfortable level)
      (2) 불쾌역치 : UCL(Uncomfortable level)
      (3) 어음명료도 검사 : DS (discrimination score)
   3) 임피던스 청력 검사
   4) 뇌간유발 청력검사
   5) 이음향방사
      4)와 5)의 결과를 통합하여 청신경 병증을 진단할 수 있다.

5. 난청의 진단을 위한 임상병리 검사와 유전검사
일반적인 혈액 검사와 자가 면역검사 대사성 질환을 감별하기 위한 검사 및 유전자 검사를 시행할 수 있다. 소아 난청의 50%는 유전적인 소인이 있고 유전성 난청의 75-80% autosomal recessive, 18-20% autosomal dominant, 나머지가 X-linked, chromosomal 이며 그외 20-25%는 환경적인 요인이 밝혀지나 20-30%에서는 원인미상임

6. 난청의 진단을 위한 방사선학적 검사로 선천성 감각 신경성 난청의

경우, 약 20%의 내이 기형(Scheibe 이형성증, Mondini 이형성증, EVAS)을 발견할 수 있다. 선천성 내이기형은 Pendred' s syndrome Usher' s syndromes와 연관되어 있을 수 있고 transotic CSF leak 나 recurrent meningitis를 일으키는 원인이 될 수 있으므로 반드시 방사선학적 검사를 시행해야 한다.

1) Scheibe dysplasia(cochleosaccular dysplasia, involving membranous labyrinth only)
2) Mondini dysplasia(dysplasia of bony and membranous labyrinth)
3) Common cavity deformity(otocyst-like labyrinth with no cochlea or clear vestibular organs)
4) Large Vestibular Aqueduct Syndrome,(Head trauma may cause sudden decrease in hearing)

를 볼 수 있으므로 다음 선천성 내이기형의 분류를 숙지한다.

Malformations Limited to the Membranous Labyrinth

Complete membranous labyrinthine dysplasia

Limited membranous labyrinthine dysplasia

Cochleosaccular dysplasia (Scheibe)

Cochlear basal turn dysplasia

Malformations of the Osseous and Membranous Labyrinth

Complete labyrinthine aplasia (Michel)

Cochlear anomalies Cochlear aplasia

Cochlear hypoplasia

Incomplete partition (Mondini)

Common cavity

Labyrinthine anomalies Semicircular canal dysplasia

Semicircular canal aplasia

Aqueductal anomalies Enlargement of the vestibular aqueduct

Enlargement of the cochlear aqueduct

Internal auditory canal anomalies Narrow internal auditory canal

Wide internal auditory canal

Eighth nerve anomalies Hypoplasia Aplasia

7. 유전성 감각 신경성 난청

유전성 감각 신경성 난청 중 비증후군형(DFNA, DFNB)

유전성 감각 신경성 난청 중 증후군형

(1) Waardenburg syndrome: autosomal-dominant (1) dystopia canthorum (lateral displacement of the medial canthi), (2) broad nasal root, (3) confluence of the medial portions of the eyebrows, (4) partial or total heterochromia iridis, (5) a white forelock, and (6) SNHL(20%)

(2) Alport syndrome: interstitial nephritis, SNHL, and, much less commonly, ocular manifestations

(3) Pendred syndrome: autosomal recessive with abnormal iodine metabolism of euthyroid goiter.

(4) Usher syndrome: retinitis pigmentosa and SNHL, with or without vestibular deficits

(5) Down syndrome

(6) Neurofibromatosis type II

(7) Crouzon

(8) Mucopolysacchridoses(MPS)

(9) Osteogensis imperfecta

(10) Otosclerosis

8. 감염성 질환

1) 선천성 또는 신생아 감염: 감각 신경성 난청을 동반하는 선천성 또는 신생아 감염의 원인 TORCH(toxoplasmosis, rubella, CMV, herpes simplex, syphillis)와 mumps(심한 일측성), measles(양측성), CMV 감염의 경우 증상군의 30-50%, 무증상군의 10-15%에서 감각 신경성 난청을 동반하는데 50% 정도에서 양측성으로 나타나고 정도는 다양하다. 비대칭성 난청의 경우 진행성이 올 수 있어 6개월 마다 검사가 필요하다.
2) Mumps(unilateral), Measles(bilateral)
3) 세균성 뇌막염(bacterial menigitis), 중이염(recurrent otitis media and mastoiditis), 내이염

9. 약물투여나 방사선 조사와 관련된 난청
1) The loop diuretics ethacrynic acid, bumetanide, and furosemide
2) Quinine has long been known to be associated with the development of tinnitus, SNHL
3) Aspirin and other salicylates are strongly associated with tinnitus and reversible SNHL
4) Nonsteroidal Anti-inflammatory Drugs, Vancomycin, Erythromycin, Cisplatin and Carboplatin
5) Nitrogen mustards are antineoplastic agents that include mechlorethamine (Mustargen), chlorambucil (Leukeran), cyclophosphamide (Cytoxan),
6) The vinca alkaloids vincristine and, to a lesser extent, vinblastine are notable for their potent neurotoxicity
7) Eflornithine (difluoromethylornithine) is a potent inhibitor of ornithine decarboxylase and is very effective in the treatment of trypanosomiasis

8) Deferoxamine is an iron-chelating agent used in some patients with chronic iron overload or acute, severe iron intoxication
9) radiation injury at doses more than 45 Gy

10. 기타 질환

1) 저산소증, 고빌리루빈혈증, 저체중
2) 두부외상 Head Injury, Noise-Induced Hearing Loss and Acoustic Trauma, Barotrauma and Perilymphatic Fistula
3) 기타 신경학적 질환(다발성 경화증, 양성 두개내압항진증)
4) 혈관질환 중 편두통Migraine, 척추뇌저동맥부전(Vertebrobasilar Arterial Occlusion,vertebrobasilar insufficiency, AICA infart)
5) 혈액질환 Rheologic Disorders and Blood Dyscrasias
6) 종양성 질환
7) 대사성 질환(선천성 갑상선 기능저하증, Alport 증후군과 신부전증, 당뇨병)
8) 면역질환 (Immune Disorders)

Systemic Autoimmune Disorders associated with SNHL

(1) Cogan's Syndrome: attacks of acute nonsyphilitic interstitial keratitis together with auditory and vestibular dysfunction. SNHL may be unilateral or bilateral, and associated with severe vertigo, nausea, vomiting, and tinnitus. Other ophthalmologic findings may be present. If treated early enough, SNHL typically is responsive to aggressive treatment with steroids. Immunosuppressive agents sometimes are required.

(2) Polyarteritis Nodosa: consists of a necrotizing vasculitis of small-sized and medium-sized arteries. It can manifest with

myriad findings, including weight loss, fatigue, fever, anorexia, arthritis, neuropathy, hypertension, renal failure, abdominal pain, and SNHL. Diagnosis is made by demonstration of the necrotizing vasculitis on biopsy specimen of involved tissue. SNHL may precede the development of systemic symptoms or occur late in the disease. It may be unilateral or bilateral, and either rapidly or slowly progressive. Facial paralysis also may be seen. Aggressive doses of steroids and immunosuppressive drugs are given for management.

(3) Relapsing Polychondritis: consists of an inflammatory reaction in multiple cartilages. The auricles usually are the first cartilages to be affected. Arthritis and eye findings are commonly present. The disorder frequently is present in conjunction with other autoimmune diseases. The associated hearing loss may be conductive, sensorineural, or mixed. SNHL can be sudden or progressive in onset, and may be associated with vestibular disturbances. Therapy includes steroids, immunosuppressive drugs, or dapsone.

(4) Wegener's granulomatosis is a syndrome of necrotizing granulomatous vasculitis involving principally the lungs, airway, and kidneys. Hearing loss usually is conductive because of involvement of the eustachian tube or middle ear. SNHL may be present if the granulomatous disease or secondary infection extends into the inner ear.

(5) Other systemic autoimmune disorders less commonly associated with SNHL include scleroderma, temporal arteritis,

systemic lupus erythematosus, sarcoidosis, and Vogt-Koyanagi-Harada syndrome.

Primary Autoimmune Inner Ear Disease

Acquired Immunodeficiency Syndrome

9) Paraneoplastic Syndromes, Neoplasms(Vestibular schwannoma, Meningiomas)

10) Bone Disorders(Paget' s Disease, Otosclerosis)

11) Endocrine and Metabolic Disorders atherosclerotic disease resulting from diabetes, congenital hypothyroidism, hypoparathyroidism, hyperlipidemia.

12) Presbycusis, Meniere' s Disease and Endolymphatic Hydrops

| 참고 문헌 |

Cummings Otolaryngology Head & Neck Surgery, 4th ed, vol 4, Elsevier Mosby, 2005

표 10-1 감각 신경성 난청의 원인과 분류

	선천성	후천성, 지연성
유전성	비증후군성 DFNA DFNB	비증후군성
	증후군성 Waardenberg Syndrome Uscher Syndrome Pendred Syndrome Albinism Onychodystrophy Jervell Syndrome Trisomy(13,15,18,21:Down Syndrome) Osteogenesis Imperfecta	증후군성 Alport Syndrome Lysosomal storage disease Kilippel-Feil Syndrome Alstrom disease Refsum disease Neurofibromatosis Crouzon disease Cockayne Syndrome
비유전성	산전감염	염증성 질환
	바이러스성(모성풍진)	바이러스성
	세균성	세균성(뇌수막염, 미로염,
	선천성 매독	후천성 매독
	이독성 약물	이독성 약물
	기형유발약물(thalidomide)	소음노출
	대사이상(cretinism)	외상(내이진탕증, 측두골골절)
	주산기 외상, 저산소증,	대사이상(갑상선기능저하, 당뇨, 고지혈증)
	방사능피폭	혈관 질환 (편두통, 허혈성 질환)
	미숙아	혈액질환(백혈병, 빈혈) 신장질환 신경학적질환(다발성경화증, 두개내압항진) 면역질환, 자가면역질환 골질환(Otosclerosis, Paget' s disease) 종양(청신경종양) 노인성 난청 메니에르씨병 돌발성 난청 Sarcoidosis

Catholic University of Korea 임상진료지침

11

Otolaryngology Head & Neck Surgery

돌발성난청

돌발성난청은 한쪽 귀에 갑자기 발생하는 감각신경성난청 증후군으로 청각손실의 정도는 경도에서 심도까지 다양하게 나타나며 저음이나 고음 영역에만 국한된 청력 손실을 보이는 경우도 포함된다. 청력감소 이외에 이명, 이충만감, 현기증 등을 호소하기도 한다.

1. 원인

대부분의 경우는 원인을 발견하기가 어려운 특발성(idiopathic) 돌발성 난청이다. 바이러스성 신경염이나 미로염이 가장 흔한 원인으로 생각되며 와우혈관폐색, 와우막파열, 내이자가면역 등도 기타 발병기전으로 추정된다. 기타 배제해야 할 원인들로는 청신경종, 머리외상, 음향외상, 외림프누공, 이독성약제, 내이기형 등이 있다. 원인이 알려지면 치료법이 달라질 수 있으므로 가능한 원인들을 숙지하고 철저한 병력 조사, 신체검사, 검사실 검사를 실시하는 것이 중요할 것이다.

2. 진단

돌발성난청의 진단에 일반적으로 쓰이는 정해진 진단 기준은 없으나 보통 72시간 이내에 급격히 진행하는 감각신경성난청이 3개의 연속된 주파수에서 30dB이상의 역치를 보일 때 진단할 수 있다. 청각검사는 순음청력

검사, 언어청력검사를 기본으로 하고 임피던스청력검사, 청성뇌간반응검사, 이음향방사 등도 진단에 도움을 줄 수 있으므로 시행할 수 있다. 단, 순음청력검사에서 고도 이상의 난청인 경우에는 청성뇌간반응의 파가 나오지 않으므로 파간잠복기를 보기위해 청성뇌간반응검사를 시행할 필요가 없다. 어지럼증이 있거나 이신경학적 검사에서 전정기능장애가 의심되는 경우 전정기능검사를 추가한다. 측두골 CT나 Gadolinium 조영증강 측두골 MRI는 의심되면 촬영하는 것이 좋다. 임상병리검사로는 혈청 바이러스 항체검사, 혈액응고검사, 자가항체검사, 갑상선 기능검사, 혈당검사, 혈중 지질검사등도 참고가 될 수 있다.

3. 치료

드물지만 원인이 밝혀진 경우는 그에 따라 적절한 치료를 한다. 대부분을 차지하는 특발성 돌발성난청은 이과적 응급질환으로 간주되므로 즉시 경험적인 치료를 시작해야한다. 항염증제인 스테로이드제재가 주된 치료제이다.

1) 스테로이드

가장 널리 유의한 효과를 인정받고 있는 치료제로서 와우와 청신경의 염증을 감소시키는 기전으로 생각된다. 사용할 수 있는 제재와 방법은 다양한데 가장 많이 쓰이고 있는 것이 경구제인 prednisolone(Solondo) 또는 methylprednisolone(Methylon)으로서 1mg/kg/day의 용량에서 시작하여 감량 기간을 포함하여 1-2주간 투여하는 프로토콜이 많이 사용되고 있다. 이환 정도에 따라 용량 또는 투여일을 조절하거나 한 주기의 치료가 끝난 후 다시 재치료를 시작할 수도 있다. 전신적 스테로이드 치료에 실패했을 때의 구제요법, 또는 경구투여가 어렵거나 스테로이드의 전신 부작용을 줄이고자 할 때 고실내 스테로이드 주입술로 dexamethasone이나 methylprednisolone을 사용할 수 있는데 정해진 치료 프로토콜은 없다.

2) 혈관확장제와 혈액순환개선제

혈액의 점도를 낮추어 와우 혈류를 개선시켜 산소공급을 증가시키는 목적으로 쓰이는 혈액순환 개선제에는 low-molecular-weight dextran과 pentoxifylline(Perental) 등이 있는데 Rheo Macrodex(10% dextran + 5% dextrose) 500ml를 4시간에 걸쳐 정맥주사하며 5일동안 투여한다. 마찬가지로 와우 혈류개선 효과를 기대하여 nicotinic acid, Gingko biloba extract 등의 다양한 혈관확장제도 사용되어 왔으나 이들은 모두 단독 효과는 확실하지 않고 스테로이드 요법시 보조제로서 시도해 볼 수 있다.

3) Carbogen

95% O_2와 5% CO_2의 혼합가스로서 외림프 산소압을 올려준다고 알려져있다.

4) 항바이러스제

대표적인 경구 항바이러스제로 acyclovir, valacyclovir가 있으며 스테로이드와 같이 사용했을 때 스테로이드 단독투여 환자군에 비해 유의한 차이는 없다고 보고되었으나 부작용의 위험이 없으므로 잠재적인 효과를 기대하고 고도나 심도 난청 환자에서 스테로이드 치료와 병용해 볼 수도 있다.

4. 경과 및 예후

청력의 회복은 대부분 발병 후 2주 이내에 시작된다. 치료의 종류, 유무에 상관없이 많은 환자에서 완전 또는 불완전 회복을 보인다. 그러나 예후에 영향을 미치는 인자로 청력소실의 정도, 순음청력도 유형, 난청 발생 후 치료 시작까지의 기간, 나이, 어지럼증의 유무 등이 있는데 심도 난청, 하강형 청력도, 어린이나 40세 이상, 어지럼증이 동반된 경우에는 회복율이 떨어진다. 추적 관찰은 치료 종료후 1개월, 3개월에 순음청력검사와 어음청력검사를 시행하여 회복 정도를 평가하는 것이 좋다.

Catholic University of Korea 임상진료지침

12

Otolaryngology Head & Neck Surgery

소음성난청

1. 소음성난청의 분류와 병리기전

1) 소음이 청력에 미치는 영향 :

(1) 음향외상(acoustic trauma) : 폭발음과 같은 강력한 음에 단기간 노출된 후 발생하는 돌발적 감각신경성 난청

(2) 일시역치변동(temporary threshold shift, TTS) : 소음에 노출된 후 휴식기간을 가지면 청력이 회복되는 일시적이며 가역적인 청력손실

(3) 영구역치변동(permanent threshold shift, PTS) : 장기간의 소음 노출 후 회복되지 않는 비가역적 감각신경성 난청, 소음성난청

2) 소음이 청력을 악화시키는 기전

① 대사성 손상 : 대사기전의 과다한 자극으로 세포의 생화학적 시스템이 손상되어 세포의 괴사나 apoptosis를 일으켜 내이 유모세포가 변형

② 물리적 손상 : 와우막의 기계적 손상과 세포막의 물리적 파괴가 외림프와 내림프를 섞이게 만들어 결국 내림프액과 외림프액의 화학적 불균형으로 인해 세포구조가 파괴

2. 청력손실의 진행과 영향을 미치는 인자

1) 4kHz notch (C5 dip) 의 기전

① 외이도의 공명특성

② 중이구조의 특성상 특정주파수를 투과

③ 등골반사에 의한 2kHz 주파수 이하 음의 희석

④ 기저막의 비대칭적 진동 특성

⑤ 와우혈관 분포상 기저막 4kHz 부위가 손상받기 쉬운 특성

2) 영향을 미치는 인자

① 소음의 특성 : 주파수, 강도, 폭로시간, 간헐성 등

② 개체의 감수성

③ 현병력 또는 과거력 : 중이질환(→소음강도 감소 효과), 안면마비, 이독성약제(→소음 증강 효과)

④ 환경 : 진동(→소음 증강 효과)

3. 진단

1) 병력조사, 신체검사, 청력검사, 작업장의 소음 측정

2) 비가역적 소음성 난청의 진단

① 주로 와우 외유모세포의 손상에 기인하는 영구적 감각신경성 난청

② 장기간 위험한 수준의 소음(하루 8시간, 85dBA 이상의 소음)에 노출된 기왕력

③ 소음에 노출된 후 서서히 진행하며 10~15년이 지나면 최대손실에 달하는 양측성 청력손실

④ 처음에 3~6 kHz에서 notching을 보이는 청력도 (노인성 난청과 비교하여 8kHz에서 회복됨)

⑤ 대부분의 경우 저주파수에서 40dB, 고주파수에서 70dB를 초과하지

않는 난청(단, 노인성 난청과 중복되면 초과됨)

⑥ 순음청력손실에 상응하는 어음청력손실

⑦ 소음 폭로 환경을 제거하면 더 진행하거나 악화되지 않는 청력

4. 예방과 치료

1) 작업장에서의 소음 허용 한계

2) 개인 청력보호장구 : 귀마개형, 귀덮개형

3) 급성 음향외상의 응급조치 : 소음제거 및 고압산소요법, Carbogen 등
소음성 난청의 예방효과 : Glutathion, Ginkgo biloba, 고용량의 비타민 A, 비타민 B1, 니코틴산, 비타민 E, 성상신경차단 등

Catholic University of Korea 임상진료지침

13

Otolaryngology Head & Neck Surgery

이독성 난청

이독성 난청은 여러 가지 약물과 화학물질에 의하여 내이 감각 유모세포와 구심성 신경섬유가 손상을 받아 발생하는 난청이다. 이러한 약물은 청각기관뿐 아니라 평형기관에도 작용하여 평형기능에 장애를 초래하기도 한다.

이독성 난청을 일으키는 약물은 각 약물의 성질에 따라 다양한 부위의 기능저하와 난청을 초래한다. 최근에는 이독성 난청을 예방하거나 억제하는 약제가 개발되고 연구되어 지고 있다.

1. 양상

이독성 약제에 의한 내이 손상은 경구투여, 주사 등과 같은 전신적 투여와 점이액 같은 국소적 투여에 의해서도 발생하며, 오염된 공기를 통해서도 발생할 수 있다.

증상은 노출 후 즉시 나타나기도 하며, 약을 중단한 후 수주나 수개월 후에도 발생할 수 있다. 청력의 소실 등의 증상에 있어서는 일시적인 경우도 있으나 영구적인 손상을 초래하기도 하며, 일측 혹은 양측에 모두 발생하기도 한다.

2. 기전과 예방책

이독성 약물에 의한 독성을 나타내는 기전은 각 약물에 따라 손상부위와 손상 기전이 다르다. 이에 대해서는 표 1. 에 정리하였다.

이러한 약제들에 의한 이독성을 예방하기 위해 많은 실험이 이루어지고 있고 일부 실험에서 좋은 효과를 내고 있으나 아직 사람에게서 효과적인 약제가 없기 때문에 약제 투여에 주의를 하여야 한다.

3. 이독성의 감시

이독성 약물에 의한 내이 손상은 개개인에 따라 차이가 있고, 여러 위험 요소들이 상호작용하기 때문에 이에 대해 숙지하는 것이 중요하다.

이와 같이 이독성 난청의 발생은 예측이 쉽지 않으므로 청력 검사를 통해서 감시를 하는 것이 중요하다.

약물 투여 전과 후에 순음청력검사를 주기적으로 하는 것이 중요하다. 두 주파수가 20 dB 이상 차이가 나거나, 여러 주파수의 평균치가 15 dB 이상 차이가 나면 의미 있는 변화라 할 수 있다.

이와 함께 어음 청력 검사도 같이 시행하여야 하며, 중이염 병발의 확인을 위해 고실도를 시행하는 것도 유용하다.

아미노글라이코사이드계 항생제를 비롯하여 많은 약제들이 고음역부

이독성에 영향을 줄 수 있는 위험 요소
- 이독성 약물의 투여 용량, 기간 - 환자의 연령 (65세 이상의 고령) - 동시 투여되는 이독성 약제 - 과거 이독성 약제 사용 여부 - 과거 소음 노출 여부 - 기존의 청각 및 평형 감각 이상 - 신장기능, 간기능 부전 - 발열, hypovolemia, bacteremia - 유전적 요인

위에서 손상이 시작되므로 8000 Hz 이상의 높은 음역의 청각을 측정하는 고주파 청력 검사가 이독성 여부를 조기에 발견하는데 매우 유용하다. 8,000 - 14,000 Hz에서 10 dB 이상, 14,000 - 16,000 Hz에서 15 dB 이상 차이가 있으면 청각 역치의 이상을 예측할 수 있다. 이 검사를 통해서 환자의 이독성의 위험성을 미리 인지하여 회화음역이 손상되는 것을 미연에 방지하고자 약제를 변경하는 등의 조치를 취할 수 있다.

협조가 잘 안되는 환자에게는 8,000 - 14,000 Hz의 고주파수음을 이용한 청성뇌간반응검사를 시행하기도 한다.

대부분의 이독성 약물이 외유모세포에 가장 먼저 손상을 주는 것으로 알려져 있으므로 이음향방사 검사가 이독성 여부를 미리 예견하는데 도움을 준다. 특히 일과성 유발 이음향방사(TEOAE)를 이용한 이독성의 조기 발견이 보고되어 그 유용성이 확인되었다.

이와 같은 청력 검사는 약물 투여 전에 시행하고 투여 후 주기적으로 청력검사를 시행하고 이때 설문지를 이용한 증상 변화를 스스로 표시할 수 있도록 한다. 특히 고위험군에서는 약물 투여가 끝난 후 수주 혹은 수개월까지로 추적 관찰하는 것이 좋다.

표 13-1 이독성 약제의 분류 및 특성

분류	약제	손상부위	손상기전	가역성여부
중금속	mercury	외유모세포	IIB형 이가 양이온인 mercury (Hg2+)는 I형 일가 양이온인 potassium (K+)의 pore_forming channle의 차단제로 작용	비가역성
항말라리아제	quinine chloroquinine	외유모세포		가역성 및 비가역성
비스테로이드성 항염제	aspirin fenoprofen ibuprofen indomethacin naproxen phenylbutazone sulindac	와우 와우 와우 와우 와우 와우 와우	와우내 활동전위의 감소 〃 〃 〃 〃 〃 〃	가역성 가역성 가역성 가역성 가역성 가역성 가역성
Anthelminitics	oil of chenopodium			
Arseicals	atoxyl salvarsan	유모세포 및 혈관조 유모세포 및 혈관조	유모세포와 혈관조 세포의 변성을 초래 유모세포와 혈관조 세포의 변성을 초래	
아미노글리코사이드 항생제	streptomycin amikacin gentamicin kanamycin neomycin netilmicin paromomycin tobramycin	전정기관 와우 전정기관 및 와우 와우 와우 전정기관 및 와우 전정기관 및 와우	활성산소유리기의 발생 〃 〃 〃 〃 〃 〃 〃	비가역성 비가역성 비가역성 비가역성 비가역성 비가역성 비가역성 비가역성
기타 항생제	chloramphenicol erythromycin polymyxin B vancomycin	와우 혈관조 외유모세포		비가역성 가역성

고리형 이뇨제	ethracynic acid bumetanide furosemide	와우내 sodium-potassium ATPase 와우내 전위의 변화	와우내 전위의 변화	비가역성 가역성 가역성
산업유기용매 및 화학물	toluene organotins carbon monoxide potassium bromate	외유모세포 외유모세포 내유모세포	외유모세포의 칼슘대사 항상성의 변화 저산소증에 의해 발생한 산소유리기를 통한 세포손상 내이 림프액의 potassium과 sodium이온의 균형이 깨짐	비가역성 가역성 비가역성 비가역성
외용소독제	Povidone iodine			
항암제	bleomycin carboplatin cisplatin	I형 유모세포와 구심성 신경섬유 외유모세포 및 혈관조	활성산소유리기와 nitrogen species의 발생 활성산소유리기의 발생 adenylate cyclase의 작용 억제	비가역성 비가역성
Chelating agents	deferoxamine			

Catholic University of Korea 임상진료지침

14

Otolaryngology Head & Neck Surgery

노인성 난청

1. 정의

- 연령의 증가로 발생하는 퇴행성 변화에 의한 청력감소
- 30대부터 시작, 약물치료로 호전 안되고 영구적
- 진단기준은 다음의 항목에 해당하는 것으로 제한
  (1) 청력검사상 양측 귀가 대칭적인 형태
  (2) 외상, 이독성 약물, 귀질환, 소음 노출, 귀수술 과거력 없음
  (3) 최소한의 전음성 난청(10dB 이하)
  (4) 65세 이상
  (5) 가족력 없음

2. 임상 증상

- 청력 감소는 30대부터 시작되나, 1000Hz부근의 회화영역에 청력감소 생겨 증상 느끼는 시기는 40-60세 정도임
- 60대가 되면 질병이나 외상 등의 요인에 의해 저주파영역도 떨어짐
- 남자 > 여자 (더 낮은 연령대에서 시작, 진행속도 두배)
- 남자는 고주파, 여자는 저주파 영역의 감소 심함

3. 분류

(1) 감각성 노인성 난청

- 외유모세포의 전반적 소실
- 고령이 되도 언어음역까지 진행되는 예는 매우 드물다

(2) 신경성 노인성 난청

- 신경세포의 90%이상 소실시 순음청력검사상 뚜렷한 난청
- 음운 감퇴(phonemic regression): 순음청력검사로 예상할 수 있는 어음판별치보다 더 낮은 어음판별치

(3) 대사성 노인성 난청

다른 노인성 난청과 달리 어음판별치가 높아 보청기 효과 양호

(4) 와우전도성 노인성 난청

순음청력도에서 고음역으로 갈수록 청력 감소하나, 광학현미경 병리조직 소견에서 이상 없음

(5) 혼합성 노인성 난청

51%로 가장 많은 유형

(6) 중간성 노인성 난청

임상적으로는 노인성 난청, 앞의 어느 분류에도 속하지 않음

4. 예방

- 이독성 약물이나 소음등 일반적인 난청 위험인자 피하는 방법외 특별한 방법 없음
- 남자는 담배, 술, 두부외상등과 관련이 있고 여자는 약물복용과 관련이 있다고 알려져 있어 이러한 원인인자를 피하는 것이 도움이 됨

표 14-1 노인성 난청의 분류 및 분류 기준

	병리학적 기준	청력도상의 특징
감각성 난청	와우유모세포가 지저부의 끝에서 최소 10mm 이상의 손실이 있는 경우	2kHz 이상에서 30-45dB의 기울기의 청력감소
신경성 난청	와우의 신경세포의 수가 정상의 50% 이하	고음역의 소실이 뚜렷한 하강형 청력도 음운감퇴 phonemic regression
대사성 난청	혈관조의 소실이 30% 이상	가벼운 하강형 혹은 편평형 정상 어음명료도치
와우전도성 난청	위의 기준 중 어디에도 속하지 않음	순음청력도의 5주파수에 걸쳐 점진적인 청력소실(인접한 두 주파수 사이는 25dB미만이고, 최상과 최하의 역치가 50dB이상)
혼합성 난청	위의 기준중 두 가지 이상에 적합한 소견을 보임	각 청력도의 합

5. 치료

- 선별검사를 통한 조기 발견하여 가능한 빨리 보청기 사용하는 것이 일상생활에 도움을 줌
- 난청이 있는 환자와 함께 생활하는 사람들은 이야기할 때 서로 얼굴을 마주본 상태에서 하고, 주위의 소음을 가능하면 줄이며, 구(phrase)의 끝에서는 잠시 말을 멈추면 환자의 이해를 도울 수 있으며, 환자에게서 70cm-1m 정도 떨어져서 정상 혹은 조금 큰 목소리로 말하는 것이 도움이 된다.

Catholic University of Korea 임상진료지침

15

Otolaryngology Head & Neck Surgery

염증성 내이질환

1. 중이강을 통한 미로염

1) 미로누공

가. 원인과 빈도

- 와우나 반고리관의 골미란으로 인해 생기며, 진주종성 중이염의 가장 흔한 합병증
- 진주종과 주변부의 육아조직에 의해 형성. 발생빈도 8-12% 그 외에도, 등골절제술 후, 선천성, 매독, 종양으로 발생가능

나. 증상과 진단

- 현기증 : 환자의 2/3 에서 발생. 내이의 염증반응의 정도에 좌우됨
- 자발성 안진은 없는 것이 보통. 누공검사상 양성은 54%정도이며 외반고리관의 누공은 수평안진. Vestibule의 누공은 수평회전안진이며 후반고리관 누공은 수직안진 소견을 보인다.
- HRCT: 진단율 80%이상.
- 합병증: 안면신경 마비, 중두개저 결손, 뇌류encephalocele

다. 치료

- 원인이 되는 진주종 등을 제거하고 미로누공을 처치하기 위해 수술을 시행하는데, 수술 전 화농성이루를 보이면 수술 전 항생제 사

용으로 염증을 줄인 후 수술한다.
- 미로누공 빈발부위: 외반고리관의 상부
- 와우에 누공이 의심시 청력보존을 위하여 기질보존

2) 장액성미로염

- 내이에 염증세포나 세균의 침입이 없는 무균상태에서 염증성 물질의 독성에 대한 반응으로 발현하며 급성 화농성 중이염의 가장 빈번한 합병증 중 하나이다.
- 증상 : 어지러움과 감각신경성 난청, 안구진탕이 병변 측으로 나타남
- 안구진탕의 방향이 반대쪽으로 바뀌면 화농성 미로염으로 진행된 것인지 의심하고 적극적인 치료 시행해햐암
- 치료 : 항생제, 스테로이드

3) 화농성 미로염

- 세균이 직접 내이, 막성미로 안으로 침입한 것을 의미

가. 치료

- 급성중이염에 의한 경우 : 고막절개술 및 배농, 항생제치료, 스테로이드, 진토제
- 만성중이염에 의한 경우 : 뇌막염으로 발전 쉬우므로 적극적으로 치료하며 유양동삭개술을 시행하여 원인 병변 제거하며, 광범위항

표 15-1

	고실성 미로염 tympanogenic labyrinthitis	수막성미로염 meningeogenic labyrinthitis	혈생성 미로염 hematologenous labyrinthitis
전파경로	중이염이 정원창이나 난원창을 통함	뇌막염이 내이도나 와우도수관을 통함	패혈증이 혈액을 통해 전파
증상	편측성	양측성, 고열	
빈도		고실성 미로염보다 빈번 전정기관 침범이 많음 소아난청의 20%	

생제와 스테로이드를 사용한다
- cephalosporin 계열의 항생제는 정맥주사 후 외림프액으로 투과되어 화농성 미로염을 효과적으로 치료
- 외림프투과율: ceftazidime이 가장 높음

2. 바이러스성 미로염

- 바이러스성 미로염분류: 급성 바이러스성 미로염acute viral labyrinthitis, 급성 바이러스성 신경염acute viral neuritis, 지연성 내림프수종delated endolymphatic hydrops
- 사람의 미로염에 관련되는 바이러스: CMV (cytomegalovirus), HPV (human papilloma virus), VZV (varicellar zoster virus), rubella virus, rubeola virus홍역바이러스, mumps virus 유행성이하선염 바이러스

1) 선천성 거대세포 바이러스 미로염

헤르페스 바이러스과에 속함, 선천성 내이감염을 일으키는 원인중 가장 빈번, 미숙아에서 면역결핍이나 수혈과 인한 바이러스 감염의 중요한 원인으로 감염된 환아 중 5-15%정도에서 난청이 발생하며 임신 초기 3개월내에 산모가 이환되면 난청의 발생확률이 더욱 높아짐

2) 선천성 풍진 바이러스 미로염

난청은 산모가 임신 3개월 이내 감염시 50%에서 발생하고 3개월 이후 감염은 10-20%에서 발생. 풍진에 이환될 위험이 있는 가임부를 감염으로부터 막기 위하여 아동들에게 예방접종이 필요.

3) 출생 후 바이러스 미로염

가. 유행성이하선염 바이러스 미로염 epidemic parotitis, mumps virus labyrinthitis

유행성이하선염은 뇌수막염, 고환염, 난소염, 췌장염, 난청의 합병증을 일으키는 질환으로 난청의 발생빈도는 0.05%, 80%가 일측성이

다. 와우성 난청으로 이하선염 발병 1주 말경에 시작하여 경도에서 고도까지 다양하게 나타난다.

나. 홍역 바이러스 미로염

홍역환아 1000명당 1명 정도로 발생하며 증상은 갑작스러운 양측성 난청으로 영구적이며 발생시 이명, 현기증 동반하는 경우가 많다

다. 대상포진 바이러스 미로염(varicella-zoster virus labyrinthitis)

바이러스가 재활성화하여 혈행성으로 뇌척수막염을 일으키고 나선신경절과 전정신경절을 침범하여 발생한다. 전정신경절Scarpa ganglion 이 침범되어 현기증과 병변의 반대방향으로 향하는 자발안진 발생하며 안면신경마비 (60-90%)와 이개의 통증 동반한 수포성 병변이 발생하고, 나선신경절(spiral ganglion)이 침범되어 돌발성 감각신경성 난청이 발생한다. 난청은 주로 고음역을 침범하여 영구적인 경우가 많다. 치료는 항바이러스 제제 acyclovir(15mg/kg/day) 하루 세번 나누어서 5-10일 간 정맥주사하고 prednisone(40-80mg/day)을 5일간 사용한 후 5일에 걸쳐 감량한다. famcyclovir, valacyclovir도 사용가능하다.

3. 매독성 미로염(luetic labyrinthitis)

선천성 감염이나 후천성 감염으로 발생한다.

1) 증상

감각신경성 난청이 있고 현기증은 동반할 수도 동반되지 않을 수 있다. 조기 선천성 매독은 치명적이며, 후기 선천성 매독은 소아기에 돌발성 난청으로 발생할 수 있다. 양측성이고 고도의 감각신경성 난청을 보이며, 다양한 정도의 변동성 난청 가능하다

가. Hennebert 징후: 중이질환이나 누공이 없는데도 누공검사 결과가 양성

나. Tullio 현상: Barany 소음기 같은 고음압의 자극 시 안진과 현기증이 나타나는 것

2) 진단

- FTA-ABS(fluorescent treponemal antibody absorption), TPI(Treponemal pallidum immobilization), MMA-TP (microhemagglutination assay for Treponemal palidum)검사를 시행하여 확진
- ABR 청력검사: 병적인 파형간 잠복기간interpeak latency 연장 소견을 보이고 V-파형의 진폭감소
- 평형기능검사: 말초성 장애소견
- 전기와우도검사 SP/AP비율 증가

3) 치료

- Benzathin penicillin 주당 240만 단위를 6주에서 3개월간 주사,
- prednisone 30-60mg 을 2일에 한번, 3-6개월간 항생제와 같이 투여하며 서서히 감량
- 내림프낭 감압술: 내림프수종으로 인한 현기증의 발작이 지속되면 실시하여 현기증 발작을 경감시키고 변동성 난청을 안정시킬 수 있음

4. 세균성 수막성 미로염

1) 원인

세균성 뇌막염 환자의 10%에서 영구적인 난청이 동반된다. 뇌막염이 내이도나 와우도수관으로 파급되어 발생하며 원인균으로는 Streptococcus pneumonia, Neiserria meningitides, Haemophilus influenza, Pneumococcus 등인데, Pneumococcal meningitis에서 난청의 발생빈도 가장 높다. 와우의 골화가 정원창근처부터 일어나는데 때때로로 와우의 중간회전과 첨단회전도 골화된다.

뇌막염 후 난청 관련 인자로 streptococcus penumoniae가 원인균일 때,

CT에서 두개내압 상승소견 있을 때와 뇌척수액 내의 당농도가 낮을 때 등이다.

2) 증상

임상증상은 뇌막염 경과를 따르며, 뇌막염을 조기에 진단하고 치료를 시행하여도 난청 발생을 예방하기 힘들다. 난청이 발생하면 모든 주파수를 침범하여 일측, 양측에 고도의 영구적 난청을 일으키므로 어떠한 치료도 난청의 정도와 영구적 손상을 막지 못한다. 뇌막염이 이환된 환아에서는 조기에 ABR등을 시행하여 청력재활을 시작하도록 한다.

3) 치료

혈액뇌장벽(blood-brain barrier)를 통과하는 광범위항생제를 사용하며, 혈액이나 뇌척수액을 배양하여 원인균이 발견되면 감수성이 있는 항생제 사용한다. 스테로이드는 소아 난청의 빈도 줄인다는 보고가 있는데, Dexamethasone 0.5mg/kg 을 하루 4번 4일동안 주사한다. 뇌막염에 이환된 환아가 회복기에 들어가면 일단 조기에 ABR 청력검사와 이음향방사검사, 행동청력검사 behavioral audiometry를 시행하고 결과가 비정상인 경우 정기적으로 검사하여 청각재활을 하며 수막염으로 인한 내이 화골화의 진행이 의심되면 유아에서도 조기에 와우이식을 하는 경향이 있다. 와우화골화는 빠르면 뇌막염을 앓은 지 2개월 후부터 진단할 수 있는데 HRCT로 85%이상에서 발견되며 MRI로 와우섬유화를 조기에 진단한다.

Catholic University of Korea 임상진료지침

16

Otolaryngology Head & Neck Surgery

신생아난청의 조기진단

1. 신생아난청의 빈도

선천성난청의 유병률은 신생아 1,000명 중 1~3명 꼴로 발생하는 것으로 알려져 있다. 그 중 양측성 고도난청은 1,000명 당 1명으로 보고되고 있다. 한편, 신생아집중치료실에 있었거나 난청의 위험요인을 한 가지 이상 가지고 있는 신생아의 경우는 난청의 발생률이 정상 신생아의 10~20배로 높아서 약 2~5%까지 보고되고 있다. 또한, 정확한 보고는 없으나 진행성으로 발생하는 지연성 소아 난청의 유병율은 신생아난청의 유병률보다 더 높은 것으로 알려져 있다.

2. 난청의 조기진단과 조기재활의 중요성

출생 시 말초청각기관은 이미 완성되어 있지만 상행 청각경로는 완전히 발달되지 않은 상태이다. 청각신경전달로는 음악이나 목소리 같은 외부 소리자극이 있을 때 시냅스 연결이 활발히 이루어지면서 성숙된다. 또한 전기생리학적 연구에 의하면 청각전도로는 생후 18개월경에 성숙된다. 생후 2년 동안 청각전로의 발달은 말소리를 듣는 것에 크게 영향을 받는데, 특히 가장 중요한 시기인 출생 후 첫 1년 동안에 소리를 듣지 못하면 청각신경전달로의 형태적, 기능적 발달에 지장을 초래하여 성장 후 보청기에 의한 재활도 상당히 어려워진다. 언어중추의 신경망이 형성되기 전인 3세

이전에 선천성난청이 진단되고 조기에 청각재활이 이루어져야 어느 정도의 언어발달을 기대할 수 있다.

3. 신생아 청력선별검사 방법

신생아 청력선별검사의 목적은 난청의 가능성이 높은 신생아를 발견하여 정확한 청력 평가를 받도록 하는 데 있으므로, 신생아 청력선별검사를 통하여 '통과(pass)' 된 경우는 심각한 난청의 위험이 없거나 선별검사 시점에서 추가적인 청력검사가 필요 없는 경우를 의미하며, ' 의뢰(refer)' 된 경우는 난청의 위험성이 있거나 선별검사 시점에서 추가적인 청력검사를 요하는 경우를 의미한다.

신생아 청력선별검사는 다음의 조건을 갖추어야 한다. 검사자가 검사를 배우기 쉬우며, 감수성과 특이성이 높고, 적용 가능한 객관적인 기준이 있으며, 신생아가 병원에서 퇴원하기 전에 시행할 수 있어야 한다.

현재 널리 사용되는 검사 방법은 이음향방사(OAE)와 청성뇌간반응(ABR)이며, 최근에는 자동화청성뇌간반응(AABR, Automated ABR)이 많이 사용되고 있다.

4. 신생아 청력선별검사 프로그램

신생아 청력선별검사 프로그램은 전체 신생아를 대상으로 하는 일반적인 청력선별검사(Universal newborn hearing screening, UNHS)와 난청 고위험군 신생아 또는 중환자실의 신생아를 대상으로 하는 고위험군 청력선별검사(Risk based newborn hearing screening)로 구분한다.

1) 현재 주로 시행되고 있는 일반적인 신생아 청력선별검사 프로토콜은 다음과 같다.

(1) 신생아가 퇴원하기 전까지 TEOAE 검사를 반복 시행하여 통과하지 못한 신생아는 생후 4주에 외래에서 TEOAE를 재검사하며, 재

검사에서 이상이 발견된 경우 ABR 검사를 시행한다.

(2) 먼저 TEOAE를 시행하여 통과하지 못한 신생아에게 퇴원전에 AABR을 시행하는 TEOAE-AABR 2단계 진단방법을 적용하고, 이를 통과하지 못하면 생후 4주에 AABR 재검사를 시행해 이상이 나타나면 진단적 ABR을 시행한다. (그림 16-1)

(3) AABR만으로 최초 선별검사를 시행한다. 이를 통과하지 못하면 생후 4주 후에 재검하고 이상이 있는 경우 OAE와 ABR 검사로 확진하다.

2) 고위험군 청력선별검사 프로그램은, 먼저 AABR을 시행하여 '의뢰'가 나온 경우 퇴원 전에 OAE를 시행하며, 4주 후에 ABR과 OAE를 같이 시행하여 난청을 확진한다. (그림 16-1)

2단계 청각선별검사 프로토콜. *:선별검사에서 통과되어도 난청의 고위험군에 해당하는 경우 6개월에 반복검사 시행하고 적어도 3세까지 6개월마다 청력검사를 권장.

표 16-1 난청의 고위험군(from JCIH, 1994)

1. 유전적 감각신경성 난청의 가족력
2. 태아 때의 감염(예: TORCH)
3. 두개안면부의 기형
4. 출생체중 <1,500g
5. 교환수혈이 필요한 정도의 과빌리루빈혈증이 있는 경우
6. Aminoglycoside를 포함하는 하나 이상의 이독성 약물의 사용력이 있거나, loop diuretics와 함께 사용한 경우
7. 세균성 수막염
8. Apgar score : 1분에 0~4, 5분에 0~6
9. 인공흡기의 사용 $\geq$ 5 days
10. 감각신경성 난청이나 전음성 난청과 관련된 것으로 알려진 증후군의 징후 혹은 임상적 소견이 있을 때

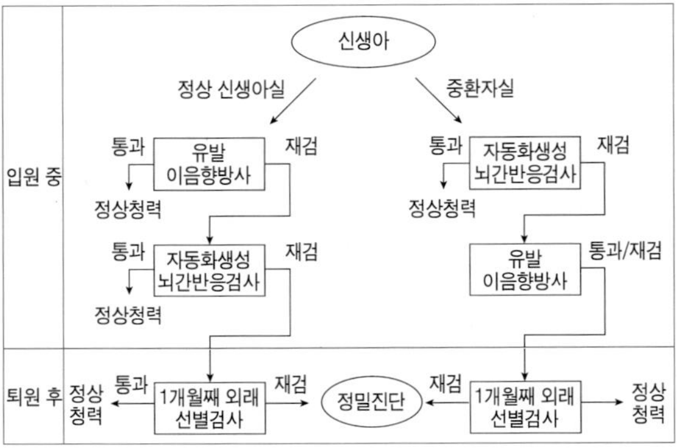

그림 16-1

5. 재선별검사 및 추적 청력검사

입원시 신생아 청각선별검사에서 통과하지 못한 신생아는 퇴원 후 1개월 이내에 내원하여 재선별검사를 받아야 하며, 이전 검사에서 일측 귀만 통과하지 못했어도 양측 귀를 모두 재검 받아야 한다. 그리고, 입원 신생아 청각선별검사에서 누락된 신생아들은 생후 1개월 이내에 외래에서 선별검사를 시행받아야 한다.

신생아 청각 선별검사에 통과하였어도 CMV감염, 진행성 청력소실을 보이는 증후군형 난청, 신경퇴행성질환, 외상성 청력장애, 감각신경성 난청과 관련된 균 동정 양성의 출생 후 감염, ECMO(extracorporeal membrane oxygenation)나 항암제 치료의 기왕력, 난청의 가족력 등을 포함하는 지연성 청력장애의 위험성이 있는 경우에는 가능한 빠른 시기에 진단적인 청력검사를 반복해서 시행받아야 하며 적어도 24~30개월 이내에 1회의 청력검사를 시행받아야 한다.

또한 퇴원한 정상 신생아나 NICU 신생아 중 생후 1개월 이내에 재입원하는 경우에는 교환수혈을 요하는 고빌리루빈혈증이나 세균이 동정된 패혈증 등의 위험인자가 있는 경우 청각 선별검사를 다시 시행받아야 한다.

Catholic University of Korea 임상진료지침

17 Otolaryngology Head & Neck Surgery

보청기

본 장에서는 보청기 처방 방법과 문제해결에 대해 알아본다.

1. 보청기 처방을 위한 청력 검사

보청기 처방을 위한 기본 검사는 순음청력 검사와 어음청력검사이다.

1) 순음청력검사의 기도와 골도 역치값을 구하지 못하는 유소아에서는 청성 안정 반응검사로 역치값을 얻어 이를 피팅 공식에 사용할 수 있다.

2) 어음 청력검사

(1) 최적안정역치: MCL(most comfortable level)

(2) 불쾌역치: UCL(Uncomfortable level)

(3) 어음명료도 검사: DS (discrimination score) at MCL

3) 청력 검사 결과를 보고 보청기를 해야 하는 환자를 결정하여 처방전을 쓸 수 있어야 하고 귓본을 제작하여 처방전과 함께 제작회사로 주문을 보낸다.

청력 역치값이 35 dB HL 이상이면 보청기 착용 대상인 된다. 어음인지도가 50% 이하인 경우는 보청기를 착용하더라도 청각적 단서만으로는 의사 소통이 어려울 후 있으므로 시각적 단서아 함께 사용하여 의사 소통 능력을 높일 수 있다. 양쪽 보청기를 하는 것이 유리하지만 한쪽만 보청기를

하는 경우는

1) 양측이 55 dB 보다 좋을 때는 나쁜쪽 귀에,
2) 양측이 55 dB 보다 나쁠 때는 좋은쪽 귀에
3) 비슷한 역치인 경우 어음인지도가 좋고 역동 범위가 넓은 귀를 선택하며
4) 차이가 없으면 오른손잡이는 우측을 선택하는 것이 유리하다.

양측 보청기를 사용하면 양이 청력의 장점인 소리의 방향성과 소음 속 말소리 분별력 향상을 가져오는데양측 차이가 50dB 이내이면 양이청의 이점을 얻을 수 있다. 그러나 10%정도는 양이 방해 현상이 있을 수 있고 비용이나 외관상의 문제, 바람소리가 더 나고 관리가 어려운 단점도 있다.

비 청각학적인 요소로 환자의 동기와 기대 생활 방식이 중요하며 경제적인 여건이 보청기 선택에 중요한 변수이다.

5) 보청기 처방전에 꼭 기입할 내용
   (1) 순음청력 검사결과와 어음청력 검사 결과
   (2) 보청기의 종류 (CIC, ITE, BTE, open type)
   (3) 우측, 좌측, 양측
   (4) 최소 Channel 수
   (5) 기타 Option: feedback cancellation, noise reduction, directional mic, FM 과 주의사항

2. 감각신경성 난청의 특징 및 이에 대한 보청기의 적용

대부분의 감각신경성 난청은 와우의 손상이 원인인데, 대개 외유모 세포 및 내유모 세포의 손상이 동반되며 특히 외유모 세포가 더 쉽게 손상을 받는다. 와우 손상에 의한 청력 손실 시 나타나는 청력의 변화는 1) 역치의 상승, 2) 역동범위 감소 3) 주파수 선별력의 감소 4) 시간적 요소 분석의 감소, 및 5)위의 복합적인 문제로 감각신경성 난청에서는 어음청취력은 떨어

지고 정상청력보다 더 높은 소음대 신호비를 필요로 하게 된다. 전음성난청에서는 감각신경성 난청과는 달리 단순하게 일정한 크기의 소리의 감소만 일어나므로 위의 네 가지 문제가 일어나지 않게 된다. 따라서 단순히 큰 소리를 들려주는 것만으로도 정상 와우와 같이 소리를 받아들이므로 단순한 보청기의 효과도 좋게 된다.

3. 보청기의 기계적 원리

보청기를 이루는 하드웨어 구성은

1) 소리를 전기 에너지로 바꾸어 주는 마이크(Microphone),
2) 전기신호의 크기를 증폭해 주고 주파수 별 균형을 잡아주는 증폭기(amplifier, A/D 변환기, D/A변 환기, DSP칩, 기타 저항, Capacitor같은 소자들),
3) 전기신호를 소리로 도로 바꾸어 주는 Speaker (receiver라고도 한다),
4) 증폭된 소리를 외이도로 전해주는 Tube, Damper, Ear mold,
5) 증폭기를 구동하는 Battery,
6) 케이스의 부분으로 이루어지며 각 구성 요소들은 소리전달에 영향을 미친다.

예를 들면 Ear mold에서는 폐쇄효과(occlusion effect)를 줄이기 위하여 vent를 뚫어 놓는데 이 vent의 형태에 따라 소리가 다소 변할 수 있고, mold의 끝을 horn형태로 구성하는데 이 형태에 따라서도 소리특성이 다소 변한다.

보청기의 분류는 기준에 따라 여러 관점에서 분류될 수 있지만 일반적으로 착용위치에 따른 분류와 신호처리방식에 따라 분류할 수 있다. 착용위치에 따른 분류는 즉, 박스형 (body aid), 귀걸이형 (behind-the-ear : BTE), 외이형 (in-the-ear : ITE), 외이도형 (in-the-canal : ITC), 비노출 외이도형 (고막형 : completely-in-the-canal : CIC)으로 나눌 수 있다.

가장 단순한 형태의 증폭기인 박스형은 본체는 호주머니나 벨트에 차고 이어폰과 같은 리시버를 귀에 꽂는 형식이다. 이는 싸고 간단하지만 소리를 받아들이는 microphone이 귀 주위에 있지 않으므로 자연스러운 소리를 들을 수 없으며 호주머니 속에서 나는 소음도 문제가 된다. 귀걸이형은 본체와 튜브의 두 부분으로 이루어 지며 귀 높이에서 소리를 들을 수 있으며 비교적 큰 본체에 많은 기능을 담을 수 있다. 다음으로 작은 크기인 외이형 보청기는 concha를 채우는 크기부터 반 정도 채우는 half-concha ITE 등의 크기로 만들 수 있다. 크기가 더 작아지면서 외이도 밖으로 아주 작은 부분만 나오는 외이도형 보청기, 외이도 안으로 완전히 들어가고 플라스틱으로 된 손잡이만 밖으로 나오는 고막형으로 분류할 수 있다. 대개의 난청인들은 소리 증폭이 크게 될 수 있으면서도 귀속으로 들어가는 소형 보청기를 원한다. 그러나 일반적으로 물리적으로 작은 크기의 보청기는 그 만큼 소리 증폭이 작을 수 밖에 없고 낮은 전력으로 연산을 수행하는 디지털 신호처리기(DSP, Digital signal processor)는 물리적 크기가 작은 만큼 현재의 컴퓨터와 같이 고성능동작을 수행할 수는 없다. 그러므로 성능과 크기와는 서로 맞바꾸어야 하는 trade-off가 있다고 생각해야 한다. 즉, 고성능을 원하면 귀걸이형, 성능보다는 작은 크기가 중요하면 비노출 외이도형을 선택하여야 할 것이지만 물론 개개인의 난청을 보상할 수 있는 최대 소리출력이 나오는가 하는 것을 먼저 고려한 후에 다른 성능, 크기 등을 고려하여야 한다.

역동범위의 감소로 인해 큰 소리가 불쾌 역치를 넘어서지 않게 하기 위해서 필요한 것이 압축기능이며 그 기본 개념은 작은 소리에 대한 증폭도는 크게, 큰소리에 대한 증폭 정도는 작게 조절하는 것이며 최근에는 여러 채널에 따라서 압축 특성을 다르게 하여 출력을 조절한다.

보청기를 선택하는데 있어서 성능적으로는 주로 최대증폭도, 밴드수, 채널수, 방향성, T-coil 여부를 고려하여야 하며 신호처리방식에서 압축기능이 있는가, 잡음제거기능 (특히 적응형 잡음제거 기능), 피드백제거 기능이 있는지도 고려해야 한다. 기계적인 특성 이외에도 보청기에 대한 주관적인 필요성, 심리적 특성도 보청기 선택의 중요한 요소가 된다.

4. 최근 보청기의 기술

1) 방향성(Directionality)

감각신경성 난청 환자들의 감소된 주파수 선별력을 보상하는 한가지 방법은 방향성을 통해 신호대 음비를 올리는 것이다. 보청기의 방향성 시스템은 소음 속에서 말소리 이해력을 올리기 위한 것으로 기본 개념은 청취자 앞에 신호가 위치한다고 가정하고 다른 방향에서 나오는 신호를 소음으로 간주하여, 앞의 음원에서 나오는 타겟 신호를 증폭시키는 것이다.

2) 피드백제어(Feedback Suppression)

어음 인지를 위해 충분한 이득을 제공하는데 방해가 될 수 있는 것이 피드백이며 보청기 착용자의 20% 이상이 피드백 문제로 인해 불만족을 표시한다고 한다. 피드백이 발생할 수 있는 경로는 주로 통기구나 ear mold 혹은 shell 주변의 틈새나 각 부분의 연결 부위이며 그 외 보청기 내부 구조와 음향 전달경로상의 문제로 인한 피드백 발생 경로도 포함될 수 있다. 종전에는 피드백이 발생할 가능성이 있는 고주파의 이득을 줄임으로써 피드백을 방지했지만 이러한 방식은 보청기의 증폭특성에 많은 영향을 주었다. 최근에는 이득의 감소 없이 피드백만을 감소시켜주고, 최대안정이득을 확보해 주는 Digital Feedback suppression기능이 일반화 되고 있으며 두 개의 마이크에서 각기 발생되는 피드백을 독립적으로 잡아주는 Dual Digital Feedback suppression 기술도 적용되고 있다..

3) Open Fitting

보청기가 외이도를 막기 때문에 자신의 목소리가 울리고 이상하게 느끼는 것이 폐쇄효과(Occlusion effect))이다. 특히 저주파 청력이 좋은 경우 더욱 문제가 되는데, 이는 증폭으로 인한 혜택보다 폐쇄감으로 인한 불편이 더 크기 때문이다. 이를 완화시키기 위해 ear mold 나 shell의 vent를 크게 뚫어서 착용감을 개선하는 것이 일반적이었다. 그러나 이것은 피드백의 가능성을 증가시키는 한편 피팅 시 고주파수 이득을 제한시키게 된다. 최근 신호처리속도가 빨라지고 피드백 제어기술이 발달하면서 고주파의 증폭이 꼭 필요한 고주파 난청인에게 충분한 이득을 주면서 폐쇄형 ear mold를 쓰지 않고도 피드백을 제어하여 폐쇄감을 느끼지 않는 오픈 피팅형 보청기의 사용이 가능하게 되었다.

4) 소음제어

배경 소음은 보청기 사용자의 만족감에 영향을 주는 주요 요인으로서 배경소음이 말소리 이해력에 미치는 영향은 잘 알려져 있다.3 최근 이득을 줄이거나 특정 신호를 감소하는 방식에서 벗어나 Spectral Subtraction 방식을 사용한 신기술이 선보이고 있고 이는 음질을 좋게 유지한 상태로 소음만 줄여주는 장점을 가지고 있다.

5) Data Logging

현재 보청기 착용 후 객관적인 또는 주관적인 검사를 하여, 보청기 사용자들에게 적절한 피팅을 제공하고 있지만 보청기 조절을 하고 난 이후 사용자가 어떤 환경에서 얼마나, 언제, 어디서 사용했는지, 정확하게 파악하기는 힘들다. 최근 보청기 자체에 메모리 기능이 있어 사용환경을 모두 저장하고 피팅 소프트웨어를 통해 확인할 수 있는 Onboard AnalyzerTM 기능이 사용되고 있으며, 사용환경을 객관적으로 파악하여 최적의 조절을 할 수 있고 사용자의 재방문 회수를 줄여주는 이점이 있다.

5. 보청기 착용 시작부터의 사후 관리

1) 주문한 보청기가 도착하면 확인하고 시행할 검사는 크게 5단계로 나누어 시행한다.
   (1) 주문한 종류의 보청기가 맞는지 모델명, 회사, 형태, 색상, mold상태를 먼저 확인하고

(2) 2cc coupler test로 보청기 스팩과 일치하는지 확인한다.
(3) 환자에게 끼워주고 외이도에 잘맞고 착용감이 좋은지, 조절기, 외관상 문제 등 확인 후
(4) REM: Real Ear Measurement: 환자의 귀에 착용 후 실이 측정 상태를 확인한다.
(5) 사운드필드에서 청력 검사와 설문지를 이용한 수행검사가 필요하다.

6. 보청기 사용상의 문제점

보청기를 처음 착용하고 제거하는 어려움은 연습을 통해 개선할 수 있지만 처음부터 손 조작이나 시력의 문제로 작은 보청기를 사용하기 어려운 환자에게 작은 고막형 보청기를 했다면 교환을 해야 이 문제가 해결된다. 음량조절이나 건전지교환을 못하는 경우를 포함해서 보호자의 도움이 필요할 밖에 없는 경우에는 보호자 교육을 충분히 시행한다.

보청기를 착용하였을 때 불편함, 통증(earmold discomfort)이나 보청기가 외이도에서 빠지는 경우(poor earmold retention), 보청기가 작아서 밀어 넣는 경우(small earmold)에는 귀틀을 새로 제작한다. 문제점 중 귀틀(ear mold)에서 생긴 문제는 그 자체를 교정하거나 새로 제작을 해야 해결이 된다.

1) 음량이나 음질의 문제점

환자에 따라 여러 가지 방식으로 표현되지만 크게 분류하면 다음으로 나누어 생각할 수 있다.

(1) 소리가 크다 적다
(2) 쇳소리가 나거나 소리가 날카로운 경우
(3) 소리가 선명하지 않다.
(4) 자신의 목소리가 울린다.
(5) 바람소리가 너무 크거나 휘바람 소리가 난다.

표 17-1 대상이 불편하다고 표현하는 소리 형태와 그 추정 원인 및 조절 방법 요약표

소리형태	원인	조절방법
너무 크다	전체 소리가 크거나 역동범위가 좁다.	Overall gain을 줄인다. Output을 줄인다 Low-mid frequency output을 줄여 CR을 높인다.
너무 작다	전체 소리가 작다.	Overall gain을 높인다. Output을 높인다 Low-mid frequency output을 높여 CR을 줄인다.
날카롭다	고음역 소리가 크다.	High frequency output과 gain 을 줄인다.
쇳소리남	주파수반응의 굴곡이 심함.	실이 측정 후 주파수 반응을 매끄럽게 함
소리가 무디고 선명하지 않다.	저주파는 크고 고주파는 적다.	Mid-high gain을 높이고 Low gain 낮춤
자기말소리울림	폐쇄 현상	Low frequency output을 줄여 CR을 높인다 Low frequency gain을 줄인다.
휘바람 소리	Feedback	High frequency output을 줄여 CR을 높인다 High frequency gain을 줄인다.

이런 현상들의 간단한 원인과 해결방법을 간단히 정리하면 다음과 같다(표 17-1).

위의 문제들을 조절하기 위해서 전체 이득을 조정할 수 있고 low level threshold & low level gain(G50), high level threshold & high level gain(G80)을 조절할 수 있다. 이에 따라 압축비율(CR: Compression Ratio)이 변경되거나 이 자체를 조절할 수 있다. 압축비율은 Compression threshold 즉, TK(Threshold knee point)와 SSPL(Saturation sound pressure level)에 의해 정해지거나 비율 자체를 처음에 정할 수 있다. 청력 역치값이 증가하면 압축 역치값(Compression threshold)도 올라간다.

단 음량이나 음질의 문제점이 위의 경우에 두 가지 이상 조합으로 나타날 수 있으므로 대상의 표현이 어느 경우에 해당하는지 잘 파악하도록 해야 하는데 주 증상을 환자가 처음에 표현하는 말 그대로 기록해 두면 문제점 분석에 유리하다.

2) 폐쇄현상(Occlusion effect)은 vent를 만들거나 open mold, open type HA를 사용하면 해결할 수 있고 저음역의 이득값을 줄이거나 보청기가 외이도의 골도 부위에 가능한 깊이 위치하도록 제작하는 것도 방법이다. 이 현상은 시간이 지나면서 많이 적응이 되지만 오랜 시간이 지나도 적응을 못하고 불편해 하는 대상도 있다.
3) 음향되울림현상(Feedback)은 내부 기계적인 문제(Internal Feedback)로 발생하는 경우와 Earmold problem으로 발생하는 경우를 먼저 구분하고 내부적인 기계문제로 파악되면 수리를 보내다. 외부적인 요인 중 새는 부위가 ear mold의 문제이면 새로 제작하거나 덧 씌우기를 한다. 그 외 고음역 이득을 낮추거나 여과기(Damper or notch filter)를 사용할 수 있다. Vent 크기가 문제인 경우에는 vent size를 줄여 볼 수 있다. 외이도에 귀지가 있어도 일시적인 피드백이 생길 수 있다. 이는 귀지가 보청기를 외이도벽에 잘 붙지 못하게 밀어내어 틈이 생기거나 receiver에서 증폭되어 나온 소리를 바로 막아 vent쪽으로 돌려 되울림을 유도하기 때문이다.
   최근에 발달된 기계공학기술로 소프트웨어적으로 phase cancellation등을 사용할 수 있는 경우는 이 방법을 해결에 사용할 수 있다.
4) 음질에 대해서는 〈표 17-1〉을 참조하는데 환자의 표현이 저음의 문제인지 고음의 문제인지를 먼저 파악한다. 고음역 이득이 지나치게 큰 경우에는 소리가 거칠고 날카롭다 혹은 금속성 소리가 난다고 표현한다. 반응곡선에 peaky response가 있는 경우 귀걸이형이면 filter와 damping으로 해결할 수 있다. 다른 종류의 보청기는 제작시 microphone inlet port를 foam으로 damping시킬 수 있다.
   저음역 이득이 큰 경우의 표현은 주로 말소리가 구분이 잘 안 된다 혹은 둔하고 무딘 소리로 들린다고 표현한다.
5) 소음환경에서의 말소리분별력저하는 Binaural HA를 사용하고 Soft

ware의 Noise reduction 기능을 추가하거나 Directional mic을 사용하면 어느 정도는 개선할 수 있지만 시간이 지나면서 청각 중추계의 가소성 (plasticity of auditory system)으로 인해 좋아질 수 있다. 미세조정 시 low-level input에 대한 gain을 줄이거나 Compression threshold를 올린다. Compression threshold를 낮추면 작은 소리를 잘 들을 수 있지만 작은 소리의 이득이 올라간 이유로 패드백이 일어날 수 있고 작은 잡음이 증폭될 수 있어 주의한다.

특히 소아에서 소음환경에서의 말소리 분별력을 향상시키기 위해 FM system을 이용할 수 있는 보청기를 사용하는 것도 좋은 방법이다.

(1) 조용한 곳에서 보청기가 시끄럽게 느껴지는 경우는 내부 소음인지 외부 소음인지를 구분해야 하는데 조용한 사무실에서도 잡음이 들리면 microphone port를 막고 확인해서 외부 소음이 확실하면 원래 어느 정도의 소음이 들린다는 것을 대상에게 인식시키고 내부소음인 경우 수리를 요청한다.

(2) 조용한 곳에서도 작은 말소리가 안 들리는 경우는 low level gain을 올린다.

(3) 소음이 있는 경우에 말소리가 너무 크게 느껴지면 OSPL90을 낮추고 CR을 올린다.

(4) 주변소음에 말소리 분별력이 떨어지는 경우 소음의 주파수대가 저음인 경우는 저음역의 CR을 높이거나 low frequency cut을 쓸 수 있다. 고음영역대 소음인 경우는 고음역의 CR을 높이거나 high frequency cut을 쓸 수 있다. 말소리 주파수 영역대와 소음영역이 일치하는 경우에는 directional microphone이나 FM을 사용하는 방법이 있다.

(5) 가까이 말하는 소리보다 멀리서 오는 말소리가 더 잘 들리는 경우는 과도한 압축으로 인해 왜곡 현상이 일어나는 경우로 압축을 감소시키거나 maximal output을 올린다.

7. 보청기의 적합확인(Verification)의 첫 단계

1) 2cc coupler measurement로 이를 시행하면 다음과 같은 항목들의 값들을 얻을 수 있다.
   (1) SSPL90(Saturation sound pressure level)
   (2) HFA full on gain curve
   (3) RTG(reference test gain)
   (4) Frequency range
   (5) Distortion
   (6) Battery current drain
   (7) Attack and release time
2) 실이 측정 (Real ear measurement, REM)

보청기의 적합확인(Verification)의 다음 단계는 실이 측정 (Real ear measurement, REM)으로 이 과정은 각 환자의 외이도내에서의 자극 주파수별 출력 음압을 측정하여 이 값이 각 대상의 외이도의 공명상태와 임피던스에 영향을 받기 때문에 개인차가 있고 특히 소아에서는 필수적으로 필요한 검사이다.

소아 실이 측정의 어려운 점은 검사 시에 대상의 협조를 얻기가 어려운 경우, 수면상태를 유도해야 하는 문제와 성인에 비해 해부학적으로 작은 외이도에서 가능한 정확한 측정값을 얻어내는 문제가 있다. 2cc coupler measurement와 Real ear measurement를 모두 구해 그 차이값을 얻어내면 이 값이 RECD(Real ear to coupler difference)로 매번 실이 측정을 해야 하는 번거로움을 해결할 수 있다.

실이에서 REAR(Real ear aided response) 측정값과 RESR(Real ear saturated response)까지 확인하여 유소아가 큰 소리에 불편함을 나타내는지 까지 확인한다. 성인에서는 삽입 이득의 개념으로 보청기 맞춤을 충분히 시행할 수 있지만 연령별 개별 차이가 심한 소아나 성인의 경우에도 개방형 보청기처럼 외이도내 형성되는 음압을 기준으로 피팅을 시행하는 경우에는 이 방식을 이해하고 사용하는 것이 정확한 피팅에 도움이 된다. 이 방식에 사용되는 SPLogram은 청력도와 Y-축 값이 0값을 중심으로 반대로 그려지며 X-축을 주파수 별로 순음 청력 역치값과 증폭되지 않은 말소리의 LTASS(long-term speech spectrum)을 보고 증폭한 말소리값(Target amplified speech level) 즉 REAR이 대상의 역치값보다 말소리를 알아들을 수 있을 만큼 충분히 큰지 SPLogram에서 확인할 수 있다.

보청기를 착용한 상태에서의 역치값(aided threshold)를 사운드 필드에서 측정한다. Functional gain을 성인처럼 얻기가 어려우므로 이음절어를 이용한 SRT(speech reception threshold)를 측정한다. 그 외 소음속 말소리 청력 검사를 시행할 수 있고 방향성 검사도 할 수 있다.

유소아의 경우 85데시벨 이상의 소리에 괴로운 반응을 보이는지 확인해야 하는데 이 때 주의할 점은 보청기를 처음 끼고 괴로운 소리를 경험하는 것이 앞으로 보청기를 사용하는데 있어 좋지 않은 기억으로 남지 않도록 주의하면서 대화가 가능한 경우 설명을 해주고 검사해야 한다.

유소아의 수행능력(performance)를 확인하는 것도 성인과 차이가 있는데 주관적인 평가를 위한 설문지중 소아용으로 계발된 것들이 있고 보호자의 관찰에 의존하는 설문지도 계발되었다. 이러한 설문지를 사용하지 않더라도 추적검사 기간에 보청기를 유소아가 잘 사용하고 있는지 아니라면 그 이유를 찾아보고 조용한 곳과 소음 환경 모두에서 대화가 가능한지와 환경음에 대한 반응을 질문하여 문제점을 파악해야 한다. 보호자들에게 미리 이런 내용을 추적 검사시에 질문하겠으니 잘 관찰하라고 미리 말해두는 것이 좋다. 처음 맞춤 후에는 1-2개월 간격으로 검사하고 이후 추적기간의 간격은 특별한 문제가 없어도 최소 6개월 단위로 정하여 방학 때는 반드시 외래를 방문하도록 교육한다. 그 외 유소아가 건전지 등을 삼키지 않도록 관리를 잘하도록 보호자를 교육해야 하고 인지 기능 장애가 있는 유소아는 보호 기관과 협조가 이루어져야 한다.

처음 난청을 인정하고 보청기를 착용해야 할 때 보호자들의 심리적 저항을 해결하는 방법이 필요하다. 심고도 난청의 경우는 인공 와우 수술의 방법을 같이 설명하면서 일단은 일정기간 보청기를 사용하여 청각 수행여부를 확인해야 한다는 것을 이해시켜야 한다. 협조가 잘 되지 않는 보호자들을 위한 상담 기법의 계발이 필요하다.

8. NOHA program의 사용방법

Fitting software와 hearing evaluation software를 모듈형식으로 설치한 NOHA program 은 Hi-Pro Hearing aid interface와 Programming Cables을 이용하여 보청기와 연결하여 사용한다. 보청기 기종에 따라서는 NOHA program과 독립적으로 각 기종별 제작된 피팅 프로그램을 사용할 수 있다.

1) 보청기 맞춤 과정(fitting process)에서 어떤 방식의 맞춤 방법(fitting methods 즉 NAL & DSLi/o 등)을 사용할 지 먼저 선택한 후 다음의 항목들을 조절한다.
   (1) Low level threshold, low level gain (G50),
   (2) High level threshold, high level gain (G80)
   (3) TK: Threshold knee point
   (4) CR: compression ratio
   (5) SSPL: Saturation sound pressure level

2) 미세조정(fine tuning)

미세조절의 의미는 음량과 음질의 개선을 포함하여 가장 적합한 맞춤으로 조정하고 이를 확인하는 전 과정을 의미한다. 최적 피팅(best-fit or Auto-fit or Quick-fit) 후 환자에게 끼워주고 상담하면서 미세조절을 하고 선택한 처방방식의 프로그램에서의 목표값을 확인하면서 2cc-coupler 나 REM으로 측정하면서 조절하는 과정을 포함한다.

현재 많이 사용하는 처방방식은 역치값을 이용한 Hearing threshold based fitting methods이며 이는 빠르고 모든 환자에게 사용할 수 있으며 불쾌역치값 청력 역치값으로 어느 정도는 예측할 수 있어 이 방법을 주로 많이 사용하고 있다. 그러나 같은 역치값에 불쾌역치값의 표준편차가 크기 때문에 미세 조정 과정이 필요하다.

미세조정의 시작은 보청기 맞춤(fitting) 과정의 재점검으로 선택한 보청기 처방방식이 역치값을 이용한 Hearing threshold based fitting methods 중 NAL-NL 이나 NAL-RP 혹은 DSL i/o, POGO 등 방법으로 피팅한 것이 각 환자에게 적합하였는지를 먼저 점검한다. 예를 들어 성인의 급하강형 난청(ski-slope hearing loss)에서 DSL 방법은 고음역의 이득값이 다른 방법들 보다 더 크기 때문에 이 방법을 선택한 것부터 적합하지 않았으므로 처방방식을 먼저 수정해야 한다. 처음 맞춤과정에서 조절하였던 TK: Threshold knee point or CT: Compression threshold 이나 CR: compression ratio, Gain: G50/G80: low level / high level gain, SSPL: Saturation sound pressure level OSPL90: maximal output of full on gain을 차례로 점검한다.

난청의 정도에 따른 압축비율과 압축역치는 난청의 정도가 심해질수록 proposed input levels (dB SPL in the sound field) for the wide-dynamic-range compression (WDRC) threshold. 그 값이 증가하는 것이 좋다. Ski-slope 난청에서는 고음역 영역의 압축 비율을 저음역의 압축비 보다는 더 높인다.

DSL 방식으로 이득을 계산하면 2-4kHz 이상에서 65dB input에 31-33 dB 의 이득을 주어야 하지만 NAL 방식에서는 고음역에 25 dB 정도의 이득을 주도록 권유한다. 그러나 이 정도의 이득도 첫 피팅에서 줄 수 없고 2-3 dB씩 점차적으로 올리면서 2-3년 동안 미세 조절을 해야 하는 경우도 있다.

3) 보청기 착용 상태에서 시행할 수 있는 사운드필드(Sound field)에서의 청력검사로는 다음과 같은 종류들이 있으며 대상에 따라 필요한 검사를 선택한다.

(1) Functional gain with warble tone or NBN(narrow band noise)
(2) Loudness scaling test
(3) Speech test : SRT(speech reception threshold) or SD(speech discrimination)
(4) Speech in noise test
(5) Localization test

9. 착용효과의 확인(Validation)을 위한 만족도 설문평가

환자에게 막연히 보청기에 대해 만족하는지를 질문하면 본인의 기대 수준과 상대적 기준이 다양하여 의미 있는 정보를 제공하지 못한다. 6주가 지나서 환자가 일상생활에서 느끼는 주관적인 착용효과를 알아보기 위하여 보청기 착용 전후의 수행능력을 평가하는 설문지를 이용하여 평가한다.

실생활에서의 착용효과의 확인(Validation)은

가. 계발된 설문지(KHHIE(Korean Hearing Handicap Inventory of the elderly), APHAB(Abbreviated Profile of Hearing Aid Benefit), COSI(Client oriented scale of improvement)를 통해 이루어지거나 아래의 몇 가지 사항을 질문하여 확인하면 알 수 있다.

나. 간단한 설문방법
1) 사용여부, 착용시간
2) 사용 시 혜택: 소음속에서 말소리 분별력, 소리방향 분별력에 도움이 되는지 확인
3) 착용하면서 불편한 점
4) 사회활동여부
5) 기대와 상대적 만족도: 잘 들려서 보청기 사용 전에 비해 만족하는지 확인

10. 추적검사 계획

첫 피팅 후 환자에 따라 2-4주에 방문하여 재 조절이 필요한지 보고 적응 정도를 평가한다.

위의 설문 내용은 추적검사를 통해 반복 질문하여 기록해 두면 대상의 사후 관리에 도움이 된다.

처음 보청기를 시작한 성인은 2-3개월 전에 1차 추적검사가 이루어져야 하고 이후에는 6개월 간격의 청력 검사가 필요하다.

| 참고 문헌 |

Dillon H, Hearing Aids. Thieme, 2001

18 인공와우이식술

인공와우이식술은 보청기로도 도움을 받지 못하는 양측 귀의 심도 이상 난청을 가진 환자의 청각 재활 목적으로 시행되는 수술이다. 국내에서는 2005년 이후 국민의료보험에서 요양급여 대상으로 인정되어 과거에 비해 환자들의 비용 부담이 현저히 줄어들게 되었다. 수술 전, 후 다양한 검사와 평가가 필요하여 많은 의료진이 함께 팀을 이루어 접근해야 하며, 수술 이후 정기적인 매핑과 언어치료를 통해 지속적인 재활과 관찰의 과정이 필요하다.

1. 술전 검사

인공와우이식술 환자에게 시행될 술전 검사는 다음과 같다.

1) 청각검사

Pure tone audiogram : routine & functional gain test(보청기 착용 전, 후)

Speech audiogram : routine & functional gain

Impedance audiogram

ABR

ASSR, ECoG

VFT

2) 영상의학 검사 : 측두골 CT, 측두골 MRI'

3) 신경전도로 기능 평가: PST(promontory stimulation test), EABR

4) 언어평가

5) 인공와우설문지 : 인공와우이식술의 기대치 측정

6) 사회사업팀 consultation : 가계도, 사회심리적 고려 사항, 재활 의지 평가

7) 전신 마취를 위한 검사

8) 뇌수막염 예방 접종 점검 : 60개월 미만의 소아는 스케쥴에 따라 예방 접종을 미리 시행

9) 기타 : syndromic hearing loss 및 정신의학적 상태 평가 위해 관련 과 consultation

이들 술 전 검사 결과를 인공와우이식팀 모임에서 철저히 함께 review 한 후 인공와우이식술 대상자로서의 적정성을 평가하고 수술할 귀와 이식기를 결정하는 것이 바람직하다. 참고로 2010년 현재 인공와우 요양급여 기준과 서울성모병원 인공와우이식팀의 구성 및 역할은 다음과 같다.

[참조] 인공와우의 요양급여 기준-적응증 (보건복지부 고시, 2010년)

가. 2세 미만인 경우

양측 심도(90dB) 이상의 난청환자로서 최소한 3개월 이상 보청기 착용에도 청능 발달의 진전이 없을 경우

단, 뇌막염의 합병증 등 시급히 시행하지 않으면 수술시기를 놓치게 될 경우에는 예외적으로 시행할 수 있음.

나. 2세 이상 15세 미만인 경우

양측 고도(70dB) 이상의 난청환자로서 최소한 3개월 이상 보청기 착용 및 집중교육에도 어음변별력과 언어능력의 진전이 없을 경우

단, 술 후 의사소통 수단으로 인공와우를 사용하지 못할 것으로 예상되는 경우는 제외함.

다. 15세 이상인 경우

양측 고도(70dB) 이상의 난청환자로서 문장언어 평가가 50% 이하의 경우

단, 술 후 의사소통 수단으로 인공와우를 사용하지 못할 것으로 예상되는 경우는 제외함.

라. 15세 미만 또는 요양급여적용일 이전 인공와우 이식을 받은 자중 양측 이청이 반드시 필요한 경우에는 상기 가, 나, 다 각 해당 연령별 조건에 만족시 반대 측 인공와우를 요양급여로 인정함.
이 때 순음청력검사 및 문장언어평가 결과는 인공와우가 아닌 보청기를 착용한 상태에서 실시한 결과를 적용함.

1) 인공와우이식팀의 운영 및 역할

인공와우이식팀은 인공와우대상자의 검사 결과를 함께 공유하여 이식 대상자의 선정, 이식 귀의 결정 및 예상 가능한 합병증과 예후를 함께 예측하고 이식술 이후 매핑과 언어치료의 결과를 함께 공유하여 인공와우이식술 이후 최상의 청각재활을 기대하는 전문가의 모임이다. 이비인후과 의사, 청각사, 언어치료사, 사회사업가, 인공와우 코디네이터가 주 구성원이며, 환자의 수술 전, 후 모임을 통해 환자와 관련된 정보를 최대한 공유하고 환자의 술 후 변화를 정기적으로 모니터링 한 결과를 교환하며 환자의 데이터베이스를 함께 관리한다. 이같은 인공와우이식팀의 운영과 정기적 모임, 데이터베이스 관리 등은 인공와우이식 환자의 시스템적 관리와 청각 재활 결과 면에서 보다 나은 효과를 얻기 위해 매우 중요하다.

2) 인공와우이식팀

의료진 : 이비인후과 전문의, 전공의, 기타 임상과(정신과, 안과, 영상의학과 전문의)

청각사 : 청각 검사 및 매핑

언어치료사 : 언어 평가 및 언어 치료

사회사업가 : 사회심리적 검사, 가계도 작성, 인공와우기대치 및 재활 의지 평가

인공와우코디네이터 : 전체 검사, 수술 스케쥴, 언어치료 스케쥴 조정 및 관리, 환자 데이터베이스관리

2. 수술 전, 후 준비 사항 및 처치

1) 수술 준비 사항

(1) 수술 전 전신마취 및 수술에 대한 동의서를 받도록 한다.

(2) Skin preparation은 수술의 방법에 따라 다를 수 있으나 일반적으로 중이염 수술에 비해 1-2cm 이상 더 넓게 하여 수술 부위 노출이 충분하도록 준비하며, 수술 중 안면신경감시를 하도록 한다.

(3) 수술 전에 술 중 모니터링(intraoperative monitoring)을 위한 C-arm과 NRT를 미리 준비해 둔다.

2) 수술 후 처치

(1) 일반적으로 compression dressing은 내부 장치 부위까지 포함하여 크고 넓게 하며, 과도한 압박이 가해져서 skin flap이 necrosis가 생기지 않도록 주의한다.

(2) 외림프액 누출이 있을 수 있으므로 술후 1일간은 안정과 필요시 ABR을 시행하며, 환자의 상태에 따라 활동과 식이요법의 order는 적절히 적용한다.

(3) 수술 중 drain을 삽입한 경우 일반적으로 2~3일경 제거한다.

(4) 술후 5-10일째 stitch out을 시행하며 derma bond 등 tissue adhesive를 사용한 경우는 stitch out은 불필요하다.

(5) 특별한 문제가 없을 경우 술 후 5~7일째 퇴원 지시한다.

(6) 환자에게 주의사항을 설명하고 술 후 10일 ~ 2주째 외래에서 전반적인 환자의 상태를 점검하며, 4주째 외부장치를 장착하고 switch on & 매핑을 시행할 수 있도록 미리 준비하고 예약해 둔다.

3. 매핑 및 언어 평가/치료

1) 매핑과 청각 평가 스케쥴

일반적으로 매핑은 수술후 4주 이후 시작하여 2주 간격으로 4회 가량 시행하여 적절한 프로그램을 찾고, 소아의 경우 필요시 더 잦은 간격으로 할 수 있다. Map이 안정화 되면 월 1회 간격으로 수 차례 매핑을 더 시행하여 안정된 상태를 확인하는 것이 바람직하며, 초기 1년간은 최소 3개월에 한 번씩 외래 추적 관찰과 함께 매핑, 청각 검사를 시행한다. 환자가 청각 반응에 문제를 보이거나 언어 평가에서 좋은 반응을 보이지 않을 경우 추가적으로 매핑과 청각 검사를 시행한다. 술 후 1년 이후 map이 안정화 되어도 최소 6개월 간격의 정기적인 추적 관찰과 매핑 및 청력 검사를 시행하여 환자의 상태에 따른 인공와우 이식기의 적절성을 모니터링 하도록 한다.

2) 언어 치료 및 평가 스케쥴

언어 치료는 매핑이 시행되면 바로 시작하고 청각 재활이 충분할 때까지 최소 주1회, 소아의 경우 주 2회 이상 받을 것을 권한다. 술 후 언어 평가는 술 전과 동일한 방법으로 초기 1년간은 3개월 간격으로 시행할 것을 권하며, 이후에는 최소 6개월 간격으로 시행하여 안정적인 반응을 보일 때까지 정기적으로 시행하고 이후에도 가능한 6개월~1년 간격으로 언어 평가를 시행하여 환자의 청각 재활 상태를 면밀히 추적 관찰하는 것이 바람직하다.

4. 인공와우이식 프로토콜

인공와우이식술은 술전에서부터, 술 중, 술 후에 이르기까지 매우 다양한 검사와 준비 사항이 있고, 여러 프로토콜과 데이터베이스를 잘 활용하는 것은 시간과 데이터의 손실을 막고 정확한 진료 과정으로 보다 나은 치료 효과를 가져오는데 중요한 역할을 한다.

*인공와우이식 환자에게 적용할 수 있는 프로토콜의 예를 소개하면 다음과 같다.

그림 18-1 Cochlear Implant Protocol

History taking
PTA, SA, IA
Functional gain, SRT
Mastoid & transorbital 200%, TBCT

Is he/she a candidate? → (No) Hearing aid recommended

↓ Yes

CI 상담 - Explanation to patient using video & booklet
Expectation Questionnare

↓ Yes

Op schedule
1) General lab
2) SNHL & Autoimmune lab

1) Audiology : 1. DPOAE, ABR(click, tone burst & low rate)
2. ASSR, ECoG
3. 성인 - Promontory stimulation test (if necessary)
소아 - EABR (if necessary)
2) Image w/up : TBMRI
3) Speech evaluation
4) VFT
5) Consultation (if necessary) : MR/PED, OPH, PSY MMPI/SMS)

↓

CI meeting / which side, with what?

↓

Admission & Op
&
Discharge

↓

OPD f/up 2wks later

↓

Mapping at POSTOP 4th wk & Start Rehabilitation Program

Seoul St. Mary' s Hospital

Catholic University of Korea 임상진료지침

19 어지럼의 감별진단

Otolaryngology Head & Neck Surgery

전정감각은 정상 상태에서는 느끼지 못하는 감각이기 때문에 이상이 생겼을 때 표현하기 어렵고 어지럼증도 주관적 감각이므로 측정하기 어렵다. 따라서 어지럼 환자의 초진시 목표는 환자가 기술하는 어지럼의 의미를 파악하고 정확한 문진과 임상전정검사를 통하여 전정질환인지 비전정질환인지 구별하고 전정질환이라면 말초전정질환인지 중추전정질환인지를 감별하는 것이다.

문진시 빠뜨려서는 안 될 사항들을 정리해 보면 다음과 같다(표 19-1).

1. 전정성 현훈(Vestibular vertigo) : 말초성인가 중추성인가

환자의 어지럼(dizziness)이 전정질환이라고 생각되면 그 병력에 따라

표 19-1 어지럼의 병력채취방법

목록	세부 사항
1) 어지럼의 특징과 유형	회전성, 불균형, 비특이적
2) 촉발 요인	자발성, 유발성
3) 시작 시점	최근 시작점, 과거 시작점
4) 빈도	급성/일회성, 재발성, 지속성 (재발성인 경우 횟수)
5) 지속 시간	순간적, 수초, 수분, 수시간, 수일, 계속
6) 연관된 증상들	청각 증상, 자율신경 증상, 중추신경 증상 등

표 19-2 전정질환의 분류

분류	말초전정질환	중추전정질환
1) 수일간 지속되는 급성 자발현훈	전정신경염, 미로염	소뇌경색 : AICA영역, 소절
2) 재발성 자발현훈	메니에르병, 양성재발성 현훈, 편두통성현훈	추골기저동맥허혈
3) 재발성 두위현훈	양성돌발성두위현훈(BPPV)	중추성 두위현훈(CPV) : 소뇌 질환, Arnold-Chiari 기형
4) 현훈없는 불균형	양측전정장애	중추전정질환에 국한되지는 않으나 심인성 어지럼, 신경계질환(기저핵, 소뇌, 전두엽)으로 파킨슨병, 뇌수종, 다발성경화증, 소뇌 실조증 등

다음과 같이 크게 네 가지로 분류할 수 있다. 각각의 대표적인 질환들(표 19-2)과 감별해야할 중추성현훈의 특징을 기술하였다(표 19-3). 대부분은 이러한 특징적 양상을 숙지하면 감별할 수 있으나 실제로 임상에서는 진단이 어려운 경우도 많이 있고 말초전정질환이라도 만성이거나 경도이면 비특이적 어지럼으로 나타날 수 있으며 중추성현훈도 말초성현훈의 소견을 보일 수 있음을 염두에 두어야 한다.

중추성 어지럼을 일으키는 원인으로 상기 질환들 외에 약물에 의한 소뇌독성을 간과해서는 안된다. 이 경우 주시유발안진이나 전방향성 단속성 추적안구운동 등을 관찰할 수 있다. 소뇌독성을 유발하는 약물들로는 항경련제인 carbamazepine(Tegretol), phenytoin(Dilantin)과 methotrexate, alcohol 등이 있다.

2. 비전정성 어지럼(Non-vestibular dizziness)

비전정성 어지럼의 대표적인 질환들로 이 장에서는 가장 흔한 전신실성 어지럼과 심인성 어지럼에 대해서만 간략하게 언급한다.

1) 전실신성 어지럼(presyncopal dizziness)

표 19-3 전정질환의 감별을 위한 중추성 현훈의 안진 및 임상 양상

현훈을 일으키는 중추전정질환	양상
1) 소뇌경색	①자발안진이 있음에도 정상 두부충동검사 ②초급성(hyperacute) ③심한 균형장애 ④새로 발생한 심한 두통 ⑤청력소실 ⑥신경학적 증상 및 징후
2) 추골기저동맥허혈	①뇌졸중 위험인자 : 고혈압, 당뇨, 고령 ②재발성 회전성 어지럼 ③수 분 동안 지속 ④단독 어지럼 또는 뇌간 징후 동반(시각장애가 가장 흔함) ⑤재발 횟수와 시간이 점점 늘어남
3) 중추성 두위현훈	①하방안진 ②잠복기와 피로현상이 없는 지속적인 두위 안진 ③반고리관 평면과 맞지 않는 방향으로 유발되는 안진 ④현훈이나 안진없이 일회성 두위변환에 의해 유발되는 구토 ⑤안진에도 불구하고 어지럼을 느끼지 않음 ⑥같은 두위에서 방향이 바뀌는 안진

증상은 머리가 어찔어찔함(light-headedness), 휘청거리는 느낌(feeling of unsteadiness), 넘어짐(falling) 등이며 뇌 전체의 혈류량 감소로 인한 미만성 대뇌 허혈이 그 기전이고 특정 뇌혈관 폐색이나 임박한 뇌졸중은 아니다.

(1) 과호흡 증후군(hyperventilation syndrome)

잦은 심호흡으로 동맥내 이산화탄소 분압이 떨어지면 뇌혈관이 수축된다. 만성 불안과 동반된 과호흡은 지속적인 전실신성 어지럼의 흔한 원인이 될 수 있는데 이 환자들은 동맥혈 이산화탄소 농도가 일정 수준 이하가 되면 다시 정상 호흡을 하기 때문에 발견되기가 쉽지않다.

(2) 기립성 저혈압(orthostatic hypotension)

자세성 저혈압은 앙와위나 좌위에서 갑자기 일어나면 누구나 한두번은 경험할 수 있지만 자주 반복되는 원인으로는 혈액량의 감소, 혈압강하제의 장기간 복용, 자율신경 기능부전 등이 있다. 대부분의 혈압강하제 뿐만 아니라 여러 가지 항우울제와 진정제들이 기립성 저혈압의 소인이 될 수 있다.

혈압은 기립자세에서 즉시 또는 수분 후 점진적으로 떨어지는데 평균혈압이 15mmHg이상 떨어졌을 때 진단된다. 이런 환자들에서는 병력 채취 시 특정 약의 장기간 복용 여부를 반드시 물어보아야 한다.

(3) 심박출량 감소(decrease cardiac output)

특히 나이 많은 어지럼 환자에서는 부정맥, 서맥 등의 심장질환을 확인해 보아야하며 전실신(presyncope)을 보이는 여러가지 심각한 심질환 환자도 많으므로 간과해서는 안된다.

2) 심인성 어지럼(psychogenic dizziness)

심인성 어지럼과 흔히 관련된 정신과 질환들은 불안장애, 공황 발작, 우울증, 신체화장애가 있다. 단, 기존의 정신과 질환이 전정질환의 증상을 확대시킬 수도 있기 때문에 진단에 주의를 요한다.

기전은 여러가지 감각 신호들의 중추 통합 장애로 설명할 수 있다. 이런 환자들은 주로 비특이적 어지럼증을 호소하는데 어찔어찔함, 부유감, 흔들림, 떨어지는 느낌, 머리 속 회전감, 해리감, 불균형감 등이고 동반된 신체증상으로는 집중장애, 수면장애, 긴장형두통, 빈맥, 속쓰림, 빈뇨, 배부통, 전신허약감, 피로 등이 있다.

Catholic University of Korea 임상진료지침

20 Otolaryngology Head & Neck Surgery

양성돌발성체위변환성 어지러움증 (BPPV)

BPPV는 어지러움증의 원인 중 20%를 차지하는 어지러움 중 가장 흔한 질환이다. 머리를 특정한 자세로 움직였을 때 특징적인 증상과 안진이 유발되므로 병의 기전과 증상을 이해하고 환자를 대하면 비교적 쉽게 진단하고 성공적으로 치료도 가능한 질환이다. 가장 중요한 것은 병력 청취로서 환자가 호소하는 증상을 통해 BPPV의 가능성을 의심할 수 있어야 한다. 이어서 반고리관을 자극하는 두위변환안진 검사를 Frenzel 안경, 비디오 안진 기록 장치 등을 통해 정확하게 시행하고 안진의 방향과 성분, 유발되는 검사, 좌/우 측을 확인하면 정확한 이환측, 이석의 위치를 알게 되고 이를 기준으로 하여 해당되는 이석정복술을 시행하여 치료할 수 있다.

1. 증상

고개를 젖히거나 숙일 때, 앉았다가 누울 때, 누운 자세에서 몸을 돌릴 때 등과 같이 주로 머리가 포함된 몸의 움직임이 있을 때, 움직임 직후 1분 이내 지속되는 심한 회전성 어지러움증과 구역/구토를 느끼게 된다. 이명, 난청, 이충만감 등의 이과적 증상은 전혀 없으며 몸을 움직이지 않고 가만 있으면 증상은 저절로 좋아지지만 같은 자세를 취하면 다시 같은 증상이 나타난다.

2. 병리기전

반고리관에는 내림프액이 차 있으며 몸의 움직임에 따라 관성의 힘에 의해 팽대부릉정을 자극하게 된다. 내림프액보다 비중이 높은 이석이 난형낭에서 탈락하여 반고리관 안에 떠돌게되면 (canalithiasis) 머리가 움직일 때 이석이 움직이면서 내림프액의 흐름이 정상보다 과다하게 일어나서 팽대부릉정의 유모세포를 과잉 자극하게 된다. 이석이 팽대부릉정에 부착된 형태로 (cupulolithiasis) 있는 경우도 있는데 이때는 머리가 움직일 때 팽대부릉정이 이석의 비중에 의해 과다하게 휘면서 유모세포가 자극되어 증상을 유발하게 된다.

이석을 탈락시키는 원인은 두부 외상이 가장 많으며 그 외 머리를 뒤로 젖히는 자세를 오래 취한 후 (치과 치료, 파마), 노령, 활동이 없이 누워 지내는 경우, 전정신경염, Meniere 병 등이 원인이 되는 것으로 알려져 있다. BPPV는 어느 반고리관에서나 발생할 수 있으나 후반고리관(93%)이 가장 많이 이환되고 외반고리관(5%)이 그 다음, 상반고리관의 이환은 드문 것으로 알려져 있다.

3. 진단

각 반고리관을 자극하는 특정한 자세를 취할 때 유발되는 특징적인 안진과 어지러움 증상을 관찰하면 진단을 내릴 수 있다.

각 반고리관을 자극하는 두위변환안진 검사를 Frenzel 안경, 비디오 안진 기록 장치 등을 통해 정확하게 시행하고 안진의 방향과 성분, 유발되는 검사, 좌/우 측을 확인하면 정확한 이환측, 이석의 위치를 알게 되고 이를 기준으로 하여 해당되는 이석정복술을 시행하게 된다.

1) 후반고리관 BPPV (posterior canal BPPV)

(1) Dix-Hallpike test

가. 방법

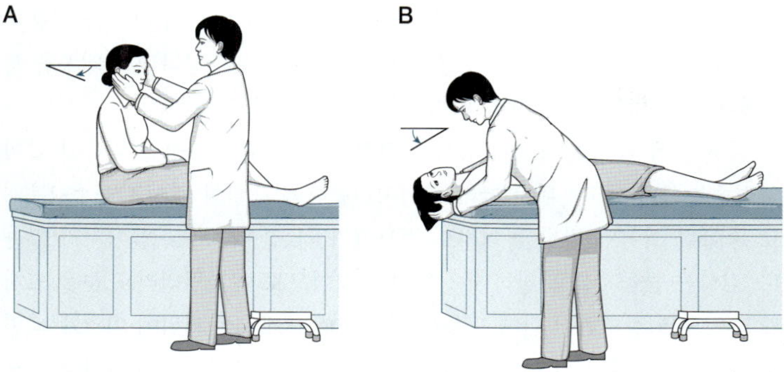

그림 20-1 Dix-hallpike test

후반고리관의 회전면을 최대로 자극하여 특징적인 안진을 유발시킨다. Dix-Hallpike test가 가장 널리 알려져 있고 효과적인 방법이다. 검사는 침대에서 앉은 자세로 시작하게 된다. 환자를 침대 위에 앉히고 검사하는 귀 쪽으로 45도 고개를 돌린 후 환자를 뒤로 눕혀서 머리가 침대 가장자리보다 아래로 젖혀지도록 한다. 검사하는 동안 검사자는 환자를 마주 보고 계속적으로 눈을 관찰하여 안진의 양상을 확인하며, 양 손으로는 머리를 지탱해 주어서 환자에게 안정감을 주고 어지러움증으로 환자가 움직이더라도 검사 자세를 유지할 수 있도록 한다. 안진이 점차 사라지면 다시 앉은 자세로 돌아오며 앉은 자세에서 방향이 역전된 안진이 나타나는지 관찰한다.

나. 안진

BPPV 의 안진은 아주 특징적인데 유발 자세를 취하고 수초간의 잠복기가 있은 후 안진이 나타나서 1분 이내로 지속되며 이때 심한 어지러움증이 동반된다. 후반고리관 결석증의 경우 병변쪽 Dix-Hallpike 자세에서 땅을 향하는 회전성 상향 안진이 나타나게 된다. (geotropic torsional upbeat nystagmus). 같은 자세를 반복해서 유발시키면 안진이 점차 소실되며 (fatigability) 유발 자세의 반대 자세를 취한 경우 안진의 방향이 바뀌는

(reverse nystagmus) 경우가 많다. Frenzel glass 나 비디오 가글을 사용하면 안진의 양상을 더욱 정확히 판별할 수 있다. 한쪽이 끝나면 반대쪽을 꼭 시행하여 양쪽을 비교하도록 한다.

검사 전에 미리 환자에게 검사에 관한 설명과 주의 사항을 다음과 같이 알려주는 것이 좋다: 뒤로 눕혀서 어지러움증을 유발할 것이지만 1~2분내로 좋아질 것이며 빙빙 돌더라도 검사자가 꼭 잡아주므로 떨어지지 않는다, 검사는 눈동자를 관찰하여 진단하는 것이므로 어지럽더라도 눈을 크게 뜨고 있으면 정확한 진단에 도움이 된다. Dix-Hallpike 체위에 이르게 되면 누운 자세에서 환자의 머리가 침대 가장자리보다 아래로 젖혀져야 하므로 검사를 시작할 때 환자가 앉는 위치를 침대 머리맡 쪽으로 살짝 이동시킨 후 검사를 시작하면 편하다.

2) 외반고리관 BPPV

누운 자세에서 머리를 30도 숙여서 외반고리관의 회전면이 머리의 회전면과 일치하도록 한다 (head flexion). 머리를 한쪽으로 90도 돌리고 수평안진이 발생하는지 확인한다. 머리를 정중위로 돌린다. 다시 반대쪽으로 돌리고 안진을 확인한다. 외반고리관 BPPV의 안진은 후반고리관 BPPV와는 달리 잠복기, 피로도가 없고 1분 이상 지속될 수 있다. 반고리관 결석증인 경우 향지성(geotropic) 안진이 나타나며 안진이 강하게 나타나는 쪽이 병변쪽이다. 팽대부릉정결석증의 경우 원지성(ageotropic) 안진이 나타나며 안진이 약하게 나타나는 쪽이 병변이 있는 쪽이다.

3) 상반고리관 BPPV

상반고리관 BPPV는 가장 드문데 그 이유는 상반고리관의 해부학적 위치가 다른 반고리관에 비해 위쪽에 위치하기 때문에 결석이 들어가기 힘들고 들어갔다 하더라도 중력의 영향으로 저절로 난형낭으로 빠져 나올 가능성이 높기 때문이다.

후반고리관 BPPV를 검사할 때와 같은 Dix-Hallpike test를 취하여 진단한다. 상반고리관 BPPV가 있는 경우 Dix-Hallpike 자세를 취하면 회전성

하향 안진이 나타난다. 안진의 방향은 좌우 Dix-Hallpike 자세 어느 쪽에서나 항상 병변쪽을 향하는 하향 안진이 나타나게 된다. 누워서 머리를 뒤로 젖히는 현수 두위에서도 같은 성분의 안진이 관찰되는 경우가 많다. 그러므로, 좌우 Dix-Hallpike 자세 어느 쪽에서나 한쪽을 향하는 하향안진이 있다면 안진의 방향에 해당하는 쪽의 상반고리관 BPPV를 의심할 수 있다.

주의할 점은 체위성 하향 안진은 중추성 병변일 가능성이 높으므로 이를 꼭 염두에 두고 진단에 임해야 한다.

4. 치료

1) 이석정복술(canalith repositioning procedure)

이환된 귀가 어느 쪽인지, 이석은 어느 반고리관에 있으며 반고리관형인지 팽대부릉정형인지를 결정하고 치료에 임한다. 이석정복술은 중력과 관성을 이용하여 비정상적인 위치에 있는 이석을 증상을 유발하지 않는 난형낭으로 이동시키는 방법이다.

(1) 후반고리관 결석

가. Epley maneuver

반고리관, 공통각(common crus), 난형낭의 해부학적 구조를 이용하여 후반고리관의 회전면에 따라 머리를 움직여서 중력에 의해 반고리관 안의 이석이 공통각을 지나 난형낭으로 들어갈 수 있도록 하는 방법이다. 병변쪽으로 Dix-Hallpike 자세를 취한다. 목을 신전시킨 상태를 유지하며 머리를 반대쪽으로 90도 돌린다 (정상쪽 귀가 아래를 향하게 된다). 몸과 머리를 반대쪽으로 더 돌아눕게 하여 코가 땅을 향하도록(침대에 닿도록) 한다. 머리를 같은 자세로 유지하면서 앉는다. 고개를 숙인 상태로 머리를 정면으로 돌린 후 편한 자세를 취한다.

나. Semont maneuver

원래는 팽대부릉정 결석을 이탈시키기 위해 개발되었지만 후반고리관

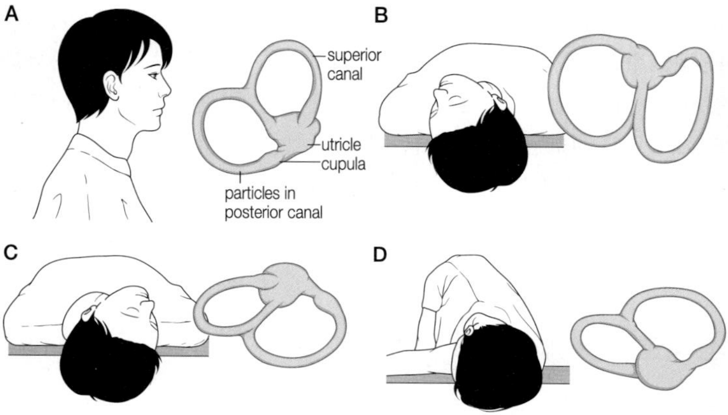

그림 20-2 Modified Epley maneuver

결석증에도 효과가 있음이 밝혀졌으며 Epley maneuver 와 거의 비슷한 치료 성적을 보인다. Epley maneuver가 중력을 이용한 정복술이라면 Semont 법은 관성을 이용한 정복술로 생각할 수 있다.

침대 가의 가운데 부위에 앉는다. 정상쪽을 향해 45도 고개를 돌리고 병변쪽으로 옆으로 눕는다 (뒤통수가 침대에 닿도록 하며 병변쪽 귀가 아래를 향하게 된다). 1분 정도 있는다. 머리는 같은 자세 (정상쪽을 향해 45도 돌림)를 유지하면서 앉은 자세 반대쪽으로 옆으로 눕는 자세를 향하여 빠른 속도로 180도 몸을 움직인다. 이제 이마가 침대에 닿게 된다. 1분 정도 있는다. 머리는 계속 같은 자세를 유지하면서 똑바로 앉는다.

(2) 외반고리관 반고리관결석

가. 바베큐 조작법(Bar-B-Que maneuver : BBQ)

외반고리관의 회전축에 맞추어 병변 반대 방향(안진이 약한 쪽)으로 머리를 270~360도 돌려서 외반고리관의 장완(long arm)에 있던 결석이 중력의 힘으로 외반고리관내에서 이동하여 공통각을 통해 난형낭으로 들어가도록 하는 방법이다.

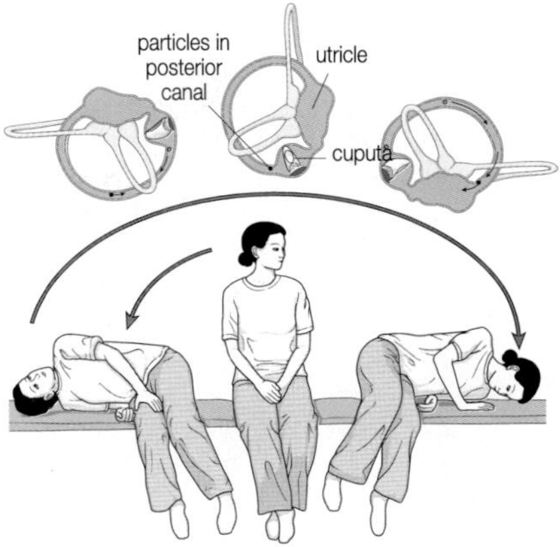

그림 20-3 Semont maneuver

① 천장을 보고 반드시 누운 상태에서 고개를 30도 숙인다.

② 병변 쪽으로 90도 머리를 돌린다. (병측 귀가 바닥을 향함) - 이 단계는 생략할 수도 있다

③ 정상 쪽(안진이 약한 쪽)으로 90도 머리를 돌린다. (천장을 봄) 반대쪽으로 90도 머리를 돌린다 (정상 귀가 바닥을 향함) 머리는 그대로 두고 몸을 엎드린 자세로 바꾼다 반대쪽으로 90도 머리를 돌린다 (바닥을 봄) 머리를 숙인 자세에서 일어나 앉는다.

나. 장시간 두위 고정법(Froced prolonged position : FPP)

① 병변 반대 방향 (안진이 약한 쪽)을 아래로 한 채 12시간 이상 누워있도록 하는 방법이다. 이 자세를 취함으로써 병변 쪽 반고리관에 있던 결석이 중력의 힘으로 아래로 이동하여 공통각을 통하여 난형낭으로 들어갈 수 있다.

(3) 외반고리관 팽대부릉정결석

팽대부릉정 결석은 일단 팽대부릉정에 부착된 결석을 반고리관으로 떨어뜨린 후 반고리관 결석증에 맞추어 (바베큐 조작법, 장시간 두위 고정법)

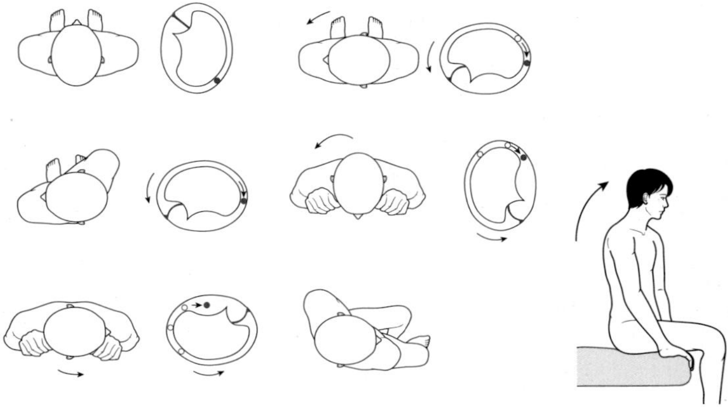

그림 20-4 Barbecue rotation maneuver

치료한다.

가. 360도 회전법

바비큐 조작법과 원리는 같으나 반고리관으로 결석을 떨어뜨리기 위해 바비큐 조작법 시작 단계에 병변 쪽(안진이 약한 쪽)으로 90도 고개를 돌린 자세에서 시작한다는 점이 중요하며 그 후의 회전 방향이 안진이 강한 쪽으로 진행한다는 점이 다르다.

① 천장을 보고 반드시 누운 상태에서 고개를 30도 숙인다.

② 병변 쪽(안진이 약한 쪽)으로 90도 고개를 돌린다.(필수 과정: 팽대부릉정에 부착되어 있던 결석이 중력의 힘으로 아래로 이동하여 반고리관 형으로 바뀌도록 한다.)

③ 정상 쪽(안진이 강한 쪽)으로 90도씩 바비큐 법에서와 같이 몸과 머리를 회전한다.

나. 장시간 두위 고정법(Froced prolonged position)

① 병변 방향 (안진이 약한 쪽)을 아래로 한 채 12시간 이상 누워있도록 하여 병변 쪽 팽대부릉정에 부착되어 있던 결석이 중력의 힘으로 아

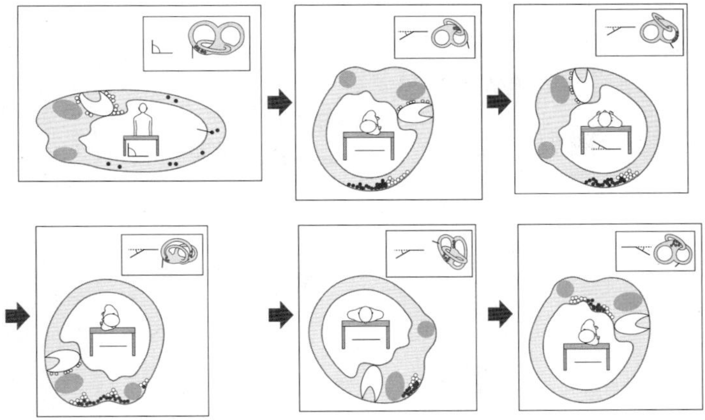

그림 20-5 360 degree rotation maneuver

래로 이동하여 반고리관으로 이동하도록 한다.

② 다음 외래 방문에서 supine roll test를 시행하여 반고리관 결석 형으로 바뀐 것을 확인하면 (향지성 안진) BBQ 법, FPP 법으로 치료한다.

③ FPP 법은 모든 형태의 외반고리관 BPPV에서 공히 안진이 약한 쪽을 아래로 한 채 12시간 이상 누워있는 방법이라는 점에서 쉽게 이용할 수 있다.

다. 그 외의 팽대부릉정 결석 탈락 방법

Brandt-Daroff 습관화 운동, 유양돌기에 진동기를 사용하는 방법 등이 있다. 탈락 시킨 후에는 반고리관 결석 형으로 바뀐 것을 확인하고 (향지성 안진) BBQ 법, FPP 법으로 치료한다.

(4) 상반고리관 BPPV

가. reverse Epley maneuver

Dix-Hallpike 자세를 취하면 아래쪽 귀의 후반고리관과 위쪽 귀의 상반고리관의 회전면이 중력 방향과 일치하게 되어 반고리관 안의 결석은 양쪽

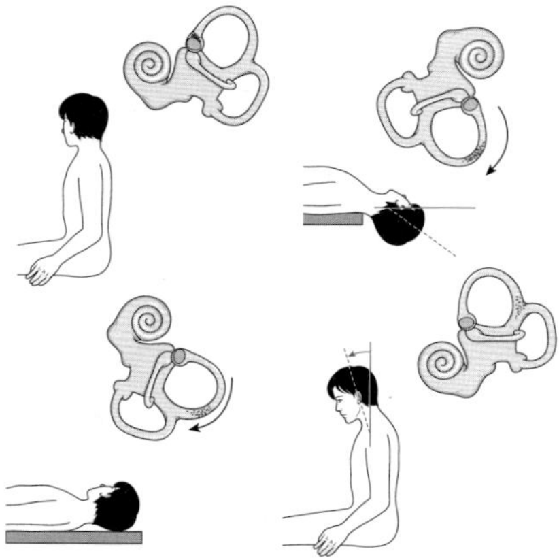

그림 20-6 Kim maneuver for anteror canal BPPV

모두 중력의 영향을 받아 난형낭으로 이동하기 쉽게 된다. 이를 이용해서 정상쪽 귀를 아래로 하는 Dix-Hallpike 자세에서 시작하여 병변쪽 귀를 향해 몸을 돌리는 Epley maneuver를 시행하여 상반고리관 결석을 정복하는 방법이다.

나. Kim maneuver

① 정상쪽으로 45도 고개를 돌린다. (아래 과정을 끝낼때까지 계속 유지한다)

② 머리가 침대 가장자리에서 30도 뒤로 젖혀진 자세로 눕힌다 (2분).

③ 머리를 수평으로 바꾸고 1분 있는다.

④ 턱을 30도 숙인 자세로 자리에 앉는다.

(5) Brandt-Daroff 습관화 운동

가. 처음에는 어지러움증이 유발되는 자세를 반복하여 취하게 함으로써 중추에서 자세 변화에 따른 어지러움증에 적응하도록 습관화시키는 목적으로 개발되었으나 최근에는 이석정복술로 주된 결석이 해소된 상태에서 미세하게 잔존하는 반고리관결석이 경한 증상을 지속시키

표 20-1 Manifestation of nystagmus and treatment maneuver according to the types of semicircular canal involvement with BPPV

<table>
<tr><th>Involved canal</th><th colspan="2">Test to provoke Sx & sign</th><th>Nystagmus</th><th>Treatment maneuver</th></tr>
<tr><td rowspan="2">Rt post canal canalithiasis</td><td colspan="2">Rt D-H position</td><td>Upbeat & Rt torsional (stronger)</td><td rowspan="2">Rt Epley maneuver</td></tr>
<tr><td colspan="2">Lt D-H position</td><td>Downbeat & Lt torsional (weaker)</td></tr>
<tr><td rowspan="2">Rt ant canal canalithiasis</td><td colspan="2">Rt D-H position</td><td>Downbeat & Rt torsional (weaker)</td><td rowspan="2">Reverse Epley (Lt Epley) maneuver
Kim maneuver (start with turning head 45 to Lt)</td></tr>
<tr><td colspan="2">Lt D-H position</td><td>Downbeat & Rt torsional (stronger)</td></tr>
<tr><td rowspan="2">Rt lat canal canalithiasis</td><td rowspan="2">supine position</td><td>Rt head turn</td><td>Rt horizontal (stronger)</td><td rowspan="2">Barbecue rotation (270 to Lt)
forced prolonged position (Lt side lying)</td></tr>
<tr><td>Lt head turn</td><td>Lt horizontal (weaker)</td></tr>
<tr><td rowspan="2">Rt lat canal cupulolithiasis</td><td rowspan="2">supine position</td><td>Rt head turn</td><td>Lt horizontal (weaker)</td><td rowspan="2">Forced prolonged position (Lt side lying)
360 repositioning procedure (start with turning head 90 to Rt, then turn Lt to 270)</td></tr>
<tr><td>Lt head turn</td><td>Rt horizontal (stronger)</td></tr>
</table>

(posterior canal 과 anterior canal BPPV 의 경우 지속시간이 60초 이상인 경우 cupulolithiasis/중추성 안진의 가능성을 고려하고 먼저 팽대부릉정 결석 유리법을 시행한 후 반고리관형으로 전환하여 치료한다.)

는 경우 이를 분산 및 용해시키는 치료 효과도 있는 것으로 생각되고 있다. 또한 급격한 자세 전환과 바닥에 머리가 닿는 충격이 팽대부릉정 결석을 탈락시키는데에도 도움이 될 것으로 생각되고 있다.

나. 적응증

① 팽대부릉정 결석형으로 의심되는 BPPV에서 팽대부릉정에서 결석을 탈락시킬 때 (반고리관형으로 전환시킬 때)

② 일반적인 이석정복술에 효과가 없으며 뚜렷한 안진은 관찰되지 않으나 환자는 자세 변환시 어지러움증을 지속적으로 호소하는

경우 중추 습관화와 미세한 반고리관 결석을 용해시키는 효과를 위해 사용한다.

2) 약물 치료

약물은 BPPV 의 치료 효과는 없으나 증상에 맞추어 적절하게 사용하므로써 환자의 불안과 공포감을 달랠 수 있다. 또한 어지러움증이 심하여 검사 및 치료에 협조가 되지 않는 환자에서 전처치로 사용하므로써 검사 및 처치에 대한 순응도를 높여 치료 효율을 높일 수 있다.

(1) 전정억제제

전정억제제에는 항콜린제제, 항히스타민제, benzodiazepine 계열의 3 종류가 있다.

항콜린제제는 전정핵 신경원의 활동성을 억제하는 중추성 전정억제제로 작용한다. 졸음이 적고 효과가 오래 지속되지만 약효는 약한 편이다. 순수한 항콜린제제는 증상이 나타난 후에는 효과가 없으므로 증상이 나타나기 전 예방적으로 사용할 때 효과를 볼 수 있다. scopolamine은 팻치 형으로 판매되는 순수한 항콜린제제로서 전처치로 사용될 수 있다. 입이 마르고, 동공이 확장되어 시야가 흐릿해질 수 있으며, 진정 등의 부작용이 있다. 녹내장, tachyarrythmia, 전립성비대증 환자에서는 사용시 주의를 요한다.

항히스타민제는 보통 항콜린 작용을 함께 가지고 있으며 항콜린제제와 마찬가지로 전정신경핵 억제제로 작용한다. 또한 구토를 억제하는 효과가 있다. Dimenhydrinate (50 mg PO., qid), Meclozine (12.5~50 mg PO., qid), 등이 있으며 부작용 및 주의 사항은 항콜린제제와 같다.

benzodiazepine은 중추신경계에서 GABA의 작용을 증진시켜서 어지러움증을 가라앉히고 불안감을 감소시킨다. 약물에 대한 습관화는 저용량을 유지하여 사용하므로써 피할 수 있다. Lorazepam 은 작용이 빠르고 효과가 좋은데 0.5 mg bid 이하로 사용하며 diazepam (2mg bid) 도 유사하게 사용한다. alprazolam 은 withdrawal syndrome 때문에 가능한 사용하지 않는 것이 좋다.

(2) 진토제

진토제는 구토를 억제하면서 일부 무스카린 또는 항히스타민 효과가 있어 전정억제 작용도 한다. 대표적인 진토제로는 metoclopramide 가 있다. promethazine

phenothiazine 계열로는 prochlorperazine 과 promethazine 이 있으며 도파민 수용체 길항제로 작용한다. dystonia 와 같은 심각한 부작용이 있고 전정보상을 늦추는 효과가 있어서 가능한 2차 약으로 사용하도록 한다.

장운동에 작용하는 metoclopramide 도 도파민 길항제이며 10mg PO tid/10 mg IM 으로 사용한다. domperidone 은 말초 도파민 D2 수용체 길항제이면서 중추의 chemoreceptor trigger zone 에 작용하여 진토 작용을 나타낸다.

3) 수술적 요법

이석정복술로도 치료가 되지 않는 난치성 BPPV 에 사용하지만 난청의 가능성이 있다.

가. singular neurectomy

후반고리관을 지배하는 신경인 posterior ampullary nerve (후팽대신경 =singular nerve)를 선택적으로 절단하는 시술이다. 난청의 위험성이 높고 술기가 어려워서 최근에는 후반고리관 폐쇄법으로 대치되고 있다.

나. 반고리관 폐쇄(semicircular canal occlusion)

후반고리관에 1x3 mm 의 소창을 만들어 bone dust와 fibrin glue 를 이용하여 반고리관을 폐쇄하여 내림프의 움직임을 차단하는 시술로서 난청의 위험성이 적어 수술적 치료가 필요한 난치성 BPPV 의 경우 1차적으로 선호되는 방법이다.

Catholic University of Korea 임상진료지침

21

Otolaryngology Head & Neck Surgery

메니에르씨 병

- 청각과 평형기능에 영향을 미치는 질환으로 주로 한쪽 귀에 발작적인 현훈과 이명, 그리고 점진적으로 진행하는 난청을 주 증상으로 한다.
- 1861년 처음 증례를 보고한 프랑스 의사 Prosper Meniere의 이름을 땄다.
- 유병율은 1,000명당 2명(10만명당 17-218명)꼴로, 여성에서 호발하고, 인종간 유병율 차이가 있다. 호발연령은 30-50대이고 어린이에게는 드물다.

1. 증상

- 이 질환의 증상은 매우 다양하다.
- 보통 전형적인 증상은 다음 네가지이다.
  ① 주기적으로 반복되는 현훈
  ② 호전과 악화를 반복하지만 결국 점진적으로 악화되는, 주로 저음역을 침범하는 편측성 혹은 양측성 난청
  ③ 편측성 혹은 양측성 이명
  ④ 편측성 혹은 양측성 이충만감
- 이 질환은 보통 위의 네가지 중 하나의 증상으로 시작하여 점차적으로 진행하면서 다른 증상이 동반된다.
- 비전형적인 증상들

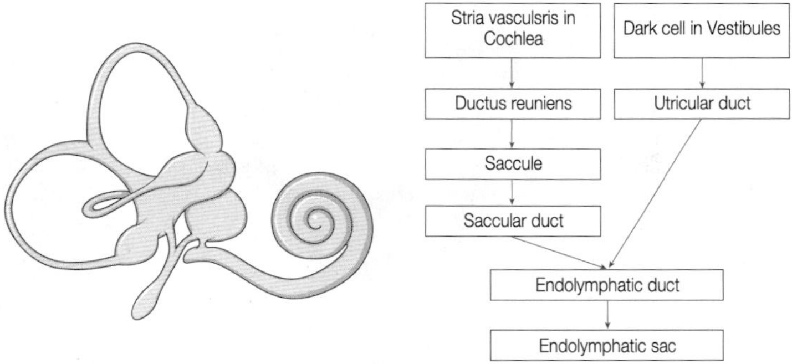

그림 21-1 막성 미로의 구조 및 내임프의 longitudinal flow

가. 현훈과 난청을 동시에 보이는 전형적인 경우는 50%, 19%에서는 처음 증상으로 어지러움만을, 26%에서는 청력 소실만을 호소 (Cawthorn과 Hewlett 등)

나. Tumarkin의 이석위기 : 갑자기 심한 어지러움이나 현훈이 생기면서 환자가 갑자기 주저앉는 현상으로 내임프 수종이 이석기관에 국소화 되었을 때 나타나고 구형낭 기원의 수직감의 소실이 원인으로 추정한다. 즉 구형낭의 자발활동성에 의해 유지되고 있던 근육긴장이 내임프수종이 진행하며 파열되는 경우 한쪽의 근육긴장을 유지하지 못해 나타나는 현상으로 생각된다. 환자는 자신의 몸이 갑자기 기울어지거나 아래로 푹 꺼지는 느낌을 받는다. 이러한 drop attack이 있을 때 의식의 소실은 전혀 없다

■ 참고로 drop attack을 유발하는 질환은 다음과 같다.
원인불명(64%) 〉 심장 질환(12%) 〉 TIA와 같은 뇌혈관질환(8%) 〉 경련(7%) 〉 메니에르씨 병(5%) 〉 정신질환(1%)

다. Lermoyez 증후군 : 이명, 이충만감, 난청 등의 와우 증상이 발생되다가 갑자기 어지러움이 발생되면서 와우 증상이 호전되는 현상으로 발생한 내임프 수종이 막성미로 파열로 인하여 감압되어 증상

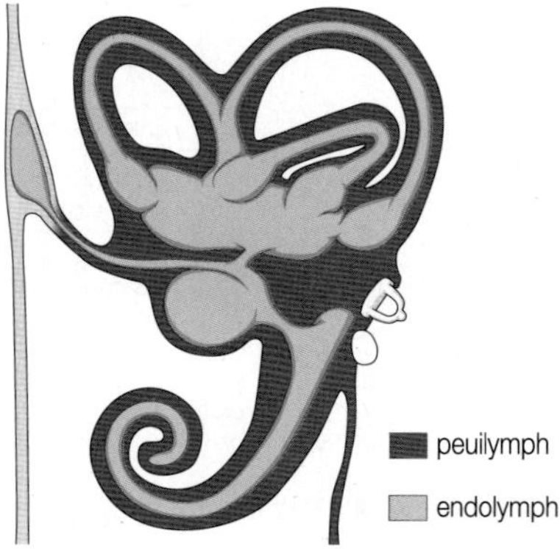

그림 21-2 외임프 및 내임프의 해부

이 소실되는 것이다.

라. 난청 외에도 소리가 왜곡되어서 들리는 이상청각이나 소음에 불쾌감을 느끼는 청각과민등 등을 호소하기도 한다.

마. 61%에서는 두위변환성 어지러움을 보인다.

2. 병인

- 아직까지 원인불명으로 내임프 수종과 연관이 있는 것으로 알려져 있다.
- 가설 : 해부학적 이상, 바이러스 감염, 자가면역 질환, 알레르기, 외상 등
- 3대 조직병리학적 소견 : 내임프수종, 막성미로의 파열, 전정부의 섬유화

3. 분류

- Endolymphatic hydrops : 다양한 원인에 의하여 내이에 발생하는 상태를 일컷는 조직병리학적 용어
- Meniere's syndrome : recurrent, spontaneous episodic vertigo와 hearing loss : aural fullness와 tinnitus를 주증상으로 하는 증후군

- Meniere' s disease : Meniere' s syndrome 중 원인불명의 endolymphatic hydrops(ELH)
- secondary 혹은 delayed Meniere : 원인이 있는 경우 : posttraumatic ELH, postinfectious ELH, mumps, otosyphilis(episodic vertigo of the Meniere type, hearing loss, and interstitial keratitis), classic Cogan' s syndrome(otosyphilis의 3대 증상, but w/o syphilis), variant Cogan' s syndrome(episodic vertigo of the Meniere type, hearing loss, and uveitis, but w/o syphilis), autoimmune disease, dysautonomia, perilymphatic fistula, multiple sclerosis, acoustic neuroma, hypo/hyperthyroidism

4. 진단

- 확진은 조직병리학적으로 내임프 수종을 확인한다.
- 임상적으로 진단을 할 때에는 현재까지 이 질환의 진단은 병력에 의존한다.

(1) 임상적 진단기준(1995 AAO)

가. Certain Meniere

- Definite Meniere' s disease, plus histopathologic confirmation

나. Definite Meniere' s disease

- Two or more definitive spontaneous episodes of vertigo 20 minutes or longer
- Audiometrically documented hearing loss on at least one occasion
- Tinnitus or aural fullness in the treated ear
- Other causes excluded

다. Probable Meniere' s disease

- One definitive episode of vertigo
- Audiometrically documented hearing loss on at least one occasion

- Tinnitus or aural fullness in the treated ear
- Other causes excluded

라. Possible Meniere' s disease

- Episodic vertigo of the Meniere type without documented hearing loss, or
- Sensorineural hearig loss, fluctuating or fixed, with disequilibrium but without definitive episodes
- Other causes excluded

- 단, 여기서 말하는 난청은 1) 저주파음역의 평균치(0.25, 0.5, 1kHz)가 고주파음역의 평균치(1, 2, 3kHz)보다 15dB 이상일 때, 2) 편측성의 경우 환측귀의 순음청력평균(0.5, 1, 2, 3kHz)이 20dB 이상일 때, 3) 양측성인 경우 0.5, 1, 2, 3kHz의 순음청력평균치가 25dB 이상일 때, 4) 환측귀의 순음청력평균(0.5, 1, 2, 3kHz)이 10dB이상 혹은 어음명료도가 15% 이상 변동되었을 때를 의미한다.

(2) 진단에 도움을 주는 검사

- 청각검사 : Puretone A, Speech A*, Tympanometry, OAE
- 전기와우도(electrocochleography)**
- 안진검사***, 회전의자검사, VEMP, 자세검사
- 탈수검사****
- 혈액검사 : 고지혈증
- 매독검사 : VDRL 혹은 FTA
- 자가면역검사 : CRP, ANA
- 하시모토씨 갑상선염 검사 : anti-thyroglobulin Ab, anti-TPO(Thyroid Peroxidase) Ab
- MRI of brain and IAC
- HRCT of temporal bone : otosclerosis

---

* 소리가 왜곡되어 들리기 때문에 PTA의 난청 정도보다 어음명료도가 심하게 저하된다.

** 내임프수종에 의한 기저판(basilar membrane)의 왜곡으로 SP(summating potential)이 증가된다. 이 검사는 SP와 청신경의 AP(action potential)를 동시에 측정하여 비교한다. 현재 이 검사는 높은 위음성율과 난청이 있을 때 SP, AP의 측정이 불가하기 때문에 임상 적용에는 문제가 있다. 일반적으로 SP/AP의 값은 정상이 0.2이내이고, 0.3-0.5 이상일 경우 의의가 있다.

*** 급성 발작시기에는 거의 모든 환자에서 안진을 볼 수 있으며 병변쪽으로의 자극성 안진(irritative nystagmus)이 발현되다가 점차 시간이 지나면서 마비성 안진(paralytic nystagmus)이 생긴다. 증상이 소실되고 회복되면서는 병변쪽으로의 회복성 안진(recovery nystagmus)이 발현되기도 하므로 메니에르병에서 안진의 방향은 환자에 따라 일정한 방향으로 발현되지 않기 때문에 안진의 방향이 병변의 측별 구분에 도움을 주지 못한다. 온도안진검사는 검사 시기에 따라 정상소견을 보이거나 환측의 반고리관마비를 보이나 반고리관마비는 병기가 상당히 진행된 경우에 주로 나타난다.

**** Glycerol test : 이뇨작용으로 내임프의 압력 감소로 청력이 호전되는지를 보는 검사로 두개 이상의 주파수에서 10dB 이상의 청력 개선이나 12%이상의 어음명료도의 호전이 있는 경우 양성으로 판정한다.

**** Furosemide test : 이뇨작용으로 내임프의 압력 감소로 전정기능이 호전되는지를 보는 검사로 이뇨제 투여 후 온도검사에서 안진의 완서상속도가 9.4% 이상 개선되면 양성으로 판정한다. 온도검사 대신에 정현파회전검사 상 전정안반사의 이득을 비교하기도 한다.

- 상기 검사들의 목적
  - ① 확진을 위하여
    - 청각검사를 통한 난청의 확인 : 난청의 유무, 감각신경성 난청의 해당 여부, fluctuation의 유무
    - Tympanometry와 ECoG를 통한 이충만감의 감별
  - ② 다른 원인의 감별진단을 위하여
    - 이관기능 이상 : abnormal tympanometry & normal ECoG
    - 미로염 혹은 전정신경염 : 질병의 상태가 고정(not stable or fluctuating)
    - 편두통 : 청각검사 및 평형기능검사 정상
    - 소음성 난청 : noise notch가 있거나 absent OAE
    - 외임프 누공

표 21-1

Stage	Four-tone average(dB)
1	〈 25
2	26-40
3	41-70
4	〉 70

- 이매독 : VDRL+ 혹은 FTA+
- 상반규관 증후군 : asymmetrical VEMP
- 뇌졸중, TIA, 종양 등의 뇌병변 : abnormal MRI

(3) 병기

치료하기 전 6개월 동안의 청각검사 중 가장 나쁜 순음청력평균(0.5, 1, 2, 3kHz)

(4) 기능적 수준 평가

심한 현훈 기간동안 뿐만 아니라 전체적인 상태를 평가하여

5. 치료

(1) 예방적 치료법

1	일상생활에 전혀 지장이 없다.
2	어지러울 때에는 하던 일을 잠시 멈춰야한다. 하지만 어지러움이 가시면 하던 일을 계속 할 수 있다. 어지러움때문에 일에 대한 변화를 생각해본 적이 없다.
3	어지러울 때에는 하던 일을 잠시 멈춰야한다. 하지만 어지러움이 개면 하던 일을 계속할 수 있다. 어지러움때문에 일에 대한 변화를 생각해본 적이 있다.
4	대부분의 일상생활을 지속할 수 있으나 그러기 위해서는 많은 노력이 필요하다. 일이나 일상생활에서 약간의 조정이 필요하다.
5	예전에 하던 일상생활을 지속할 수 없다.
6	1년 이상 아무 일도 못했다.

표 21-2

	sedative	anticholinergic	antiemetic
meclizine	+	+	+++
dimenhydrinate	+++	++	+++
diphenhydramine	+++	++	+++
promethazine	+++	+++	++
prochlorperazine	++	+	+++

- 생활습관 조절 및 식이요법 : 저염식(1.5 g/일 이하 섭취), 유발인자(카페인, 술, 담배, 고탄수화물 음식, 고지방 음식) 회피, 충분한 수분 섭취, 스트레스 감소
- 알러지 치료
- 약물치료 : 이뇨제, betahistine, 스테로이드제
  - ■ betahistine(뷰티펙스, 메가베타, 메네스 : 단일성분 전문의약품) : 내이의 허혈을 줄이고 내임프의 대사를 증진시키는 것으로 추정
- Meniett : transtympanic micropressure pulses

(2) 대증치료법 : 증상이 있는 때

- 항히스타민제 : meclizine(다수의 복합성분 일반의약품), dimenhydrinate(보나링 : 단일성분 일반의약품 + 다수의 복합성분 일반의약품), diphenhydramine(디펙타민 : 단일성분 전문의약품 + 다수의 복합성분 일반의약품), promethazine(프로메타진, 훼너간, 히마진 : 단일성분 전문의약품)
- 항구토제 : trimethobenzamide(티간 : 단일성분 전문의약품), ondansetron(조프란, 온단트, 온세란, 산도스, 온세트론, 온프란, 온단세트론 : 단일성분 전문의약품), prochlorperazine(클로진 : 단일성분 전문의약품)
- 항현훈/항불안제 : diazepam(디아제팜, 바리움 : 단일성분 전문의약

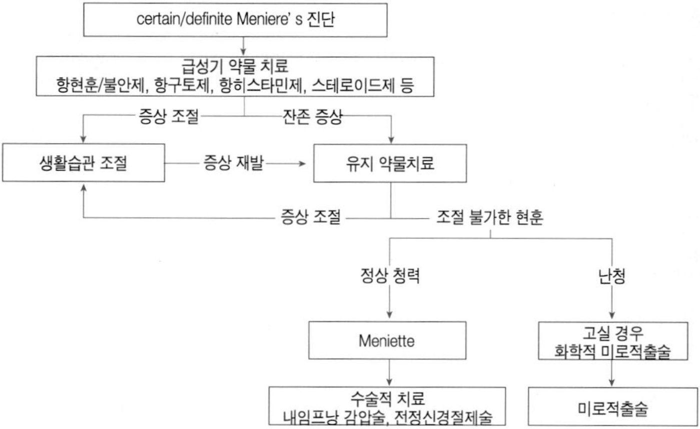

그림 21-3 치료방침의 예

품), lorazepam(아티반, 로라반, 스리반 : 단일성분 전문의약품)

- 스테로이드제 : dexamethasone

(3) 수술적 치료법

- 이상의 방법으로 조절이 불가능한 경우 선택적으로 시행한다.
- 청력을 완벽하게 보존할 수 있는 수술은 없다

가. 비파괴적 수술방법 : 청력 보존 가능

- 내임프낭 감압술

나. 파괴적 수술방법 : 청력 소실

- chemical labyrinthectomy : intratympanic injection of gentamicin or streptomycin
- labyrinthectomy
- vestibular neurectomy

6. 예후

- 보통 5-10년 내에 80%가 자연치유가 되는데, 내임프와 외임프 간에 누공이 발생되어 나타난다고 한다.
- 보통 한쪽을 침범하지만 17-75%에서는 시간이 지나면서 양측을 모두 침범하기도 한다.
- 60-80%의 환자는 예방적 치료법이나 대증치료법으로 일상생활을 영위하는데 큰 지장이 없다.
- 난청의 경우 질병 초기에는 호전과 악화를 반복하지만 시간이 지나면서 점차 고착화된다.
- 이명도 대개의 경우 시간이 지나면서 고착화된다.
- 현훈 발작의 빈도나 정도는 매우 다양하다. 하지만 시간이 지날수록 현훈은 이명이나 난청과 달리 점차 소실된다.

Catholic University of Korea 임상진료지침

22 Otolaryngology Head & Neck Surgery

전정신경염

전정신경염은 말초성 어지러움증에서 양성체위변환성현훈증에 이어 2번째로 흔한 질환으로서 특징적인 임상 양상을 나타낸다. 평소 건강하던 사람에서 수일간 지속되는 갑작스런 심한 회전성 어지러움증이 구역, 구토 증상과 동반되어 나타나며 청각학적 증상이나 신경학적 증상은 동반되지 않는다. 20~60세 사이의 건강한 청장년층에서 발생하며 평균 발병 연령은 39세, 남녀 성별, 좌우 측별 차이는 없다. 50% 미만에서 상기도 감염 등의 바이러스성 질환이 선행되어 나타난다.

전정신경염의 원인은 아직 확실하지 않으나 크게 전전정신경동맥의 허혈로 보는 설과 바이러스성 염증으로 보는 설이 있다. 바이러스성 질환으로 보는 관점에서도 상기도감염증 이후에 흔히 발생하고 유행성으로 나타난다는 점에서 바이러스에 의한 전정신경 감염으로 주장하기도 하며 사체부검 연구에서 전정신경의 축삭 변성이 관찰되는 점을 들어 잠복 바이러스의 재활성화에 의한 전정신경 염증으로 보는 설이 있는데 후자의 가능성이 높은 것으로 생각되고 있다.

1. 임상 양상

43~46%에서 상기도 감염, influenza, 편도선염,, 부비동염 등의 감염력이 선행하거나 동반되어 나타난다.

회전성 어지러움증은 첫 2~3일에 가장 심하며 별다른 치료 없이도 감소하여 1주 경에 점차 소실된다. 그러나 회전성 어지러움증이 소실된 후에도 경미한 동작 불안감, 휘청거림, 경미한 어찔거림 등이 남게 된다. 완전히 증상이 소실되는 데에는 보통 수주에서 수개월이 걸린다.

급성기의 이학적 검사상 방향이 일정한 수평회전성 안진이 관찰되며 안진의 빠른 성분은 정상쪽을 가르킨다. 안진은 발병 보통 7일 이내에 소실된다. 전정신경염이 급성기를 지나서 며칠 후에 외래를 방문하게 되면 자발안진이 관찰되지 않는데 이 때에는 Alexander' s law를 적용하여 주시 방향을 오른쪽, 왼쪽으로 옮겨 보면 안진의 빠른 성분 방향을 향해 볼 때 미세한 안진이 남아있는 것을 관찰하거나 시고정을 억제하면 안진을 강화시켜서 진단에 도움을 받을 수 있게 된다. 시고정을 억제하기 위해서는 +30 diopter의 Frenzel glasses를 씌우거나 검안경으로 시신경유두나 망막혈관을 직접 관찰하므로써 시고정을 억제할 수 있다.

전정신경염 환자는 병변쪽의 전정척수반사, 전정경부반사가 감소되므로 병변 쪽 경부, 사지 근육 긴장도가 감소하게 되어 병변쪽으로 머리와 몸이 기울고 일어서거나 걸을 때 병변쪽으로 쓰러지는 경향을 보인다.

2. 감별 진단

갑작스런 심한 회전성 어지러움증은 급성 일측성 전정장애에 의해 유발되는 증상이다. 일측성 전정장애는 말초성 전정질환(전정신경염)이 원인인 경우가 많으나 중추성 전정기관에 급성 병변(뇌간, 소뇌의 경색, 출혈)이 발생한 경우에도 유사한 증세를 나타내는 경우가 있으므로 치료 전 환자가 호소하는 어지러움증이 말초성 전정질환에 의한 것인지 중추성 질환에 의한 것인지 감별하는 것이 1차 과제이다.

중추성 질환을 배제시킨 후라면 말초성 전정질환 중 전정신경염의 특징적 임상 소견에 부합한지를 판단하여 진단하게 된다.

중추성 질환을 구별하는 포인트는 동반 증상, 안진의 성격, 자세 불안정의 심한 정도, 신경학적 징후 유무로 구별할 수 있다.

급성 말초성 전정질환은 대부분 심한 회전성 어지러움증이 구역/구토를 동반하며 나타난다. 안진의 강도와 어지러움증의 정도는 일치한다. 눈을 뜨면 간신히 서 있을 수는 있지만 혼자 걷기는 힘들다. 눈을 관찰하면 수평/수평회전성 안진의 빠른 성분(=안진의 방향)이 항상 같은 방향(병변의 반대 방향)으로 나타나며 주시 변화(좌/우, 상/하)에도 그 방향이 변하지 않는다. 안진의 빠른 방향 쪽을 보게 하면 안진의 강도가 강해지고 약한 쪽을 보게 하면 안진이 약해진다 (Alexander' s law). 초점을 맞추지 않고 멍하니 앞을 본 상태보다 지정된 물체를 응시하게 하면 안진의 강도가 줄어든다 (시고정 : fixation suppression).

뇌간, 소뇌의 경색, 출혈과 같은 급성 중추성 전정 질환에서도 전정신경염과 유사한 심한 회전성 어지러움증과 자발 안진을 보일 수 있다. 중추성 어지러움증은 눈을 뜨고도 혼자 서 있기가 힘들다는 점 (전정신경염은 눈을 뜨면 혼자 서 있기가 가능), 말더듬증, 복시, 동측 안면 감각 저하, 반대측 신체감각 이상 등의 신경학적 증상이 동반된다는 점으로 감별할 수 있다. 또한 중추성 안진은 회전성분이 없이 순수하게 수직 (상향 또는 하향 안진) 성분이거나 수직/수평 성분이 없이 순수회전성 안진으로 나타난다. 주시 변화에 따라 안진의 방향이 바뀌며, Alexander' s law를 따르지 않고, 시선 고정을 시켜도 안진의 강도가 뚜렷이 감소하지 않는다. (소뇌 뇌졸중의 경우에는 안진이 한쪽 방향을 볼 때만 나타나서 말초성 안진과 유사하게 나타나는 경우도 있으므로 주의를 요한다.)

갑작스런 회전성 어지러움증이 있는 환자가 중추성 병변을 시사하는 소견이 있거나 뇌졸중의 위험 인자가 있을 때, 심한 두통이 동반된 경우는 뇌경색과 뇌출혈을 모두 확인할 수 있는 MRI와 혈관 촬영과 같은 즉각적인 뇌 영상 촬영이 필요하다.

3. 진단

보통 초기에는 자발 안진이 심하며 증상의 호전을 위하여 사용하는 안정제, 진토제 등의 약물이 검사 결과에 영향을 줄 수 있으므로 급성기에 전기안진검사 등 안구 움직임을 관찰하는 전정검사는 의미가 없다. 안정제, 진토제를 중단하고 48시간 후에 각종 전정기능 검사를 시작한다.

자발 안진이 감소하고 증상이 좋아지는대로 대증 치료를 빨리 중단하는 것이 전정 보상을 촉진하여 환자의 회복을 도울 뿐만 아니라 입원 기간내에 여러 전정기능검사를 완료할 수 있다는 장점이 있다.

1) 특징적인 안진

- 주시 변화에도 방향이 변하지 않는 수평/수평회전성 안진
  (안진의 느린 성분 방향이 병변쪽을 나타냄)
- 시고정에 의해 안진의 속도가 감소
- Alexander' s law 를 따름
- 시간이 지나면서 점차 강도와 속도가 감소한다.

2) 정적 전정검사

증상이 심한 발병 초기에는 혼자 서 있기도 힘들므로 정적 전정검사의 시행이 힘들며 얻을 수 있는 정보도 적다. 아급성기에 뚜렷한 증상이나 안진이 관찰되지 않을 때 중추성 병변과의 감별을 위해 사용할 수 있다. 정적 전정 검사에는 Romberg test, 일자보행검사, 제자리걷기 검사 등이 있다.

3) 동적 전정검사

급성기에는 심한 안진으로 관찰, 유발하기 어려우므로 급성기 이후 보상기로 들어선 상태에서 내원하였을 때 잠재된 안진을 유발하여 말초 전정기능 저하를 진단하는 목적으로 사용될 수 있다.

(1) head thrust test

환자에게 검사자의 코를 계속 보고 있으라고 지시한 후 환자의 머리를

순간적으로 빨리 좌/우로 회전한다. 검사자는 환자의 눈을 관찰하고 있다가 머리 회전 후 멈춘 순간 안구가 정확히 코를 향하는지 (전정안반사가 정상적으로 이루어짐), 멈춘 순간 회전으로 위치가 이동된 안구가 코에 초점을 맞추기 위하여 교정성 단속 운동이 나타나는지(전정안반사가 이루어지지 않는 상태) 관찰한다. 교정성 단속운동이 발생하는 쪽의 말초 전정 병변을 의미한다.

(2) head shaking test

환자의 머리를 30도 가량 숙인 상태에서 환자의 머리를 좌/우 45도, 초당 2회의 속도(1초에 좌~우 90도, 2번 회전)로 20초 (총 40회 회전) 자극한다. 한쪽 전정계가 손상된 경우 병변쪽 속도저장계에서는 속도 저장이 되지 않는 반면 정상쪽에서는 20초간 자극된 속도저장계의 전정 자극 신호가 자극 종료 후 방출되면서 일시적인 전정 신호 불균형 상태를 유발하게 되고 이것이 안진으로 나타나게 된다. 대개 이상성 (biphasic) 안진을 나타내며 초기에는 정상쪽을 향하는 짧은 안진이 20초 정도 나타나다가 병변쪽으로 방향이 바뀌어 100초 정도 긴 안진을 보이게 된다

4) 전정기능검사

(1) 자발안진, 주시안진

정상쪽을 향하는 안진이 나타나며 시고정을 시키면 감소한다. 주시 방향을 바꾸어도 안진의 방향이 변하지 않는다. 수평/수평회전성 안진이며 전기안진/비디오 안진기록에서는 수평성분의 안진만 관찰되고 수직 성분은 없다.

(2) 양온교대 안진검사

병변쪽의 반고리관 마비와 병변 반대쪽의 방향우위를 보인다. 방향우위는 자발안진이 감소하면 점차 정상화되고 반고리관 마비는 더 오래 남아있게 된다.

(3) 안구운동 검사

가) 시추적검사 : 안진의 빠른 방향(정상쪽)쪽으로 안구가 움직일 때 자발안진의 영향으로 단속성 시추적 운동을 보인다.

나) 단속운동검사 : 안진의 빠른 방향(정상쪽)쪽을 볼 때 때때로 과다현상이나 미달 현상이 나타난다.

다) 시운동성 안진 : 자발안진이 있을 때 안진의 빠른 방향(정상쪽)쪽으로 시자극이 움직이면 완서상속도가 줄고 병변쪽으로 시자극이 움직이면 완서상 ㅇ 속도가 증가하여 좌우 비대칭도가 커진다.

(4) 회전검사

정현파 회전검사에서는 저주파에서 위상차선행이 심해지고 저주파 전정안반사의 이득이 감소하며 안진 방향은 좌우 비대칭을 보인다.

등속회전검사에서는 병변쪽으로 회전 자극을 주었을 대 초기 이득과 시간 상수가 감소한다.

(5) 동적자세검사

급성기에는 조건 4,5,6의 평형점수가 낮다가 자발안진이 소실되는 아급성기에는 조건 5,6이 낮은 전정형 이상 소견을 보인다.

(6) 주관적 시수직 검사

병변쪽으로 편위를 보이게 되며 자발안진이 소실되면서 점차 정상화된다.

IV. 치료

초기에는 심한 어지러움증으로 가만히 서 있거나 앉아있는 것도 힘이 드므로 중추성 질환을 감별하는 데에 초점을 맞춘다. 중추성 질환이 확실히 배제된 후 초기 1~2일은 어지러움증, 구역/구토 등의 증상에 맞춘 치료를 하여 환자를 안정시키고 질병에 대해 설명하여 환자를 안심시킨다.

전정신경염은 아직 원인이 확실히 밝혀지지 않았고 시간이 지남에 따라 증상이 점차 호전되는 질환이므로 원인 치료보다는 어지러움증, 구토 등의 증상을 가라앉히며 환자를 안정시켜서 보행이나 활동 중 넘어지거나 쓰러지지 않도록 하며, 질병에 대해 설명하여 환자를 안심시킨다.

1) 급성기의 치료

급성기에는 심한 구역 구토로 인한 탈수, 전해질 불균형을 수액으로 보충한다. 급성 전정 장애로 몸의 균형을 유지하기 힘들므로 침상 안정을 권하고 보호자가 상주하도록 한다.

가) 약물 치료

a. 전정억제제

전정억제제에는 항콜린제제, 항히스타민제, benzodiazepine 계열의 3 종류가 있다.

항콜린제제는 전정핵 신경원의 활동성을 억제하는 중추성 전정억제제로 작용한다. 졸음이 적고 효과가 오래 지속되지만 약효는 약한 편이다. 순수한 항콜린제제는 증상이 나타난 후에는 효과가 없으므로 증상이 나타나기 전 예방적으로 사용할 때 효과를 볼 수 있다. scopolamine은 팻치 형으로 판매되는 순수한 항콜린제제로서 전처치로 사용될 수 있다. 입이 마르고, 동공이 확장되어 시야가 흐릿해질 수 있으며, 진정 등의 부작용이 있다. 녹내장, tachyarrythmia, 전립성비대증 환자에서는 사용시 주의를 요한다.

항히스타민제는 보통 항콜린 작용을 함께 가지고 있으며 항콜린제제와 마찬가지로 전정신경핵 억제제로 작용한다. 또한 구토를 억제하는 효과가 있다. Dimenhydrinate (50 mg PO., qid), Meclozine (12.5~50 mg PO., qid), 등이 있으며 부작용 및 주의 사항은 항콜린제제와 같다.

benzodiazepine은 중추신경계에서 GABA의 작용을 증진시켜서 어지러움증을 가라앉히고 불안감을 감소시킨다. 약물에 대한 습관화는 저용량을 유지하여 사용하므로써 피할 수 있다. Lorazepam 은 작용이 빠르고 효과가 좋은데 0.5 mg bid 이하로 사용하며 diazepam (2mg bid) 도 유사하게 사용한다. alprazolam 은 withdrawal syndrome 때문에 가능한 사용하지 않는 것이 좋다.

b. 진토제

진토제는 구토를 억제하면서 일부 무스카린 또는 항히스타민 효과가 있어 전정억제 작용도 한다. 대표적인 진토제로는 metoclopramide 가 있다. promethazine 계열로는 prochlorperazine 과 promethazine 이 있으며 도파민 수용체 길항제로 작용한다. dystonia 와 같은 심각한 부작용이 있고 전정보상을 늦추는 효과가 있어서 가능한 2차 약으로 사용하도록 한다.

장운동에 작용하는 metoclopramide 도 도파민 길항제이며 10mg PO tid/10 mg IM 으로 사용한다. domperidone 은 말초 도파민 D2 수용체 길항제이면서 중추의 chemoreceptor trigger zone 에 작용하여 진토 작용을 나타낸다.

c. steroid

어지러움증 완화에 도움을 주고 전정 보상을 촉진한다는 보고가 있다.

d. 항바이러스제

전정신경염의 병리 기전을 바이러스 감염/재활성화에 의한 신경 염증으로 이해한다면 항바이러스제의 투여를 고려할 수 있다. 그러나 아직 이에 대해서는 논란이 있다.

e. 혈관확장제

허혈성 병변도 병리기전으로 제시되므로 혈관확장제의 사용을 고려할 수 있으나 효과는 뚜렷하지 않다.

2) 증상 호전기의 치료

전정억제제와 진토제는 증상이 좋아지는대로 빠른 속도로 감량하여 중단하고 전정재활치료를 시작한다. 계속적인 전정억제제, 진토제, 진정제의 사용은 전정계의 중추보상을 지연시키고 약물에 대한 의존도를 높인다.

3) 만성기의 치료

4) 질병의 경과

급성 전정 기능 소실 후 중추 보상에 의해 증상이 회복된다. 발병 후 1~2주가 지나면 자발 안진이 없어진다. 완전 보상이 되면 거의 정상인과 같은 균형감을 유지할 수 있다.

환자가 능동적인 머리 운동을 안 하는 경우, 고령, 근육 신경계의 이상으로 활동이 억제된 경우, 움직임에 대한 불안감, 중추신경계의 이상으로 인한 급성 전정 기능 소실인 경우 보상이 지연되거나 불완전할 수 있다.

적절한 재활 운동 방법을 선택하고 시각 및 체성 감각 정보를 적절히 사용할 수 있도록 한다.

심한 어지러움증은 대개 1주 이내에 좋아진다.

2주 이내에 동적자세검사 결과가 정상으로 돌아온다.

자발안진은 한 달 가까이 지나서야 소실된다.

양온교대 온도안진검사는 발병 1년 후 56%에서 완전 회복, 30%는 부분 회복, 9~22%는 완전 소실 상태로 남는다.(Aantaa 1979, Silvoniemi 1988) 양온교대 온도안진검사는 시간이 지나면서 회복되어 3~5년이 지나면 거의 모든 환자에서 정상으로 회복된다. (Grisen 1974)

주관적인 어지러움증은 60%에서 3개월, 50%에서 1년, 25%에서5년 이상 지속된다는 보고가 있다. (Okinaka 1993)

5. 처방례

HD #1~급성기

간호처치

1. Vital sign check q duty

2. Soft diet

검사 처방

1. 조영제 Brain + Temporal MRI
2. (가능한 diffusion imaging 추가하고 posterior fossa 쪽을 세밀하게 cut 할 것을 요청한다)
3. Chest PA
4. EKG
5. CBC Routine/WBC differential count
6. aPTT, PT
7. T3, T4, 3rd-TSH
8. ALT(SPGT)/ AST(SGOT)
9. BUN/Creatinine
10. Glucose(FBS)
11. Total Cholesterol, Triglyceride, HDL-Cholesterol
12. VDRL-RPR(정량)
13. FTA-ABS Ig G
14. FTA-ABS Ig M
15. Routine Urinalysis c Urine Microscopy

약물 처방

1. 5% 포도당가 생리식염 1000ML
2. 뻬콤헥사 2ML (MIX IV)
3. DZP 9 MG #3
4. DMD 50MG 3T#3
5. MCP 3T#3
6. MCPA 1A IV (PRN)
7. DZPA 1A IV (PRN)

HD# 아급성기

간호처치

1. Vital sign check q duty
2. Regular diet
3. 전정재활훈련 격려

검사 처방

급성기 증상 완화되고 ambulation 가능하게 되면 먼저 청력검사 시행하고 진정제, 전정억제제, 진토제 복용 중단 48시간 후 전정검사를 시행한다.

(청력) 표준순음청력검사(Pure tone)
(청력) 언어청각검사(Speech audiometry)
(청력) Impedence audiometry (Tympanometry)
(청력) Impedence audiometry (Stapedial reflex)
(청각) 청각유발전위검사(ABR)
(전정) 전기안진/비디오 안진검사
　　　자발안진 주시안진
　　　냉온교대온도안진검사
　　　급속안구운동검사
　　　시표추적검사
　　　시운동성안진 및 시운동후 안진검사
(전정) 전정유발근전위검사(VEMP)
(전정) 회전검사
(전정) 동적자세검사
(전정) 주관적 시수직검사

약물 처방

1. 5% 포도당가 생리식염 1000ML
2. 뻬콤헥사 2ML (MIX IV)

구역/구토가 소실되고 regular diet 가능하며 전정재활훈련에 방해가 된다면 수액은 중단하여도 됨

Catholic University of Korea 임상진료지침

23 안면신경질환

Otolaryngology Head & Neck Surgery

안면신경은 얼굴의 표정을 담당하는 운동신경, 누선과 타액선의 분비를 담당하는 부교감신경, 혀의 앞쪽 2/3의 미각을 담당하는 특수감각신경, 이개와 외이도 일부의 지각을 담당하는 일반감각신경으로 이루어진 즉 운동신경과 감각신경 모두를 가진 혼합신경이다. 안면신경마비의 원인은 매우 다양하지만 일부 측두골 외상과 종양의 경우를 제외하고는 염증에 의한 것이 대부분이다. 염증에 의한 안면신경마비의 원인으로는 벨 마비와 이성대상포진이 대부분을 차지하며 이외에도 급성 중이염, 만성 중이염, 악성 외이도염, 결핵성 중이염, Lyme disease 등이 있으며 백혈병, 에이즈, 이하선 염증 등에 의해서도 발생한다.

1. 진단

안면신경마비의 원인을 알아보기 위한 검사로는 병력청취, 이학적 검사, 혈액검사, 안면신경 분지에 대한 Topognostic test(미각검사, 누액분비검사, 타액분비검사, 등골반사), 전기생리학적 검사, 방사선학적 검사 등이 있다.

1) 이학적 검사

안면신경의 기능을 임상적으로 평가할 때 가장 많이 사용하는 방법에는 안면전체의 마비정도에 따라 등급을 나누어 평가하는 House-Brackmann

표 23-1 House-Brackmann Grading Scale

G	description	V⁻	characteristics	
I	normal		normal facial function	
II	mild		Gross	slightly weakness noticeable on close inspection
			at rest	normal symmetry and tone
			forehead	moderate to good function
			eye	complete closure c minimum effort
			mouth	slight asymmetry
III	moderate		Gross	obvious but not disfiguring difference between two sides
			at rest	normal symmetry and tone
			forehead	slight to moderate movement
			eye	complete closure with effort
			mouth	slightly weak with maximum effort
IV	moderately severe		Gross	obvious weakness and/or disfiguring asymmetry
			at rest	normal symmetry and tone
			forehead	none
			eye	incomplete closure
			mouth	asymmetric with maximum effort
V	severe		Gross	only barely perceptible motion
			at rest	asymmetry
			forehead	none
			eye	incomplete closure
			mouth	slight movement
VI	total		no movement	
gross( )/at rest( )/forehead( )/eye( )/mouth( )				**total H-B G( )**

방법이 많이 사용되고 있다. 이 방법은 많은 사람들이 사용하므로 서로 치료결과를 비교할 수 있는 장점이 있으나 검사자의 주관이 많이 개입되며 재현성에 문제가 있다는 단점이 있다. House-Brackmann 방법은 얼굴 전체의 외관과 운동시의 기능에 따라 I 등급인 정상부터 전혀 움직이지 않는

완전마비인 VI등급으로 나뉜다.

2) 신경손상

가. 신경손상의 종류

신경손상의 정도를 Seddon은 neuropraxia, axonotmesis, neurotmesis 3단계로 나누었으며 Sunderland는 5단계로 나누었다.

① 1st-degree injury(neuropraxia) : intraneural pressure의 증가로 인해 axon, Schwann cell, myelin, endoneurium 등의 물리적 손상 없이 신경전도가 차단되는 것을 말하며 병변의 원위(말단)에는 신경전도가 남아있게 된다.

② 2nd-degree injury(axonotmesis) : axon은 파괴되었지만 endoneurium은 온전한 상태를 말한다. axoplasmic flow가 차단되었으므로 병병의 말단의 axon이 변성되는 Wallerian degeneration에 빠진다. 그러나 endoneurium이 온전하므로 이를 통해 추후 완전한 재생이 일어난다.

③ 3rd-degree injury(endoneurotmesis) : axon, myelin, Schwann cell, endoneurium이 손상되며 synkinesis를 동반한 부정확한 재생이 일어난다.

④ 4th-degree injury(perineurotmesis) : 3rd-degree injury에 perineurium의 손상이 추가되는 것을 말한다.

⑤ 5th-degree injury(neurotmesis) : nerve 전체가 손상되는 것을 말한다.

나. 신경변성과 재생

신경손상 부위의 근위부에는 수 시간 이내에 부종이 생기고 cell body에서는 신진대사가 활발히 일어나 영양분을 공급하게 되고 3일경에는 axon에서 싹이 나는 축삭발아(axonal sprout)가 나타나며 axon과 myelin이 가늘어진다. 손상된 부위의 원위로는 axon의 변성(Wallerian degeneration)이 12시간에서 24시간에 시작되며 72시간

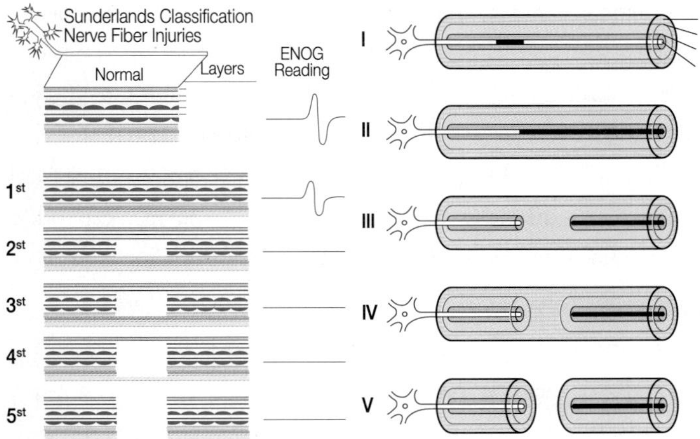

그림 23-1 Sunderland classification of peripheral nerve injury

이 경과한 후에 최고점에 이른다. axonal sprout는 Schwann cell의 bands로 형성된 일종의 tube를 통해 하루에 약 1mm 씩 재생되며 이 tube가 약 3-4 개월경에는 결체조직으로 대치됨에 따라 더 이상 재생은 일어나지 않는다. myelination은 axon이 재생된 4-6주 후에 완성된다. 신경이 제거된 근육에는 신경종판(motor end plate)의 수가 증가하는데 재생된 axon을 받아들이는 reinnervation은 1년 이내에 일어난다. 신경지배가 차단된 근육(denervated muscle)의 가장 뚜렷한 변화는 근육이 서서히 변성되어 섬유조직으로 대치되는 근육위축이다. 신경지배가 없는 근육은 1년이 경과하면 근육위축이 시작된다.

다. 비정상적인 재생

신경손상은 axon의 변성과 재생을 동시에 유발시킨다. 2nd-degree injury (axonotmesis)에서는 axonal sprout가 온전한 endoneurium을 통해 자라므로 기능이 완전히 회복된다. 손상이 좀 더 심하면 axonal sprout는 기질화된 섬유조직 때문에 재생이 억제 받는다. 동일한 상부 axon으로부터 하나나 둘의 axonal aprout가 이전의 endoneural tube로 자라들어갈 수는 있으나 단지 한 개의 섬유만 myelination이 된다. 그리고 다른 axonal sprout는 원래의 tuberk 아닌 다른 endoneural tube로 들어갈 수 있으며 어떤 tube에도 들어가지 못하는 신경섬유들은 위축된다. 비정상적인 신경섬유의 재생으로 인해 facial paresis, synkinesis(mass movement), spasm, crocodile tearing(increased lacrimation with eating), Frey' s syndrome(gustatory sweating) 등이 나타난다.

3) 전기신경검사 (Electrical testing)

전기신경검사는 말초신경에서 탈분극과 재분극 시 발생하는 전기적인 신호를 관찰하고 분석하는 것인데. 신경손상의 정도와 예후를 평가하고, 치료의 종류를 결정하는데 이용되며 청신경 종양이나 미세혈관감압술과 같은 두개내 수술 시 수술 중 감시(Intraoperative monitoring)에 이용된다. 안면신경의 전기진단검사 중 많이 사용되는 것에는 신경자극검사(NET), 최대자극검사(MST), 신경전도검사(ENoG) 및 근전도(EMG) 등이 있다. 세침전극을 이용하는 근전도를 제외하고는 모두 경피적 방법으로 이뤄지며 정상측과 환측의 결과를 비교한다. 전기검사 중 NET와 MST는 근육의 움직임을 눈으로 평가하지만 ENoG와 EMG는 객관적 기록으로 판단하는 차이가 있다. NET, ENoG, EMG는 안면신경의 줄기(main trunk)가 자극되지만 MST는 신경의 분지 가까이 자극되는 점이 다르다.

가. 신경자극검사 (Minimal Nerve Excitability Test, Nerve Excitability Test : NET)

안면피부를 깨끗이 닦고 전기자극기를 정상측의 경유돌공 부위에 위치시키고 근육의 움직임이 확인될 때까지 전류를 증가시킨다. 최소 근육수축을 유발하는 가장 낮은 전류가 역치가 된다. 다음으로 안면신경 마비측으로 전기작극기를 옮겨 역치를 구하고 두 역치의 차를 구한다. 전기자극은 주로 Hilger Facial Nerve Stimulator를 이용하여 경피적으로 자극한다. 양측 전류의 차이가 2.0-3.5mA 이상이면 탈신경(denervation)이 진행함을 의미한다. NET는 안면신경에 완전 마비가 있을 경우 그 마비가 단순한 전도장애에 의한 것인지 아니면 신경변성에 의한 것인지를 구별해준다. 단순한 전도장애에서는 역치의 차이가 나타나지 않으나 신경변성이 진행될 때는 역치의 점진적인 소실을 보인다.

나. 최대자극검사 (Maximal Nerve Excitability Test, Maximal Stimulation Test : MST)

MST는 근육운동을 일으키는 역치를 구하는 NET와 달리 최대자극에서의 근육운동의 차이를 측정하는 검사다. 이 검사는 마비환자에서 남아있는 모든 신경섬유를 자극하여 신경변성의 정도를 평가한다. 안면피부를 깨끗이 닦고 전기자극기를 검사하고자 하는 안면신경의 각 분지 부위를 또는 경유돌공 부위(유양돌기와 하악골 사이)에서 안면신경의 trunk를 자극한다. 자극기의 전류를 조금씩 올려 더 이상 근육의 움직임에 차이가 없거나 환자가 불편함을 느끼는 정도까지 전류를 올려 자극한 후 근육의 반응정도를 정상측과 안면신경마비측을 비교하여 같음(equal), 약간 감소(minimal decreased), 적당 감소(moderate decreased), 심한 감소(severe decreased), 소실(absent) 등으로 서술한다. 마비 첫 10일 이내에 equal response를 보이는 경우 92%에서 완전회복을 보인다.

다. 신경전도검사 (Electroneuronography, Evoked EMG : ENoG)

신경자체에서의 활동전위가 아닌 근육에서의 복합근육활동전위(compound muscle action potential)를 기록하는 것이므로 유발근전도검사(Evoked Electromyography)라고 하는 것이 더 적절한 표현이다. 사용하는 전극은 세침전극과 표면전극 모두 가능하다. 안면피부를 깨끗이 닦고 전극을 피부에 부착한다. Ground 전극은 목에, 기록전극은 눈썹 위나 코의 모서리에 부착한다. 정상측을 먼저 검사하는데 MST에서와 같이 자극의 전류 크기를 증가시키면서 더 이상 활동전위(action potential)의 크기가 변하지 않거나 환자가 불편함을 느끼는 정도까지 충분한 최대자극을 준 후 복합근육활동전위의 진폭과 잠복기를 측정한다. 환자가 자극중에 움직이거나 자극기의 위치가 변하지 않도록 주의해야 한다. 검사 이후에 정상측과 안면신경마비측의 진폭을 비교하여 마비된 쪽의 반응의 크기를 정상의 몇 % 인지로 기록한다. 잠복기의 증가는 안면신경마비의 평가에 크게 사용되지 않는다. 외상에 의한 마비의 경우 첫 6일 이내에 90% 이상의 변성을 보이는 경우, 벨마비등에서는 첫 2주 이내에 90% 이상의 변성을 보이는 경우 수술(안면신경 감압술)의 적응증이 된다.

라. 근전도 검사(Electromyography : EMG)

ENoG가 유발근전도인데 비해 여기서 말하는 근전도는 Volitional(수의적 근육운동) EMG다. 급성마비 후에 근육의 흥분성이 소실되고 신경의 변성이 충분히 진행된 3주 정도 후에는 NET, MST, ENoG 등의 검사들은 큰 도움이 안된다. 근전도는 마비 후 근육의 탈신경, 신경재지배 등에 대한 평가에 유용하다. 세침전극을 근육내에 삽입하여 전기적인 자극 없이 휴지기와 수의적 수축 시 전위를 측정한다. 정상 근육은 전극을 근육내에 삽입시 짧은 파열의 전위가 나타나며 휴지기에는 전기적인 전위를 나타내지 않는다. 근육이 탈신경이 되면 Wallerian 변성이 시작된 후 3주 경에 세동전위(Fibrillation or Denervation potential : spontaneous firing of the motor endplates)가 나타난다. 신경재지배가 일어나는 경우 눈으로 근육의 움직임이 보이기 이전에도 근전도 상 다상성 활동전위(polyphasic potential) 나타난다. 신경이 절단된 경우 2-3일이 경과되기 전에는 NET, MST, ENoG 같은 전기적인 검사는 정상 활동전위를 보여 정상으로 평가할 수 있으나 수의적 운동에 의한 EMG 검사상 활동전위는 나타나지 않음으로써 적절한 진단을 내릴 수 있다.

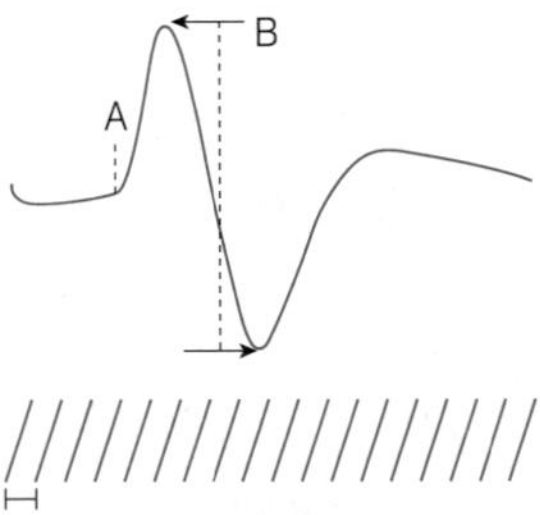

그림 23-2

그러나 마비가 neuropraxis 인 경우 EMG 검사로도 활동전위는 나타나지 않는다.

마. Interpretation of electrical test

신경의 활동전위는 신경이 neuropraxia 이하에서만 전달된다. 즉 전기적검사로는 신경손상의 정도가 axonotmesis인지 neurotmesis 인지를 구별할 수 없다. 그래서 전기적신호가 안나올 때 탈신경으로 기록되지만 실제로 탈신경된 정도는 적을 수 있다. 즉 신경손상의 정도가 과대평가될 수 있다.

2. 벨마비와 이성대상포진의 일반적인 임상양상과 예후

1) 벨마비

특발성 안면신경마비는 벨 마비라고도 불리는데 원인불명의 급성, 말초성, 안면신경마비를 지칭한다. 안면신경마비 중 가장 흔한 원인이며 모든 안면신경마비의 약 3/4를 차지한다. 빈도는 10만 명당 20명(영국), 17명 - 27명(미국)이며 임신부에서는 10만 명당 45명으로 증가한다. 호발연령은 15세에서 45세 사이이며 70세 이상이나 4세 이하에서는 드물다. 원인은 잘 알 수 없으며 안면신경마비를 초래하는 여러 가지 원인을 제거한 후에야 진단내릴 수 있다. 현재 가능성 있는 요인으로는 바이러스 감염, 허혈성 혈

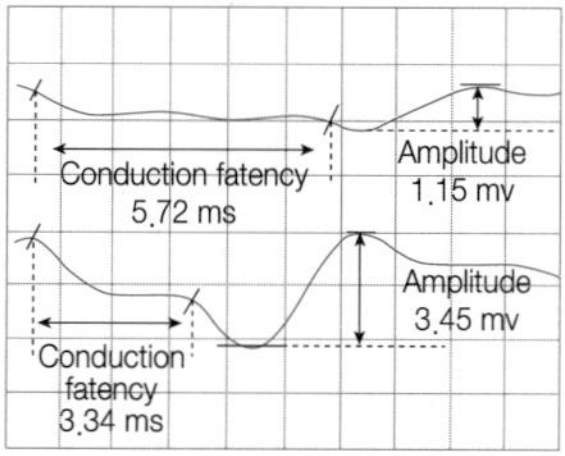

그림 23-3

관질환, 당뇨에 의한 혈관 합병증, 한기 노출, 다발성 신경염, 자가면역질환 등이 있으며 이 중 잠복기 상태의 herpes virus simplex type I이 상기도 감염, 스트레스, sunburn 등에 의해 재활성화 되어 발생한다는 보고가 많이 대두되고 있다. 안면신경마비는 갑자기 발생하며 약 2일 이내 최고치에 도달한다. 동반 증상으로는 청각과민, 눈물 감소, 맛 이상 등이 있으며 간혹 경한 이통, 이충만감, 후이개 통증 등이 마비 이전에 나타난다.

마비 발생시 30%는 불완전 마비를 보이고 70%는 완전마비를 나타낸다. 환자의 85%는 치료 없이도 약 3주 이내에, 15%의 환자는 3주에서 6개월 사이에 회복이 시작되며 6개월이 경과되면 마비는 고정된다(Fig 1). 불완전 또는 부분마비(neuropraxia)를 보이는 환자의 94%에서, 완전마비를 보이는 환자의 61%에서 완전회복 되며 전체적으로 71%의 환자는 완전회복이 된다. 58%의 환자는 2개월 이내에 완전회복이 되고 6개월 이후에는 완전회복이 안되며 근위축이나 근육의 수반운동과 같은 합병증이 발생한다.

전반적으로 벨 마비의 예후는 좋은 편이다. 치료를 안 하는 경우에도 71%의 환자에서 완전회복을 보인다. 나머지 환자 중 12%에서는 매우 경한 후유증이 남으며 17%의 환자에서만 불완전마비, 근위축이나 근육의 수반운동과 같은 후유증을 남긴다. 벨 마비에서 완전마비, 3주 이내에 회복 안 되는 경우, 60세 이상의 노인, 심한 이통이 있는 경우, 고혈압, 당뇨, 임산부에게 생긴 마비 및 전기신경검사 상 변성이 심한 경우는 예후가 나쁘다. 벨

마비의 약 5%에서 이마근육의 움직임이 보존되며, 종양환자의 약 30%에서 벨마비와 비슷한 재발성 편측성 말초성 안면신경마비가 발생한다. 3주 이상 서서히 진행하거나 6개월이 경과하여도 회복이 안 되는 경우, 동시에 양측 안면신경마비가 발생하는 경우 벨마비 이외의 원인을 찾아보아야 한다.

2) 이성대상포진

이성대상포진은 Ramsay Hunt syndrome이라고도 하는데 귀에 수포성 발진을 동반한 말초성 안면신경마비를 일컬으며 varicella zoster virus에 의해 발생되고 동반증상으로 이명, 난청, 오심, 구토, 현훈 등이 있다. 염증에 의한 안면신경마비 중 벨 마비 다음으로 흔하며 전체 안면신경마비 중 4.5%-8.9%를 차지한다. zoster sine herpete는 수포성 발진 없이 발생한 말초성 안면신경마비로 발진이 나타나기 전에 피부분절 통증(dermatomal pain)이나 감각이상과 같은 포진전 신경통(preherpetic neuralgia)이 있는 것으로 보아 varicella zoster virus에 의한 염증이라고 의심된다. 과거에 원인불명 안면신경마비의 약 1/3 까지도 zoster sine herpete라는 보고도 있다. varicella zoster virus는 사람에서만 나타나는 herpes virus로서 수두를 일으킨 후 귀나 혀의 안면신경 감각분지를 통해 슬상신경절에 잠복해 있다가 대상포진을 일으킨다. varicela zoster virus는 주로 노인이나 면역력이 저하된 환자에게서 재활성 되는데, 잠복기 상태에서 활성화되는 기전은 아직 잘 알려져 있지 않다. 수포성 발진과 안면신경마비는 동시에 나타나며 약 25%의 환자에서는 수포성 발진이 먼저 나타난다. 안면신경마비의 정도는 불완전 마비보다는 완전마비가 2배 정도 흔하며, 발병 후 1주일쯤 가장 심하다.

이성대상포진은 발진의 유무로 벨 마비와 구별 되는데 약 14%에서는 안면신경마비가 발생한 후에 수포성 발진이 나타나며 herpes simplex virus (HSV)에 의한 신경염은 급성으로 발병하는 것에 비해 varicella zoster virus에 의한 신경염은 급성 외에도 아급성 또는 만성인 경우도 있으므로 병의 초기에 벨 마비와 구별이 어려운 경우가 있다. 또한 벨 마비의 원인으로 herpes simplex virus의 연관성이 크므로 이성대상포진이나 벨 마비의 치료에 prednisone과 항바이러스제재의 병합요법이 요구된다. famciclovir나 aciclovir와 같은 항바이러스 제재는 새로운 병변 발생을 감소시키고 급성 통증을 완화시킨다. 스테로이드와 항바이러스 제재의 병합요법시 안면신경마비 발생 3일째에 사용하는 경우 75%에서, 7일째에 사용하는 경우 35%에서 완전회복율을 보였다는 보고에서처럼 항바이러스 제재는 가능한 빨리 사용하는 것이 효과적이다. 일반적으로 항바이러스 제재의 사용은 벨 마비에서와 비슷하다. Acyclovir 주사제의 경우 15 mg/kg/day을 사용하며 경구용의 경우 위장관 흡수율이 15% 내지 25% 밖에 안 되므로 800 mg을 하루에 5번 복용한다. 항바이러스 제재 사용시 경구용과 주사제와의 차이는 없다. 발진 발생 후 6주 이상 지속되는 통증을 포진후 신경통(postherpetic neuralgia)이라 하는데 대상포진 후에 삼차신경 영역에 나타나며 일단 없어지면 재발은 하지 않는다. 진통제로는 아주 강한 acetaminophen이나 codeine을 사용하며 narcotics는 사용을 금한다.

이성대상포진은 벨 마비에 비해 발병 시 마비가 더 심하며, 완전회복도 덜 된다. 안면신경마비 보다 수포성 발진이 먼저 나타나는 경우 회복율이 높으며, 신경자극검사에 반응이 없거나 완전마비를 보이는 노인에서는 예후가 나쁘다. 치료를 안했을 경우 완전 회복율은 완전마비 환자의 10%, 불완전마비 환자의 66%에서 나타나며, 완전마비 환자의 46%에서 불완전한 회복을 보인다.

3. 치료

안면신경마비의 치료원칙은 가능한 빨리 안면근육의 회복을 유도시키고 신경의 변성을 억제하며 각막의 합병증을 예방하는데 주안점을 두고 multidisciplinary team (재활의학과, 이비인후과, 안과, 성형외과, 물리치료사, 정신과)을 구성하여 접근하도록 한다.

1) 안면신경마비의 약물치료

눈이 감기지 않기 때문에 발생하는 각막 건조증과 찰과상을 예방하기 위해 인공눈물과 연고를 사용한다. 사용되는 약물로는 corticosteroids와 aciclovir와 같은 항바이러스 제재가 많이 사용된다.

가. 벨마비

보편적으로 벨 마비의 치료에는 corticosteroids가 사용되고 있다. 스테로이드의 효과에 대해서 많은 논란이 있지만 안면신경의 염증을 감소시켜 탈신경(denervation)과 안면근육의 수반운동(synkinesis)을 방지하며, 안전하고 안면신경마비의 회복에 효과적이라고 알려져 있다. 보고자에 따라 사용하는 스테로이드의 용량은 매우 다양한데 대부분 prednisone 1 mg/kg (maximum 70 mg/day)을 6일 동안 주고 다음 4일 동안 감량한다.

스테로이드와 항바이러스 제재의 병합요법은 스테로이드 단독요법보다 효과가 좋은 것으로 알려져 있다. 스테로이드와 항바이러스 제재를 발병 초기에 (3일 내지 4일) 사용하면 스테로이드 단독요법 보다 회복율을 높일 수 있으며 valaciclovir를 사용하는 경우 노인환자에서 더 효과 있다는 연구결과가 있다.

나. 이성대상포진

famciclovir나 aciclovir와 같은 항바이러스 제재는 새로운 병변 발생을 감소시키고 급성 통증을 완화시킨다. 스테로이드는 강력한 항소염작용으로 신경손상 치료에 효과가 있으므로 이성대상포진의 치료에 항바이러스 제재와 같이 사용된다(9). Uri 등은 항바이러스제재와 스테로이드의 병합요법 시 82.6%에서 House-Brackmann grade II 이상의 good recovery를 보인다고 했다(10). Murakami 등은 마비 발생 10일 이내에 스테로이드와 항바이러스 제재의 병합요법시 81%에서는 House-Brackmann grade II 이상의 good recovery를, 19%에서는 House-Brackmann grade III 이하의 bad recovery를 보였으며, 항바이러스 제재는 가능한 빨리 사용하는 것이 효과적이라고 하였다(11).

2) 안면신경마비의 수술적 치료

바이러스가 주된 원인으로 생각되는 벨마비나 이성대상포진의 치료에 스테로이드와 항바이러스제재의 병합요법으로 완전회복의 빈도가 일부 증가되나 조기에 약물치료에도 불구하고 안면근육 마비의 불완전 회복이나 안면근육의 수반운동(synkinesis) 등은 큰 문제점으로 남는다. 안면신경감압술은 바이러스 감염으로 안면신경관 내에 부종이 발생하고 이로 인해 마비가 발생 한다는 사실에 근거를 두고 있는데, 적절한 약물치료로도 예후가 불량한 환자에게 완전회복의 빈도를 높혀줄 목적으로 시행한다.

가. 수술의 적응증

안면신경 수술의 목적은 눈을 보호하고, 비호흡를 유지하고, 입 운동을 재건하는 기능적 목적, 안면의 미용적인 목적, 그리고 평상 시 얼굴의 균형을 유지하는데 있다. 수술적 치료는 방사선학적 검사, 전기생리학적 검사 그리고 grading system에 의한 마비의 정도 등을 고려하여 결정한다. 수술적 판단을 할 때 방사선학적 역할은 매우 제한적으로 안면신경마비의 비특발성 원인을 제거하기 위함이다. 컴퓨터 촬영 보다는 자기공명촬영이 유용하다. 안면신경마비 시 대부분의 경우 내이도 분정의 원위부(distal intrameatal portion), 미로분절, 슬신경절 부위에 조영증강 된다.

벨마비에서 안면신경감압술은 근전도검사 상 수의적 활동전위의 소실 및 유발근전도검사 상 90% 이상의 변성이 마비 발생 후 2주 혹은 3주 이내에 시행하는데 감압부위는 meatal foramen을 포함한 미로분절이 중요하며 안면신경 말초로 수술의 확장여부는 수술시야에서 결정한다. 또한 이성대상포진 환자에서의 안면신경감압술도 벨마비에서의 기준에서 크게 벗어나지는 않는다.

나. 수술의 부위

대부분 감압술의 경우 meatal foramen, 미로분절 및 슬상신경절 부위가 포함되며 수술부위의 결정은 대부분 수술 시의 안면신경의 상태에 따라 결정되어 진다.

다. 수술의 방법 (Surgical approach)

안면신경 감압술의 방법에는 중두개와 접근법(middle cranial fossa approach))과 경유양동 접근법(transmastoid approach)이 있다. 중두개와 접근법은 meatal foramen을 포함한 미로분절부터 수평분절까지 감압이 가능하며 중이강과 측두골에 염증이 있거나 60세 이상의 고령환자에게는 시행 안 한다. 경유양동 접근법으로는 슬상신경절부터 경유돌공 까지 감압이 가능한데 수술 중 침골을 일시적으로 제거하므로 전음성 난청이 생길 수 있다.

4. 기타 안면신경마비

1) 급성 중이염 (Acute Otitis Media)에 의한 안면신경마비

급성 중이염에 의한 안면신경마비의 빈도는 항생제 사용 이전 0.5% 내지 0.6%로 흔한 질환이었으나 효율적인 항생제 사용 이후 약 0.16% 내지 0.005% 까지 감소하였으며 덴마크 조사에서의 빈도는 10만 명당 0.5명으로 최근에는 매우 드물다. 3세 이하의 소아에서 흔하며, 대개의 경우 고열, 고막의 발적 등과 같은 급성 중이염의 증상이 발현된 후 약 5일 이후에 안면신경마비가 나타난다. 성인에서의 호발연령은 50세 이상이며, 급성 중이염의 빈도가 소아에 비해 훨씬 낮기 때문에 급성 중이염에 합병되는 안면신견마비의 빈도는 소아에 비해 오히려 성인에서 약 10배 정도 많다고 알려져 있다.

대부분의 환자의 경우 고막 절개배농 및 균 배양검사를 시행한다. 이미 사용한 항생제 때문에 50% 정도에서는 균이 동정 안 되며 동정되는 경우 흔한 균으로는 급성 중이염의 원인균과 비슷한 Streptococcus pneumoniae, Haemophilus influenzae, Moraxella catarrhalis 등이며 Staphylococcus aureus, Pseudomonas aeruginosa, anaerobies 등도 있다. 급성 중이염의 발생 후 수일 이내에 안면신경마비가 발생하고 대부분 약물치료로 회복된다는 점을 고려해 보면, 급성 중이염에서의 안면신경마비의 병리는 안면신경관의 osteitis에 의한 이차적 안면신경의 파괴라기보다는 안면신경관의 결손부위를 통한 염증의 직접적인 파급이라 생각된다. 급성 중이염에 합병되는 안면신경마비의 병리는 ① direct involvement of the facial nerve by infection through bony dehisscences or physiological canaliculi for neurovascular connection with the middle ear, ② reactivation of latent virus infection caused by middle ear suppuration. ③ demyelination of facial nerve secondary to the bacterial toxin, ④ acute neuritis with venous thrombosis leading to inflammatory edema of the nerve, ⑤ follopian canal osteitis with bone erosion and nerve involvement 등이 있다. 정상 측두골의 해부조직학적 조사를 보면 약 1/2 정도에서까지 안면신경관의 결손을 보이며 급성 중이염의 빈도가 높으나 안면신경마비의 빈도는 그리 높지 않다는 점을 고려해 보면 안면신경관의 결손이외에도 다른 요인들이 복합적으로 작용할 것으로 추측된다.

치료는 적극적인 항생제 사용, 고막절개며 경우에 따라 환기관 삽입을 한다. 뇌경막 통과가 용이한 광범위 항생제인 3세대 세팔로스포린(cefotaxime or ceftazidime 100 mg/kg/d)을 정맥내 주사하며 경구용으로는 amoxicillin을 사용한다. 스테로이드는 염증, 바이러스 감염, 면역매개 질환 등에 효과 있으므로 항생제와 같이 사용하지만 그 효과에 대해서는 아직 확실하지는 않다. 유양돌기 삭개술은 제한적이며 안면신경마비관의 감압술은 염증의 파급 및 추가의 신경손상 등의 위험성 때문에 아직 논란의 여지가 많다. 적절한 내과적 치료 후 약 7일 내지 10일이 지나도 호전이 안 되는 경우 측두골 CT 검사를 하여 안면신경관의 병리, 진주종의 유무, 만성 중이염으로의 이행, Wegener disease, Tuberculosis, Lyme disease, cat scratch disease, 두개내 합병증 등을 감별한다. 급성 중이염에 이환된 기간과 마비의 심한 정도와는 상관관계 없으며, 마비가 심할수록 회복에 걸리는 시간은 늘어난다. 전반적인 예후는 좋으며 보존적 요법으로 대부분 완전회복된다.

2) 만성 중이염 (Chronic Otitis Media)에 의한 안면신경마비

중이염에 의한 안면신경마비의 빈도는 약 3.1% 정도며 항생제의 발달로 급성 중이염에 의한 안면신경마비의 빈도수는 감소하는 추세이나 만성 중이염에 의한 빈도는 아직도, 특히 개발도상국가의 경우 문제가 되고 있다. 안면신경마비는 만성 중이염 중 진주종성 중이염에서 가장 흔하며 병리는 폴립, 육아종 및 진주종 등에 의해 안면신경관의 미란이 발생되고 이를 통해 염증이 파급된다고 생각된다. 만성 중이염에 의한 안면신경마비의 원인에는 osteitis, 골미란, 부종에 의한 압박. 진주종에서 분비되는 neurotoxic substance나 세균에 의한 신경의 염증반응 등이 있으며 마비의 심한 정도는 압박에 의한 국소적 신경의 위축 보다는 안면신경을 따라 얼마나 염증이 퍼졌느냐에 좌우된다. 만성 중이염에 의한 안면신경마비는 염증 특히 진주종에 의한 안면신경관의 파괴와 관계있다. 가장 흔히 침범되는 위치는 고실분절인데 이곳의 골결손이 흔하고 또한 안면신경관이 제일 얇은 곳이기 때문이라 생각된다. 동반되는 증상으로는 현훈이 가장 흔한데 외측 반규관이 안면신경과 해부학적으로 근접해 있고 만성 중이염에 의한 누공이 가장 흔한 곳이라는 점과 관계가 있으리라 생각된다.

병소의 제거와 안면신경감압술이 주된 치료이며 항생제와 스테로이드와 같은 내과적 치료를 병행한다. 만성 중이염에 합병되는 안면신경마비의 예후는 벨 마비나 외상에 의한 안면신경마비에 비해 나쁘며, 특히 안면신경마비가 진주종성 중이염에 합병되었거나 안면신경마비의 기간이 1년 이상인 경우 불량하다.

3) 악성 외이도염 (Malignant External Otitis)에 의한 안면신경마비

악성 외이도염은 외이도의 염부조직의 염증으로 시작되어 주로 골성 외이도 부위의 상피가 두꺼워지고 육아종이 생긴다. 염증은 Santorini 절흔(fissure of Santorini)이나 고실유돌봉합(tympanomastoid suture)을 통해 이하선 공간(parotid space)이나 아래턱뒤 공간(retromandibular space)으로 파급되며 경유돌공(stylomastoid foramen) 근처의 안면신경을 침범한다. 측두골에 생긴 일반적인 염증과는 달리 악성 외이도염은 함기화된 뼈를 통해 전파되지 않는다. 대신에 근막 사이나 정맥동을 따라 염증이 퍼지므로 활동성 병변은 중두개나 후두개의 치밀뼈(compact bone)에서 발견된다. 이렇게 생긴 염증은 비인강, 부인두공간(parapharyngeal space) 및 주위의 두개저 등 다양한 부위로 진행한다. 가장 흔한 원인균으로는 Psudomonas aeruginosa이며 면역저하 환자에게서 다른 세균이 동정되기도 한다. 진균에 의한 악성 외이도염은 당뇨병 환자보다는 에이즈와 같은 면역저하 환자에게서 호발하며 가장 흔한 진균은 Aspergillus fumigatus다. 진균에 의한 악성 외이도시 대개 안면신경 마비가 동반하며 세균의 경우와는 달리 중이나 측두골에서 먼저 생긴 후 밖의 외이도로 진행한다.

치료방법은 과거 병변의 광범위 외과적 절제 대신에 적극적인 항생제 치료로 바뀌었으며 수술적 치료는 약물요법이 실패했을 때를 위하여 대비해둔다. 균배양검사에 의한 항생제 사용, 이물질, 죽은 뼈, 괴사조직의 제거, 미세혈류개선을 위해 원형절제(trephination), 고압산소요법(hypervaric oxygen therapy) 등의 치료가 있으며 적절한 치료에도 불구하고 재발은 흔하며 사망률은 20%에 달할 정도로 높다. 과거에는 gentamicin 또는 aminoglycoside와 semisynthetic penicillin의 병합요법을 사용했으나 새로운 약제의 개발됨에 따라 ceftazidime과 같은 3세대 세팔로스포린 계열 항생제의 단독요법이 사용하기 간편하고 독성도 적으며 동등한 효과가 있는 것으로 알려졌다. 현재 관심사항은 항생제의 종류가 아니라 항생제 투약방법, 투약기간 및 치료반응에 대한 감시에 모아지고 있다. 일반적으로 염증이 외이도의 연부조직과 골막에 국한된 경우 약 4주간의 항생제치료가 권장되나 측두하와(infratemporal fossa)나 두개내로 진행한 경우에는

17주까지의 항생제 치료가 필요하다. 1987년 ciprofloxacin이나 olfloxacin과 같은 경구용 fluoroquinolone이 나오면서 항생제의 장기간 정맥주사에 의한 단점을 일부 해소 할 수 있게 되었다. 악성외이도염의 경우 3세대 세팔로스포린 계열 항생제의 정맥주사와 경구용 fluoroquinolone를 최소한 6주 정도 사용을 권장하고 있으며 두개저로 진행한 경우 최장 6개월 까지 사용한다. 소아에서의 치료도 성인과 큰 차이는 없으나 소아에서 녹농균에 대해 효용이 확립된 경구용 약제의 제한 때문에 3세대 세팔로스포린 계열 항생제의 정맥주사를 사용해야만 하는 불편함이 있다.

(4) 결핵성 중이염에 의한 안면신경마비

폐는 결핵의 호발부위지만 면역력이 저하된 환자, 소아, 사회 경제적 빈곤층, 풍토병인 지역에서는 폐 이외의 장기를 침범하는 경우가 흔하다.

결핵성 유양돌기염은 전체 중이염에서 차지하는 빈도는 0.1% 이하로 적지만 합병증으로 안면신경마비는 드물지 않으며 일단 발병하면 항결핵제치료에도 불구하고 예후는 불량하다. 따라서 약물치료에 반응 하지 않는 이루가 너무 오랫동안 있거나, 안면신경마비가 합병된 경우 결핵성 중이염을 의심해 보아야 하며 Acid fast bacilli가 동정 안 된다 하더라도 임상적으로 결핵이 의심된다면 꼭 중이 육아종에 대한조직검사 및 acid fast stain과 배양을 시행한다.

결핵에 합병된 안면신경마비의 치료는 만성 중이염이 합병된 안면신경마비의 치료와 비슷하다. 약물요법으로는 isonizide, rifampine, ethambutol 등과 같은 항결핵제를 6-18개월간 복합 투여한다.

(5) Lyme 병에 의한 안면신경마비

Lyme 병은 spirochete인 Borellia burgdorferi에 의해 발생하는데 서유럽에서 소아의 급성 안면신경마비의 가장 흔한 원인으로 참진드기(Ixodes genus tick)에 물려서 전파된다. 국내에서는 1993년 처음으로 원인균이 동정되었을 정도로 드물다.

물린 자리는 통증이 없거나 가려운 환상의 rash가 생기며 고열, 두통, 근육통, 전신 무력증 등이 나타난다. 신경증상으로는 rash가 생긴 쪽의 편측 안면신경마비가 가장 흔하며 대개 병의 초기에 나타난다. 안면신경마비의 기간은 다른 안면신경마비보다 짧으며 전반적인 예후는 좋은 편이다. 대부분 약물치료로 회복된다. 어른이나 8세 이상의 소아는 doxycycline 200 mg per day, 어린 소아는 Amoxicilline 50 to 60 mg/kg/d 을 4주 동안 치료하며, 염증이 진행하는 경우 ceftriaxone을 복용시킨다.

Catholic University of Korea 임상진료지침

24

Otolaryngology Head & Neck Surgery

이명

이명은 외부에서의 소리 자극 없이 자신의 신체 혹은 귀에서 나는 소리를 듣는 증상이다. 환자들이 느끼는 이명의 성상과 특징을 잘 이해하고 임상적으로 의심되는 이명으로 분류한 후 적절한 검사와 다양한 치료 방법을 적용할 경우 이명 증상으로 고통 받는 많은 환자를 치료할 수 있다. 이명 환자에 대한 접근법을 분류, 진단적 접근법, 치료로 나누어 간략히 소개하도록 하겠다.

1. 이명의 분류

이명은 크게 1) 감각신경성 이명(sensorineural tinnitus)인 자각적 이명(subjective tinnitus)과 2) 체성소리(somatosounds)인 타각적 이명(objective tinnitus)으로 나뉘어 진다. 각각의 이명의 특성을 잘 알고, 문진과 설문 조사 등을 통해 가장 가능성이 높은 원인을 예측하여 일차적으로 분류한 후 진단적 접근을 하는 것이 결국 이명 환자의 효과적인 진단과 치료를 위해 매우 중요하다. 이명은 간략히 다음과 같이 분류된다.

2. 이명의 진단

1) 문진과 이명 설문지

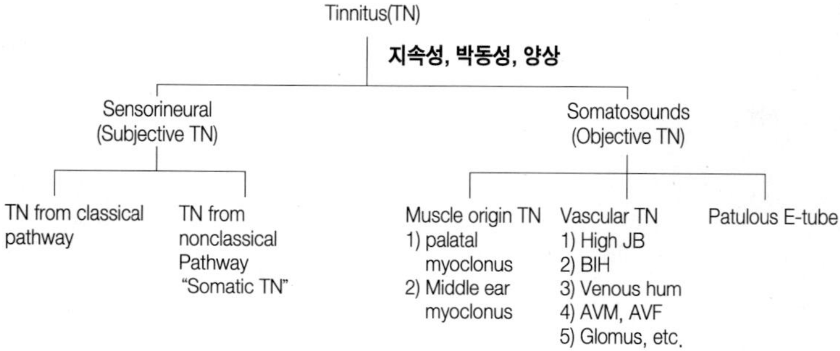

그림 24-1 TN tinnitus, JB : jugular bulb, BIH : benign initracranial hypertension, AVM : arteriovenous malformation, AVF : arterio-venous fistula (Adapted and modified from Park et al. 2009)

이명의 문진과 설문지에 포함되어 평가되어야 할 항목은 다음과 같다.

(1) 이명의 부위 : 오른쪽 귀, 왼쪽 귀, 양쪽 귀, 머리속, 잘 모르겠음

(2) 이명의 기간 : 발생 시점 : 일, 개월, 년, 갑자기/서서히
악화 시점 : 일, 개월, 년

(3) 이명의 수 및 종류
이명의 수 : 한가지, 두가지, 세가지, 그 이상
이명의 종류 : 윙, 쉬, 쏴, 삐, 쉭쉭, 딱딱, 욱욱, 부스럭, 두두둑, 기타

(4) 이명음의 높낮이
높은소리, 낮은 소리, 어느 쪽도 아닌 소리

(5) 이명의 지속성 및 양상
이명의 지속성 : 지속적, 단속적
이명의 양상 : 박동성 - 맥박과 일치, 맥박과 불일치
기타 :

(6) 동반 질환 및 악화 인자
동반 질환 : 어지럼, 난청, 이루, 이충만감, 기타
악화 인자 : 체위나 두위 변화 (자세히 기록:), 운동, 기타

(7) 이명의 임상적 의미(clinical significance)

수면 방해, 일 방해, 집중도 방해

(8) 이명을 느끼는 시간 : % (0-100%)

(9) 이명의 크기 : 점 (0-10점)

(10) 이명으로 인한 괴로움, 생활에 불편함을 느끼는 정도

이명으로 인한 괴로움 : 점 (0-10점)

이명으로 인한 생활에의 불편함 : 점 (0-10점)

2) 신체 검진

타각적 이명의 경우는 원인을 찾는 신체 검진을 면밀히 시행해야 한다. 근육기원성 이명은 구개근 움직임의 육안적 관찰 또는 내시경을 이용한 관찰이 필요하며, 토인비 튜브를 통해 딱딱딱 하는 소리를 직접 들을 수 있다. 중이근 경련의 경우 이내시경 혹은 현미경 하에서 고막 후상방의 경미한 움직임을 관찰할 수도 있다.

혈관성 이명 중 고위경정맥구는 정상고막 뒤에서 고실의 하방에 푸른 빛을 띠는 정맥구를 관찰하면 진단에 도움이 되며, 정맥성 잡음은 환자의 경정맥을 압박하거나 고개를 좌우로 돌릴 때 이명이 없어지거나 크기가 감소하는 양상을 확인할 수 있다.

개방성 이관의 경우는 자가강청, 호흡음 청취, 체중 감소 등의 병력과 함께 현미경하에서 환자에게 한쪽 코를 막고 호흡을 크게 시킬 때 고막 전체가 움직이는 양상을 관찰함으로써 진단에 도움을 받을 수 있다.

3) 기본적인 청각검사

이명 환자의 청신경로 상태를 관찰하기 위해 기본적으로 시행하는 청각검사는 다음과 같다.

- 순음청력검사
- 어음청력검사
- 이명도검사
- 임피던스 검사
- 청성뇌간반응 검사

- 자발 이음향방사 및 변조이음향방사 검사

4) 영상의학적 검사 및 기타 검사

이명 환자의 영상학적 검사는 중이염 동반 여부를 확인하거나 고위경정맥구를 관찰하기 위한 Law' s view, 측두골 CT등을 시행하고, 종양, 혈관성 질환, 퇴행성 질환 및 혈관 이상을 감별하기 위해 측두골 혹은 뇌 MRI, MRA 등 의심되는 이명의 원인을 찾기 위해 적절히 시행해 볼 수 있다.

기타 검사로는 환자의 신체 상태를 관찰하기 위한 기본적인 CBC, BC 검사와 심박출량을 늘릴 수 있는 갑상선 호르몬 검사, 심전도 등을 시행할 수 있다. 혈관성 이명 환자의 경우 혈관 내경의 감소나 혈류량, 속도 등을 관찰하기 위해 경두개도플러초음파검사를 시행해 볼 수 있고, 양성두개내압상승(benign intracranial hypertension)이 의심되는 박동성 이명 환자의 경우 유두부종(papiledema)의 관찰을 위해 안과 협진을 요청할 수 있다. 기타 환자의 스트레스나 우울, 불안 등을 측정할 수 있는 정신의학적 설문조사와 혈액학적 검사를 추가할 수 있다.

[Diagnostic steps for the patients with tinnitus]

- 문진과 이명 설문지
- 신체검진
- 청각학적 검사
- 혈액 검사
- 영상의학적 검사
- 기타 검사

3. 이명의 치료

1) 약물 치료

근거중심의학에서 명백히 인정받은 이명의 약물 치료제는 아직까지 없다. 그러나 만성 이명 환자들이 가장 많이 호소하는 불안, 불면증, 우울증,

스트레스 등을 경감시키고 말초혈액순환 촉진을 통해 달팽이관 이명 발생을 경감 시킬 목적으로 불안억제제(Alprazolam), 스트레스 억제제, 말초혈액순환 촉진제(Ginko biloba) 등을 처방할 수 있다.

근육경련성 이명의 경우 근이완제나 항경련제를 처방하고 경과를 관찰할 수 있다.

돌발성 난청이나 메니에르 병 등과 같이 달팽이관 기원의 급성 이명이 의심될 경우 질환 치료를 위한 경구 혹은 경고막 스테로이드 제제 투여와 이뇨제 등의 약물 치료가 도움이 될 수 있다.

동반된 외이도염이나 중이염이 이명을 악화시킬 경우 동반 질환의 치료 목적으로 항생제, 소염제 등의 치료가 추가적으로 필요하다.

2) 수술 치료

체성 소리에 대한 수술적 치료는 중이근 경련의 경우 중이근 절제술이 효과가 좋으며, 구개근 경련의 경우 보톡스 주사 요법을 시행해 볼 수 있다. 그러나 수술 치료는 이명의 원인을 정확히 찾고 약물 치료 및 기타 치료에 반응이 없을 경우 고려 하는 것이 좋다. 혈관성 이명의 경우 원인을 찾고 수술적 치료가 필요할 경우 혈관 질환에 대한 수술적 치료를 시행할 수 있다.

감각신경성 이명의 경우 수술적 치료는 동반질환의 치료 목적으로 시행되는 것이 보편적이다. 고도난청 환자에서의 인공와우이식술, 전정신경초

표 24-1 Categorization of Patients

Grade	Hyp A	Kindling	HL	Impact	Treatment
0	-	-	-	low	counseling only
1	-	-	-	high	SG, mixing point
2	-	-	+	high	HA, env. sounds
3	+	-	NR	high	SG, over-threshold
4	+	+	NR	high	SG, sub-threshold, slowly

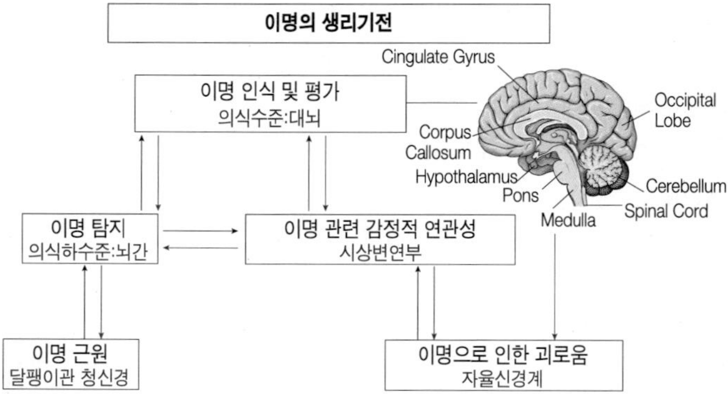

그림 24-3 HP habituation of perception, HR habituation of reaction

종 환자에서의 종양제거술, 메니에르병 환자에서의 내림프낭감압술 등과 같은 수술적 치료 이후 이명 증상이 감소되는 경우가 보고되고 있다.

신경외과 영역에서 시행되는 미세혈관감압술은 전하소뇌동맥의 청신경 압박이 영상학적, 청각학적으로 확실시 될 때 시도해 보는 수술 치료이나 아직까지 그 효과면에서 일관된 보고가 없다.

3) 이명재훈련치료(Tinnitus retraining therapy: TRT)

이명재훈련치료는 1990년 Jastreboff 등이 고안하여 발표한 이명의 치료법으로 현재 전세계 이명 크리닉에서 널리 사용되고 있으며, 80% 이상의 환자에서 증상의 호전을 보이고 약 30% 환자에서 이명이 소실되는 치료효과를 보이는 방법이다.

이 치료의 기본적 구성은 ①이명발생의 신경생리학적 모델을 설명하여 환자가 지닌 이명에 대한 불안감을 완전히 불식시켜주는 지시적 상담(Directive counseling)과 ②다양한 방법으로 환자에게 소리 자극을 주는 ③소리치료(sound therapy)이다.

지시적 상담 치료는 전문가가 시행하며, 이명재훈련치료의 좋은 효과를 위해 가장 중요한 과정이며, 이를 통해 환자들은 이명에 대한 반응의 습관화(Habituation of reaction)을 경험하게 되고 이명이 더 이상 괴롭거나 불편하게 느껴지지 않는 단계로 호전될 수 있다.

소리 치료의 과정은 환자가 이명으로 인해 고통 받는 정도와 청력 수준, 청각 과민의 동반 여부에 따라 ①환경음을 이용하는 방법, ②소리발생기(sound generator)를 양측 귀에 착용하게 하는 방법, ③보청기를 착용하게 하는 방법으로 나누어 지며 가장 중요한 소리치료법은 적막한 곳을 피하게 하는 것이다.

이명재훈련치료의 가장 기본이 되는 환자의 카테고리와 신경생리학적 모델(1990, Jastreboff)은 다음과 같다.

4) 기타 치료 : 전기자극치료 및 경두개자기자극치료

이명을 느끼는 대뇌 피질의 자극을 통해 이명 인식을 감소시킬 목적으로 시행되는 전기자극 혹은 경두개자기자극 치료 등이 세계적으로 현재 활발히 시도되고 있다. 전기 장치 혹은 특수 자기장 장치를 이용하여 귀 또는 뇌에 직접 자극을 주는 방법으로 근래 좋은 치료 성적이 보고되고 있으나 아직까지 보다 많은 연구가 필요하다.

INDEX

[국문]

ㄱ

ㄴ

ㅅ

ㅈ

[영문]

F

G

H

I

K

L

M

N

O

P

R

S

T

U

V

W

Z

[기타]